LES

GRANDS ÉCRIVAINS

DE LA FRANCE

NOUVELLES ÉDITIONS

PUBLIÉES SOUS LA DIRECTION

DE M. AD. REGNIER

Membre de l'Institut

MÉMOIRES

DE

SAINT-SIMON

TOME XXXIX

MÉMOIRES
DE
SAINT-SIMON

NOUVELLE EDITION
COLLATIONNÉE SUR LE MANUSCRIT AUTOGRAPHE

AUGMENTEE
DES ADDITIONS DE SAINT-SIMON AU JOURNAL DE DANGEAU
et de notes et appendices

PAR A. DE BOISLISLE
Membre de l'Institut

AVEC LA COLLABORATION DE L. LECESTRE
ET DE J. DE BOISLISLE

TOME TRENTE-NEUVIÈME

PARIS
LIBRAIRIE HACHETTE
BOULEVARD SAINT-GERMAIN, 79
—
1927

MÉMOIRES

DE

SAINT-SIMON

(Suite de 1721)
Forme de demander les audiences particulières du roi d'Espagne. Jalousie de la reine pour y être toujours présente. Trait important d'amitié pour moi de Grimaldo.

Je retournai chez moi après la cérémonie[1], qui, par la longueur des lectures et cette difficulté sur un instrument en françois, avoit duré fort longtemps. On se souviendra que, voulant toujours entretenir le roi d'Espagne pendant cette lecture, pour cacher par cet air de courtisan empressé l'affectation de la place que j'avois prise et conservée, ne sachant plus que dire au roi pour continuer à lui parler, je lui demandai audience pour le lendemain, qu'il m'accorda volontiers[2]. Or, cette demande directe étoit contraire à[3] l'usage de cette cour, où les ambassadeurs, les autres ministres étrangers, et tous les sujets, de quelque rang ou état qu'ils soient, ne la demandent qu'en s'adressant à celui qui est préposé pour en rendre compte au roi et leur dire le jour et l'heure, quand le roi accorde l'audience, qu'il ne refuse jamais

1. Le volume précédent s'est terminé sur le récit de la signature du contrat du mariage de l'infante d'Espagne avec le roi Louis XV, au palais de Madrid.

2. Tome XXXVIII, p. 378.

3. *Contraire à* en interligne au-dessus de *contre*, biffé.

aux ministres étrangers, et rarement à ses sujets. Celui qui avoit alors cet emploi étoit le même la Roche dont j'ai parlé ci-devant, et qui avoit aussi l'estampille. Grimaldo étoit allé travailler avec le roi en présence de la reine, comme cela se faisoit toujours, peu après la fin de la cérémonie de la signature. Je fus surpris, une heure et demie après être rentré chez moi, de recevoir une lettre de ce ministre, qui me demandoit si j'avois à dire quelque chose de particulier au roi sans la reine, sur ce que j'avois demandé moi-même audience au roi pendant la lecture du contrat, et qu'il me prioit de lui mander naturellement ce qui en étoit. Je lui récrivis sur-le-champ que, ayant trouvé cette commodité de demander audience au roi, je m'en étois servi tout simplement; que, si je n'y avois pas fait mention de la reine, c'est que j'avois cru sa présence aux audiences particulières tellement d'usage que je n'avois pas imaginé qu'il fût besoin d'en faire mention; qu'au reste je n'avois que des remerciements à faire au roi sur tout ce qui venoit de se passer, quoi que ce soit à lui dire que je n'eusse à dire de même à la reine, et que je serois très fâché qu'elle ne se trouvât pas à cette audience particulière le lendemain.

Illumination de la place Major admirable et surprenante.

Comme j'écrivois cette réponse, don Gaspard Giron m'invita d'aller voir l'illumination de la place Major[1]. J'achevai ma lettre promptement; nous montâmes en carrosse, et les principaux de ceux que j'avois amenés dans d'autres des miens. Nous fûmes conduits par des détours pour éviter la vue de la lueur de l'illumination en approchant, et nous arrivâmes à une belle maison qui donne sur le milieu de la place, qui est celle où le roi et la reine vont pour voir les fêtes qui s'y font[2]. Nous ne nous aperçumes d'aucune clarté en mettant pied à terre ni en montant l'escalier; on avoit bien tout fermé; mais, en en-

1. Saint-Simon a déjà parlé de la place Major de Madrid dans le tome IX, p. 215-217. Le nom espagnol est *Plaza Mayor*.
2. On l'appelait la *Panaderia*.

trant dans la chambre qui donnoit sur la place, nous fûmes éblouis, et tout de suite en entrant sur le balcon la parole me manqua de surprise plus de sept ou huit minutes.

Cette place[1] est en superficie beaucoup plus vaste qu'aucune que j'eusse encore vue à Paris ni ailleurs, et plus longue que large. Les cinq étages des maisons qui l'environnent sont du même niveau, chacun avec des fenêtres égales en distance et en ouverture, qui ont chacun un balcon dont la longueur et l'avance sont parfaitement pareilles, avec un balustre de fer aussi de hauteur et d'ouvrage semblable entre eux, et tout cela parfaitement pareil en tous les cinq étages[2]. Sur chacun de tous ces balcons on met deux gros flambeaux de cire blanche, un seul à chaque bout de chaque balcon, simplement appuyés contre le milieu du retour de la balustrade, tant soit peu penchés en dehors, sans être attachés à rien. Il est incroyable la clarté que cela donne, la splendeur en étonne et a je ne sais quelle majesté qui saisit. On y lit sans peine les plus petits caractères dans le milieu et dans tous les endroits de la place sans que le rez-de-chaussée soit illuminé.

Dès que je parus sur le balcon, tout ce qui étoit dans la place s'amassa sous les fenêtres et se mit à crier : *Señor, toro ! toro*[3] ! C'étoit le peuple qui me demandoit d'obtenir une fête de taureaux, qui est la chose du monde pour laquelle il a le plus de passion, et que le roi ne vouloit plus permettre, depuis plusieurs années, par principe de conscience. Aussi me contentai-je le lendemain de lui dire simplement ces cris du peuple sans lui rien demander là-dessus, en lui témoignant mon étonnement

1. Rapprochez cette description de celle du tome IX.

2. Selon le *Voyage d'Espagne* de 1699 p. 95-96, la plaza Mayor avait 434 pieds de long sur 334 de large ; elle comptait 136 maisons à cinq étages, avec 680 balcons.

3. Saint-Simon, qui ne sait pas l'espagnol, écrit *tauro*.

d'une illumination si surprenante et si admirable. Don Gaspard Giron et des Espagnols qui se trouvèrent dans la maison d'où je la vis, charmés de l'étonnement dont j'avois été frappé à la vue de ce spectacle, le publièrent avec d'autant plus de complaisance qu'ils n'étoient pas accoutumés à l'admiration des François, et beaucoup de seigneurs m'en parlèrent[1] avec grand plaisir. A peine eusse je loisir de souper au retour de cette belle illumination, qu'il fallut retourner au palais pour le bal que le roi avoit fait préparer dans le salon des Grands, et qui dura jusqu'après deux heures après minuit.

Bal superbe chez le roi d'Espagne. LL. MM. Catholiques y dansent et m'y font danser.

Ce salon, qui est également vaste et superbe en bronzes, en marbres, en dorures, en tableaux, étoit magnifiquement éclairé. Tout au bout opposé à la porte d'entrée il y avoit, comme à la signature, six fauteuils de front, où le roi, la reine, etc., s'assirent dans le même ordre. A côté du bras droit de celui du roi, sans distance aucune et beaucoup moins qu'un demi-pied moins avancé, un siége ployant de velours cramoisi à franges d'or et les bois dorés, pour le majordome-major du roi, qui s'assit dessus en même temps que le roi se mit dans son fauteuil. Au bras gauche du fauteuil du dernier infant étoit dans la même disposition un carreau de velours noir, sans or, avec des houppes noires aux coins, pour la camarera-mayor de la reine, vêtue en veuve un peu mitigée, parce que la reine n'avoit pu souffrir tout ce grand attirail de religieuse, qui est l'habit des veuves tant qu'elles le sont, que j'avois vu à Bayonne à la duchesse de Linarès[2]. Par la même raison, le carreau étoit noir, qui sans cela auroit été de velours cramoisi avec de l'or. Cette dame auroit pu avoir un ployant pareil à celui de la droite ; mais par habitude elle préféroit le carreau, qui est la même distinction. Derrière les fauteuils il y avoit des tabourets de velours rouge à franges d'or et à bois

1. *M'en parlèrent* corrige *me parlèrent de la mienne.*
2. Tome XXXVIII, p. 328.

dorés, pour le capitaine des gardes du roi en quartier, le sommelier du corps, le majordome-major de la reine, la gouvernante de l'Infante, et le duc de Popoli, gouverneur du prince des Asturies. Dans une fausse porte, tout en arrière des fauteuils du côté de la camarera-mayor, mais non vis-à-vis de son dos, étoient deux siéges ployants de velours cramoisi à frange d'or et à bois doré, où don Gaspard Giron nous conduisit, Maulévrier et moi, sans jalousie devant nous[1], qui fut une faveur singulière, et qui que ce soit devant nous, en sorte que nous vîmes toujours en plein tout ce beau spectacle et les danses.

Un peu plus bas que la camarera-mayor, le long de la muraille, à quelque distance jusque vers le bas bout, il y avoit des tabourets comme les nôtres entremêlés de carreaux pareils, et d'autres tabourets et carreaux de damas et de satin rouge, pareillement dorés, pour les femmes des grands d'Espagne et de leurs fils aînés, qui à leur choix s'asseoyoient sur les tabourets ou sur les carreaux, mais les femmes des grands sur le velours et les femmes des fils aînés sur le satin ou le damas. Ces tabourets et ces carreaux alloient jusqu'à la moitié ou environ de la longueur de ce côté long du salon ; le reste étoit occupé par les dames de qualité, femmes ou filles, assises par terre sur le vaste tapis qui couvroit tout le salon, desquelles plusieurs se tenoient debout, ce qui étoit à leur choix, et tout aux dernières places, quelques jeunes camaristes de la reine placées là pour danser. Vis-à-vis ce long rang de dames, de l'autre côté, toute la cour en hommes, grands et autres, tous debout, le dos aux fenêtres à distance d'elles, laquelle distance étoit remplie de moindres spectateurs, comme aussi étoit l'espace vis-à-vis entre la muraille et les dames. Au bas bout du côté des hommes étoient, un peu en potence, les quatre major-

1. C'est-à-dire, sans être dissimulé derrière un treillis de bois, qui permît de voir sans être vu.

domes du roi pour donner ordre à tout. Vis-à-vis des fauteuils, au bas bout, étoient les danseurs debout, grands et autres, les officiers venus en Espagne avec moi, et des spectateurs de qualité ; une barrière derrière eux traversoit le salon, derrière laquelle étoit la foule des voyeurs [1].

Dans une pièce à côté de l'entrée étoient toutes sortes de rafraîchissements, de pâtisseries, de vins, avec profusion, mais grand ordre, où, pendant la confusion des contredanses, alloit qui vouloit et en apportoit aux dames. La parure éclatoit avec somptuosité. Il faut avouer que le coup d'œil de nos plus beaux bals parés n'approche point de celui-là [2].

Ce qui m'y parut de fort étrange furent [3] trois évêques en rochet et en camail vers le haut bout du côté des hommes pendant tout le bal : c'étoient le duc d'Abrantès, évêque de Cuenca [4], et deux évêques *in partibus*, suffragants à Madrid de l'archevêque de Tolède ; et l'accoutrement de la camarera-mayor pour un bal, qui tenoit un grand chapelet à découvert, causant et devisant sur le bal et les danses, tout en marmottant ses patenôtres, qu'elle laissoit tomber à mesure, tant que le bal dura. Ce que je trouvai aussi de très fâcheux est que nul homme ne s'y assit, excepté les six charges que j'ai nommé, Maulévrier, moi, pas même les danseurs, en sorte qu'il n'y avoit pas un seul siège dans tout ce salon, même derrière tout le monde, outre ceux que j'ai spécifiés.

La reine, qui ne peut danser de danse sérieuse qu'avec

1. Saint-Simon emploie tantôt *voyeurs*, tantôt *voyeux* et *voyeuses* : nos tomes VI, p. 228 et 392, XXIII, p. 344, et XXXI, p. 375, 384-386.

2. Comparez ce qu'il a déjà dit des bals : tome IX, p. 203-204.

3. Il y a bien *furent* dans le manuscrit.

4. Jean-Emmanuel-de-la-Croix de Portugal Alencastro : tome VIII, p. 139.

les Infants, ouvrit le bal avec le roi[1]. La danse de ce prince, qu'il aimoit fort, fut pour moi un grand sujet de surprise ; en dansant ce fut tout un autre homme, redressé du dos et des genoux, de la justesse, en vérité de la grâce. Pour la reine, qui prit après le prince des Asturies, qui étoient tous deux extrêmement bien faits, je n'ai vu qui que ce soit danser mieux en France, en hommes ni en femmes, peu en approcher, moins encore aussi bien ; les deux autres Infants fort joliment pour leur âge.

En Espagne, hommes et femmes portent toutes sortes de couleurs à tout âge, et danse qui veut jusqu'à plus de soixante ans, sans le plus léger ridicule, même sans que cela paroisse extraordinaire, et j'en vis plusieurs exemples d'hommes et de femmes : le dernier Infant prit la princesse de Robecq[2], qui ne s'éloignoit pas de cinquante ans, et qui les paroissoit bien[3]. Elle étoit Croÿ, fille du comte de Solre, et veuve du prince de Robecq, que le roi d'Espagne avoit fait par la princesse des Ursins grand d'Espagne, chevalier de la Toison, et depuis colonel du régiment des gardes wallonnes[4]. La comtesse de Solre, qui étoit Bournonville[5], cousine germaine de la maréchale de Noailles, étant assez mal avec son mari, avoit mené sa fille se marier en Espagne, et y étoit demeurée avec elle[6]. Mme de Robecq étoit dame du palais de la reine, et passoit, ainsi que sa mère, pour être fort bien avec elle. Je les avois fort connues avant qu'elles allassent en Espagne,

1. Une lettre de Mme des Ursins du 19 novembre 1701 (notre tome IX, p. 394) montre que c'est elle qui commença à faire danser le roi et la reine aux bals de la cour ; cela était contraire à l'ancienne étiquette.

2. Isabelle-Alexandrine de Croÿ-Solre : tomes IV, p. 320, et XXIV, p. 70.

3. Elle avait alors quarante-huit ou quarante-neuf ans.

4. Charles de Montmorency (tome XXIV, p. 70), mort le 5 octobre 1716.

5. Anne-Marie-Françoise de Bournonville : *ibidem*.

6. Déjà raconté dans le tome XXIV, p. 89.

et ce fut une des premières visites que je fis. Nous avions autrefois fort dansé ensemble[1] ; apparemment qu'elle le dit à la reine. Aussitôt après avoir dansé avec l'Infant, car étant étrangère elle n'étoit pas sujette aux règles espagnoles du veuvage[2], elle traversa toute la longueur du salon, fit une belle révérence à Leurs Majestés Catholiques, et vint me dénicher dans ma reculade[3] pour me prendre à danser par une belle révérence en riant. Je la lui rendis en lui disant qu'elle se moquoit de moi ; dispute, galanteries ; enfin elle fut à la reine, qui m'appela et qui me dit que le roi et elle vouloient que je dansasse. Je pris la liberté de lui représenter[4] qu'elle vouloit se divertir ; que cet ordre ne pouvoit pas être sérieux ; j'alléguai mon âge, mon emploi, tant d'années que je n'avois dansé, en un mot tout ce qui me fut possible. Tout fut inutile ; le roi s'en mêla ; tous deux me prièrent, tâchèrent de me persuader que je dansois fort bien, enfin commandèrent, et de façon qu'il fallut obéir ; je m'en tirai donc comme je pus[5].

La reine affecta de faire danser des premiers nos témoins françois[6], excepté l'abbé de Saint-Simon, qui n'étoit pas de robe à cela, et dans la suite du bal, deux ou trois officiers des plus distingués des troupes du Roi qui étoient venus avec moi.

Une heure après l'ouverture du bal, on mena l'Infante se coucher. Les contredanses coupèrent souvent les menuets.

1. Saint-Simon connaissait Mlle de Solre pour l'avoir menée au branle de 1697 (tome IV, p. 320).

2. Tout ce qui précède, depuis *car* a été ajouté en interligne.

3. *Reculade,* — que Saint-Simon a déjà employé au sens d'action de reculer, notamment tome XVII, p. 66, et que ne donnait pas le *Dictionnaire de l'Académie* de 1718, — pourrait signifier ici endroit reculé.

4. *Représenter* est en interligne au-dessus de *dire,* biffé.

5. Il raconte cela dans une lettre privée au duc d'Orléans : Drumont, *Lettres et dépêches sur l'ambassade d'Espagne,* p. 200.

6. Tome XXXVIII, p. 351.

Le prince des Asturies y menoit toujours la reine ; rarement le roi les dansoit ; mais, comme aux contredanses on se mêle, et, suivant l'ordre de la contredanse, chacune se trouve danser avec tout ce qui danse l'un après l'autre, et se retrouve [1] au bout avec son meneur, la reine y dansoit de même avec tout le monde. J'en esquivai ce que je pus, quoique fort peu ; on peut juger que je n'en savois aucune.

Le bal fini, le marquis de Villagarcia [2], un des majordomes et un des plus honnêtes et des plus gracieux hommes que j'aie vus, qui a été depuis vice-roi du Pérou [3], ne voulut jamais me laisser sortir que je ne me fusse reposé dans le lieu des rafraîchissements, où il me fit avaler un verre d'excellent vin pur, parce que j'étois fort en sueur à force de menuets et de contredanses, avec un habit très pesant. Le roi et la reine d'Espagne et le prince des Asturies furent fort sur le bal et y parurent prendre grand plaisir. Ce même soir et le lendemain, je fis illuminer toute ma maison, dedans et dehors, n'ayant pas eu un moment de loisir d'y donner aucune fête, au milieu de tant de fonctions si précipitées et si fort entassées les unes sur les autres.

Échappé avec tout avantage de tous les pièges du cardinal Dubois, j'en aperçois son dépit

Ce ne fut pas sans un grand plaisir que je fis, le mercredi 26 au matin, lendemain de la signature, les dépêches que je devois envoyer après mon audience de remerciement, qui devoit terminer cette même matinée, par lesquelles je rendois compte de tout ce qui s'étoit passé [4], par un courrier qui ne put être dépêché que le [sur]lende-

1. La première syllabe de ce mot semble biffée; nous croyons utile de la conserver.

2. Antoine-Joseph, marquis de Villagarcia : tome IX, p. 183.

3. Ou du Mexique : *ibidem* ; voyez plus loin, p. 257.

4. Une longue dépêche au Roi, datée du 27 novembre, une autre à Dubois du 28, également développée, puis trois autres intimes au duc d'Orléans du même jour, enfin une dernière à Dubois du 28 avec post-scriptum du 29 ; elles ont toutes été publiées par Drumont, p. 171-205.

à travers ses louanges.

main 28 novembre[1]. J'étois aisément parvenu à éluder les commissaires et à faire signer par Leurs Majestés Catholiques elles-mêmes, contre tout usage et exemple, non-seulement un instrument du contrat du futur mariage du Roi et de l'Infante, mais deux instruments, dont j'envoyai un au Roi signé de leur main par ce courrier, ce qui étoit bien plus qu'il ne m'avoit été demandé, puisque le cardinal Dubois se contentoit d'une simple copie signée du seul secrétaire d'État. J'avois fait passer l'entreprise de M. le duc d'Orléans sur le prince des Asturies sans aucune difficulté et lui avois renvoyé sa lettre à ce prince où la qualité de frère étoit omise[2]. Les témoins du mariage, je ne les admis qu'à condition qu'ils ne paroîtroient tels que dans un acte séparé, signé du seul secrétaire d'État, et qu'eux ne signeroient quoi que ce fût[3]. J'étois sorti du piége qui m'avoit été si bien tendu sur l'instrument du contrat en françois, tellement à mon avantage, que l'infamie en sauta aux yeux de Leurs Majestés Catholiques et de tout ce qu'il y avoit de plus illustre en Espagne rassemblé dans la cérémonie de la signature, et que Leurs Majestés Catholiques voulurent bien me promettre de signer un instrument en françois si je persévérois à le desirer. Enfin, la joie du sujet de mon ambassade, qui m'attira en foule les premières visites dès le matin du lendemain de mon arrivée, de tous ceux même qui étoient en droit et en usage d'attendre auparavant la mienne, et, si j'ose le dire, l'adresse que je sus employer pour la place que je pris et que je conservai à la signature[4], me tirèrent des étranges filets où le cardinal Dubois avoit bien compté de me prendre. Le tour des louanges excessives qu'il me donna en réponse aux dépêches de ce courrier, et dont il farcit celle du Roi et celle de M. le duc

1. Voyez plus loin, p. 25-26.
2. Tome XXXVIII, p. 343.
3. *Ibidem*, p. 348-355.
4. Sur ces derniers points, voyez le tome précédent, p. 372-380.

d'Orléans [1], et les bagatelles qu'il cota sans oser les désapprouver ouvertement, comme la difficulté des témoins, celle de l'instrument en françois, qui du moins étoit la faute de son silence, celle de la petite table pour signer, celle de n'avoir pas été à Notre-Dame d'Atocha, toutes choses auxquelles je sus très bien lui répondre [2], me montrèrent le dépit, caché sous tant de fleurs et de parfums, qu'il ressentoit de me voir échapper contre toute espérance à tant de sortes de parties [3] qu'il avoit pris tant de soin de me dresser. Il loua surtout ma modération à l'égard de Maulévrier en tombant sur lui [4], soit qu'il le blâmât en effet, ou qu'il voulût me cacher par le mépris et le peu de confiance qu'il me témoigna pour lui, qu'il eût part en sa noire et hardie friponnerie, trop profonde et trop adroitement ourdie, et exécutée avec trop d'effronterie [5] pour la croire du seul cru de Maulévrier, dont la malice, quelle qu'elle pût être, étoit trop dépourvue d'esprit pour pouvoir lui en attribuer plus que la simple exécution. Je ne parle point ici de la lettre du Roi à l'Infante, qui étoit lors encore à venir. Ce ne fut qu'une niche en comparaison des autres pièges, et niche dont je me donnai le plaisir de lui mander comment je m'en étois tiré par le secours du marquis de Grimaldo [6] ; mais, s'il eut le chagrin de me voir hors des prises qu'il s'étoit si bien su préparer, pour ce qui regardoit les affaires et les fonctions de l'ambassade, on verra qu'il sut bien s'en dédommager sur ma bourse, et que ce ne fut pas sa faute

1. Cette lettre du cardinal, datée du 9 décembre, est donnée en partie dans l'appendice VI de notre précédent volume ; voyez aussi celle du 16.

2. Tout ce qui précède, depuis *et les bagatelles,* a été ajouté en interligne et sur la marge.

3. Au sens d'embûches, complots, comme dans le tome XI, p. 144.

4. Voyez la lettre de Dubois du 16 décembre.

5. Les mots *trop d'* ont été ajoutés à la fin de la ligne.

6. Tome XXXVIII, p. 343.

si je ne revins pas sans avoir pu recueillir le fruit qui uniquement m'avoit fait desirer cette ambassade.

Audience particulière que j'eus seul le lendemain de la signature. Manège de la reine ; service de Grimaldo.

Tout à la fin de la matinée de ce même mercredi 26, je fus introduit seul, car Maulévrier s'excusa d'y venir avec moi sur les dépêches qu'il avoit à faire, je fus, dis-je, à l'audience que j'avois moi-même demandée au roi d'Espagne, la veille, pendant la lecture du contrat de mariage, et qu'il m'avoit accordée. Je vis, dès en approchant de Leurs Majestés Catholiques, l'importance du service que le marquis de Grimaldo [m'avoit rendu] par la lettre qu'il m'écrivit le soir tout tard de la veille, dont j'ai parlé ci-dessus[1], et de ma réponse ; car la reine, dès avant que je fusse proche du roi et d'elle, s'avança à moi, et me dit d'un air fort libre : « Ho çà, Monsieur, point de façons ; vous avez envie de dire au roi quelque chose en particulier ; je m'en vais à la fenêtre et vous laisser faire. » Je lui répondis la même chose que ce que j'avois mandé en réponse à Grimaldo, à quoi j'ajoutai qu'il étoit si vrai que je n'avois rien à dire au roi en particulier, que, si j'avois eu le déplaisir de ne la pas trouver auprès de lui, j'aurois été obligé de lui demander à elle une audience pour lui faire les mêmes remerciements qu'au roi de tout ce qui s'étoit passé la veille. « Non, non, reprit-elle avec vivacité, je vous laisse avec le roi, et je me rapprocherai quand vous aurez fait. » Et en disant cela, elle gagna la fenêtre comme en deux sauts légers, car il y avoit assez loin par la grandeur de ce salon des Miroirs où j'étois seul avec Leurs Majestés Catholiques, tellement que je me mis à la suivre, lui protestant que je n'ouvrirois pas la bouche devant le roi qu'elle ne fût retournée près de lui, qui, pendant tout cela, demeura immobile. Enfin la reine se laissa vaincre, et revint près du roi, où je la suivis. Elle auroit su également par le roi ce que je lui aurois dit sans elle, et ne me l'auroit jamais

1. Ci-dessus, p. 2.

pardonné[1]. Je commençai alors par les remerciements de tout ce qui s'étoit passé la veille, en attendant ceux dont je serois chargé par le Roi dès qu'il auroit reçu le compte que j'avois l'honneur de lui en rendre. On peut juger que ce que je dis ici en deux mots se débita à Leurs Majestés Catholiques d'autre sorte, et que les grâces de l'Infante, à se tenir si convenablement et si longtemps en place et à signer, ne furent pas oubliées, non plus que la beauté si surprenante de l'illumination de la place Major, la magnificence singulière du bal, et les grâces de Leurs Majestés Catholiques et du prince des Asturies et des jeunes Infants à danser, tous articles que j'étendis assez à mesure du plaisir que je voyois qu'elles y prenoient, et sur quoi la reine se mit fort à louer le roi d'Espagne, et à me faire admirer jusqu'à sa beauté, dont il ne fit que sourire. Il me demanda si je n'enverrois pas un courrier; je répondis que l'instrument signé de leurs mains, etc., étoit trop précieux pour le confier à la voie ordinaire : il me parut qu'ils en avoient fort envie, et que ma réponse leur plut.

Office à don Patricio Laulès.

Je passai de là à l'office en faveur de don Patricio Laulès, dont je m'étois procuré l'ordre, et dont on a vu que j'avois parlé à Grimaldo, qui en avoit prévenu Leurs Majestés[2]. Je me mis donc, tant que je pus, sur mon bien-dire par la passion que j'avois de rendre utilement à cet ambassadeur les services que j'en avois premièrement reçus. Il me parut que le roi d'Espagne m'écouta là-dessus avec satisfaction, mais beaucoup plus la reine, qui en mêla quelques mots à mon discours en regardant le roi avec un desir très marqué d'en attirer des grâces à Laulès.

Attachement du roi d'Espagne aux jésuites

Le roi d'Espagne interrompit ce propos pour me dire, sans occasion et tout à coup, qu'il desiroit que l'Infante fût mise sous la conduite d'un jésuite, pour former sa

1. Cette dernière phrase a été ajoutée en interligne et sur la marge.
2. Tome XXXVIII, p. 356.

peu conforme au goût de la reine.

conscience et lui apprendre la religion ; qu'il avoit eu toute sa vie confiance aux Pères de la Compagnie, et qu'il me prioit de le demander de sa part à M. le duc d'Orléans. Je répondis que j'exécuterois avec beaucoup d'exactitude et de respect le commandement qu'il me faisoit, et que je ne doutois point que M. le duc d'Orléans ne cherchât à lui complaire dans toutes les choses qui n'avoient aucun véritable inconvénient. Je remarquai qu'il prolongea cette proposition, qui pouvoit être plus courte, et qu'il me regardoit ce pendant fixement, comme cherchant à voir ce que j'en pensois moi-même. Ce desir me parut en lui d'autant plus affectionné, que la reine, qui entroit toujours dans tout ce qu'il disoit, et qui l'appuyoit, ne dit alors presque rien ; que le peu qu'elle dit fut très foible, le roi poussant toujours sa pointe[1]. Après quelques autres affaires de simple recommandation, l'audience se tourna en conversation. Ils me menèrent aux fenêtres voir leur belle vue sur le Mançanarès, la Casa-del-Campo[2] presque vis-à-vis, et la campagne au delà. On parla de plusieurs choses indifférentes qui conduisirent à des choses de leur cour, et moi à leur témoigner[3] la satisfaction que j'avois d'avoir l'honneur de les approcher dans tous les moments où cela étoit permis. Là-dessus, la reine regarda le roi, puis me dit avec un air de bonté qu'il ne falloit point qu'il y eût d'heures pour moi, ni d'étiquette ; que je pouvois les venir voir à toute heure, quand je voudrois, sans audience et sans avoir rien à leur communiquer, que le roi et elle seroient ravis de me voir ainsi familièrement, et que je leur ferois plaisir d'user de

Bontés ou compliments singuliers de la reine pour moi.

1. Voyez la lettre au duc d'Orléans (Drumont, p. 198) ; Saint-Simon en reproduit ici le texte presque exactement.

2. Ce petit château possédait une ménagerie ; voyez la description qu'en font Mme d'Aulnoy, *La Cour et la ville de Madrid*, tome I, p. 330, et *le Voyage d'Espagne* de 1699, p. 48. Saint-Simon en reparlera plus loin.

3. Le verbe *témoigner* est en interligne au-dessus de *parler de*, biffé.

cette liberté. Je ne manquai pas de répondre à une grâce si peu attendue et si unique de la meilleure façon que je pus ; après quoi je leur dis que le marquis de Grimaldo devoit leur avoir rendu compte que le comte de Céreste, frère du marquis de Brancas, desiroit avoir l'honneur de présenter au roi une lettre de son frère. Je fus congédié après un peu moins d'une heure d'audience ou de conversation, en me disant que Céreste alloit être appelé. Il le fut en effet quelques moments après que je fus sorti. Le marquis de Brancas[1] avoit eu permission d'écrire au roi d'Espagne, et il avoit chargé son frère d'y ajouter quelque chose de bouche en présentant sa lettre[2]. Je l'attendis ; il me dit que cette audience s'étoit tout à fait passée à sa satisfaction. Quoique, en me retirant d'auprès de Leurs Majestés Catholiques, la reine m'eût encore répété de ne me point arrêter aux usages pour les voir à toute heure quand je voudrois, et de ne pas craindre d'en abuser, et que le ton et l'air du discours fût tout à fait naturel et avec beaucoup de grâces, je crus devoir en faire la confidence à Grimaldo et le consulter là-dessus. Je craignis que ce convi[3] redoublé de chose qui, sans exception, n'étoit accordée à personne ne fût qu'un excès, si j'ose user du terme, de politesse, où la joie et le desir de la marquer les jetoit, dont l'usage, quelque discret qu'il fût, pourroit les importuner. J'eus peur aussi que, en usant sans l'attache, pour ainsi dire, de Grimaldo, il n'en conçût de la jalousie et de la froideur à mon égard, lui sans qui[4] je ne pouvois rien faire, quelque privance dont je jouisse, et je compris que, abandonnant là-dessus ma conduite à son juge-

Audience particulière du comte de Céreste.

Je consulte Grimaldo sur les bontés ou les compliments de la reine. J'en reçois un bon conseil. Confiance et amitié véritable entre ce ministre et moi.

1. Louis de Brancas-Céreste, qui avait été ambassadeur en Espagne en 1714.

2. Les mots *en présentant sa lettre* corrige *en sa présence*.

3. Mot déjà rencontré dans les tomes XXVI, p. 26, et XXXVI, p. 164.

4. *Luy* est en interligne, et *qui* remplace *lequel*.

ment, je le gagnerois véritablement, et que je ne pourrois mal faire. Je descendis donc dans sa *covachuela* au sortir de l'audience. Je lui racontai tout ce qui s'étoit passé, et lui dis que, pour l'usage ou non-usage de cette liberté de voir à toute heure et sans audience Leurs Majestés Catholiques quand je voudrois, je venois franchement à son conseil, résolu de me conduire en cela uniquement par ce qu'il jugeroit à propos que je fisse, ce que j'assaisonnai de tout ce que crus le plus propre à le flatter et à l'ouvrir sincèrement. Après les préambules de remerciement et de compliments sur ma confiance, il me dit que, puisque je voulois qu'il me parlât franchement, il me conseilloit de regarder l'invitation de la reine comme une politesse, une honnêteté singulière qu'elle avoit voulu me faire, mais dont le roi et elle ne seroient pas fort aises que j'en usasse, et qu'ils s'en trouveroient bientôt importunés; que, de plus, je n'avancerois rien dans ces particuliers, si j'y voulois mêler des affaires sur lesquelles ils ne me répondroient point sans s'en être consultés, et que cela les embarrasseroit davantage; enfin qu'ils me verroient sûrement de meilleur œil dans les temps où il étoit permis à tout le monde de les voir, et en audience quand j'aurois raison et occasion d'en demander, et qu'il s'offroit à moi pour tous les offices et toutes les choses où je voudrois l'employer auprès de Leurs Majestés, soit de ma part, soit comme de lui-même. Je le remerciai fort de son conseil, que je l'assurai que je suivrois, comme je fis en effet, et j'acceptai ses offres avec tous les témoignages de confiance et de reconnoissance qu'ils méritoient, et je me trouvai parfaitement de l'un et de l'autre ; de cette façon je fus avec ce ministre sur un pied d'amitié, de liberté, de confiance, qui, outre les agréments, les facilités et la commodité qu'il me procura, me fut aussi extrêmement utile.

Pompe de LL. MM.

L'après-dînée de ce jour, mercredi 26, le roi et la reine d'Espagne allèrent en pompe à Notre-Dame d'Atocha.

Catholiques allant à Notre-Dame d'Atocha.

C'est la grande dévotion du pays, qui est tout au bout et comme hors de la ville, joignant le parc du Buen Retiro[1]. L'église est grande, médiocrement belle pour l'Espagne, desservie par une grande communauté de dominicains logés dans un vaste et superbe monastère[2]. Le roi, sans entrer dans le couvent, met pied à terre à un petit corps de logis, où on trouve d'abord un escalier de quelques marches, deux assez grandes pièces, de la dernière desquelles le roi et la reine entrent dans une grande tribune, et leur suite dans une autre fort longue à tenir vingt personnes tout du long.

Les descriptions des lieux ne sont point de mon sujet; mais je ne crois pas devoir me dispenser de décrire comment le roi y va en cérémonie avec la reine, comme il fit à cette fois, et comme il est d'usage que les rois d'Espagne y aillent de la sorte toutes les fois qu'une calamité ou une occasion de remercier Dieu publique oblige à des prières ou à des actions de grâces publiques, et toutes les fois encore que les rois partent pour un voyage long et éloigné et qu'ils en reviennent à Madrid[3]. Voici donc l'ordre de la marche : un carrosse du roi, où sont ses quatre majordomes; trois autres, mais du corps, pour les[4] gentilshommes de la chambre; un du corps plus beau[5] rempli par le grand écuyer, le sommelier du corps, le capitaine des gardes en quartier; un carrosse du roi vuide; le carrosse où le roi et la reine sont seuls; un carrosse de la reine vuide, un carrosse de la reine où sont

1. Saint-Simon a déjà parlé de l'église de Notre-Dame d'Atocha dans le tome VIII, p. 177, et y reviendra plus loin (p. 350-353). Mme d'Aulnoy l'a décrit sommairement : tome I, p. 293-294.

2. Ce monastère, avec un collège sous le vocable de saint Thomas d'Aquin, menaçait ruine, et s'écroula en partie en avril 1726 (*Gazette*, p. 209).

3. Voyez la note 8 de la page 177 de notre tome VIII.

4. Les mots *mais du corps pour les* remplacent en interligne *remplis de*, biffés.

5. Les quatre derniers mots sont aussi en interligne.

son grand écuyer et son majordome-major. Mais ce carrosse ne va plus, parce que le majordome-major n'y veut pas céder la première place au grand écuyer, qui l'a de droit sur lui et sur tous dans le carrosse seulement; ainsi le grand écuyer de la reine se met dans le carrosse du roi, avec son grand écuyer, et y a place immédiatement avant le capitaine des gardes du corps en quartier. Ainsi, après le carrosse vide de la reine, marche le carrosse propre de sa camarera-mayor, carrosse encore une fois non de la reine, mais de la camarera-mayor, à quatre mules, à ses armes et à ses livrées, entouré de toute sa livrée à pied, son écuyer à cheval à sa portière droite, et elle seule dans son carrosse; deux carrosses de la reine remplis de ses dames du palais; deux autres carrosses de la reine qui ne sont pas du corps et plus simples que les précédents, remplis des *señoras de honor;* un carrosse de la reine, non du corps et plus uni encore que les deux derniers précédents, dans lequel est l'*azafata*[1] toute seule, puis deux carrosses semblables à ce dernier remplis des caméristes[2] de la reine. Le carrosse à huit chevaux avec un postillon, dans lequel sont le roi et la reine, est[3] environné de valets de pied à pied, de plusieurs officiers des gardes du corps à cheval[4], avec chacun leur premier écuyer à leur portière, tous à cheval, et force gardes du corps devant et derrière, avec les trompettes et les timbales sonnantes. Les régiments des gardes espagnoles et wallonnes, partie en bataille dans la place du Palais[5], partie en haie dans les rues, les officiers à leur tête et les drapeaux déployés, saluant dans la place, avec force

1. Il a été parlé de l'*azafata* ou *assafeta,* des *señoras de honor* et des camaristes ou femmes de chambre dans le tome VIII, p. 175-177.

2. Saint-Simon dit tantôt *caméristes,* tantôt *camaristes,* à l'espagnole.

3. *Est* corrige *sont*; mais *environné* est resté au pluriel.

4. Les mots *à pied,* à la ligne précédente, et *à cheval* ont été ajoutés en interligne.

5. Tome IX, p. 172.

tambours battant aux champs. La marche se fait au plus petit pas ; les cochers des carrosses du corps du roi et de la reine et de ceux réputés tels, ainsi que le cocher de la camarera-mayor, sont chapeau bas. Ceux des carrosses des majordomes du roi, des *señoras de honor,* de l'*azafata* et des camaristes, ont leurs chapeaux sur leurs têtes.

Une des plus belles, des plus larges, des plus droites et des plus longues rues de Madrid fait le principal du chemin. Il y demeure un grand nombre d'orfèvres. Toutes les boutiques sont ornées de gradins chargés avec élégance de tout ce que ces orfèvres ont de plus riche; les autres boutiques, à proportion par toutes les rues. Tous les balcons, dont il y a quantité à Madrid, et les fenêtres de tous les étages magnifiquement ornés de tapis pendants larges et bas, et de coussins sur les fenêtres, remplies entièrement de spectateurs et de dames parées, et tout cela admirablement illuminé au retour, ainsi que la place Major, par où le roi revint. Il faut convenir que ce spectacle est admirable par son ordre ; car les rues sont pleines de peuple, sans en être le moins du monde surchargées ni embarrassées, et qu'il est le plus imposant que j'aie jamais vu par sa majesté et par la plus superbe magnificence et la plus parfaitement ordonnée.

Compétence entre les deux majordomes-majors uniquement aux audiences publiques de la reine, qui en exclut celui du roi, et entre les mêmes et les deux grands écuyers uniquement dans

Les grands étoient allés attendre le roi à Notre-Dame d'Atocha, mais dans l'église, et le majordome-major du roi aussi, parce qu'il ne va jamais dans le carrosse où est le grand écuyer, qui est celui où il devroit aller, parce que, le précédant partout, il n'a pourtant que la seconde place dans le carrosse, où le grand écuyer est en droit et en usage de ne la céder à lui ni à qui que ce soit. C'est encore par la même raison que le majordome-major du roi ne se trouve jamais aux audiences publiques de la reine, et n'y vint pas aussi à la mienne, parce [que], précédant partout le majordome-major de la reine, celui-ci est en droit et en usage de la première place, et distin-

les carrosses du roi et de la reine, qui en exclut les deux majordomes-majors.

guée, en ces audiences de la reine, et de ne la pas céder au majordome-major du roi.

Je crus que Maulévrier et moi devions nous trouver aussi à Notre-Dame d'Atocha, étant si principaux acteurs dans l'affaire qui engageoit Leurs Majestés Catholiques à y aller rendre à Dieu leurs actions de grâces. Maulévrier fut sagement, pour cette fois, d'avis[1] de s'informer au marquis de Montalègre, sommelier du corps[2], comme au plus expert aux cérémonies et aux usages de la cour d'Espagne, pour savoir s'il n'y auroit point d'inconvénient. Montalègre crut qu'il s'y en pourroit rencontrer, et lui conseilla que nous nous abstinssions d'y aller. Sur cet avis, je crus, ainsi que Maulévrier, que nous ferions bien de le suivre. Nous vîmes donc la marche du roi y allant, et pour son retour nous allâmes le voir passer dans la place Major illuminée, dans la même maison où j'avois déjà vu cet éclatant et si surprenant spectacle. Je ne sus point la raison de l'avis du marquis de Montalègre. J'imaginai que, le roi d'Espagne étant en des tribunes et non dans l'église où étoient les grands, il y auroit de la difficulté à nous placer, qui disparoît quand le roi tient chapelle, où il est dans l'église, et où la place des ambassadeurs est établie. J'oublie, ce que j'aurois dû ajouter en sa place, que le majordome-major de la reine se trouve sans difficulté aux audiences publiques du roi d'Espagne, où il prend place parmi les grands quand il l'est, comme il l'est presque toujours, et sans aucune prétention de distinction.

Départ, 18 novembre, de Mlle de Montpensier de Paris.

Le jeudi 27 novembre, jour du départ du roi et de la reine pour Lerma, et lendemain de leurs pompeuses actions de grâces à Notre-Dame d'Atocha, Maulévrier vint chez moi le matin de fort bonne heure avec les dépêches qu'un courrier venoit de lui apporter et leur duplicata pour moi. Le cardinal Dubois avoit calculé sur

1. Avant *d'avis,* Saint-Simon a répété par mégarde le verbe *fut.*
2. Martin-Dominique de Guzman : tome VIII, p. 61.

mes lettres de Bordeaux que je n'arriverois que le 28 à Madrid, et avoit chargé le courrier, qui vint chez moi avec Maulévrier, de me remettre où il me rencontreroit le paquet qui m'étoit adressé, qui contenoit le duplicata de celui qui étoit adressé à Maulévrier, et de continuer sa course ensuite pour le lui porter. Ce courrier apportoit l'avis du départ de Paris de Mlle de Montpensier, le 18 novembre, de ses journées, de ses séjours, de son accompagnement et de sa suite, du jour qu'elle arriveroit sur la frontière, et des personnes qui seroient chargées de l'échange des deux princesses ; en même temps du récit abrégé de tout ce qui s'étoit passé à l'égard du duc d'Ossone et de la signature du contrat de mariage du prince des Asturies[1]. Outre ce duplicata, il y avoit une lettre à part du cardinal Dubois[2], dont je parlerai après[3], et une à part à Maulévrier sur les grandesses d'Espagne données puis désavouées par l'Empereur[4], avec ordre de me la montrer dès que je serois arrivé à Madrid. Ce courrier ne pouvoit arriver plus à propos, puisque la cour d'Espagne partoit ce jour-là même, et nous fit un extrême plaisir, par l'amertume que le roi et la reine d'Espagne

1. C'est dans les volumes *Espagne* 306-308 et 311 du Dépôt des affaires étrangères que se trouvent particulièrement les documents relatifs au mariage de Mlle de Montpensier, à son accompagnement et à son voyage. Saint-Simon reviendra sur ces divers points plus loin, p. 31 et suivantes, et dans le prochain volume.

2. Lettre du 18 novembre, à l'appendice VI de notre tome XXXVII.

3. Voyez ci-après, p. 26.

4. Il a déjà été question dans notre précédent volume, p. 297, de cette création de grands d'Espagne par l'Empereur : Ce n'était pas la première fois qu'il le faisait, et notre auteur en a parlé dès 1718 (tome XXXIII, p. 251), à propos du marquis de Sainte-Croix. Mais cette création nouvelle était contraire au dernier traité, et, quoique, sur les représentations des ambassadeurs de France et d'Angleterre, l'Empereur eût renoncé à ce projet, Philippe V s'en montrait fort affecté. Par la suite, les grands faits précédemment par l'Empereur obtinrent de jouir de ce titre en Espagne, en faisant ratifier à Madrid leurs lettres de création (*Mémoires du duc de Luynes,* tome XII, p. 426).

commençoient à mêler dans leur impatience, qu'ils nous témoignoient des délais de ce départ toutes les fois qu'ils nous voyoient, et que les raisons les plus péremptoires et les plus répétées n'avoient pu diminuer. Nous crûmes, Maulévrier et moi, qu'il n'y avoit point de temps à perdre pour porter cette nouvelle à Leurs Majestés Catholiques, qu'elles attendoient si impatiemment, et nous nous en allâmes aussitôt au Palais. Je voulois commencer par Grimaldo, qui nous conduiroit en cette occasion, à cause de l'heure trop matinale, et à qui ce devoir étoit dû. Maulévrier fut d'avis d'aller droit chez le roi pour flatter son impatience ; que Grimaldo n'en seroit point blessé à cause de l'occurrence ; que, si le roi et la reine n'étoient pas encore visibles, nous descendrions à la *covachuela* en attendant, et que Leurs Majestés Catholiques n'auroient point à trouver mauvais que nous eussions différé à terminer leur impatience. Comme je savois à part moi à quoi m'en tenir avec Grimaldo, et que de plus j'aurois à lui dire que, contre mon avis de le voir d'abord, j'en avois cru Maulévrier, qui devoit connoître le terrain mieux que moi, je me rendis à son avis, et nous allâmes droit à la porte du salon des Miroirs. Tout étant à cette heure-là désert dans le Palais, nous grattâmes avec bruit à cette porte pour nous faire entendre. Un valet intérieur françois ouvrit, et nous dit que Leurs Majestés Catholiques étoient encore au lit. Nous nous en doutions bien, et nous le priâmes de les faire avertir sur-le-champ que nous demandions à avoir l'honneur de leur parler. Or, il est inouï que, sans charge fort intérieure et fort rare, qui que ce soit les vît jamais au lit, encore n'y avoit-il, par usage, que le seul Grimaldo qui venoit y travailler les matins, et nul autre, ni grand officier ni ministre, comme je l'expliquerai ci-après[1]. Le valet intérieur ne fit qu'aller et venir, il nous dit que Leurs Majestés nous mandoient que, encore qu'il fût

1. Ci-après, p. 323.

contre toute règle et usage qu'elles vissent qui que ce fût au lit, elles trouvoient bon que nous entrassions.

LL. MM. Catholiques donnent une longue audience à Maulévrier et à moi seuls, étant au lit, contre tout usage d'y être vus par qui que ce soit.

Nous traversâmes donc le long et grand salon des Miroirs, tournâmes au bout à gauche dans une grande et belle pièce, puis tout court, à gauche, dans une très petite pièce en double d'une très petite partie de cette grande, qui en tiroit son jour par la porte et par deux petites fenêtres percées tout au haut du plancher. Là, étoit un lit de quatre pieds et demi tout au plus, de damas cramoisi, avec de petites crépines d'or, à quatre quenouilles, et bas, les rideaux du pied et de toute la ruelle du roi ouverts. Le roi, presque tout couché sur des oreillers, avec un petit manteau de lit de satin blanc ; la reine à son séant, un morceau d'ouvrage de tapisserie à la main, à la gauche du roi, des pelotons près d'elle, des papiers épars sur le reste du lit et sur un fauteuil au chevet tout près du roi, qui étoit en bonnet de nuit, la reine aussi et en manteau de lit[1], tous deux entre deux draps, que rien ne cachoit que ces papiers fort imparfaitement. Ils nous firent abréger nos révérences, et le roi, avec impatience, se soulevant un peu, demanda ce qu'il y avoit. Nous entrâmes tous deux seuls ; le valet intérieur s'étoit retiré après nous avoir montré la porte. « Bonne nouvelle ! Sire, lui répondis-je. Mlle de Montpensier est partie le 18 ; le courrier arrive dans l'instant, et aussitôt nous sommes venus nous présenter pour l'apprendre à Votre Majesté. » La joie se peignit à l'instant sur leurs visages, et tout aussitôt les questions sur le chemin, les séjours, l'arrivée à la frontière, l'accompagnement, raisonnements là-dessus, conversation. De là nous leur dîmes tout ce que nos dépêches nous apprenoient des honneurs faits au duc d'Ossone et à Mlle de Montpensier depuis la signature de son contrat de mariage, que nous fîmes valoir, ce qui s'étoit passé à cette signature, les réjouissances, le bal, en un mot tout ce qui put le mieux marquer la joie

1. Ces cinq derniers mots sont en interligne.

publique, la part que le Roi y prenoit, le respect de M. le duc d'Orléans et sa profonde reconnoissance de l'honneur que sa fille recevoit. On peut juger que le champ fut vaste et bien parcouru de notre part, et par la curiosité de Leurs Majestés Catholiques, qui se prenoient souvent la parole l'une à l'autre pour nous faire des questions et en raisonner, en sorte que cela dura plus d'une heure. Ils me parurent extrêmement sensibles à tous ces honneurs extraordinaires, que nous leur expliquions (je dis nous, quoique Maulévrier parlât peu, qui n'en savoit ni la force, ni les usages, ni les différences), et à la joie publique de notre cour et de tout le royaume.

Maulévrier en étrange habitude de montrer au ministre d'Espagne les dépêches qu'il recevoit de sa cour.

Sur la fin, Maulévrier dit au roi qu'il avoit, par ce courrier, une dépêche sur l'affaire des grands d'Espagne de l'Empereur[1]. A ce mot, le roi d'Espagne s'altéra, au point que je lui dis vitement qu'il seroit content de ce que portoit la fin de la dépêche. Cela l'apaisa. Alors Maulévrier tira la dépêche de sa poche, et, à mon extrême étonnement, se mit à la leur lire d'un bout à l'autre[2]. Elle ne contenoit rien qui ne pût être vu ; mais qu'un ambassadeur montre ses dépêches au prince auprès duquel il est ou à son ministre me parut la chose du monde la plus dangereuse et un sacrilège d'État ; je sus depuis que Maulévrier étoit dans cette habitude. La dépêche portoit que l'Empereur avoit fait ces grands d'Espagne par le conseil de Rialp[3]. A ce nom, le roi me regarda d'un air piqué, et me dit : « C'est un Catalan. » Je répondis en souriant un peu, et le regardant fixement : « Sire, il n'y a rien de plus mauvais que les transfuges ; ils sont pires que tous les autres. » A cette réponse la reine se mit à

1. Ci-dessus, p. 21.

2. Saint-Simon reviendra plus loin, p. 311, sur cette singulière habitude des ambassadeurs de France en Espagne de lire au roi ou au secrétaire d'État les dépêches qu'ils recevaient de leur cour.

3. Le marquis de Rialp était un seigneur catalan dont les terres étaient situées dans le diocèse d'Urgel ; partisan décidé de l'Archiduc, il s'était réfugié à Vienne et y avait une certaine influence.

rire en me regardant, et je connus très bien qu'elle avoit bien senti qu'elle portoit à plomb sur les François de l'affaire de Bretagne et de Cellamare réfugiés en Espagne, qui étoit aussi ce que j'avois voulu leur faire entendre[1]. La fin de la dépêche, qui contenoit la déclaration de l'Empereur dont j'ai parlé plus haut d'avance, satisfit en effet beaucoup le roi d'Espagne, qui étoit infiniment sensible là-dessus. Enfin Leurs Majestés Catholiques nous congédièrent, après nous avoir témoigné que nous leur avions fait grand plaisir de n'avoir pas perdu un moment à leur apprendre le départ de Mlle de Montpensier, surtout de ne nous être pas arrêtés par l'heure, et parce qu'elles étoient au lit. Nous descendîmes aussitôt après à la *covachuela* du marquis de Grimaldo, à qui nous dîmes la nouvelle et ce que nous venions de faire ; je n'oubliai pas d'ajouter que ç'avoit été sur l'avis de Maulévrier. Il nous parut qu'il le trouva fort bon. Nous l'informâmes de tout ce qui s'étoit passé à Paris, comme nous avions fait le roi et la reine, et, comme à eux, Maulévrier lui lut sa dépêche sur les grands d'Espagne de l'Empereur. Les questions, les raisonnements, la conversation, où ce qui regardoit l'échange et les accompagnements ne fut pas oublié, durèrent près de deux heures.

Départ de LL. MM. Catholiques pour Lerma.

Nous vînmes dîner chez moi, et retournâmes au Palais pour voir partir le roi et la reine d'Espagne. J'en reçus là encore mille marques de bonté. Tous deux, surtout la reine insista à deux ou trois reprises à ce que je [ne] différasse pas après eux à me rendre à Lerma, sur quoi je les assurai que je m'y trouverois à leur arrivée et à la descente de leurs carrosses. Après leur départ, j'allai chez moi ajouter à mes dépêches ce qui venoit de se passer depuis l'arrivée du courrier et de la nouvelle du départ de Mlle de Montpensier[2], et expédier mon courrier,

1. Saint-Simon copie ici sa dépêche du 28 novembre au cardinal Dubois, où il raconte cet incident : Drumont, p. 195.

2. Voyez Drumont, p. 205.

qui portoit aussi les précédentes dépêches et l'un des deux instruments du contrat de mariage du Roi, signé des mains du roi et de la reine d'Espagne, de l'Infante, des princes ses frères, de moi et de Maulévrier[1]. Je choisis pour cela un gentilhomme de bon lieu, peu à son aise, lieutenant dans le régiment du marquis de Saint-Simon, bon et brave officier, et jeune et dispos, pour lequel je demandai au cardinal Dubois la commission de capitaine, la croix de Saint-Louis et une pension[2]. La façon dont on verra que ces trois choses furent accordées méritera assurément de trouver place ici[3].

Je présente enfin une lettre du Roi à l'Infante, au moment de son départ pour Lerma. Je reçois chez moi les compliments de la ville de Madrid.

Ce même courrier, qui apporta la nouvelle du départ de Mlle de Montpensier, m'apporta enfin la lettre du Roi pour l'Infante[4], que je lui allai présenter au sortir de la *covachuela* de Grimaldo, avant d'aller dîner, qu'elle reçut de la meilleure grâce du monde, comme[5] elle alloit partir aussi, ainsi que le prince des Asturies, à qui je présentai aussi des lettres[6]. Le roi d'Espagne, ayant appris, par le récit que nous lui fîmes de ce qui s'étoit passé à Paris à l'égard du duc d'Ossone, que la ville de Paris avoit été par ordre du Roi lui faire compliment, voulut que

1. Voyez ce qui a été dit à ce sujet dans notre précédent volume, p. 378, note 1, et 385, note 1, et ci-dessus, p. 10.

2. Lettre à Dubois du 28 novembre (Drumont, p. 193) : « Je suis déterminé à charger de ce paquet un garçon de condition, de beaucoup de valeur et de mérite, que son peu de biens retient lieutenant au régiment d'infanterie de Saint-Simon depuis quinze ou seize ans ;... si cette commission lui pouvoit procurer quelque petite gratification et une commission de capitaine, j'en aurois à Votre Éminence la dernière obligation. »

3. Voyez la suite des *Mémoires*, tome XVIII de 1873, p. 437.

4. Appendice VI de notre tome XXXVII, au 18 novembre.

5. Toute cette fin de phrase, depuis *comme elle alloit partir*, a été ajoutée en interligne ; Saint-Simon avait d'abord écrit *ainsi que les princes ses frères* ; il a biffé les deux derniers mots pour mettre *des Asturies* ; mais il a laissé *les princes* au pluriel.

6. Il y a dans le volume *Espagne* 306 la minute d'une lettre de Louis XV au prince des Asturies.

je reçusse le même honneur, que la ville de Madrid me vint rendre dès le lendemain[1]. Venons maintenant à la lettre particulière du cardinal Dubois à moi, que je n'ai fait qu'annoncer ci-dessus, et que je reçus par le courrier qui apporta la nouvelle du départ de Mlle de Montpensier.

Lettre curieuse du cardinal Dubois à moi sur l'emploi de l'échange des princesses.

J'étois si bien informé avant de partir de Paris que le prince de Rohan étoit chargé de l'échange des princesses, que, quoique lui et moi n'eussions jamais été en aucun commerce ensemble que celui des compliments aux occasions, nous nous étions réciproquement visités, vus et entretenus sur nos emplois réciproques[2]. M. le duc d'Orléans et le cardinal Dubois n'avoient pas ignoré ces visites ; tous deux même m'en avoient parlé après qu'elles furent faites, et de nos compliments et visites réciproques de Mme de Ventadour et de moi, avec satisfaction, laquelle je ne voyois pas plus familièrement que je viens de dire que je voyois le prince de Rohan son gendre. Je fus donc étonné de recevoir la lettre dont je parle du cardinal Dubois, du 18 novembre, qui, après avoir commencé en deux mots par le départ de Mlle de Montpensier, etc., m'apprenoit, comme si je l'avois ignoré, le choix fait du prince de Rohan pour l'échange des princesses, avec toutes les raisons de ce choix qui sentoient l'embarras et l'excuse. Il relevoit tant qu'il pouvoit la grande considération que méritoit la duchesse de Ventadour, qui étoit le motif de ce choix, et il ajoutoit qu'il convenoit si fort qu'elle fût la maîtresse du voyage et qu'elle eût le commandement sur tout ce qui en étoit, que le choix du prince de Rohan avoit été nécessaire, qui par sa fonction avoit ce commandement et la disposition de tout le voyage, mais qui, pour le laisser à sa

1. Après ce mot, il a biffé *matin*. — Notre duc ne parle pas de cette visite dans ses lettres. Le corregidor était alors le marquis de Vadillo, que nous retrouverons dans le prochain volume.

2. Tome XXXVIII, p. 317,

belle-mère, n'arriveroit à la frontière que pour l'échange, et s'en reviendroit tout court à Paris dès qu'il seroit fait, ménagement qui n'auroit pu se demander à tout autre. Ce précis étoit étendu et paraphrasé en homme qui sentoit que j'aurois dû être chargé de l'échange, mais qui, trop occupé de cette pensée, oublioit l'inutilité de l'excuse et du prétexte, puisque, étant en Espagne pour la demande et pour[1] [la] signature du contrat, je n'aurois pu marcher avec Mlle de Montpensier, et, devant assister à la célébration de son mariage, je n'aurois pu accompagner l'Infante en France, par conséquent que je n'aurois pu ôter à la duchesse de Ventadour le commandement du voyage ni en venant ni en retournant[2]. Cette lettre finissoit par d'assez longs propos sur la grandesse que je desirois et sa volonté de m'y servir efficacement.

Je ne dissimulerai pas que cette lettre me fit un peu rire. Je l'en remerciai par ma réponse, en lui laissant toutefois très poliment apercevoir[3] que j'y avois remarqué quelque embarras sur mon compte, et que cet embarras n'étoit pas mal fondé[4]. Au demeurant, le desir de former une seconde branche[5] étoit le seul motif qui m'avoit conduit. Je ne pouvois espérer d'y réussir que par l'ambassade, et jamais par l'échange, qui n'étoit que la suite et l'effet de la demande de l'Infante et de la signature de son contrat de mariage avec le Roi. Bien est vrai que j'aurois pu être chargé aussi de l'échange; mais ce

1. Les mots *demande et pour* ont été ajoutés en interligne.

2. Le texte de cette dépêche de Dubois, du 18 novembre, qu'on trouvera à l'appendice VI de notre précédent volume, ne semble pas comporter les réflexions qne Saint-Simon vient de faire ; on ne peut que le trouver bien pointilleux.

3. Le verbe *apercevoir*, oublié, a été remis en interligne.

4. La réponse de Saint-Simon (Drumont, p. 196), est bien anodine et ne comporte guère ces sous-entendus.

5. Une seconde branche ducale dans sa maison, en obtenant la grandesse pour son second fils. Plus loin, p. 359, il dira : « brancher ma maison ».

dernier emploi ne me conduisoit à rien, et il a été toujours d'usage de nommer deux personnes, l'une pour l'ambassade, l'autre pour recevoir la princesse à la frontière et la conduire à la cour. Ainsi le choix du prince de Rohan ne me fit aucune peine, parce que j'avois l'emploi unique par lequel je pouvois arriver à ce que je m'étois proposé. Mais, quoique je n'en eusse aucune jalousie, je crus devoir prendre à cet égard les mêmes précautions que ma dignité de duc et pair de France m'auroit inspirées indépendamment de tout autre caractère, si je m'en étois trouvé à portée, comme j'y étois en effet sur les lieux.

Santa-Cruz chargé par le roi d'Espagne de l'échange des princesses. Je prends avec lui d'utiles précautions à l'égard du prince de Rohan, chargé par le Roi de la même échange*.

Le marquis de Santa-Cruz, ancien grand d'Espagne de Philippe II et de grande maison, majordome-major de la reine[1], fut chargé de l'échange des princesses de la part du roi d'Espagne avec le prince de Rohan[2]; l'acte de l'échange devoit être chargé de leurs noms, de leurs titres, de leurs qualités. Je compris bien que le seigneur breton voudroit y faire le prince, et qu'il falloit exciter sur cela *el punto*[3] du seigneur espagnol. Quoique celui-ci n'aimât point les François, je m'étois mis fort bien avec lui, et je m'étois attaché à y réussir, parce que c'étoit l'homme de toute la cour, quoique Espagnol, qui étoit le mieux et le plus familièrement avec la reine, dont sa charge l'approchoit le plus continuellement; il étoit de plus ami intime du duc de Liria, avec qui j'étois intimement aussi et à qui

1. Alvare-Antoine-Bazan Benavidès et Velasco : tome XXV, p. 158. Ses pouvoirs, du 6 novembre, sont dans le volume *Espagne* 311.

2. Les cinq derniers mots ont été ajoutés en interligne. — L'Instruction du prince Rohan est dans le volume *Espagne* 308, avec un supplément du 20 décembre dans le volume 311. Le choix du prince de Rohan mécontenta vivement la maison de Lorraine, dont les membres étaient ordinairement chargés de ces missions. Trois d'entre eux vinrent s'en plaindre au Régent, qui s'efforça de les apaiser (*Mémoires de Mathieu Marais*, tome II, p. 210-212).

3. Le point d'honneur, la susceptibilité : notre tome VIII, p. 105 et note 7.

* Il y a bien *la mesme échange* dans le manuscrit.

j'expliquai le fait. Il en sentit toute la conséquence pour la dignité des grands, et se chargea de la bien faire entendre à Santa-Cruz. Santa-Cruz étoit haut et sentoit fort tout ce qu'il étoit. Je lui en parlai aussi. Il comprit qu'il ne falloit pas mollir dans une occasion pareille ; il me le promit bien positivement, et il me tint parole très fermement, comme on le verra quand il sera temps de parler de l'échange[1].

Disons maintenant deux mots de ce qui se passa à Paris à l'égard du duc d'Ossone, de Mlle de Montpensier, et de ce qui arriva d'ailleurs à Paris jusqu'à la fin de cette année.

La veille de mon départ de Paris, Mlle de Montpensier reçut sans cérémonie celles du baptême dans la chapelle du Palais-Royal, et fut nommée Louise par Madame et par M. le duc de Chartres[2]. L'Infante reçut les mêmes cérémonies, le 9 novembre, par le nonce du Pape, et eut le prince des Asturies son frère pour parrain[3].

Arrivée, réception, traitement, audiences, magnificence du duc d'Ossone à Paris.

Le duc d'Ossone arriva le 29 octobre à Paris ; il eut le 31 audience particulière du Roi[4]. Il fut logé et défrayé lui et toute sa nombreuse suite à l'hôtel des ambassadeurs extraordinaires tout le temps qu'il demeura à Paris, ce qui ne se fait jamais pour[5] les ambassadeurs extraordinaires d'aucun prince de l'Europe, et le fut magnifiquement[6]. Il y traita très souvent les principaux

1. Dans le prochain volume.

2. Cette cérémonie fut faite le 22 octobre, dans la chapelle du Palais-Royal ; la princesse fut nommée Louise-Élisabeth (*Gazette*, p. 532 ; *Gazette d'Amsterdam*, n° LXXXVII).

3. D'après la *Gazette*, p. 586, le baptême de l'Infante n'aurait eu lieu que le 11 novembre et non le 9.

4. Saint-Simon prend cela dans la *Gazette*, p. 556.

5. Le mot *p^r*, en abrégé, remplace en interligne *qu'à l'occa[sion]*, biffé.

6. Voyez à ce sujet la note du cardinal Dubois au Régent : tome XXXVIII, p. 436.

seigneurs et dames, dont les plus distingués seigneurs lui donnèrent des repas qui pouvoient passer pour des fêtes. Il donna aussi de belles illuminations et des feux d'artifice dont la beauté, la nouveauté et la durée effaça de bien loin tous les nôtres. Il traita et visita plusieurs fois Mme de Saint-Simon, comme je rendis aussi de fréquents devoirs aux duchesses d'Ossone, sa femme et sa belle-sœur [1]. Il visita [2] [à] l'ordinaire les princes et les princesses du sang et fut visité de ces princes, qu'après quelque petite difficulté il traita d'Altesse, sur l'ancien exemple du marquis de los Balbasès, qui vint ambassadeur d'Espagne à Paris aussitôt après le mariage du feu Roi [3].

Le même jour 31, Mlle de Montpensier reçut au Val-de-Grâce la confirmation, que lui donna le cardinal de Noailles, et fit sa première communion [4]. Le 13, le duc d'Ossone fut conduit à l'audience publique du Roi par le prince d'Elbeuf, avec les honneurs et les cérémonies accoutumées. Il y fit les compliments sur le futur mariage de l'Infante avec le Roi, la demande de Mlle de Montpensier pour le prince des Asturies, le remerciement de ce qu'elle lui fut sur l'heure accordée, et l'après-dînée il fut avec son même cortège au Palais-Royal [5]. Plus délicat que moi, il ne voulut pas être accompagné de don

1. Nous connaissons la belle-sœur, femme du frère aîné, mort en 1716 ; elle s'appelait Marie-Remigilde de Velasco y Benavidès : tome VIII, p. 190. Quant à la femme de l'ambassadeur, c'était Françoise-Bibiane-Marie Perez de Guzman, fille du duc de Medina-Sidonia, et le mariage venait d'être célébré le 21 septembre 1721 ; le nouveau marié était parti quelques jours plus tard pour son ambassade de Paris. Cette duchesse d'Ossone mourut le 28 septembre 1748, à quarante-deux ans.

2. Après *visita,* Saint-Simon a biffé *et fut visité à l'Ord^e des Pr. du sang.*

3. Paul Spinola, troisième marquis de los Balbasès : tome IX, p. 23.

4. *Gazette,* p. 556.

5. Saint-Simon résume ce que dit la *Gazette,* p. 567-568.

Patricio Laulès, et prétendit qu'il ne devoit entrer en fonction d'ambassadeur qu'après qu'il auroit fait seul cette demande solennelle.

Signature des articles du prince des Asturies et de Mlle de Montpensier chez le chancelier de France.

Le 15[1], don Patricio Laulès commença d'entrer en fonction. Le duc d'Ossone et lui, sans conducteurs, allèrent chez le Chancelier, où ils trouvèrent le maréchal de Villeroy et la Houssaye, contrôleur général des finances, nommés commissaires du Roi pour signer les articles avec les deux ambassadeurs, auxquels les trois commissaires du Roi donnèrent la droite, et ils signèrent les articles en la même façon que nous à Madrid ceux du Roi et de l'Infante.

Signature du contrat de mariage du prince des Asturies et de Mlle de Montpensier. Elle est visitée par le Roi. Fêtes.

L'après-dînée du même jour, le duc d'Ossone, conduit par le prince d'Elbeuf et le chevalier de Sainctot, introducteur des ambassadeurs, dans un carrosse du Roi, et don Patricio Laulès, conduit par le prince Charles de Lorraine, grand écuyer de France, et par Rémond, introducteur aussi des ambassadeurs, dans un autre pareil carrosse du Roi, allèrent et furent reçus aux Tuileries avec tous les honneurs accoutumés, ayant de nombreux cortèges et des carrosses très magnifiques, ainsi que leurs livrées et tout ce qui les accompagnoit. Ils trouvèrent le Roi dans un grand cabinet, debout sous un dais, ayant un fauteuil derrière lui, et découvert, une table et une écritoire devant lui, sur une estrade couvert[e] d'un tapis qui débordoit fort l'estrade de tous côtés ; ceux des grands officiers qui devoient être derrière le Roi en leurs places, Madame et M. le duc d'Orléans à droit et à gauche aux bouts de la table et la joignant, le cardinal

1. Tout ce qui va suivre sur la signature des articles, celle du contrat, les fêtes données au Palais-Royal et le départ de Mlle de Montpensier, n'est encore que la paraphrase du récit de la *Gazette*, p. 578-580. On trouvera aux Affaires étrangères dans le volume *Espagne* (Mémoires et documents) 150, une relation par Le Dran des « circonstances, cérémonies et formalités » observées lors du mariage du Roi avec l'Infante et de celui de Mlle de Montpensier avec le prince des Asturies.

Dubois un peu en arrière de M. le duc d'Orléans vers le coin de la table hors de l'estrade, les princes et princesses du sang en cercle vis-à-vis du Roi et de la table sur le tapis hors de l'estrade, derrière le Chancelier et les secrétaires d'État, et, sur les ailes, derrière Madame et M. le duc d'Orléans, quelques seigneurs principaux. Les ambassadeurs s'approchèrent du Roi, à qui le duc d'Ossone fit un court compliment, et se retirèrent aux places où ils furent conduits, au-dessous des princes et princesses du sang, mais sur le tapis et sur la même ligne. Le contrat, lu par le cardinal Dubois, fut signé par le Roi et par tout ce qui étoit là présent du sang, puis, sur une autre colonne, par les deux ambassadeurs, sur la même table[1] ; en quoi ils furent mieux traités que nous, comme aussi nous fûmes mieux traités qu'eux pour la signature des articles, qui se fit, comme on l'a vu, chez le Chancelier à Paris, et à Madrid dans un cabinet de l'appartement du roi. Après la signature, le duc d'Ossone[2] se rapprocha encore du Roi avec Laulès, fit un court compliment, et se retirèrent reconduits chez eux en la manière accoutumée, d'où ils allèrent au Palais-Royal.

Un peu après, le Roi alla voir Mlle de Montpensier au Palais-Royal, qu'il trouva auprès de Madame, puis dans la grand loge de M. le duc d'Orléans, avec le tapis et les gardes du corps au bas de la loge, sur le théâtre et répandus de tous côtés, où il vit pour la première fois l'opéra, qui fut celui de *Phaéton*[3], ayant Madame à sa droite et M. le duc d'Orléans à sa gauche, et derrière lui ceux de ses grands officiers qui y devoient être. Après

1. Le texte du contrat de mariage est dans les volumes *Espagne* 299 et 304.

2. Le manuscrit porte *le duc d'Albe* ; mais c'est évidemment une inadvertance de Saint-Simon, que nous rectifions.

3. Opéra de Lulli, paroles de Quinault, joué pour la première fois devant Louis XIV en 1683, et repris en 1702 et 1710.

l'opéra, où on avoit eu soin de bien placer les ambassadeurs et leur principale suite, et où se trouva tout ce qu'il y avoit de plus brillant à la cour, le Roi retourna souper aux Tuileries. Il revint après au Palais-Royal, où il trouva un superbe bal paré qui l'attendoit. Il l'ouvrit avec Mlle de Montpensier, et y dansa ensuite plusieurs fois. Au bout d'une heure et demie, il s'en alla, et il traversa huit salles remplies de masques magnifiquement parés. Après son départ, M. le duc de Chartres emmena les deux ambassadeurs d'Espagne dans la galerie de son appartement, avec les principaux de leur suite et beaucoup de seigneurs distingués de la cour, où ils trouvèrent une grande table splendidement servie. Tous les masques furent cependant admis dans le bal, où on dansa dans toutes les pièces jusqu'à six heures du matin. On y servit force rafraîchissements, et il y en avoit de toutes sortes de dressés dans les pièces voisines[1].

Départ de Mlle de Montpensier.

Enfin, le 18 au matin, le maréchal de Villeroy vint, de la part du Roi, complimenter Mlle de Montpensier, puis la ville de Paris, après quoi elle monta dans un carrosse du Roi avec M. le duc d'Orléans sur le derrière, M. le duc de Chartres et la duchesse de Ventadour[2] sur le devant, et aux portières la princesse de Soubise et la comtesse de Cheverny, gouvernante de la princesse. Elle étoit accompagnée d'un détachement des gardes du corps jusqu'à la frontière, et de force carrosses pour sa suite[3]. M. le duc d'Orléans et M. le duc de

1. Sur cette fête, voyez aux Additions et Corrections une lettre d'Amelot au cardinal Gualterio.

2. Les préparatifs de la duchesse de Ventadour avaient été quelque peu retardés par la question pécuniaire ; dans une lettre qu'on trouvera ci-après aux Additions et Corrections, elle réclame de l'argent au cardinal Dubois, ne pouvant subvenir aux frais du voyage avec ses ressources personnelles.

3. Dix-sept carrosses et un « prodigieux équipage » (*Mémoires de Villars*, tome IV, p. 207). Tous les détails relatifs à la suite de Mlle de Montpensier, à son voyage et aux réceptions qui lui furent faites dans

Chartres la conduisirent deux lieues, puis s'en revinrent à Paris.

La ville de Paris complimente le duc d'Ossone chez lui.

Peu de jours après, le duc d'Ossone fut, par ordre du Roi, complimenté chez lui par Châteauneuf, prévôt des marchands, à la tête des échevins et des conseillers de ville en habits de cérémonie, qui lui présentèrent les présents de vin et de confitures de la ville de Paris[1]. Ce fut encore un honneur qui ne se rend point aux ambassadeurs extraordinaires d'aucun prince. Le duc d'Ossone le reçut étant accompagné de don Patricio Laulès, mais à qui la parole ne fut point du tout adressée.

Mort du comte de Roucy.

Le comte de Roucy étoit mort à Paris, quinze jours auparavant, à soixante trois ans[2], lieutenant général et gouverneur de Bapaume[3]. On a vu p. [1758] et suivantes[4] le procédé étrange qu'il eut avec moi, qui nous brouilla[5] avec le plus grand éclat après une longue suite de liaison étroite et de services de ma part. Plus religieux, quoique moins dévot que sa femme, qui l'affichoit, et lui le contraire, il envoya prier Mme de Saint-Simon de vouloir bien l'aller voir. Elle y fut, et en reçut toutes les marques du plus sensible regret de sa conduite avec moi, et mourut deux jours après[6]. J'ai eu si souvent occasion de parler de lui que je n'y ajouterai rien, non plus qu'à

les principales villes du parcours sont au Dépôt des affaires étrangères, vol. *Espagne* 299, 305-309, 312 et 313. Nous donnerons dans le tome XL, à la fin de la correspondance diplomatique relative à l'ambassade de Saint-Simon, des états des joyaux, bijoux et vêtements de la nouvelle princesse des Asturies.

1. *Gazette*, p. 604. Les registres du Bureau de la Ville (H 1849, fol. 389) ne mentionnent que la lettre de cachet du 13, à cette occasion.

2. François II de la Rochefoucauld-Roye : tome II, p. 336. Il mourut le 29 novembre (*Gazette*, p. 604).

3. Il n'avait eu ce gouvernement qu'au mois de février 1721, après la mort de Joffreville.

4. Le chiffre de la page est resté en blanc dans le manuscrit ; il correspond aux pages 240 et suivantes de notre tome XXIX.

5. Il y a *brouillèrent*, par mégarde, dans le manuscrit.

6. Ceci a déjà été raconté dans le tome XXIX, p. 254-255.

Mort de Surville.

l'égard de Surville, qui mourut quinze jours après[1], duquel il a été amplement parlé à l'occasion des disgrâces qu'il s'étoit attirées dans le brillant d'un chemin de fortune très mal mérité[2].

Mort de Torcy des chevau-légers.

Torcy, dont c'étoit le nom, et point parent des Colberts[3], mourut en même temps à soixante-treize ans[4]. Il avoit été sous-lieutenant des chevau-légers de la garde avec réputation de probité et de valeur ; du reste un fort pauvre homme. Il étoit riche, et avoit épousé en premières noces la fille du duc de Vitry, et en secondes la fille de Gamaches[5]. Il ne laissa point d'enfants. Il étoit maréchal de camp.

Arrivée de la Fare, chargé des compliments de M. le duc d'Orléans sur le mariage de Mlle sa fille. Vaines prétentions de la Fare, que

La Fare arriva à Madrid le lendemain du départ de la cour, et vint descendre chez moi[6]. Dès ce premier entretien, il m'exposa des prétentions sauvages : c'étoit d'être reçu comme le sont les envoyés des souverains, d'être conduit à l'audience dans la même forme, et d'être reçu et traité comme eux. J'essayai de lui faire entendre que ceux que feu Monsieur avoit envoyés faire ses compliments dans les cours étrangères, à Londres, même à Heidelberg, à l'occasion de ses mariages, à Madrid, à

1. Louis-Charles d'Hautefort, marquis de Surville, mourut le 19 décembre, à soixante-trois ans (*Gazette*, p. 640).

2. Voyez nos tomes XIV, p. 268, et XVIII, p. 141-149.

3. Antoine-Philibert de la Tour, marquis de Torcy, sous-lieutenant des chevau-légers de la Reine avec rang de mestre-de-camp, fut nommé brigadier en mars 1690 et passa maréchal de camp en janvier 1702 ; mais il se démit de sa sous-lieutenance dès le mois de mars suivant, alla servir en Italie, puis en Espagne en 1710, mais ne put parvenir au grade de lieutenant général.

4. Il mourut le 11 décembre 1721, dans sa terre d'Égreville en Gâtinais (*Gazette*, p. 640).

5. Ce Torcy avait épousé, par contrat du 20 février 1680, Marie-Élisabeth-Françoise de l'Hospital, fille de François-Marie, duc de Vitry (tome XXVI, p. 64) ; il la perdit le 19 octobre 1694. Il se remaria le 18 septembre 1708 (contrat du 11) avec Anne-Marie Rouault de Gamaches, fille de Claude-Jean-Baptiste (tome I, p. 105).

6. Il arriva le 28 novembre (Drumont, p. 205).

l'occasion du mariage de la reine sa fille, et en d'autres occasions en ces mêmes cours et en d'autres, n'avoient jamais prétendu ces traitements, quoique venant de la part d'un fils de France, et que lui pouvoit encore moins prétendre venant de la part d'un petit-fils de France. La Fare me répondit que ce petit-fils de France étoit régent, que cette qualité changeoit tout, que de plus la conjoncture étoit heureuse, et qu'il falloit en profiter. Je répliquai que la qualité de régent ne changeoit rien au rang et à l'état personnel de petit-fils de France à l'égard de M. le duc d'Orléans, qu'il le voyoit tous les jours en France et en étoit témoin, qu'il en étoit de même dans les pays étrangers, de pas un desquels il n'avoit prétendu quoi que ce pût être de nouveau à titre de régent; qu'à la vérité la conjoncture étoit heureuse, mais qu'il ne la falloit pas forcer et s'attirer un refus qui changeroit en dégoût et ensuite en éloignement la réunion qui faisoit la joie publique des deux nations et la gloire personnelle de M. le duc d'Orléans, et sûrement la jalousie des autres princes, qui sauroient bien nourrir, se réjouir et profiter d'un mécontentement de cérémonial; qu'il ne pouvoit pas douter que, étant depuis toute ma vie ce que j'étois à M. le duc d'Orléans, et lui devant l'ambassade où j'étois, je ne fusse ravi d'en profiter pour lui procurer toute sorte de grandeur; mais que, dans ce même emploi où je me trouvois par son choix, les desirs devoient, quant aux démarches, être bornés par les règles, et que ce seroit fort préjudicier à cette même grandeur que de la commettre par des prétentions qui n'avoient pas été conçues jusqu'à ce moment en aucun lieu, et s'exposer à un refus qui, outre son extrême désagrément, changeroit aisément en dégoût, en froideurs, en éloignement le fruit d'une réunion qui se pouvoit dire chef-d'œuvre de l'adresse et de la capacité de la politique après les choses passées, et le sceau le plus solide de la grandeur réelle de M. le duc d'Orléans en tout genre, par le mariage de

son maître n'avoit point.

sa fille avec le prince des Asturies. J'ajoutai que M. le duc d'Orléans ni le cardinal Dubois ne m'avoient jamais dit un mot de cette prétention, ni mis sur son envoi quoi que ce fût dans mes instructions, et que c'étoit à lui à me dire s'il en avoit là-dessus dont on ne m'avoit rien dit ni écrit. La Fare devint embarrassé ; il n'en avoit point, n'osoit me le dire, ne vouloit pas aussi me tromper, et parce qu'il n'étoit pas capable de se porter à ce mensonge, et parce qu'il sentoit bien que je ne serois pas longtemps, s'il m'eût avancé faux, d'être éclairci de la vérité ; mais il ne se rendit point, et me pressa de telle sorte, que j'entrai en capitulation. Je fis une lettre pour Grimaldo [1], par laquelle, lui donnant avis de l'arrivée de la Fare, je lui exposois la convenance de le recevoir et de le traiter avec des distinctions particulières, mais sans rien spécifier ni demander distinctement ni directement, me contentant de m'étendre sur la faveur de la conjoncture, sur celle de la Fare auprès de M. le duc d'Orléans, qui seroit flatté pour soi et pour lui des bontés et des distinctions que Sa Majesté Catholique voudroit bien lui accorder. Je montrai ma lettre à la Fare ; je l'envoyai à Grimaldo, et une copie au cardinal Dubois[2].

La Fare ne fut pas content d'une lettre qui n'exprimoit point ses prétentions, moins encore de l'envoi de sa copie au cardinal Dubois. Il comptoit d'emporter d'emblée ce qu'il avoit imaginé, et de s'en faire grand honneur en Espagne et un grand mérite auprès de M. le duc d'Orléans. Toutefois il aima mieux cela que rien. Grimaldo, qui suivoit la cour, avoit eu avis de son passage par les chemins, et la Fare en reçut ordre dès le lendemain d'aller incontinent joindre la cour. Il partit donc peu satisfait de moi, et, par ce qu'on va voir qui m'arriva,

1. Lettre du 1er décembre (Drumont, p. 207-210) ; Saint-Simon, en écrivant ce qui va suivre, doit en avoir sous les yeux la minute très corrigée, qui se trouve dans le vol. *Espagne* 299, fol. 258.

2. Voyez dans Drumont, p. 211, la lettre du 1er décembre.

nous fûmes près de deux mois sans nous rejoindre. Il reçut de la cour d'Espagne tout l'accueil et les distinctions possibles, mais aucunes de celles qu'il prétendoit et qui fussent de caractère. Je fus approuvé dans ce que j'avois fait là-dessus, et M. le duc d'Orléans étoit bien éloigné d'avoir formé aucune prétention nouvelle. Cela même me confirma dans la pensée que j'avois toujours eue que les deux lettres de M. le duc d'Orléans, dont je fus chargé pour le prince des Asturies, l'une dans le style ordinaire, l'autre avec l'innovation du mot de frère, étoient une friponnerie du cardinal Dubois[1], qui espéroit bien que je ne ferois point passer cette dernière, et de s'en avantager contre moi auprès de M. le duc d'Orléans, d'autant que ce prince, tout en me marquant son desir là-dessus qui lui étoit enjoint, ne me recommanda rien plus que de ne rien hasarder, de ne point insister à la moindre difficulté que j'y rencontrerois, de la retirer, et de présenter l'autre, au lieu que le cardinal ne me recommanda rien davantage que de la faire passer, jusqu'à me piquer d'honneur sur mon attachement pour M. le duc d'Orléans, sur ce premier moyen de lui témoigner ma reconnoissance dans cette ambassade, et de marquer mon adresse et mon esprit pour un si agréable début. On a vu que je n'eus besoin ni de l'un ni de l'autre, et que cette lettre passa doux comme lait, sans même qu'il en fût dit un seul mot[2]. Si on l'avoit refusée, ce petit dégoût se seroit passé dans l'intérieur et le secret, et c'est sûrement ce qui le fit entreprendre au cardinal Dubois, au lieu que, s'il eût conçu les chimères de la Fare, leur refus auroit été public, et c'est ce qui empêcha le cardinal Dubois de les former et de m'en charger, quelque joie qu'il eût eue de me les voir péter dans la main[3]. Ce petit

1. Les deux lettres étaient en effet de l'invention de Dubois, comme il a été dit dans le précédent volume, p. 312, note 1.
2. Tome XXXVIII, p. 343.
3. Locution vulgaire déjà employée aux tomes XVI, p. 83, et XXXI, p. 41.

fait méritoit d'être expliqué, d'autant que dans la suite il se verra encore une prétention fort singulière de la Fare, qui, comme celle-ci, périt pour ainsi dire avant que de naître[1].

Conduite que je me suis proposé d'avoir en Espagne.

Quelque occupé que j'eusse été depuis mon arrivée en affaires, en cour, en cérémonial, en fonctions, en fêtes, en festins, je n'avois pas laissé de faire plus de quatre-vingts visites avant le départ de la cour[2], après lequel j'en fis encore et en reçus beaucoup jusqu'au mien départ quatre jours après la cour. Je m'étois particulièrement proposé de plaire, non seulement à Leurs Majestés Catholiques, mais à leur cour, mais en général aux Espagnols, et jusqu'aux peuples, et j'ose dire que j'eus le bonheur d'y réussir par l'application continuelle que j'eus à ne rien oublier pour ce dessein, en évitant en même temps jusqu'à la plus légère affectation, mais louant avec soin tout ce qui pouvoit l'être, toutefois en mesure des différents degrés, m'accommodant à leurs manières avec un air d'aisance, n'en blâmant aucune, admirant avec satisfaction les belles choses en tout genre qui s'y voient, évitant soigneusement toute préférence et toute légèreté françoise, ajustant avec une attention exacte, mais qui ne paroissoit pas, la dignité du caractère avec tous les divers genres de politesse que je pouvois rendre au rang, à la considération, à l'âge, au mérite, à la réputation, aux emplois présents et passés, à la naissance, de toutes les personnes que je voyois, politesse à tous, mais politesse mesurée à ces différences, sans être empesée ni embarrassée, qui, pour ainsi dire, distribuée sur cette mesure avec connoissance et discernement, oblige infiniment, tandis qu'une politesse générale et sans choix dégoûte toutes les personnes qu'elle croit gagner, et qu'elle ne se concilie point, parce qu'elle les rend égales. Je me fis, dès le jour que j'arrivai, une affaire principale d'acquérir, à travers

1. Suite des *Mémoires*, tome XVIII de 1873, p. 267.
2. C'est ce qu'il dit à Dubois (Drumont, p. 213).

toutes mes occupations, cette connoissance de ces différentes choses dans les personnes principales que j'eus à fréquenter, puis, des unes aux autres, de parvenir à celle de tout ce qui se pouvoit présenter sous mes yeux. Ce fut en cela que Sartine, les ducs de Liria et de Veragua, me furent tout d'abord d'une utilité extrême. Par eux je fis d'autres connoissances; je m'informai à plusieurs; je combinai, et me mis ainsi avec un peu de temps en état de discerner par moi-même sur les lumières qu'on m'avoit données. Quand je devins un peu plus libre avec tous ces seigneurs, ce qui arriva bientôt par les prévenances, les politesses, et leurs retours que j'en reçus, je leur semai des cajoleries que me fournissoient les connoissances de leurs maisons et de ce qui s'y étoit passé de grand et d'illustre, de leurs emplois, de leurs parentés, la valeur et la fidélité de la nation espagnole, enfin tout ce qui les pouvoit flatter en général et en particulier, plaçant les choses avec discernement et sobriété pour mieux faire goûter ce qui ne se disoit qu'avec une sorte de rareté, mais coulant toujours à propos des choses dont on s'entretenoit et les amenant tout naturellement. Rien ne leur plut davantage que de me trouver instruit de leurs maisons, de ce qu'elles ont produit d'illustre, de leurs alliances, de leurs dignités, de leurs rangs, de leurs emplois, de leurs fonctions, de leurs services. Ces connoissances les persuadoient de l'estime que j'en faisois; cela les charmoit; ils s'écrioient quelquefois que j'étois plus Espagnol qu'eux, et qu'ils n'avoient jamais vu de François qui me ressemblât. Jusqu'à leur manger, je m'en accommodois; ils en étoient surpris, et je voyois qu'ils m'en tenoient compte. Surtout ils étoient charmés de la juste préférence que je donnois à leurs fêtes sur les nôtres, parce qu'ils voyoient que je leur en disois les raisons et que je le pensois véritablement. Tant que je fus en Espagne, je ne me lassai pas un moment de cette conduite, qui m'étoit agréable par le fruit continuel et toujours nouveau que j'en retirois, et qui m'attira leur amitié, leur estime et leur confiance, comme on en verra quelques traits que je choisirai sur beaucoup d'autres[1], par lesquels je me trouvai surabondamment récompensé de mon application à les capter.

Ce grand nombre de visites, que je trouvai moyen de rendre à travers tant de sortes de fonctions, fut pour moi un début très heureux. L'usage en Espagne est que tout ce qu'il y a de gens considérables visitent les principaux ambassadeurs qui arrivent. J'appelle ainsi les nonces, les impériaux, ceux de France et d'Angleterre. Il sont flattés qu'ils les leur rendent promptement ; dans ce grand nombre, on choisit un petit nombre des plus distingués, chez qui on va à heure de les trouver ; tout le reste, on prend le temps de leur méridienne. Ils ne le trouvent point du tout mauvais, et, de la sorte, on en expédie un grand nombre, moi surtout, qui, pour ne manquer à personne, me mis sur le pied d'aller par les rues au trot, au lieu d'aller au pas comme c'est l'usage[2] ; mais ils m'en surent gré par la raison qui me le fit faire, et que je leur dis franchement ; mais, quand ce n'étoit pas pour expédier ainsi des visites, j'allois au pas suivant la coutume.

On peut juger que, parmi tant de visites, je n'oubliai pas le P. Daubenton. Cela m'étoit singulièrement recommandé par le cardinal Dubois, et je me le recommandois bien à moi-même à cause de ce que je pouvois tirer de lui auprès du roi d'Espagne, tant pour le peu d'affaires que je pourrois avoir à traiter, que pour la personnelle qui m'avoit fait desirer l'ambassade. Cette dernière raison m'engagea à le voir plusieurs fois dans ces premiers dix ou douze jours que je fus à Madrid, parce qu'il eût été indécent de débuter promptement par là. Je le trouvai très ouvert là-dessus, et prodigue de desirs de m'y

1. Après *autres*, il a biffé *Ce grand nombre*, qui va se retrouver plus loin.

2. Lorsqu'il a parlé des attelages de mules dans Madrid (tome IX, p. 200-201), il n'avait rien dit de l'usage de n'aller qu'au pas.

servir efficacement, de plaire à M. le duc d'Orléans, et d'étreindre de tout son pouvoir l'union par lui si desirée des deux couronnes, et de ce prince avec le roi d'Espagne[1].

Tentative du P. Daubenton auprès de moi pour faire rendre aux jésuites le confessionnal du Roi.

Le bon Père essaya aussitôt de profiter de l'occasion. Il se mit à me vanter son attachement pour moi sans me connoître, par la bonté qu'il savoit que j'avois toujours eue pour les jésuites, me parla des confesseurs que j'y avois eus si longtemps, de l'estime et de la confiance du P. Tellier pour moi; car il étoit bien informé de tout et savoit en faire usage; me dit le dessein qu'avoit le roi d'Espagne de m'employer, comme il fit deux jours après, pour que l'Infante fût mise entre les mains d'un jésuite[2], sur quoi il me demanda ce que j'en pensois. Sur ma réponse, qui fut telle qu'il la souhaitoit, il se mit à me faire véritablement les yeux doux, à tenir des propos généraux sur sa Compagnie et son dévouement pour le Roi, puis à balbutier, à commencer, à s'interrompre, à se reprendre. Enfin il accoucha sans aucun secours de ma part, qui vis d'abord où il en vouloit venir, et il me dit enfin que le roi d'Espagne mouroit d'envie de me prier de[3] demander au Roi son neveu de sa part de prendre un jésuite pour son confesseur, et d'en prier en son nom M. le duc d'Orléans, et de lui faire ce plaisir en même temps que j'écrirois sur celui de l'Infante, parce que l'âge et les infirmités de l'abbé Fleury[4] pouvoient à tous

1. Le P. Daubenton désirait rester dans la coulisse et ne pas afficher son influence sur le roi. Dès le 14 octobre, Maulévrier écrit au Régent (*Espagne* 307, fol. 23) qu'il est nécessaire « d'écrire sobrement et de parler de même de la confiance et du crédit que le P. Daubenton a auprès de S. M. Catholique; autrement, on gâteroit tout et on l'exposeroit à être renvoyé. »

2. Raconté ci-dessus, p. 13-14.

3. Les mots *prier de* ont été ajoutés en interligne.

4. Claude, abbé Fleury (tome XVII, p. 138), nommé confesseur du jeune roi en 1716 : tome XXX, p. 296. On le verra mourir en 1723 (suite des *Mémoires*, tome XIX de 1873, p. 131); il avait été remplacé un peu auparavant par un jésuite, le P. de Linyères.

moments l'engager à cesser de confesser le Roi. Cette proposition se fit avec tout l'art et l'insinuation possible à l'issue de toutes les offres de ses services pour faciliter la grandesse que je souhaitois, et tout de suite me demanda ce que j'en pensois, mais avec un air de confiance. Je le payai de la même monnoie qu'il m'avoit donnée sur mon amitié pour les jésuites; puis je lui dis que le confessionnal du Roi n'étoit pas la même chose que celui de l'Infante; qu'il étoit très naturel à la tendresse du roi d'Espagne pour sa fille et à sa confiance aux jésuites de demander qu'elle fût instruite à son âge par un jésuite, et que, lorsqu'elle seroit en âge de se confesser, ce fût à celui-là ou à un autre de la même Compagnie; que cela n'avoit point d'inconvénient, et que je ne doutois pas du succès en cela du desir du roi d'Espagne, par celui que je connoissois en M. le duc d'Orléans de lui complaire en toutes les choses possibles; mais que le roi d'Espagne allât jusqu'à se mêler de l'intérieur du Roi son neveu, je ne croyois pas que, malgré les circonstances, cela fût mieux reçu en France qu'il le seroit en Espagne de changer le confesseur du roi d'Espagne ou quelqu'un de ses ministres à la prière de la France[1]; que je suppliois donc instamment Sa Révérence de faire en sorte que le roi d'Espagne se contentât de me faire l'honneur de me charger de demander de sa part un jésuite pour l'Infante, sans toucher l'autre corde si délicate, dont il falloit laisser la disposition au temps, au Roi son neveu, et à ceux qui, dans sa cour et le gouvernement de ses affaires, se trouveroient avoir sa confiance, lorsque l'abbé Fleury cesseroit d'être son confesseur.

Quelque déplaisante que fût cette réponse, malgré tout le moins mauvais assaisonnement que j'y pus mettre, le bon Père n'insista pas; il parut même trouver que ce que je lui dis avoit sa raison. La sérénité, la suavité de son visage ne s'en obscurcit point; je le promenai sur les

1. Les mots *à la prière de la France* ont été écrits en interligne.

espérances des futurs contingents, que je ne croyois pas si proches, et sur les convenances que le confessionnal du Roi leur fût rendu. Il revint après à mon affaire personnelle, redoubla de protestations, et nous nous séparâmes le mieux du monde. Je[1] n'oubliai pas de rendre un compte exact de cette conversation, de laquelle je fus fort approuvé.

Droiture et affection de Grimaldo pour moi.

J'avois déjà fait parler à Grimaldo par Sartine, et je lui avois parlé moi-même[2]. Ce ministre étoit vrai et droit; j'eus tout lieu de compter sur lui, et on verra bientôt que je ne me trompai pas.

L'Empereur fait une nombreuse promotion de l'ordre de la Toison d'Or, dont il met le prince héréditaire de Lorraine.

L'Empereur, apparemment fâché de la protestation que la France et l'Angleterre avoient[3] enfin arrachée de lui sur ces grands d'Espagne qu'il avoit faits, et qu'il s'étoit mis ainsi hors d'état d'en plus faire[4], s'en voulut dépiquer par une nombreuse promotion de l'ordre de la Toison d'or, comme souverain des Pays-Bas, où cet ordre avoit été institué[5]. Le cardinal Dubois vouloit que le roi d'Espagne n'en fît que rire, en attendant que cette prétention fût réglée au congrès de Cambray à l'avantage de Sa Majesté Catholique; mais, en même temps, il trouvoit

1. Cette dernière phrase a été ajoutée en interligne à la fin du paragraphe. Si c'est à Dubois ou au duc d'Orléans que notre auteur rendit compte de sa conversation, nous n'avons pas la lettre où il le fit; mais le fit-il ?

2. A propos de la grandesse qu'il désirait pour son second fils.

3. Ce verbe est au singulier dans le manuscrit.

4. Tome XXXVIII, p. 297, et ci-dessus, p. 21 et 24.

5. Les rois d'Espagne avaient, jusqu'au commencement du dix-huitième siècle, été en possession de nommer seuls à l'ordre de la Toison d'or, comme souverains des Pays-Bas. Pendant la guerre, l'Archiduc, qui se prétendait roi d'Espagne, avait fait quelquefois des promotions. Devenu empereur et possesseur des anciens Pays-Bas espagnols par le traité d'Utrecht, il réclamait le titre de grand maître de l'ordre, que Philippe V prétendait de son côté exercer exclusivement. La promotion dont parle Saint-Simon se fit le 28 novembre; elle fut de seize chevaliers, et leur réception par l'Empereur eut lieu le 1er décembre (*Gazette*, p. 619 et 631).

mauvais que le fils aîné du duc de Lorraine[1] fût de cette promotion, et me chargea de faire auprès du roi d'Espagne qu'il lui en marquât son ressentiment en refusant longtemps de consentir à l'accession du duc de Lorraine à la paix, à laquelle il desiroit passionnément d'être reçu.

Omission de plusieurs affaires peu importantes, et les embarras étranges d'argent où la malice du cardinal Dubois m'attendoit et me jeta.

J'omets à dessein plusieurs affaires peu embarrassées ou peu importantes, dont le cardinal Dubois m'écrivit, d'autant que la maladie où je tombai incontinent me mit hors de tout commerce jusqu'au jour du mariage du prince des Asturies. J'omets pareillement les extrémités d'embarras où le cardinal Dubois m'attendoit, et qu'il m'avoit si hautement préparés[2] en décuplant forcément ma dépense. On a vu[3] que je n'avois point voulu d'appointements, mais qu'il m'avoit été promis qu'on ne me laisseroit point manquer, et qu'on fourniroit exactement à la dépense qu'on exigeoit de moi, mais rien moins. Dès ces commencements, le cardinal Dubois sut y mettre bon ordre, mais toujours avec ses protestations accoutumées; il se vengeoit de l'ambassade emportée à son insu et malgré lui en me ruinant. A la fin, il en vint à bout; mais au moins, à mon honneur et à celui de la France, il n'eut pas le plaisir de me décrier en Espagne, d'où je partis à la fin de mon ambassade sans y devoir un sou à qui que ce pût être, et sans avoir diminué rien de l'état que j'avois commencé à y tenir, sinon que, en allant à Lerma, je renvoyai en France presque tous les officiers des troupes du Roi que ce bon prêtre m'avoit forcé, comme on l'a vu[4], de mener en Espagne.

Courte description

La cour d'Espagne, qui marchoit avec la lenteur des tortues, devoit arriver et arriva en effet à Lerma l'onze

1. Léopold-Clément de Lorraine, né à Lunéville le 25 avril 1707, alors prince héréditaire, mais qui devait mourir de la petite vérole le 4 juin 1723, laissant l'héritage du duché à son cadet le futur empereur François Ier.

2. Il y a bien *préparés*, au masculin, se rapportant à *embarras*.

3. Tome XXXVIII, p. 198.

4. Tome XXXVIII, p. 289-290.

décembre[1]. C'est un beau bourg[2] situé en amphithéâtre sur la petite rivière d'Arlanzon[3], qui forme une petite vallée fort agréable à six lieues à côté de Burgos. Le château bâti par le duc de Lerme, premier ministre de Philippe III, et mort cardinal en 1625[4], est magnifique par toute sa structure, son architecture, par son étendue, la beauté et la suite de ses vastes appartements, la grandeur des pièces, le fer à cheval de son escalier. Il tient au bourg par une belle cour fort ornée, et par une magnifique avant-cour, mais fort en pente, qui le joint. Quoiqu'il soit bien plus élevé que le haut de l'amphithéâtre du bourg, le derrière de ce château l'est encore davantage, tellement que le premier étage est de plain pied à un vaste terrain qui, dans un pays où on connoîtroit le prix des jardins, en feroit un très beau, très étendu, en aussi jolie vue que ce paysage en peut donner sur la campagne et sur le vallon, avec un bois tout joignant le château au même plain pied, dans lesquels on entreroit par les fenêtres ouvertes en portes. Ce bois est vaste, uni, mais clair, rabougri, presque tout de chênes verts, comme ils sont tous dans les Castilles. Il est du côté de la campagne, et le jardin seroit en terrasse naturelle, fort élevée sur le vallon et sur la campagne au delà. Le peu de logement que Lerma pouvoit fournir à la cour ne permit d'y en marquer que pour le service et les charges nécessaires. On prit les villages des environs pour le reste de la cour, pour les grands et pour les ambassadeurs. J'eus le choix de plusieurs, et je choisis celui de Villalmanzo[5], sur le récit qu'on m'en fit, à une petite demi-lieue de Lerma et tout

de Lerma et de Villalmanzo.

1. L'itinéraire de la cour est dans *Espagne* 299, fol. 320; l'arrivée n'était prévue que pour le 13 décembre.

2. Lerma, au sud de Burgos, sur la route de Madrid à cette ville, avait été érigé en duché en 1599 pour le fameux duc de Lerme.

3. Sous-affluent du Douro ou Duero.

4. François Gomez de Sandoval y Rojas : tome XI, p. 249.

5. Saint-Simon écrit *Villahalmanzo*. Ce village est au nord de Lerma, dans la direction de Burgos.

vis-à-vis, et à vue, la petite vallée entre deux, qu'on passoit sur une chaussée, et la petite rivière sur un pont de pierre. On y accommoda la maison du curé, petite, airée[1], jolie, pour moi seul, avec des cheminées qu'on fit exprès, et toutes les autres maisons du village pour ceux qui étoient avec moi et pour toute ma suite. Ce village, assez étendu, bien bâti, bien situé, sans voisinage, étoit très agréable, et il n'y avoit que nous, le curé et les habitants. Il n'y eut pas, dans tout notre séjour, la plus légère difficulté avec eux ; leurs maisons gagnèrent beaucoup aux accommodements qu'on y fit, et ils furent si contents de nous, qu'ils s'étoient tous apprivoisés avec nos domestiques. On ne leur fit pas le moindre tort en rien ; ils eurent quelques présents en partant, en sorte qu'ils s'étoient tous pris d'affection pour nous, et qu'ils nous regrettèrent, quelques-uns même avec larmes. Ce voyage fut pour moi une transplantation très ruineuse de mes tables et de toute ma maison.

Grands mandés avec quelques autres personnes distinguées pour assister au mariage du prince des Asturies.

Le roi d'Espagne avoit nommé la maison du prince et de la future princesse des Asturies, et cette dernière pour servir l'Infante jusqu'à l'échange, et en amener et servir au retour la future princesse des Asturies[2]. Le roi, en partant de Madrid, avoit fait dire à tous les grands et à quelques autres gens distingués qu'il desiroit ne voir à Lerma que ceux qui l'y accompagneroient, jusqu'à l'échange fait, mais qu'alors il seroit bien aise que tous les grands, et ce peu d'autres personnes distinguées, s'acheminassent à Lerma, où on leur feroit trouver des logements ou aux environs, pour assister au mariage du prince des Asturies, et cela fut exécuté ainsi. Quant aux

1. Nous avons eu déjà *airer*, au sens d'aérer, tome XXI, p. 92.

2. L'état de la maison nommée pour le prince des Asturies à l'occasion de son mariage est dans *Espagne* 311, fol. 52, et il y a dans le volume 309 une liste des personnes de la cour d'Espagne qui accompagnent l'Infante à la frontière et qui doivent revenir avec la princesse des Asturies. Saint-Simon va les énumérer plus loin, p. 54-56.

dames, il n'y eut que celles du service. Il faut ajouter, pour tout éclaircir, que Burgos, qui est sur le chemin de Paris à Madrid, n'est guère plus éloigné de cette dernière ville que Poitiers l'est de Paris[1], et que Lerma est à la même hauteur que Burgos, ainsi à la même distance de Madrid[2]. Lerma fut préféré à Burgos, qui avoit été choisi d'abord, à cause de la commodité des chasses.

Pour quelles personnes ont été faites les érections des duchés de Pastrane, Lerma et l'Infantade, et comment tombés au duc de l'Infantade de la maison de Silva.

Ce comté[3] fut érigé par les Rois Catholiques, c'est-à-dire Ferdinand et Isabelle, pour don Bernard de Sandoval y Rojas, second marquis de Denia, puis en duché par Philippe III, en 1599, pour don François Gomez de Sandoval y Rojas, cinquième marquis de Denia, son premier ministre, puis cardinal après la mort de sa femme, fille du quatrième duc de Medina-Celi[4]. Don Diego Gomez de Sandoval, cinquième duc de Lerme[5], mourut en 1668, sans enfants, et le dernier mâle de la postérité du cardinal-duc de Lerme. Ce dernier mâle avoit deux sœurs, de l'aînée desquelles Lerma est tombé aux ducs del Infantado, que les François prononcent l'Infantade[6]. Leur nom

1. Saint-Simon apprécie mal les distances : Burgos n'est qu'à deux cents kilomètres de Madrid, tandis que Poitiers est à trois cent cinquante de Paris.

2. Encore une erreur : Lerma est franchement au sud de Burgos à une quarantaine de kilomètres, et par conséquent sensiblement plus rapproché de Madrid.

3. *Comté* est en interligne sur *duché*, biffé. — Saint-Simon va prendre tout ce qui va suivre dans Imhof, *Recherches historiques et généalogiques des grands d'Espagne*, — qu'il avait emportées en Espagne, a-t-il dit dans notre tome IX, p. 157, — ou plutôt dans l'*Historia Italiæ et Hispaniæ genealogica* du même, dont il avait un exemplaire dans sa bibliothèque.

4. Catherine de la Cerda.

5. Nous remarquerons une fois pour toutes que Saint-Simon écrit tantôt *Lerma* et tantôt *Lerme*, tantôt *Mendoza* et tantôt *Mendoze*, *Pastrana* et *Pastrane*, *del Infantado* et *de l'Infantade*.

6. Nous n'entrerons pas dans la discussion de ces généalogies espagnoles ; disons seulement que le tableau généalogique donné par Imhof dans ses *Grands d'Espagne*, p. 56, ne s'accorde pas avec ce que va dire Saint-Simon, qui semble s'être servi de l'*Historia genealogica*.

est Silva. Cette maison est très certainement reconnue descendre masculinement jusqu'à aujourd'hui des anciens rois de Léon, par l'infant Aznar, fils puîné du roi Fruéla[1]. Don Ruy Gomez de Silva, si connu sous le nom de prince d'Eboli, qu'il avoit eu de sa femme Anne Mendoza y la Cerda, maîtresse de Philippe II, acheta en 1572 Pastrana de don Gaston Mendoza y la Cerda, que Philippe II érigea pour lui en duché, et il préféra d'en porter le nom à celui de duc d'Estremera, que le même roi avoit érigé pour lui depuis peu. Cette maison de Silva, de si haute origine, s'est partagée en beaucoup de branches en Espagne, et jusqu'en Portugal. Ce prince d'Eboli, premier duc de Pastrane, étoit de la dernière de toutes ces branches, connue sous le nom de Chamusca, dont il fut le quatrième seigneur. Il eut plusieurs enfants, dont, outre les ducs de Pastrane, sortirent aussi les ducs d'Hijar et trois autres branches. Don Roderic de Silva, d'aîné en aîné mâle de ce prince d'Eboli premier duc de Pastrane, et duc de Pastrane aussi, épousa la sœur aînée du susdit Diego Gomez de Sandoval, cinquième duc de Lerme, dernier mâle de la postérité du cardinal-duc de Lerme, et par elle devint duc de Lerme et de l'Infantade en 1668, dont le fils Marie-Grégoire de Silva, duc de l'Infantade, de Lerme, etc., mort en 1693, fut père du duc de l'Infantade et de Lerma, vivant lorsque j'étois en Espagne, et longues années depuis[2].

A l'égard de l'Infantade, c'est un État, comme ils parlent en Espagne[3], composé de trois villes et de plusieurs bourgs qui en dépendent, situés en Castille, qui, pour avoir été longtemps possédé par plusieurs infants fils de rois, fut insensiblement nommé *infantado*[4]. De ces princes cet État

1. Froila II, roi de Léon de 923 à 924. Cette origine était rapportée dans l'*Histoire de la maison de Silva* par Salazar de Castro.

2. Jean-de-Dieu de Silva-Mendoza, mort en 1728 : tome VIII, p. 117.

3. C'est aussi ce que dit Mme d'Aulnoy : tome I, p. 319.

4. Voyez les *Grands d'Espagne*, p. 51-52. Saint-Simon écrit ici *infantao*.

passa dans différentes maisons par héritage, par acquisition, par don des rois, qui le retirèrent plus d'une fois. Ce fut de cette dernière sorte qu'il tomba en 1470 entre les mains d'Henri IV, roi de Castille, qui en fit don à don Hurtado Mendoza, second marquis de Santillana, en faveur duquel il fut érigé en duché en 1475 par les Rois Catholiques, c'est-à-dire par Ferdinand et Isabelle. Enfin, Catherine Mendoze y Sandoval hérita de ses deux frères, l'un duc de l'Infantade, l'autre duc de Lerme, et, comme on l'a vu ci-dessus, épousa don Roderic de Silva, duc de Pastrana. De ce mariage vint le père[1] du duc de l'Infantade, de Lerma et de Pastrana, etc., vivant lorsque j'étois en Espagne, et connu comme son père sous le seul nom de duc de l'Infantade.

Caractère et famille du duc de l'Infantade, et leur conduite à l'égard de Philippe V. Richesses de ce duc ; sa folie en leur emploi.

Il est né en 1672 ; il est frère du comte de Galve[2], de la comtesse de Lemos, dont le mari est Portugal y Castro[3], et de la comtesse de Niebla, dont le mari est Perez de Guzman[4]. Cette branche de Silva Infantade étoit fort autrichienne, et vit passer la couronne d'Espagne dans la maison de France avec tant de chagrin que le comte de Galve se jeta dans le parti de l'Archiduc, puis dans ses troupes dès qu'elles parurent en Espagne[5]. Le comte et la comtesse de Lemos, entraînés dans les mêmes intérêts, furent pris par un parti des troupes du roi d'Espagne, comme ils alloient joindre celles de l'Archiduc[6], et le duc de l'Infantade, qui n'osa en faire autant, donna jusqu'à la fin de la guerre toutes les marques qu'il put de son

1. Ce Marie-Grégoire dont il a été parlé plus haut.
2. Emmanuel-Marie-Joseph de Silva Mendoza : tome XXI, p. 333.
3. Catherine-Marie de Silva Mendoza, mariée à Ginez Fernandez de Portugal Castro : tome VIII, p. 116 ; elle mourut le 18 janvier 1727, à cinquante-sept ans.
4. Louise-Marie de Silva Mendoza, mariée le 1er septembre 1687 à Emmanuel-Alphonse Perez de Guzman, comte de Niebla, né en 1671 et fait gentilhomme de la chambre en octobre 1706.
5. Notre tome XXI, p. 334, note 2.
6. Cette arrestation a été racontée dans le tome XIII, p. 412.

attachement au parti de l'Archiduc. On s'assura longtemps du comte et de la comtesse de Lemos, qui donnèrent depuis toutes sortes de marques de repentir. Le comte n'avoit que sa grande naissance, sans aucun talent ni suite qui pût le faire craindre, et passoit sa vie à fumer, chose fort extraordinaire en Espagne, où on ne prend du tabac que par le nez. Il n'en étoit pas de même de la comtesse, pleine d'esprit et de grâces, et fort capable de nuire ou de servir. Mais cette ouverture d'esprit lui fit voir de bonne heure qu'il ne falloit pas attendre, mais tâcher de se raccommoder à temps, et elle y réussit, en sorte qu'elle regagna de la considération, et s'est toujours depuis très bien conduite à l'égard de la cour d'Espagne[1]. Le comte de Galve ne put se détacher des Autrichiens ; il les servit jusqu'à la fin de la guerre et se retira à Vienne, où il a vécu longues années, et y est mort assez obscurément sans avoir voulu venir jouir en Espagne de l'amnistie accordée par le traité de Vienne fait par Ripperda, lors du renvoi de l'Infante[2], comme firent beaucoup d'autres, ravis de quitter Vienne et de revenir jouir de leurs biens, de leur proches et de leurs amis dans le sein de leur patrie.

Le duc de l'Infantade n'imita ni son frère ni sa sœur : il s'approcha rarement de la cour, vit peu le roi et ses ministres, ne prit à rien, ne demeura à Madrid qu'à courtes reprises, vécut en grand seigneur peu content qui n'a besoin de rien, se mit à prendre soin de ses affaires et de ses grandes terres, vint à bout bientôt de payer toutes ses dettes et de devenir le plus grand et le plus riche seigneur d'Espagne, jouissant d'environ deux millions de revenu quitte, et s'amusant à l'occupation la plus triste, mais où il avait mis son *punto*[3] : ce fut de se

1. Sur le comte et la comtesse de Lemos, voyez tome XIII, p. 116-117.
2. C'est une erreur : le comte de Galve profita au contraire de l'amnistie, revint à Madrid en 1725 et y mourut en 1728.
3. Ci-dessus, p. 29.

bâtir une sépulture aux Capucins de Guadalajara, petite ville près de Madrid, sur le chemin de France, qui lui appartenoit, et de le faire exactement sur le modèle et avec la même magnificence de la sépulture des rois à l'Escurial, excepté que le panthéon de Guadalajara est beaucoup plus petit[1]. Je les ai vus tous deux : ce dernier disposé de même en tous points, et aussi superbe en marbres, en bronze, en lapis[2], en autels, en niches et tiroirs ; en un mot, à la grandeur près, forme et partité[3] entière. J'en admirai d'autant plus la folie que le duc del Infantado n'avoit que deux filles, et qu'il protestoit par modestie qu'il n'y vouloit pas être enterré, mais y faire transporter les corps de ses pères.

Ce fut donc dans son château de Lerma que le roi et la reine voulurent aller chasser, attendre la future princesse des Asturies, et y célébrer son mariage. Ils en firent avertir le duc de l'Infantade, parce qu'il n'y alloit presque jamais, et des moments, et que tout y étoit sans aucun meuble et assez en désordre. Le duc reçut cet avis sans s'émouvoir ni donner aucun ordre. On le sut et on redoubla l'avis ; il fut aussi inutile que le premier, tellement qu'on prit enfin le parti d'y envoyer des meubles et des ouvriers de toutes les sortes. Ils y trouvèrent tant de travail, qu'il n'étoit pas achevé quand la cour en partit, laquelle s'y trouva si mal à l'aise, qu'après le départ de l'Infante elle alla s'établir dans un petit château voisin plus clos et plus habitable, laissant le gros de leur suite à Lerma, où la cour ne revint que sur la nouvelle de l'échange. Le roi et la reine furent vivement piqués de ce procédé du duc de l'Infantade ; ils s'en laissèrent même entendre ; mais ce fut tout. Ce duc ne vint point à la célébration du mariage, et ne parut point à Madrid dans

1. Il a été parlé de ce « panthéon » dans le tome XXVI, p. 103-104.

2. Les mots *en lapis* sont en interligne.

3. Il y a bien *partité* dans le manuscrit, et Saint-Simon a déjà employé ce mot, au sens de *parité,* dans le tome XI, p. 309.

tout le temps que je fus en Espagne ; de sorte que je ne l'ai jamais vu. J'ai ouï dire qu'il avoit de l'esprit, et qu'il l'avoit même assez orné, ce qui n'est pas fort commun en Espagne. Le nom et le choix de Lerma et l'étrange singularité de la conduite du seigneur de ce lieu à cette occasion, m'ont fait étendre sur son sujet d'autant plus que, se tenant, comme il faisoit, à l'écart de la cour et de Madrid, je n'aurois pas trouvé lieu[1] d'expliquer ces petites curiosités ailleurs.

Maisons du prince et de la princesse des Asturies.

Le roi d'Espagne avoit fait les maisons du prince et de la princesse des Asturies[2]. Celle du prince étoit composée des personnes suivantes : le duc de Popoli, conservant les fonctions de gouverneur, mais n'en pouvant plus garder le nom auprès d'un prince marié, fut majordome-major ; le comte d'Altamire[3], sommelier du corps[4] ; le comte de San-Estevan-del-Puerto[5], grand écuyer ; il étoit lors au congrès de Cambray de la part de l'Espagne ; le duc de Gandie[6] et le marquis de los Balbasès[7], gentilshommes de la chambre. Ces cinq seigneurs étoient grands d'Espagne. Le marquis del Surco en eut aussi la clef[8], et fut

1. *Lieu* en interligne, au-dessus d'*occasion*, biffé.

2. La *Gazette* en donnait la composition dès la fin d'octobre (p. 538-539), et ce doit être là où Saint-Simon la prend.

3. Antoine Ossorio y Moscoso : tome XX, p. 301.

4. Ici Saint-Simon a biffé *tous deux Gds d'Esp*.

5. Manuel-Dominique de Benavidès : tome VII, p. 258.

6. Louis de Borgia, d'abord marquis de Lombay, duc de Gandia à la mort de son père (décembre 1716), gentilhomme de la chambre du prince des Asturies en octobre 1721, passa en décembre 1724 en la même qualité auprès du roi, et fut nommé majordome-major de la princesse des Asturies en avril 1728 ; il mourut au Pardo en février 1740, à l'âge de soixante-cinq ans.

7. Ambroise Spinola : tome XXIII, p. 23.

8. La clef de gentilhomme de la chambre. — Le marquis del Surco (on avait imprimé précédemment *Surao*) était Fernand de Roncamonte y Figueroa, chevalier de l'ordre de Saint-Jacques, créé marquis del Surco en août 1716 (Berni, *Creacion, antiguedad, etc. de los titulos de Castilla*, p. 437) ; il mourut le 16 juin 1735 (*Gazette*, p. 340). Nous

premier écuyer ; il avoit été sous-gouverneur du prince ; les comtes [de] Safaleli et d'Arenales, majordomes[1]. Pour la princesse des Asturies, la duchesse de Montellano[2], camarera-mayor ; le marquis de Valero[3], majordome-major ; il étoit lors vice-roi du Mexique, et n'étoit pas grand : le roi, qui l'avoit toujours aimé, se souvint de lui en son absence, et le fit grand à son retour ; le marquis de Castel-Rodrigo, mais plus connu sous le nom de prince Pio, qu'il portoit[4], et grand d'Espagne, grand écuyer ; la duchesse de Liria, la marquise de Torrecuso et la marquise d'Assentar[5], dames du palais ; doña Marie de Niévès[6], gouvernante destinée à l'Infante pour aller et demeurer en France avec elle jusqu'à un certain âge, et doña Isabelle Martin[7], *señoras de honor* ; le comte d'Anguisola, premier écuyer. Il étoit fils du comte de Saint-Jean, premier écuyer de la reine, qui leur fit faire depuis une

aurons son portrait plus loin, p. 263 ; il avait été longtemps capitaine des gardes (et espion, disait-on) du prince de Vaudémont.

1. Nous n'avons aucun renseignement sur ces deux personnages. Saint-Simon écrit *Anenales*, la Gazette *Arenales*.

2. Louise de Gand et Sarmiento : tome XII, p. 77. Nous donnons aux Additions et Corrections les lettres que lui écrivirent à cette occasion le Régent et Mlle de Montpensier.

3. Balthazar de Sotomayor : tome XXVI, p. 177.

4. Le prince Pio était en effet grand d'Espagne comme ayant hérité du chef de sa mère du marquisat de Castel-Rodrigo, ainsi qu'il sera expliqué plus loin, p. 160.

5. On connaît déjà la duchesse de Liria, belle-fille du maréchal de Berwick. La marquise de Torrecuso (et non *Torrecusa*, comme écrit toujours Saint-Simon) se nommait Laura Cantelmi et était mariée à Nicolas-Antoine Caraccioli (tome XX, p. 129); notre auteur dira plus loin (p. 79), que c'était « une femme d'esprit et de mérite ». Nous ignorons qui était la dernière.

6. Marie de Angulo de las Niévès revint en Espagne avec l'Infante, reçut en août 1725 un titre de marquise en Castille, et mourut le 24 avril 1743, âgée de soixante-treize ans.

7. Nous ne savons rien sur celle-ci, que la *Gazette* nomme doña Isabelle-Marie Martin et à laquelle elle ajoute en troisième doña Josèphe-Marie de Ulloa.

prodigieuse fortune; ce comte d'Anguisola fut aussi majordome avec don Jean Pizarro y Aragon[1]. Le P. Laubrussel, jésuite françois[2], précepteur des Infants, confesseur.

Je vais par l'Escurial joindre la cour à Lerma ; pouvoir du nonce.

Je partis le 2 décembre de Madrid pour me rendre à la cour, et je fus coucher à l'Escurial avec les comtes de Lorge et de Céreste, mon second fils, l'abbé de Saint-Simon et son frère, Pecquet, et deux principaux des officiers des troupes du Roi, qui demeurèrent avec moi tant que je fus en Espagne. Outre les ordres du roi d'Espagne et les lettres du marquis de Grimaldo, je fus aussi muni de celles du nonce pour le prieur de l'Escurial, qui en est en même temps gouverneur, pour me faire voir les merveilles de ce superbe et prodigieux monastère, et m'ouvrir tout ce que je voudrois y visiter ; car j'avois été bien averti que, sans la recommandation du nonce, celles du roi et de son ministre ni mon caractère ne m'y auroient pas beaucoup servi. Encore verra-t-on que je ne laissai pas d'éprouver la rusticité et la superstition de ces grossiers Hiéronymites[3]. Ce sont des moines blancs et noirs, dont l'habit ressemble à celui des Célestins[4], fort oisifs,

Hiéronymites ; leur grossièreté et leur superstition.

1. Le comte ou marquis de Saint-Jean s'appelait François-Silvestre Pizarro d'Aragon ; il avait été majordome de la reine Marie-Anne d'Autriche, puis premier écuyer de Marie-Anne de Neubourg, et eut en 1715 la même charge auprès de la reine Farnèse (*Gazette*, p. 160). Charles II lui avait accordé en août 1690 le titre de marquis de San-Juan-de-Piedras-Alvas. — Son fils, Jean Pizarro d'Aragon, gentilhomme de la chambre du roi et son premier écuyer après Valouse, devint sommelier du corps, président du conseil des Indes et fut créé grand d'Espagne en octobre 1739 (*Gazette*, p. 559) ; il mourut le 18 janvier 1771 (Ant. Ramos, Addition à Jos. Berni, *Creacion, antiguedad, etc., de los titulos de Castilla*, p. 187). Saint-Simon reviendra plus loin (p. 159-160) sur le père et le fils ; mais il lit mal la *Gazette* de 1721, p. 539, et cela lui fait commettre la grosse erreur de faire du comte d'Anguisola le fils du marquis de Saint-Jean, tandis que ce fils était Jean Pizarro d'Aragon, comme le dit correctement la *Gazette*.

2. Ignace de Laubrussel : tome XXX, p. 27.

3. Voyez nos tomes IX, p. 219, et XVII, p. 379.

4. Ordre fondé en 1244 par Pierre de Murrone, plus tard pape sous

ignorants, sans aucune austérité, qui, pour le nombre des monastères, dont aucun n'est abbaye, et pour les richesses, sont à peu près en Espagne ce que sont les bénédictins en France, et sont comme eux en congrégation. Ils élisent aussi comme eux leurs supérieurs généraux et particuliers, excepté le prieur de l'Escurial, qui est à la nomination du roi, qui l'y laisse tant et si peu qu'il lui plaît, et qui est à proportion bien mieux logé à l'Escurial que Sa Majesté Catholique. C'est un prodige de bâtiments de structure de toute espèce de magnificence[1] que cette maison, et que l'amas immense de richesses qu'elle renferme en tableaux, en ornements, en vases de toute espèce, en pierreries semées partout, dont je n'entreprendrai pas la description, qui n'est point de mon sujet[2] ; il suffira de dire qu'un curieux connoisseur en toutes ces différentes beautés s'y appliqueroit plus de trois mois sans relâche et n'auroit pas encore tout examiné. La forme de gril a réglé toute l'ordonnance de ce somptueux édifice, en l'honneur de saint Laurent et de la bataille de Saint-Quentin, gagnée la veille par Philippe II[3], qui, voyant l'action de dessus une hauteur, voua d'édifier ce monastère si ses troupes remportoient la victoire, et demandoit à ses courtisans si c'étoit là les plaisirs de l'Empereur son père, qui en effet les y prenoit bien de plus près. Il n'y a portes, serrures, ustensiles de quelque sorte que ce soit, ni pièce de vaisselle, qui ne soit marquée d'un gril.

le nom de Célestin V ; ils étaient vêtus d'une robe blanche, d'un scapulaire, d'un capuchon et d'un manteau noirs.

1. Tel est bien le texte du manuscrit.

2. Dès 1657, F. de los Santos avait fait paraître à Madrid une *Descripcion brieve del monasterio del Escorial,* et toutes les relations de voyages en parlent. Une courte description, avec vue cavalière et plan, est donnée dans la *Grande Encyclopédie*. Le gros œuvre, commencé en 1563 par les architectes Juan de Tolède et Juan de Herrera, fut achevé en 1584 ; la décoration dura de longues années.

3. Non pas la veille, mais le jour même, 10 août 1557.

La distance de Madrid à l'Escurial approche fort de celle de Paris à Fontainebleau [1]. Le pays est uni, et devient fort désert en approchant de l'Escurial, qui prend son nom d'un gros village dont on passe fort près à une lieue [2]. L'Escurial est sur un haut où on monte imperceptiblement, d'où l'on voit des déserts à perte de vue des trois côtés ; mais il est tourné et comme plaqué à la montagne de Guadarrama, qui environne de tous côtés Madrid à distance de plusieurs lieues plus ou moins près. Il n'y a point de village à l'Escurial [3]. Le logement de Leurs Majestés Catholiques fait la queue du gril ; les principaux grands officiers et les officiers les plus nécessaires sont logés, même les dames de la reine, dans le monastère ; tout le reste l'est fort mal, sur le côté par lequel on arrive, où tout est fort mal bâti pour la suite de la cour.

L'église, le grand escalier et le grand cloître me surprirent. J'admirai l'élégance de l'apothicairerie et l'agrément des jardins, qui pourtant ne sont qu'une large et longue terrasse. Le Panthéon [4] m'effraya par une sorte d'horreur et de majesté. Le grand autel et la sacristie épuisèrent mes yeux par leurs immenses richesses. La bibliothèque ne me satisfit point, et les bibliothécaires encore moins. Je fus reçu avec beaucoup de civilité et de bonne chère à souper, quoique à l'espagnole, dont le prieur et un autre gros moine me firent les honneurs. Passé ce premier repas, mes gens me firent à manger ; mais ce gros moine y fournit toujours quelques pièces, qu'il n'eût pas été honnête de refuser, et mangea toujours avec nous, parce qu'il ne nous quittoit point pour nous mener partout. Un fort mauvais latin suppléoit au françois, qu'il n'entendoit point, ni nous l'espagnol.

1. L'Escurial n'est qu'à quarante-quatre kilomètres ouest de Madrid ; il y en a cinquante-sept de Paris à Fontainebleau.

2. El Escorial de Abajo, village d'un millier d'habitants.

3. Il y a maintenant une agglomération assez importante auprès du palais lui-même, mais qui n'existait pas alors.

4. C'est-à-dire le caveau des rois.

Dans le sanctuaire, au grand autel, il y a des fenêtres vitrées derrière les siéges du prêtre célébrant la grand messe et de ses assistants. Ces fenêtres, qui sont presque de plain pied à ce sanctuaire, qui est fort élevé, sont de l'appartement que Philippe II s'étoit fait bâtir, et où il mourut. Il entendoit les offices par ces fenêtres. Je voulus voir cet appartement, où on entroit par derrière. Je fus refusé. J'eus beau insister sur les ordres du roi et du nonce de me faire voir tout ce je voudrois, je disputai en vain. Ils me dirent que cet appartement étoit fermé depuis la mort de Philippe II, sans que personne y fût entré depuis. J'alléguai que je savois que le roi Philippe V l'avoit vu avec sa suite. Ils me l'avouèrent; mais ils me dirent en même temps qu'il y étoit entré par force et en maître qui les avoit menacés de faire briser les portes, qu'il étoit le seul roi qui, depuis Philippe II, y fût entré une seule fois, et qu'ils ne l'ouvroient et ne l'ouvriroient jamais à personne. Je ne compris rien à cette espèce de superstition; mais il fallut en demeurer là. Louville, qui y étoit entré avec le roi, m'avoit dit que le tout ne contenoit que cinq ou six chambres obscures et quelques petits trous, tout cela petit, de charpenterie bousillée[1], sans tapisserie lorsqu'il le vit, ni aucune sorte de meubles : ainsi je ne perdis pas grand chose à n'y pas entrer.

Appartement où Philippe II est mort.

En descendant au Panthéon, je vis une porte à gauche à la moitié de l'escalier. Le gros moine qui nous accompagnoit nous dit que c'étoit le pourrissoir[2], et l'ouvrit. On monte cinq ou six marches dans l'épaisseur du mur, et on entre dans une chambre étroite et longue. On n'y voit que les murailles blanches, une grande fenêtre au bout

Pourrissoir.

1. *Bousiller*, c'est au propre, faire un ouvrage de maçonnerie en terre détrempée mélangé avec de la paille hachée; « on dit figurément d'un ouvrage de main qui est mal fait, que c'est *un ouvrage qu'on a bousillé* » (*Académie*, 1718).

2. Saint-Simon a parlé du panthéon et du pourrissoir (*el pudridero*) lors de l'enterrement du duc de Vendôme : tome XXIII, p. 85-86.

près d'où on entre, une porte assez petite vis-à-vis, pour tous meubles une longue table de bois, qui tient tout le milieu de la pièce, qui sert pour poser et accommoder les corps. Pour chacun qu'on y dépose, on creuse une niche dans la muraille, où on place le corps pour y pourrir. La niche se referme dessus sans qu'il paroisse qu'on ait touché à la muraille, qui est partout luisante et qui éblouit de blancheur, et le lieu est fort clair. Le moine me montra l'endroit de la muraille qui couvroit le corps de M. de Vendôme près de l'autre porte, lequel, à sa mine et à son discours, n'est pas pour en sortir jamais. Ceux des rois, et des reines lesquelles ont eu des enfants, en sont tirés au bout d'un certain temps, et portés sans cérémonies dans les tiroirs du Panthéon qui leur sont destinés. Ceux des infants et des reines qui n'ont point eu d'enfants, sont portés dans la pièce joignante dont je vais parler, et y sont pour toujours. Vis-à-vis de la fenêtre, à l'autre bout de la chambre, en est une autre de forme semblable, et qui n'a rien de funèbre. Le bout opposé à la porte et les deux côtés de cette pièce, qui n'a d'issue que la porte par où on y entre, sont accommodés précisément en bibliothèque; mais, au lieu que les tasseaux d'une bibliothèque sont accommodés à la proportion des livres qu'on y destine, ceux-là le sont aux cercueils, qui y sont rangés les uns auprès des autres, la tête à la muraille, les pieds au bord des tasseaux, qui portent l'inscription du nom de la personne qui est dedans. Les cercueils sont revêtus, les uns de velours, les autres de brocart, qui ne se voit guères qu'aux pieds, tant ils sont proches les uns des autres, et les tasseaux bas dessus. Quoique ce lieu soit si enfermé, on n'y sent aucune odeur. Nous lûmes des inscriptions à notre portée, et le moine d'autres à mesure que nous les lui demandions. Nous fîmes ainsi le tour, causant et raisonnant là-dessus. Passant au fond de la pièce, le cercueil du malheureux don Carlos[1] s'offrit à

Sépultures royales.

Petite scène entre un

1. Fils de Philippe II : tome XIV, p. 403.

moine et moi sur la mort du malheureux don Carlos. Fanatisme sur Rome.

notre vue. « Pour celui-là, dis-je, on sait bien pourquoi et de quoi il est mort. » A cette parole, le gros moine s'altéra, soutint qu'il étoit mort de mort naturelle, et se mit à déclamer contre les contes qu'il dit qu'on avoit répandus. Je souris en disant que je convenois qu'il n'étoit pas vrai qu'on lui eût coupé les veines. Ce mot acheva d'irriter le moine, qui se mit à bavarder avec une sorte d'emportement. Je m'en divertis d'abord en silence ; puis je lui dis que le roi, peu après être arrivé en Espagne, avoit eu la curiosité de faire ouvrir le cercueil de don Carlos, et que je savois d'un homme qui y étoit présent (c'étoit Louville) qu'on y avoit trouvé sa tête entre ses jambes, que Philippe II, son père, lui avoit fait couper dans sa prison devant lui. « Hé bien ! s'écria le moine tout en furie, apparemment qu'il l'avoit bien mérité ; car Philippe II en eut la permission du Pape, » et de là crier de toute sa force merveilles de la piété et de la justice de Philippe II, et de la puissance sans bornes du Pape, et à l'hérésie contre quiconque doutoit qu'il ne pût pas ordonner, décider et dispenser de tout. Tel est le fanatisme des pays d'Inquisition, où la science est un crime, l'ignorance et la stupidité la première vertu. Quoique mon caractère m'en mît à couvert, je ne voulus pas disputer et faire avec ce piffre[1] de moine une scène ridicule. Je me contentai de rire et de faire signe de se taire, comme je fis, à ceux qui étoient avec moi. Le moine dit donc tout ce qu'il voulut à son aise, et assez longtemps sans pouvoir s'apaiser. Il s'apercevoit peut-être à nos mines que nous nous moquions de lui, quoique sans gestes et sans parole. Enfin il nous montra le reste du tour de la chambre, toujours fumant ; puis nous descendîmes au Panthéon. On me fit la singulière faveur d'allumer environ les deux tiers de l'immense et de l'admirable chandelier qui pend du milieu[2]

Panthéon.

1. « *Piffre*, terme qui se dit odieusement des personnes excessivement grosses et replètes » (*Académie*, 1718).

2. Les mots *du milieu* ont été ajoutés en interligne.

de la voûte, dont la lumière nous éblouit, et faisoit distinguer dans toutes les parties du Panthéon, non-seulement les moindres traits de la plus petite écriture, mais ce qui s'y trouvoit de toutes parts de plus délié.

Je passai trois jours à l'Escurial, logé dans un grand et bel appartement, et tout ce qui étoit avec moi fort bien logé aussi. Notre moine, qui avoit toujours montré sa mauvaise humeur depuis le jour du pourrissoir, n'en reprit de belle qu'au déjeuner du départ. Nous le quittâmes sans regret, mais non l'Escurial, qui donneroit de l'exercice et du plaisir à un curieux connoisseur pour plus de trois mois de séjour. Chemin faisant, nous rencontrâmes le marquis de Montalègre, et arrivâmes en même temps que lui à la dînée. Il m'envoya aussi prier à dîner avec ces Messieurs qui étoient avec moi. Il étoit fort accompagné, et nous fit très promptement fort grande chère et bonne à l'espagnole, ce qui nous fit un peu regretter le dîner que mes gens avoient préparé pour nous. J'aurai lieu de parler de ce seigneur[1].

J'arrive à mon quartier près de Lerma, où je tombe malade tout aussitôt de la petite vérole.

Enfin nous arrivâmes le 9 à notre village de Villalmanzo, où je me trouvai le plus commodément du monde, ainsi que tout ce qui étoit avec moi. J'y trouvai mon fils aîné, encore bien convalescent, avec l'abbé de Mathan, qui venoient de Burgos. Nous soupâmes fort gaiement, et je comptois de me bien promener le lendemain, et m'amuser à reconnoître le village et les environs ; mais la fièvre me prit la nuit, augmenta dans la journée, devint violente la nuit suivante, tellement qu'il ne fut plus question d'aller le 11, qui étoit ce jour-là, à la descente du carrosse du roi et de la reine d'Espagne à Lerma. Le mal augmenta avec une telle rapidité qu'on me trouva en grand danger, et incontinent après à l'extrémité. Je fus saigné ; peu après la petite vérole parut, dont tout le pays étoit rempli[2]. Ce climat étoit tel cette année, qu'il y geloit vio-

1. Ci-après, p. 170.

2. Sur la maladie de Saint-Simon, voyez les lettres données à

lemment douze ou quatorze heures tous les jours, tandis que depuis onze heures du matin jusqu'à près de quatre, il faisoit le plus beau[1] soleil du monde, et trop chaud sur le midi pour s'y promener, et, où il ne donnoit point par quelque obstacle de murailles[2], il n'y dégeloit pas un moment. Ce froid étoit d'autant plus piquant, que l'air étoit plus pur et plus vif, et le ciel de la sérénité la plus parfaite et la plus continuelle. Le roi d'Espagne, qui craignoit extrêmement la petite vérole, et qui n'avoit confiance avec raison qu'en son premier médecin[3], me l'envoya dès qu'il fut informé de ma maladie, avec ordre de ne me pas quitter d'un moment jusqu'à ce que je fusse guéri. J'eus donc continuellement cinq ou six personnes auprès de moi, outre ceux de mes domestiques qui me servirent, un des plus sages et des meilleurs médecins de l'Europe, qui, de plus, étoit de très bonne compagnie, qui ne me quittoit ni jour ni nuit[4], et trois fort bons chirurgiens, dont la Fare m'en envoya un qu'il avoit amené. J'eus une grande abondance partout de petite vérole de bon caractère, sans aucun accident dangereux depuis qu'elle eut paru, et on sépara de table et de tout commerce maîtres et valets qui me voyoient, même de cuisine ceux qui faisoient la mienne de ceux qui ne me voyoient point. Le premier

l'appendice VI de notre tome XXXVIII, à partir du 16 décembre, et une qu'il écrivit au cardinal Gualterio, le 20 janvier 1722, lorsqu'il fut rétabli, et qui a été publiée en premier lieu par Armand Baschet, *Le Cabinet du duc de Saint-Simon*, p. 432-435.

1. *Beau*, oublié par mégarde, est en interligne.

2. *Murs* corrigé en *murailles*.

3. Jean Higgens (il signe ainsi : vol. *Espagne* 171, fol. 25 ; mais on orthographiait son nom *Hyghins, Hyghens, Huygens*, et Saint-Simon l'écrit *Higgins*), d'origine irlandaise, avait remplacé Burlet comme premier médecin en 1717 et conserva ces fonctions jusqu'à sa mort en octobre 1729 ; il était président de la Société royale de médecine de Madrid, et Philippe V lui donna en août 1726 un titre honorifique de conseiller du roi (*Gazette*, p. 401).

4 Voyez la lettre du 20 janvier, indiquée ci-dessus.

médecin se précautionnoit presque tous les jours de nouveaux remèdes, en cas de besoin, et ne m'en fit aucun que de me faire boire, pour toute boisson, de l'eau dans laquelle on jetoit selon sa quantité des oranges avec leur peau, coupées en deux, qui frémissoit lentement devant mon feu, quelques rares cuillerées d'un cordial doux et agréable dans le fort de la suppuration, et, dans la suite, un peu de vin de Rota[1], avec des bouillons où il entroit du bœuf et une perdrix. Rien ne manqua donc aux soins de gens qui n'avoient que moi de malade, et qu'ils avoient ordre de ne pas quitter, et rien ne manqua à mon amusement quand je fus en état d'en prendre, par la bonne compagnie qui étoit auprès de moi, et cela dans un temps où les convalescents de cette maladie en éprouvent tout l'ennui et le délaissement. Tout à la fin du mal, je fus saigné et purgé une seule fois, après quoi je vécus à mon ordinaire, mais dans cette espèce de solitude. J'aurai bientôt lieu de parler de ce premier médecin[2].

Pendant le grand intervalle que cette maladie me tint hors de tout commerce, l'abbé de Saint-Simon en entretint, même d'affaires, avec le cardinal Dubois, avec Grimaldo, avec Sartine et avec quelques autres[3]. Je crois ne pouvoir mieux remplir ici ce vuide forcé d'une oisiveté de six semaines que par un léger tableau de la cour d'Espagne, telle qu'elle étoit pendant le séjour de six mois que je demeurai en ce pays-là[4]. Le détail étendu,

1. Rota ou Roda, petite ville de Catalogne, sur la rivière du Ter.

2. Ci-après, p. 259-262.

3. On a pu lire à l'appendice VI de notre tome XXXVIII plusieurs lettres que l'abbé de Saint-Simon écrivit au cardinal Dubois pendant la maladie du duc son cousin ; celles qu'il adressa à Grimaldo, Sartine, etc., ne nous sont pas parvenues.

4. C'est donc pendant sa convalescence à Villalmanzo que Saint-Simon aurait écrit son *Tableau de la cour d'Espagne fait à la fin de 1721 et au commencement de 1722,* dont la mise au net autographe occupe aujourd'hui, dans le volume *Espagne* (Mémoires et documents) 92 au Dépôt des affaires étrangères, les folios 156 à 194. Drumont

qui se trouve depuis la page 246 jusqu'à la page 260[1], qui se voit sur l'Espagne à l'occasion de l'avénement de Philippe [V] à cette couronne, et un autre précédent à propos du testament de Charles II[2], m'en épargnera beaucoup ici qui n'en seroient que des redites. On voit dans le détail à propos du testament les emplois et les caractères des personnages qui y eurent le plus de part, celui de la reine épouse de Charles II, et des personnages autrichiens. Dans celui qui est entre les pages 246 et 260, on y trouve celui de l'origine et des progrès en Espagne des trois branches sorties de la maison de Portugal, de celle de Cadaval, de la même origine, restée en Portugal, enfin de celle d'Alencastro, portugaise aussi, et des ducs d'Aveiro, Abrantès et Linarès en Espagne, et des principaux personnages de ces maisons; le fond et les fonctions des conseils de Castille et d'Aragon, de leurs présidents et gouverneurs, de ce qu'étoient le conseil d'État et les conseillers d'État, les maisons, noms, dignités, caractères de ceux qui l'étoient

Indication pour se remettre sous les yeux tout ce qui regarde les personnages, charges, emplois, grandesses d'Espagne. Précis sur les grandesses.

n'en a publié dans son recueil, p. 381-394, que les six premiers feuillets, négligeant la description des chapelles, celle des appartements du palais, les notices et portraits des grands d'Espagne, une longue dissertation sur la grandesse, et les portraits des officiers des maisons du roi et de la reine. Saint-Simon, en rédigeant ses *Mémoires*, s'est servi de ce premier travail; mais il en a modifié complètement, non seulement la disposition, mais encore la rédaction, même pour le fonds. Cette rédaction primitive est souvent plus intéressante que le texte des *Mémoires*, et doit être sûrement plus conforme à l'exactitude et à la vérité. Aussi donnerons-nous à l'Appendice du présent volume une partie de ce curieux et important morceau, qui sera continué dans le volume suivant; on pourra ainsi, en comparant le texte écrit en 1722 et celui des *Mémoires*, rédigé en 1746-47; se rendre compte des modifications que le temps avait amenées dans les impressions premières de l'auteur.

1. Ces pages du manuscrit correspondent aux pages 78 à 257 de notre tome VIII; mais c'est seulement de la page 248 à la page 259 de son manuscrit (notre tome VIII, p. 107-233) que Saint-Simon a fait un premier tableau de la cour d'Espagne.

2. Tome VII, p. 249 et suivantes.

alors; plusieurs curiosités sur des façons de signer particulières à quelques grands[1], et de ce qui s'appelle la saccade du vicaire pour des mariages[2]. Enfin on y trouve l'explication de l'être et des fonctions du secrétaire des dépêches universelles, les changements produits par l'arrivée de Philippe V dans la manière du gouvernement. A l'égard des grandes charges de la cour, les majordomes-majors, grands écuyers du roi et de la reine, sommelier du corps du roi, camarera-mayor de la reine, ses dames du palais, ses *señoras de honor* et ses caméristes, premiers écuyers du roi et de la reine, gentilshommes de la chambre du roi, capitaine des hallebardiers, patriarche des Indes, majordomes du roi et de la reine, *estampilla*, ce détail des charges, de leurs fonctions et des possesseurs s'y trouve exactement, ainsi que le caractère et les fonctions du P. Daubenton, confesseur du roi[3], et le voyage en France et en Flandres des ducs d'Arcos et de Baños pour s'être seuls, entre tous les grands, opposés, par un mémoire au roi d'Espagne, à l'égalité des rangs, honneurs et distinctions, réciproquement convenue par les deux rois, entre les ducs de France et les grands d'Espagne dans les deux monarchies. Ce dernier fait se trouve à la page 283[4], et si on veut repasser de suite les pages suivantes jusqu'à la page 318[5], on y verra une digression sur la dignité de grand d'Espagne, et sa comparaison avec celle de nos ducs; ce que c'étoient que les *ricos-hombres;* ce qu'ils sont devenus, comment la dignité des grands d'Espagne leur a été substituée; l'origine des uns et des autres, et leurs distinctions; quelle part aux affaires, leur multiplication, leur affoiblissement; comment disparus et renés[6] sous le nom

1. Tome VIII, p. 193. — 2. *Ibidem*, p. 220-228.
3. *Ibidem*, p. 228-233.
4. Pages 110-111 de notre tome IX.
5. *Ibidem*, p. 111 à 286.
6. Participe peu usité du verbe *renaître*.

nouveau de grands ; l'adresse des rois et jusqu'où portée par les sept différentes gradations, qui ont porté autant de grands coups à la dignité des grands ; et l'introduction des trois classes, toutes choses si peu connues hors de l'Espagne, et qui causent une grande surprise par le pouvoir que les rois s'y sont donné de suspendre, de confirmer, d'ôter même la grandesse à volonté, et sans forme ni crime, et d'en tirer des tributs annuels ; la proscription de tout rang étranger séculier[1] et de toute prétention étrangère ; le mystère que font les grands de leurs classes et de leur ancienneté ; leur attachement à n'avoir égard ni aux unes ni à l'autre, et de marcher et se placer partout entre eux comme le hasard les fait rencontrer ; la raison de cette conduite ; ce que l'on sait à peu près des *ricos-hombres* devenus grands ; l'indifférence entière pour les grands des titres de duc, prince, marquis, comte ; la raison de cette indifférence ; les successions aux grandesses ; leur difficile extinction ; leur fréquente accumulation sur la même tête ; l'égalité en tout entre ceux qui en ont plusieurs et ceux qui n'en ont qu'une ; ce que sont les majorasques ; les démissions des grandesses inconnues, mais le rang effectif de leurs héritiers présomptifs ; le chaos si difficile à percer de la confusion des noms et des armes, et sa cause ; le poids des successions ; les avantages des bâtards et leurs différences en Espagne ; nulle marque de dignité aux armes, aux carrosses, aux maisons que le dais ; ce qui équivaut à ce qui est connu en France sous le nom d'honneurs du Louvre ; quelques distinctions particulières au-dessus des grands ; le plan figuré et l'explication de la couverture d'un grand chez le roi et chez la reine, suivant les trois différentes classes, et de l'assiette de la séance quand le roi tient chapelle ; les cérémonies de la Chandeleur et des Cendres ; *banquillo* du capitaine des gardes en quartier, et raison pour laquelle il faut que les capi-

1. *Seculier* a été ajouté en interligne.

taines des gardes soient toujours grands ; *cortès* ou états généraux ; rangs et distinctions des grands, de leurs femmes, des héritiers présomptifs des grandesses en toutes cérémonies et fêtes ecclésiastiques et séculières ; traitement par écrit, dans les églises, honneurs militaires ; égalité chez tous souverains non rois ; honneurs à Rome ; bâtards des rois ; grands nuls en toutes affaires ; n'ont aucun habit de cérémonie, non plus que le roi ; n'ont nulle préférence de rang dans les ordres d'Espagne ni dans celui de la Toison d'or ; acceptent de fort petits emplois ; leur dignité s'achète du roi quelquefois ; elle n'a point de serment ; comparaison des deux dignités des ducs de France et des grands d'Espagne, et de leur fond dans tous leurs âges ; la dignité de grand d'Espagne ne peut être comparée à celle des ducs de France, beaucoup moins à celle des pairs ; comparaison de l'extérieur des dignités de duc de France et de grand d'Espagne ; spécieux avantage des grands d'Espagne ; un seul solide ; désavantages effectifs et réels des grands d'Espagne ; désavantage des grands d'Espagne jusque dans le droit de se couvrir ; abus des grandesses françoises[1]. Enfin on a tâché de n'oublier rien dans ces longs détails de ce qui est des grands et des grandesses d'Espagne, et des prérogatives et des fonctions des charges, après s'en être instruit à fond en Espagne même, et par des grands d'Espagne de Charles V des plus instruits, ainsi que de leurs véritables noms et maisons.

Il ne reste donc ici que de donner la liste de ceux qui étoient grands quand j'ai quitté l'Espagne, et, à côté, de leurs noms et maisons. Le chiffre à côté des grands marquera le nombre de grandesses sur la même tête, accumulées par héritages en ceux qui en ont plusieurs, qui toutes ne se peuvent partager, mais tombent au même et seul héritier, et ne donnent jamais en rien aucune distinction

1. Toute l'énumération qui précède est le résumé de ce qui a été dit dans les pages 111 à 286 de notre tome IX.

ni préférence au-dessus de ceux qui n'en ont qu'une seule. Comme le secret qu'ils affectent de leurs diverses classes et de leur ancienneté les oblige[1] de marcher et de se placer entre eux comme ils se rencontrent, et que les titres de duc, prince, marquis et comte leur sont indifférents, jusque-là que le marquis de Villena porte toujours ce titre de préférence à celui de duc d'Escalona qu'il a aussi, parce qu'il se prétend le premier marquis de Castille, quoique cette qualité ne lui donne quoi que ce soit, je n'ai pu que choisir l'ordre alphabétique pour donner ici la liste des grands d'Espagne[2], par laquelle on verra qu'il y en a bien plus que de ducs en France, même sans y comprendre ceux qui ont été faits depuis mon retour d'Espagne, ni ceux qui vivent et sont établis hors de l'Espagne. A l'égard de leurs différentes nations, elles se reconnoîtront aisément par les noms de leurs maisons; on remarquera seulement qu'aucun grand espagnol n'a porté le titre de prince jusqu'à présent. Ajoutons seulement ici que l'opinion commune en Espagne, et qui usurpe l'autorité de la notoriété publique, admet un premier ordre de grands devenus insensiblement tels de *ricos-hombres* qu'ils étoient lors de l'établissement des grands par Charles V, au lieu des *ricos-hombres* qu'il abolit; mais il faut remarquer en même temps que ce premier ordre de grands d'Espagne, dont la liste va suivre, ne leur donne aucune sorte de préférence ni de distinction sur pas un des autres grands les plus modernement faits, ce qui me les fera insérer de nouveau dans la liste générale[3] qui suivra immédiatement celle-ci. Comme il y a, de cette première

1. Il y a *obligent*, au pluriel, dans le manuscrit.

2. Saint-Simon, dans l'énumération qui va suivre, adopte en effet l'ordre alphabétique, mais en classant d'abord les grands sous les quatre rubriques de ducs, princes, marquis et comtes.

3. Saint-Simon avait arrêté ici sa rédaction, et écrit à la suite : *Voicy donc cette pre liste,* puis commencé à écrire en colonne *Castille, Ducs de Médinacœli.* Il a biffé tous ces mots pour continuer sa rédaction de la fin du paragraphe telle qu'on la voit.

liste, plusieurs qui ont passé depuis en d'autres maisons, je me contenterai, dans la liste générale, de marquer d'une croix, à côté du nom de maison des grands, celles qui, dans cette liste-ci, ont passé de l'état de *ricos-hombres* à celui de grand d'Espagne[1].

Grands d'Espagne constamment de la première origine.

LISTE EXPLIQUÉE A LA FIN DE LA PAGE PRÉCÉDENTE[2].

Castille.		Aragon.	
Ducs de	*Marquis de*	*Ducs de*	*Marquis d'*
Medina-Celi.	Villena.	Ségorbe.	Ayétone.
Escalone.	Astorga.	Montalte.	
l'Infantade.			
Alburquerque.	*Comtes de*		
Albe.	Benavente.		
Bejar.	Lemos.		
Arcos.			

PLUSIEURS Y AJOUTENT :

Ducs de	*Marquis d'*	
Medina-Sidonia.	Aguilar.	Ces cinq-ci à côté sont, à la vérité, si fort en tout des plus grands et des plus distingués seigneurs, qu'on auroit peine à leur disputer la même origine des précédents.
Najera.		
Frias, connétable,		
Medina-di-Rioseco, amirante, héréditaires[3].		

1. Comme on le verra dans cette « liste générale », ci-après, p. 238-240, ce n'est pas par une croix, mais par les initiales R. H. que Saint-Simon a marqué ceux qui de *ricos hombres* étaient devenus grands d'Espagne.

2. Ce titre commence la page 2623 du manuscrit.

3. Cet adjectif au pluriel se rapporte à *connétable* et à *amirante*.

GRANDS D'ESPAGNE EN ORDRE ALPHABÉTIQUE
EXISTANTS EN TOUS PAYS
PENDANT QUE J'ÉTOIS EN ESPAGNE[1],
1722.

Liste alphabétique de tous les grands d'Espagne existants pendant que j'y étois en 1722, où les maisons et les personnages sont courtement expliqués.

DUCS DE :

Duc d'Abrantès *.

ABRANTÈS est Alencastro. Voir page [250-251[2]].

Duc d'Albe.

9[3]. ALBE est Tolède. Jean II, roi de Castille, fit don, en 1430, de la ville d'Albe en titre de comté, dans le pays de Salamanque, à Guttière Gomez de Tolède, évêque de Palencia[4], puis archevêque de Séville, enfin

Il est certain que cette maison tire son nom de la

1. Pour toute cette longue digression sur les familles des grands d'Espagne, dont Saint-Simon va encombrer son récit jusqu'à la page 241 ci-après, nous réduirons l'annotation à l'indispensable, et spécialement aux grands existant à l'époque de Philippe V ; ce hors-d'œuvre n'offre en effet pour nous qu'un intérêt médiocre. D'autre part, les divers ouvrages qui ont traité de ces questions généalogiques sont loin de s'accorder, et il serait impossible de trancher leurs différends. Outre les deux ouvrages d'Imhof indiqués ci-dessus, p. 49, sur les grands d'Espagne, on pourrait consulter du même auteur les *Genealogiæ viginti illustrium in Hispania familiarum* (1712), le tome III du *Theatro universal del España* par Francisco de Garma, l'*État présent de l'Espagne* (tome III) de l'abbé de Vayrac, qui s'est presque toujours contenté de copier Imhof, les armoriaux et généalogies dressés par Ambroise de Salazar et Charles d'Hozier (Bibliothèque nationale, ms. Franç. 32674 à 32679), et, comme ouvrages modernes, la *Guia de la Grandeza* (1821) et l'*Historia genealogica y heraldica de la monarquia española* de Fr. Fernandez de Béthencourt (incomplète) dont neuf volumes in-folio ont paru à Madrid de 1897 à 1912.

2. Cette page du manuscrit est restée en blanc ; elle correspond aux pages 130-140 de notre tome VIII.

3. On a vu ci-dessus, p. 68, que ces chiffres avant les noms indiquent le nombre de grandesses accumulées sur la même tête.

4. Palencia (Saint-Simon écrit *Palancia*), chef-lieu de province du royaume de Léon, avec un évêché suffragant de Burgos.

* Saint-Simon a écrit par erreur *Duc d'Alencastro*,

ville archiépiscopale de Tolède, capitale de la Castille-Nouvelle, et qu'il y a des seigneurs de maison entièrement différente, qui portent ce même nom, pour distinction de quoi la maison d'Albe a pris le nom ou avant-nom d'Alvarez de Tolède. Pourquoi et comment ce nom de Tolède est devenu celui de ces Albe et de ces autres seigneurs différents, c'est ce qui est caché dans l'obscurité des temps, et qui ne peut être venu que d'exploits militaires faits à Tolède, dont le nom leur aura été approprié pour honorer l'exploit et en conserver la mémoire ; car pas un d'eux n'a jamais rien possédé dans Tolède qui ait pu leur en faire prendre le nom. On en doit dire le même du nom de Cordoue, qui se trouvera dans cette liste, et que le fameux Gonzalve, si connu sous le nom tout court de Grand Capitaine, a comme consacré en le portant, et pareillement du nom de Léon de la maison Ponce de Léon, mais de Tolède, qui le légua à son neveu Ferdinand Alvarez de Tolède, dont le fils, Garcias Alvarez de Tolède, qui lui succéda, fut fait duc d'Albe en 1469 par les Rois Catholiques. On avertit une fois pour toutes que les Rois Catholiques, dont il sera souvent parlé, sont les célèbres Ferdinand, roi d'Aragon, et Isabelle, reine de Castille, dont le mariage réunit ces deux couronnes, et les conquêtes sur les Maures, qu'ils repoussèrent en Afrique, leur acquit toutes les Espagnes, excepté le Portugal. Ce premier duc d'Albe fut, de mâle en mâle, bisaïeul du duc d'Albe, trop fameux par ses cruautés aux Pays-Bas[1], et par la facile conquête du Portugal, dont, peu avant de mourir, il s'empara pour Philippe II, après la mort du cardinal Henri, roi de Portugal. Son fils aîné, premier duc d'Huesca, mourut sans enfants. Il avoit un frère, dont le fils lui succéda ; il s'appeloit Antoine de Tolède Beaumont, parce

1. Fernand Alvarez de Tolède : tome XI, p. 326.

qui vient de descendance des rois de Léon.

On verra ici que je ne m'étends guère que sur les grands espagnols.

Il faut remarquer que le *j* se prononce *c*, mais un peu de la gorge, comme dans le nom de Bejar et autres semblables, et que *ñ* avec un tiret dessus se prononce en le mouillant, comme dans le nom de Baños, qui se prononce Bagnos, et autres pareils.

que sa mère, Briande de Beaumont, étoit héritière du comté de Lerin et des offices de connétable et de chancelier héréditaire de Navarre, où cette maison avoit si longtemps et si grandement figuré[1]. De ce cinquième duc d'Albe est venu, de mâle en mâle, le duc d'Albe mort à Paris [1711] ambassadeur d'Espagne[2]. Y ayant perdu son fils unique, l'oncle paternel de ce neuvième duc d'Albe lui succéda[3]. Il avoit suivi l'Archiduc et s'étoit retiré à Vienne, où le comte de Galve, frère du duc de l'Infantade, épousa sa fille[4]. Son beau-père fit enfin sa paix, revint à Madrid, et s'y couvrit comme duc d'Albe. Le duc del Arco, parrain de mon second fils pour sa couverture, prit ce duc d'Albe pour lui aider à en faire les honneurs.[5] Je l'ai fort peu vu à Madrid, où il menoit une vie fort retirée. Il y passoit pour un bon et honnête homme. Il me parut fort poli et savoir l'être en grand seigneur. Ces Tolèdes se distinguent d'autres Tolèdes par le prénom d'Alvarez[6].

Duc d'Alburquerque.

Alburquerque, Bertrand la Cueva. Henri IV, roi de

1. Il a été parlé de tous ces personnages au même endroit de notre tome XI.

2. Antoine-Martin de Tolède : tomes VIII, p. 190, et XXI, p. 328.

3. François Alvarez de Tolède : tome IX, p. 182.

4. Emmanuel-Marie-Joseph de Silva Mendoza et sa femme Marie-Thérèse de Tolède : tome XXI, p. 333.

5. Déjà dit au tome IX, p. 198-199.

6. Phrase ajoutée sur le blanc resté à la fin du paragraphe et sur la marge ; elle répète d'ailleurs ce qui avait été dit dans l'autre colonne.

Castille, fit don, 1464, d'Alburquerque, dans l'Estrémadure castillane[1], à Bertrand de la Cueva, et l'érigea en même temps en duché pour lui, alors comte de Ledesma, dont la postérité masculine finit vers le quinzième siècle. Marie de la Cueva, héritière, porta le duché d'Alburquerque en mariage à un François nommé Hugues Bertrand, qui prit le nom seul et les armes de la Cueva, duquel toute cette maison descend aujourd'hui. Ce duché y a toujours été conservé par le soin qu'on a pris d'y marier toujours les filles héritières. Cet heureux François ne pouvoit pas être un homme du commun pour trouver un tel établissement en Espagne. On ne peut néanmoins dire qui il étoit ; mais on connoît des Bertrand[2] qui, dès avant 1040, étoient barons de Bricquebec en Normandie, qui ont grandement figuré de père en fils, et immédiatement alliés aux maisons des comtes d'Aumale, de Trie, de Tancarville, de Craon, de Nesle, d'Estouteville, de Coucy, de Sully cadets des comtes de Champagne, Paynel et Chabot. Robert Bertrand, baron de Bricquebec, vicomte de Roncheville, connétable de Normandie, fit, comme seigneur d'Honfleur[3], des dons à l'abbaye du Bec en 1240. Il fut grand père de Robert VII Bertrand, lieutenant du Roi en Guyenne, Saintonge, Normandie et Flandres, maréchal de France en 1325 ; il fut présent à l'hommage qu'Édouard III, roi d'Angleterre, rendit en 1329, à Amiens, à Philippe de Valois, eut divers autres grands emplois, mourut en 1348, et ne laissa que des filles. Il eut un frère évêque-comte de Beauvais, pair de France[4],

1. A une trentaine de kilomètres Nord-Est de Badajoz, près de la frontière portugaise. — Saint-Simon écrit toujours *Albuquerque*, comme Imhof et comme la plupart des dictionnaires géographiques ; mais la véritable orthographe espagnole est *Alburquerque*.

2. Saint-Simon prend tout ce qui va suivre dans l'*Histoire généalogique* du P. Anselme, tome VI, p. 689-691.

3. Saint-Simon écrit *Honnefleur*.

4. Guillaume Bertrand, d'abord évêque de Bayeux, puis de Beauvais, mort le 19 mai 1356.

et un autre frère, vicomte de Roncheville[1], dont pourroit bien être sorti ce Hugues Bertrand si bien établi en Espagne. Mais, quelque favorable que puisse en être la conjecture, elle est sans aucune sorte de preuves.

Le douzième duc d'Alburquerque, que j'ai vu en Espagne[2], étoit petit-fils d'une duchesse d'Alburquerque, laquelle étoit aussi la Cueva[3], qui avoit beaucoup d'esprit et de lecture, et qui tenoit presque tous les jours chez elle une assemblée de savants et de personnes distinguées et de bonne compagnie. Elle fut camarera-mayor de la reine Louise, fille de Monsieur[4], lorsqu'elle obtint que la duchesse de Terranova[5], qui l'étoit, fût renvoyée, ce qui étoit sans exemple en Espagne. Cette duchesse d'Alburquerque la fut aussi de la palatine de Neubourg, seconde femme de Charles II, dont elle obtint la vice-royauté du Mexique, vers la fin de son règne, pour ce duc d'Alburquerque son petit-fils, où il étoit lors de l'avènement de Philippe V à la couronne. Il se mit fort bien avec lui en lui envoyant, aussitôt après qu'il en fut informé, un grand secours d'argent hors les temps accoutumés, qui arriva fort heureusement et fort à propos[6]. Il y perdit sa femme[7], et, à ce qu'il me dit, son estomac, tellement qu'il ne mangeoit plus que des potages. Ce fut son excuse de se trouver[8] aux repas de cérémonie que je donnai. A la fin, il me dit, sur le dernier, dont par règle

1. Jean Bertrand, vicomte de Roncheville, petite seigneurie près de Troarn, dans le Calvados.

2. François Fernandez de la Cueva : tome XIV, p. 284. Il était dixième, et non douzième duc d'Alburquerque.

3. Rosalie de la Cueva, fille du huitième duc et mariée au neuvième, était mère et non grand'mère de celui que Saint-Simon connut ; elle mourut le 15 septembre 1696.

4. Marie-Louise d'Orléans : tome III, p. 88.

5. Jeanne d'Aragon : tome VII, p. 265-266.

6. Raconté en 1707 : tome XIV, p. 284.

7. Jeanne de la Cerda-Medina-Celi, mariée le 6 février 1684.

8. Nous dirions plutôt : de ne se pas trouver.

je le conviai pour la Toison de mon fils aîné[1], qu'il ne pouvoit plus me refuser toujours. Il y vint donc et me parut surpris du service, où il y avoit quantité de potages; il mangea de tous; mais il se contenta, pour tout le reste, de quelques petites mies de pain qu'il trempa dans toutes les sauces, une seule fois par plat, et témoignoit les trouver fort bonnes. La première fois que je le vis, ce fut dans une porte de l'appartement de la reine, à mon audience de cérémonie. J'aperçus devant moi, tout contre, un petit homme trapu, mal bâti, avec un habit grossier sang de bœuf, les boutons du même drap, des cheveux verts et gras qui lui battoient les épaules, de gros pieds plats et des bas gris de porteur de chaise. Je ne le voyois que par derrière, et je ne doutai pas un moment que ce ne fût le porteur de bois de cet appartement. Il vint à tourner la tête, et me montra un gros visage rouge, bourgeonné, à grosses lèvres et à nez épaté; mais ses cheveux se dérangèrent par ce mouvement et me laissèrent apercevoir un collier de la Toison. Cette vue me surprit à tel point que je m'écriai tout haut: « Ah! mon Dieu! qu'est-ce que cela? » Le duc de Liria, qui étoit derrière moi, jeta les mains à l'instant sur mes épaules, et me dit: « Taisez-vous, c'est mon oncle. » Le duc de Veragua et lui me le nommèrent et me le présentèrent aussitôt. Je l'ai fort vu depuis: c'étoit un homme d'esprit, très instruit, fin et adroit courtisan, qui avoit su tirer de la cour et s'y maintenir bien, et en considération dans le monde. Sa conversation étoit agréable, polie, instructive. Il avoit vis-à-vis l'Incarnation[2] un des plus beaux palais de Madrid et des plus vastes, magnifiquement meublé avec force argenterie, et jusqu'à beaucoup de bois de meubles qui, au lieu d'être de bois, étoient d'argent. Il étoit fort riche, et parloit assez bien françois. Il avoit plusieurs fils: l'aîné,

1. Dans le prochain volume, où il répétera l'anecdote.

2. L'église de la Encarnacion est située non loin du palais royal, dans le voisinage du palais actuel du sénat et de la bibliothèque.

déjà âgé[1], dont on disoit beaucoup de bien, et qui, avant mon départ, fut un des gentilshommes de la chambre du prince des Asturies.

Duc del Arco.

Duc del Arco, Manrique de Lara. Quoique grandement et prochainement allié, il n'étoit pas reconnu unanimement pour être d'une si grande origine, quoique ses pères en eussent toujours porté le nom. La fortune du sien étoit médiocre[2], et lui crut en avoir fait une que d'être parvenu à une des quatre places de majordomes de Philippe V, tôt après son arrivée en Espagne. C'est ce qui me fait différer à parler de cette maison sous un autre titre[3]. C'étoit un grand homme parfaitement bien fait, blond, chose très rare dans un Espagnol, d'un visage agréable, l'air noble et naturel, l'abord gracieux, poli et attentif pour tout le monde, doux et néanmoins ferme et nullement ployant. Il fut tel toute sa vie sans que la faveur y ait jamais rien altéré. Il étoit adroit en toutes sortes d'exercices, grand toréador et fort brave. Il s'étoit fort distingué à la suite du roi dans ses armées en Italie et en Espagne ; le roi prit du goût pour lui fort peu après qu'il fut majordome, et lui d'un grand attachement pour le roi ; cette amitié réciproque parut bientôt en tout et n'a jamais souffert la moindre éclipse, tellement que, tout *in minoribus* qu'il étoit encore, jamais le cardinal Alberoni n'a pu ni le gagner ni l'entamer. Le roi le fit son premier écuyer, et il étoit dans cette charge lors de deux actions qu'il fit, qui redoublèrent extrêmement l'estime et l'amitié du roi pour lui. La première fut à une chasse où le roi blessa un sanglier, qui vint sur lui, et qui l'eut tué si dans l'instant don Alonzo Manrique ne se fût jeté entre deux

1. François de la Cueva, titré marquis de Cuellar, né en 1692, avait alors vingt-neuf ans.

2. Le père du duc del Arco s'appelait, d'après le P. Anselme (tome IX, p. 290), Pierre Fernandez Manrique de Lara, seigneur d'Arquillo, et avait épousé une Silva-Ribeyra.

3. Titre d'Aguilar, ci-après, p. 183.

et[1] dessus, et ne l'eût tué[2]. La seconde fut encore à une chasse où le roi et la reine sa première femme étoient à cheval. Ils se mirent à galoper; la reine tomba le pied pris dans son étrier, qui l'entraînoit. Don Alonzo eut l'adresse et la légèreté de se jeter à bas de son cheval et de courir assez vite pour dégager le pied de la reine. Aussitôt après, il remonta à cheval et s'enfuit à toutes jambes jusqu'au premier couvent qu'il put trouver. C'est qu'en Espagne toucher au pied de la reine est un crime digne de mort. On peut juger que la rémission lui fut bientôt accordée, avec de grands applaudissements[3].

Sa faveur croissant toujours, le roi fit en sorte que le duc de la Mirandole voulut bien se démettre de la charge de grand écuyer qu'il avoit, dont les honneurs et les appointements lui furent conservés, et la donna à don Alonzo Manrique, qu'il fit en même temps duc del Arco et grand d'Espagne[4]. Il étoit noble en toutes ses manières, et magnifique et libéral en tout, avec cela extrêmement simple et modeste et d'un esprit sage mais médiocre, et beaucoup d'équité et de ménagement. Il avoit l'air si parfaitement et si naturellement françois, qu'il auroit passé dans Paris pour l'être, et que j'en fus surpris extrêmement. Avec sa faveur, il ne se voulut jamais mêler de rien, ne demanda jamais rien pour lui, et passa même toute circonspection dans son extrême retenue à demander pour les autres. Par sa charge, il avoit celle de toutes les chasses, où il suivoit toujours le roi, et étoit très charitable et très judicieux à l'égard de ces milliers de

1. *Entre deux et* a été ajouté sur la marge à la fin de la ligne.

2. Cette aventure, qui arriva en janvier 1714, est mentionnée dans notre *Gazette*, 1714, p. 77, et dans celle *d'Amsterdam*, n° XVI; voyez aussi notre tome XXVI, p. 173, note 2 fin.

3. Anecdote déjà racontée dans le même tome, p. 172-173.

4. Nous avons expliqué au même endroit, p. 173, note 7, que Saint-Simon fait erreur. Don Alonzo Manrique, créé grand et duc del Arco en avril-mai 1715, resta premier écuyer et ne succéda au duc de la Mirandole qu'en septembre 1721.

paysans employés sans cesse aux battues, dont je parlerai en leur lieu, et c'étoit encore lui qui, comme grand écuyer[1], ouvroit et fermoit la portière du carrosse du roi. De tous les gentilshommes de la chambre, lui et le marquis de Santa-Cruz étoient seuls toute l'année en exercice; ainsi il falloit habiller et déshabiller le roi tous les jours, et l'hiver porter une bougie dans un flambeau devant lui, depuis son carrosse jusqu'à son cabinet. Tant de fonctions et de détails de charges l'obligeoient à une incroyable assiduité, qui m'empêcha de pouvoir être en commerce avec lui autant que lui et moi l'aurions souhaité. Il portoit derrière sa médaille de chevalier de Saint-Jacques un petit portrait du roi en miniature[2], qui étoit très ressemblant. Il se retira avec lui à Saint-Ildefonse[3] à son abdication, et revint avec lui à la mort du roi Louis. Il eut la Toison et le Saint-Esprit, et mourut longues années après, presque aveugle, sans enfants[4]; son frère, assez obscur, hérita de sa grandesse.

6. Arcos, Ponce de Léon. Jean II, roi de Castille, avoit donné le comté de Medellin[5] à Pierre Ponce de Léon en récompense de ses services contre les Maures. Il étoit lors cinquième seigneur de Marchena[6], et le lui retira en 1440 en lui donnant en titre de comté Arcos en Andalousie[7]. Cette maison prétend sortir des anciens comtes de Toulouse. Rodrigue, troisième comte d'Arcos, petit-fils du premier par mâles, fut fait en 1484 marquis d'Arcos et duc de Cadix par les Rois Catholiques. Faute de mâles,

Duc d'Arcos. [*Add. St-S. 1699*]

1. Ces trois mots ajoutés en interligne.

2. L'orthographe de Saint-Simon est *mignature*; tome XXVI, p. 175-176.

3. Il y aura dans notre prochain volume une description de cette résidence.

4. Il mourut le 27 mars 1737, à soixante-cinq ans.

5. Medellin, en Estremadure, province de Badajoz.

6. Petit bourg d'Andalousie, diocèse de Séville. — Écrit ici *Marchea*.

7. Arcos de la Frontera, sur la Guadalete, entre Séville et Cadix.

sa fille porta Arcos, etc., en mariage au petit-fils par mâles de son grand-oncle paternel[1]. Les Rois Catholiques lui retirèrent Cadix, et en échange le firent en 1498 duc d'Arcos, et lui donnèrent d'autres terres. Celui que j'ai vu fort familièrement à Madrid étoit le septième duc d'Arcos de mâle en mâle, fils de l'héritière d'Aveiro si comptée en Espagne, dont il est parlé p. 249[2], et le même dont il est parlé p. 283[3], à propos du voyage forcé qu'il fit en France et en Flandres avec le duc[4] de Baños, son frère. Ce duc d'Arcos étoit un homme d'une belle et noble représentation, sa femme aussi[5], très riches et très magnifiques, ayant un très beau et grand palais, des meubles admirables, et fort aumôniers et gens de bien, fort considérés à Madrid, fréquentant peu la cour et se plaisant en leurs haras et à la plus superbe écurie d'Espagne en nombre et en beauté de chevaux ; tous deux très polis, beaucoup d'esprit et de grandeur, et le duc d'Arcos fort instruit, et du goût pour les livres ; tous deux parlant bien françois, et de fort agréable conversation, et même libre avec moi.

Duc d'Arenberg.

ARENBERG, Ligne. Étoit en Flandres[6], attaché à la cour de Vienne.

Duc d'Arion.

ARION, Sotomayor y Zuniga. Je parlerai de cette maison sous le titre de Bejar. Ce duc d'Arion étoit oncle paternel du duc de Bejar, quoique de peu plus âgé que lui. Il

1. Ce petit-fils s'appelait Louis Ponce de Léon, marquis de Zara, puis premier duc d'Arcos.

2. Cette page du manuscrit correspond aux pages 108-120 de notre tome VIII ; Saint-Simon aurait dû renvoyer à la page 251 de son manuscrit où il est parlé de la duchesse d'Arcos, Marie-de-Guadeloupe Alencastro, héritière d'Aveiro : tome VIII, p. 134.

3. Page 110 de notre tome IX.

4. Saint-Simon écrit par erreur le *C. de Baños* : il y avait bien un comte en effet, mais le frère du duc d'Arcos était le duc : voyez ci-après, p. 82 et 186.

5. Thérèse Henriquez de Cabrera : tome XXI, p. 333.

6. Léopold de Ligne : tome XV, p. 288.

portoit le nom de marquis de Valero[1], et il étoit un des quatre majordomes du roi quand Philippe V arriva en Espagne, qui prit pour lui un goût et une estime qui a toujours duré ; il étoit vice-roi du Mexique lorsque j'étois en Espagne, où il étoit en vénération ; c'est lui que le roi d'Espagne, bien qu'absent, fit majordome-major de la princesse des Asturies, puis duc d'Arion[2] et grand en arrivant en Espagne peu après que j'en fus parti.

Duc d'Atri. [*Add. St-S. 1700 et 1701*]

Atri, Acquaviva. Napolitain[3], frère du cardinal Acquaviva[4] et neveu d'un autre cardinal Acquaviva[5] ; il étoit capitaine des gardes du corps de la compagnie italienne, et en Italie lorque j'étois en Espagne[6].

1. Balthazar de Sotomayor Zuniga y Guzman : tome XXVI, p. 177-178.

2. Dans la notice du tome XXVI, nous avons omis de dire qu'il fut en effet créé duc d'Arion en 1723.

3. Il s'appelait Dominique Acquaviva d'Aragon. Son père, qui s'était distingué par sa fidélité à Philippe V, étant mort en août 1709, le fils aîné, Josias, lui succéda comme duc d'Atri ; mais il mourut à Lyon au début de 1710 et laissa le duché et la grandesse à son cadet Dominique. Celui-ci fut fait chevalier de la Toison d'or en mars 1712 et envoyé à Utrecht avec Monteleon comme un des plénipotentiaires ; à son retour, il fut nommé gentilhomme de la chambre du prince des Asturies (mars 1715), le quitta bientôt pour devenir capitaine des gardes du corps du roi, compagnie italienne, fut fait brigadier des armées en octobre 1720, épousa le 11 novembre 1725 une fille du prince Pio, et devint en 1737 majordome-major de la reine.

4. Trojan, cardinal Acquaviva en 1732 : tome XXXIII, p. 253.

5. François, cardinal Acquaviva : tome XXV, p. 92 ; c'est celui qui joua un si grand rôle à Rome au temps d'Alberoni.

6. Le duché d'Atri, l'ancienne Adria, au royaume de Naples, avait été donné aux Acquaviva au quatorzième siècle par les rois angevins ; mais, au seizième, Jules-Antoine, s'étant déclaré pour les Français, vit son duché confisqué par Charles-Quint, qui le donna à son frère cadet Jean-Antoine Acquaviva. L'aîné s'étant retiré en France, sa fille y épousa un Adjaceti, comte de Châteauvillain, qui se qualifia duc d'Atri. Leur fille, Angélique, se maria à Claude d'Anglure de Bourlémont, qui prit aussi le même titre. C'est à celui-ci que Saint-Simon a fait allusion dans les deux Additions au *Journal de Dangeau* que nous indiquons ci-contre. Dans le manuscrit Baluze 214,

Duc d'Atrisco. ATRISCO, Sarmiento.

Duc de Baños. BAÑOS, Ponce de Léon, frère du duc d'Arcos[1]. Il s'étoit retiré et établi en Portugal dans les biens d'Aveiro, de sa mère[2], lorsque j'étois en Espagne.

Duc de Bejar. BEJAR, Sotomayor y Zuniga. Les Rois Catholiques érigèrent cette terre, qui est en Estrémadure[3], en 1488, pour Alvar de Zuniga, second comte de Plasencia, et dès 1460 fait duc d'Arevalo par les Rois Catholiques, qui peu après mirent ce titre sur Plasencia, et enfin sur Bejar, et réunirent à leur couronne Arevalo et Plasencia[4]. La nièce du second duc de Bejar en hérita, et porta Bejar en mariage, en 1533, à François de Sotomayor, cinquième comte de Belalcazar[5], dont le fils, qui joignit à son nom celui de Zuniga, fut quatrième duc de Bejar. Cette maison de Sotomayor, dans laquelle cette grandesse s'est depuis continuée de mâle en mâle, descend masculinement de Guttière de Sotomayor, grand maître de l'ordre d'Alcantara, mort 1456, dont le fils aîné, Alphonse, fut créé comte de Belalcazar par Henri IV, roi de Castille[6]. Le douzième duc de Bejar[7] [*Add. St-S. 1702*] est celui que j'ai connu familièrement en Espagne. C'étoit un homme d'esprit, sage, timide, qui desiroit fort quelque utile réformation dans le gouvernement, et qui m'en entretint particulièrement plusieurs fois avec le comte de Priego[8] en tiers, son ami intime, par qui il

à la Bibliothèque nationale, fol. 30-59, il y a une généalogie des Acquaviva et une justification de la transmission du titre aux Adjaceti.

1. Gabriel Ponce de Léon : tome VIII, p. 136.

2. Ci-dessus, p. 80 et note 4.

3. Bejar est dans la Castille vieille, province de Salamanque, mais proche des limites de l'Estrémadure.

4. Plasencia est en Estrémadure, province de Caceres, sur le rio Jerte ; Arevalo est en Vieille Castille, province d'Avila.

5. En Andalousie, province de Cordoue.

6. Tout cela est pris dans les *Grands d'Espagne,* d'Imhof.

7. Jean-Emmanuel de Sotomayor : tomes IX, p. 149, et XX, p. 146

8. Il ne faut pas confondre le comte de Priego avec les marquis de Priego, devenus ducs de Medina-Celi. Le comte de Priego s'appelait Joseph de Cordoue Carrillo y Mendoza ; il avait été créé grand en 1714

m'avoit fait demander ces conversations, et qui, me voyant si bien avec Leurs Majestés Catholiques et avec le marquis de Grimaldo, desiroient ardemment que je m'y employasse, ce que je ne jugeai point du tout à propos, quoique, au fond, je pensasse comme eux, ce que je ne leur désavouai pas, ainsi que l'impossibilité radicale du remède. Ce duc de Bejar étoit fort honnête homme, instruit et fort pieux ; il avoit eu dès l'âge de six ans, chose unique, la Toison de son père, tué, en 1686, volontaire au siège de Bude[1]. L'Empereur s'intéressa fort pour cette grâce si singulière. Longtemps depuis mon retour, il maria son fils aîné à une fille du prince de Pons Lorraine, qui fut dame du palais de la reine[2], et quelques années après il fut majordome-major du prince des Asturies, gendre du roi de Portugal[3].

Duc de Berwick.

Berwick, Fitzjames. Bâtard de Jacques II, roi d'Angleterre, étant duc d'York, et de la sœur du fameux duc de Marlborough[4], duc et pair de France et d'Angleterre, maréchal de France, général des armées de France et d'Espagne, chevalier des ordres de la Jarretière, de la Toison d'or et du Saint-Esprit, gouverneur de Limousin, tué devant Philipsbourg, dont il faisoit le siège, en [1734[5]]. Je remets au titre de Liria à parler de cette grandesse.

et était un des majordomes du roi. Saint-Simon racontera plus loin, p. 204, toute l'histoire de sa grandesse. Il mourut le 28 mars 1724 (*Gazette*, p. 234).

1. Emmanuel de Sotomayor, duc de Bejar, marié à une fille du comte de Lemos, fut tué le 13 juillet 1686 au siège de Bude, où il commandait un régiment d'infanterie (*Gazette*, p. 413 et 423).

2. Joachim de Sotomayor y Zuniga, d'abord comte de Belalcazar, épousa le 1er mars 1733 Léopoldine-Élisabeth-Charlotte, née le 2 octobre 1716, fille de Charles-Louis de Lorraine-Marsan, prince de Pons (tome XXIV, p. 172) ; duc de Bejar en 1732, il mourut en décembre 1747 (*Gazette*, p. 615).

3. Plus tard, le roi Ferdinand VI ; pour lui et sa femme Marie-Madeleine-Josèphe de Portugal, voyez notre tome XXIV, p. 100.

4. Arabella Churchill : tome VII, p. 174.

5. Cette date est restée en blanc dans le manuscrit.

Duc de Bournonville.

Bournonville, *idem*[1]. Cette maison est originaire du Boulonnois, où est la terre de Bournonville dont elle tire son nom[2], et connue dès 1070 ; longtemps françois, puis transplantés en Flandres. Il s'agit ici de Michel-Joseph de Bournonville, qui a longtemps porté le nom de baron de Capres[3]. Son père, frère cadet du père de la première maréchale de Noailles[4], mourut en 1718 gouverneur d'Audenarde et lieutenant général des armées de Philippe V, et sa mère étoit Noircarme Sainte-Aldegonde, seconde femme de son mari[5]. Le baron de Capres monta par les degrés en Flandres au service d'Espagne ; il fit si bien sa cour aux maîtresses de l'électeur de Bavière qu'avec fort peu de réputation dans le monde et de pas plus à la guerre, il devint lieutenant général et chevalier de la Toison d'or, qu'il reçut en 1710 des mains de l'Électeur à Compiègne. N'ayant plus rien à gagner avec lui, il passa en Espagne, où il s'attacha servilement à la princesse des Ursins, qui, comme on l'a vu ailleurs[6], l'envoya de sa part à elle à Utrecht pour cette souveraineté qu'elle vouloit qu'on lui établît, et qui accrocha si étrangement la paix d'Espagne. Bournonville ne put être admis à Utrecht, y fut méprisé, comme il le fut aussi en France et en Espagne de s'être chargé d'une si vile commission ;

1. Cet *idem* veut dire que le nom patronymique est le même que le nom de grandesse.

2. Bournonville est dans l'arrondissement actuel de Boulogne-sur-Mer, canton de Desvres. Saint-Simon prend tout ceci à l'*Histoire généalogique,* tome V, p. 824 et 842-843.

3. Tome IX, p. 146.

4. Jean-François-Benjamin, marquis de Bournonville, cadet d'Ambroise-François (tome VIII, p. 290) fut d'abord capitaine d'infanterie, colonel d'un régiment wallon, gouverneur d'Audenarde, enfin lieutenant général (octobre 1695) ; il mourut à Namur le 16 avril 1718.

5. Le marquis de Bournonville, veuf en 1660 d'une catalane, Marie de Petrapertusa, se remaria avec Marie-Ferdinande de Sainte-Aldegonde, fille du comte de Noircarme, qui mourut avant lui, et qui appartenait à une famille d'Artois.

6. Tome XXIII, p. 349-350.

mais, avec un esprit médiocre, il l'avoit très souple, à qui les bassesses, quelles qu'elles fussent, ne coûtoient rien, et qui l'avoit tout tourné aux intrigues et à la fortune, avec force langages et beaucoup de désinvolte et de grand monde. Ce bel emploi lui dévoua entièrement la princesse des Ursins, qui le mit si bien auprès du roi d'Espagne que, même après sa chute à elle, il fut fait, en 1715, grand d'Espagne et bientôt après capitaine des gardes du corps de la compagnie wallonne; il prit le nom de duc de Bournonville et eut encore la clef de gentilhomme de la chambre; mais pas un d'eux n'en avoit aucune sorte de fonction que le duc del Arco et le marquis de Santa Cruz. J'en reçus à Madrid toutes les avances et toutes les caresses imaginables. Il vouloit aller ambassadeur en France, où résolûment on n'en vouloit point, dont il se doutoit bien. C'étoit donc pour lever cet obstacle qu'il me courtisoit. J'avois ordres de l'y barrer sous main, même à découvert de la part du Roi s'il étoit nécessaire. C'étoit un éclat que je voulus éviter, qui me coûta un vrai tourment les derniers mois que je passai en Espagne, parce qu'ils se passèrent en importunités journalières là-dessus de sa part, et en efforts de la mienne[1] pour lui en faire perdre la pensée, jusqu'à la veille de mon départ, qu'il m'obséda deux heures le soir dans la cour du Retiro, pour me persuader de l'intérêt qu'on avoit en France de l'y avoir ambassadeur, et me conjurer de le persuader à M. le duc d'Orléans et au cardinal Dubois. S'il ne réussit pas dans ce dessein, il obtint en 1726 l'ambassade de Vienne, dont il n'eut pas lieu d'être content; mais, accoutumé à savoir se reployer, il ne laissa pas d'être nommé, l'année suivante, premier plénipotentiaire au congrès de Soissons, où il ne se fit que des révérences et des repas, d'où il retourna en

1. *La mienne* est en interligne, au-dessus de *ma part*, biffé. — Saint-Simon reviendra sur cette ambassade dans notre prochain volume.

Espagne, peu content de Paris et de notre cour, malgré la protection des Noailles, auxquels il étoit fort homogène, excepté à sa cousine la maréchale, à qui il ne ressembloit point, car il étoit faux au dernier point, et le sentoit de fort loin, et d'une avarice extrême.

Il avoit un frère aîné sans fortune, dont il prit le fils auprès de lui[1]. Il n'étoit point marié, et son dessein étoit de lui faire tomber sa grandesse et sa charge. Il étoit fort parmi le monde pendant que j'étois à Madrid, et en même temps peu desiré, peu estimé et peu compté.

Duc Doria.

DORIA, *idem*, à Gênes, dont il est d'une des quatre premières maisons.

Duc d'Estrées maréchal de France.

ESTRÉES, *idem*, françois, à Paris. On a vu en son lieu comment il fut fait grand[2]. Éteint[3].

Duc de Frias connétable héréditaire de Castille.

FRIAS, Velasco, en Castille, près de Burgos. Les Rois Catholiques l'érigèrent en duché pour Bernardin Fernandez de Velasco, troisième comte d'Haro, et connétable de Castille après son père[4], office personnel jusqu'à ce second connétable, qui le rendit héréditaire, tellement qu'ils ont été bien plus connus sous le seul nom de connétables de Castille, que sous celui de ducs de Frias, grandesse qui, pour être toute masculine[5], n'est jamais sortie de la maison de Velasco. Cette illustre maison, qui a fait

1. Ce frère aîné s'appelait Wolfgang, marquis de Bournonville. Capitaine de cavalerie en 1691, il eut un régiment d'infanterie en 1702, avec lequel il passa en Espagne ; il fut nommé brigadier en 1708. Revenu en Flandre à la paix, il entra en 1718 au service de l'Empereur, devint gouverneur de Termonde en 1725 et, en 1728, stathouder de Limbourg. Le fils est François-Albert-Charles, né le 15 février 1710, marié en 1738 à une fille du duc d'Ursel.

2. C'est Victor-Marie, fait grand en 1702 : tome X, p. 151.

3. Le mot *Esteint* a été ajouté après coup. En effet cette grandesse s'éteignit en 1737, par la mort sans enfants du maréchal d'Estrées.

4. Pierre Fernandez de Velasco, fait connétable de Castille en 1473.

5. Imhof explique que le premier comte d'Haro fonda un majorasque purement masculin, avec substitution des frères ou neveux, quand le titulaire n'avait pas de descendant mâle.

plusieurs branches, vient toute de Jean de Velasco, rico-hombre et seigneur de Briviesca et de Pomar avant[1] 1400. Les offices de connétable et d'amirante avoient anciennement des rangs, des droits et des fonctions dans les divers royaumes dont ils l'étoient, qui composent celui d'Espagne ; mais, devenus depuis longtemps héréditaires, par conséquent abusifs, tout ce qui y étoit attaché s'étoit tellement perdu qu'il n'en restoit plus que le titre, qui n'étoit que pour les oreilles, et ne donnoit plus quoi que ce soit. Cette inutilité, l'insolence et la perfidie de l'Amirante[2], et l'enfance du Connétable[3] engagèrent Philippe V, il y a quelques années, à en supprimer même les titres pour toujours par un diplôme exprès et sans dédommagement, parce que ce n'étoit qu'un titre vain et vide de tout[4]. Je n'ai point vu le dernier de ces connétables, parce que son jeune âge l'empêchoit encore de paroître dans le monde. Il étoit fort riche et fort grand seigneur, le dixième duc de Frias.

Titres de connétable et d'amirante de Castille supprimés par Philippe V. [*Add. St-S. 1703*]

Gandie, Llançol dit Borgia[5], au royaume de Valence, près de la mer. Alphonse Borgia, fait cardinal, 1445, par

Duc de Gandie.

1. Avant ce mot, Saint-Simon a biffé *fort peu après 13*. — Briviesca (Saint-Simon écrit, comme Imhof, *Bibriesca*) et Medina-de-Pomar sont deux bourgs de la province de Burgos.

2. Il veut parler de Jean-Thomas Henriquez de Cabrera, onzième amirante, mort en 1705, dont la trahison a été racontée au tome XII, p. 55-56. A sa mort, Philippe V n'avait pas autorisé son frère, le marquis d'Alcaniças, à prendre le titre d'amirante.

3. Saint-Simon fait erreur : le dernier connétable de Castille, Bernardin de Velasco, duc de Frias (tome VIII, p. 112), vivait encore lors de la suppression de son titre, puisqu'il ne mourut qu'en avril 1727 (*Gazette*, p. 231) ; mais il semble bien que le roi ne le lui avait jamais reconnu.

4. C'est par décret du 22 janvier 1726 que Philippe V réunit les deux charges à la chambre de Castille (*Gazette*, p. 90).

5. Imhof, *Grands d'Espagne*, ne dit rien de ce nom de Llançol qui devint Borgia par substitution ; le *Moréri* les appelle *Lenzoli* ; on disait aussi Lenzuolo. Saint-Simon prend tout ce qui va suivre à *l'Historia Italiæ et Hispaniæ genealogica* du même Imhof.

Eugène IV, succéda, 1455, à Nicolas V[1], prit le nom de Calixte III, et mourut 1458. Sa sœur avoit épousé Geoffroy Llançol, d'une ancienne maison du royaume de Valence, aux enfants duquel le pape Calixte III fit prendre le nom et les armes de Borgia[2], dont il ne restoit plus de mâles. Geoffroy Llançol eut de la sœur du Pape deux fils et trois filles : Pierre-Louis Borgia, préfet de Rome, et Rodrigue Borgia, qui fut pape sous le nom d'Alexandre VI, lequel, étant cardinal, avoit eu de Venosa, femme de Dominique Arimano[3], romain, quatre fils, et une fille, qui épousa successivement Jean Sforze, seigneur de Pesaro, Alphonse d'Aragon, duc de Bisceglia, et Alphonse d'Este, duc de Ferrare[4]. Les fils furent Pierre-Louis Borgia, par Ferdinand le Catholique[5] fait duc de Gandie, en 1485, qui mourut accordé avec Marie Henriquez, fille de l'amiral de Sicile[6] ; César Borgia[7], d'abord cardinal

1. Eugène IV Condolmerio, pape de 1431 à 1447 ; Nicolas V, Thomas de Sarzane, pape de 1447 à 1455.

2. Les armes des Borgia étaient d'or à la vache passante de gueules sur une terrasse de sinople, à la bordure de gueules chargée de huit gerbes d'or.

3. Elle s'appelait Julie Farnèse, surnommée Vanosa, Venosa, Vanozza ou Vanoccia ; toutes les généalogies nomment son mari Dominique Arimano, sans autre détail.

4. Lucrèce Borgia (tome XXXVI, p. 325) épousa vers 1592 Jean Sforze, bâtard du duc de Milan ; on a dit qu'elle était alors déjà veuve, ce qui lui aurait fait en tout quatre maris ; mais les travaux les plus récents établissent que, avant cette union, elle avait été simplement fiancée successivement à deux seigneurs espagnols. Son mariage avec Sforze fut cassé en 1494 par le pape son père, et elle se remaria en 1498 avec le duc de Bisceglia, bâtard du roi Alphonse II de Naples, qui fut assassiné en 1500. Il a été parlé de son dernier mari, Alphonse Ier d'Este, duc de Modène et de Ferrare, dans le tome XXXVI, p. 325-326.

5. Les mots *par Ferd. le Cath.* ont été ajoutés sur la marge.

6. Saint-Simon copie Imhof, *Grands d'Espagne,* qui dit bien *amiral de Sicile*. On peut se demander si ce n'est pas une erreur et s'il ne faudrait pas lire *amiral de Castille*, qui était la charge héréditaire des Henriquez.

7. Tome XXV, p. 233.

qu'il ne demeura pas, et qui devint célèbre par ses crimes sous le nom de duc de Valentinois ; Jean Borgia, qui succéda au duché de Gandie de son frère aîné, et qui épousa Marie Henriquez, qui lui avoit été destinée ; enfin Godefroy Borgia, prince d'Esquillace[1], marié à une bâtarde d'Alphonse, roi d'Aragon, et dont la branche qui a duré longtemps s'est éteinte. César Borgia fit tuer Jean Borgia dans Rome, et jeter son corps dans le Tibre ; mais il laissa un fils et une fille. Ce fils fut Jean II Borgia, duc de Gandie, qui de Jeanne, fille d'Alphonse, bâtard de Ferdinand, roi d'Aragon[2], laissa François Borgia, duc de Gandie, qui, après avoir perdu sa femme, Éléonore de Castro, se fit jésuite, dont il fut bientôt après général ; c'est le célèbre saint François de Borgia, mort 1572, et canonisé cent ans après[3]. Il laissa une grande postérité, qui se divisa en plusieurs branches, desquelles l'aînée a toujours masculinement conservé le duché et le titre de duc de Gandie. C'est le treizième duc de Gandie que j'ai vu en Espagne[4], jeune, sans monde ni esprit, obscur et embarrassé de tout, que toutefois la considération de son nom, du duc d'Hijar son beau-père[5], du cardinal Borgia son oncle[6], fit l'un des deux gentilshommes de la chambre du prince des Asturies à son mariage.

Duc de Giovenazzo.

Giovenazzo, del Giudice, génois transplanté à Naples. C'étoit le prince de Cellamare, ambassadeur en France, qui ourdit avec le duc et la duchesse du Maine la conspira-

1. Ou plutôt Squillace, dans la Calabre, au royaume de Naples.

2. Ferdinand le Catholique.

3. François de Borgia, ayant perdu sa femme en 1548, alors qu'il n'avait que trente-sept ans, entra dans la Compagnie de Jésus et en devint le troisième général en 1565 ; il mourut le 30 septembre 1572, et fut canonisé par Clément X en 1671.

4. Louis de Borgia, marquis de Lombay : ci-dessus, p. 54.

5. Ci-après, p. 93. Ce doit être une erreur : le marquis de Lombay avait épousé en 1694 Rose Benavidès, fille du comte de San-Estevan-del-Puerto, et elle ne mourut que le 1er mars 1734.

6. Charles, cardinal Borgia : tome IX, p. 209.

tion dont il a été parlé[1], et tant de lui à cette occasion qu'il n'en reste rien à ajouter ici, non plus que sur le cardinal del Giudice, son oncle paternel, dont il a été tant parlé ici, tant à l'occasion de son voyage à Paris, qu'à celle de son expulsion d'Espagne par le cardinal Alberoni[2]. Son frère, le vieux duc de Giovenazzo[3], qui avoit encore plus d'esprit et d'intrigue que lui, et bien plus de sens, alla s'établir en Espagne, où il parvint à une grande considération. Charles II le fit grand, mais seulement pour trois races, et enfin conseiller d'État. Son fils Cellamare, qui, étant encore ambassadeur à Paris, prit à sa mort le nom de duc de Giovenazzo, avoit épousé à Rome une Borghèse, veuve du duc de la Mirandole, et mère du duc de la Mirandole que je trouvai établi en Espagne[4]. Cellamare en avoit une fille unique demeurée à Rome dans un couvent, qui avoit cette troisième race de grandesse et de grands biens à porter au mari qui l'épouseroit. On la disoit étrangement laide. Je ne sais ce qu'elle est devenue[5]. Longues années après mon retour, la cour d'Espagne fit un long voyage à Cadix, Séville, Grenade, etc., et don Joseph Patiño étoit lors premier ministre et chef des finances en particulier. Cellamare, je l'appelle toujours ainsi, y étoit comme grand écuyer de la reine, charge qu'il avoit dès le temps qu'il étoit à Paris. Patiño avoit le défaut d'être également infatigable en promesses réitérées et en inexécutions, même de choses à faire sur-le-champ, surtout quand il s'agissoit d'argent. Il y avoit longtemps qu'il menoit Cellamare de la sorte sur le

1. Tome XXXVI, p. 14 et suivantes.
2. Tomes XXIV, p. 223-227, XXVI, p. 264, et XXXI, p. 101.
3. Dominique del Giudice : tome IX, p. 306 et 467.
4. Le nom *Borghèse* est en interligne, au-dessus de *Carraccioli*, biffé. — Il a été parlé de cette princesse de Cellamare, morte en 1715, de son premier mari et de son fils la Mirandole, dans le tome XXIX, p. 230.
5. Constance-Éléonore del Giudice née le 4 avril 1697, épousa le 24 juin 1722 François Caraccioli, prince de Villa-Santa.

payement de l'écurie de la reine, livrée, fourrages et réparations de voitures, dont Cellamare étoit outré, n'osant trop pousser un premier ministre dans le plus haut crédit et la puissance la plus vaste et la plus absolue. La chose traîna ainsi jusqu'au départ de la cour pour revenir à Madrid, toujours en promesses, et la plupart d'être payé sur-le-champ, sans jamais d'exécution la plus légère. Le matin du départ, Cellamare fut chez Patiño lui représenter l'état de l'écurie de la reine, etc. ; il en eut peu de satisfaction ; il se fâcha, en vint aux grosses paroles, et entra dans une telle colère qu'il eut peine à regagner son logis, où il se trouva si mal qu'il en mourut le jour même, à près de quatre-vingts ans[1].

Duc de Gravine.

Gravina, des Ursins, à Naples et à Rome. C'est à présent l'aîné de cette grande maison, si tant est qu'il en reste d'autres branches. Mme des Ursins fit donner la grandesse au duc de Gravina, neveu du pape Benoît XIII[2].

Duc d'Havré.

Havré, Croÿ, en Flandres[3]. Philippe III l'érigea en duché pour Charles-Alexandre de Croÿ, de la branche d'Arschot, qui, de gentilhomme de la chambre de l'archiduc Albert, et conseiller au conseil de guerre à Bruxelles, prit le nom de duc de Croÿ après la mort de Charles, duc de Croÿ, son cousin et son beau-frère[4]. Phi-

1. Anecdote déjà racontée dans une Addition au *Journal de Dangeau* : notre tome XXXIII, p. 313.

2. Le pape Benoît XIII (tome XXVI, p. 157) était Vincent-Marie des Ursins. Son neveu, Ferdinand-Bernard, duc de Gravina depuis 1705, avait épousé une Ruspoli en avril 1718 (*Gazette*, p. 223). — Cette dernière phrase, depuis *Me des Ursins*, a été ajoutée par Saint-Simon à la fin du paragraphe. Après *Benoît XIII*, il a mis un signe de renvoi, et écrit en correspondance sur la marge intérieure de son manuscrit : *mais avant son exaltation plusieures années, vers 1704, coe en dédomagemt de la Grandesse esteinte du duc de Bracciano, aisné des Ursins, son mari* ; il a biffé ensuite cette addition marginale.

3. Avant *Croÿ*, Saint-Simon a biffé *Ligne*.

4. Charles, duc de Croÿ et d'Arschot, mourut en 1612, sans enfants de sa cousine Dorothée de Croÿ-Havré.

lippe III le fit conseiller d'État, surintendant des finances des Pays-Bas, chevalier de la Toison d'or et grand d'Espagne. Il fut tué dans sa maison à Bruxelles, à cinquante ans, en 1624, d'un coup de mousquet qui lui fut tiré par une fenêtre[1]. Il avoit épousé en 1599, Yolande, fille de Lamoral, prince de Ligne[2], dont il n'eut qu'une fille unique[3], qui porta sa grandesse et tous ses biens en mariage à Philippe-François, second fils de Philippe de Croÿ, comte de Solre, qui prit par elle le nom de duc d'Havré. Il fut chevalier de la Toison d'or, gouverneur de Luxembourg et du comté de Chiny, et chef des finances des Pays-Bas, mort à Bruxelles en 1650. Son fils unique, Ferdinand-François-Joseph de Croÿ, duc d'Havré, fut chevalier de la Toison d'or et mourut à Bruxelles en 1694[4]. Il avoit épousé en 1668 l'héritière d'Halluin[5], dans le château de Wailly près d'Amiens[6], dont il eut Charles-Joseph, duc d'Havré, tué sans alliance à la bataille de Saragosse, 10 septembre 1710[7], lieutenant général et colonel du régiment des gardes wallonnes, et Jean-Baptiste-Joseph, duc d'Havré et colonel du régiment des gardes wallonnes après son frère[8]. La princesse des Ursins lui fit épouser la fille de sa sœur[9] et d'Antoine Lanti, dit della
[*Add. S^t^S. 1704*] Rovere, seigneur romain, à qui sa belle-sœur procura l'ordre du Saint-Esprit en 1669[10]. La chute de la princesse

1. Cet événement arriva le 9 novembre 1624.
2. Cette Yolande de Ligne mourut avant son mari, et il se remaria, 6 janvier 1617, à Geneviève d'Urfé.
3. Marie-Claire de Croÿ, qui épousa d'abord Charles-Philippe de Croÿ, marquis de Renty, mort en 1640 ; en 1643, elle se remaria au frère consanguin de son mari, Philippe-François, qui prit le titre de duc d'Havré : notre tome XXIV, p. 86, note 9, et p. 91-92.
4. Tome X, p. 388, note 1.
5. Marie-Joséphine-Barbe d'Halluin : *ibidem*.
6. Département de la Somme, dans le canton actuel de Conty.
7. Charles-Antoine-Joseph : tome X, p. 387.
8. Tome XXIV, p. 93.
9. Marie-Anne-Césarine Lanti : *ibidem*.
10. Il a été parlé de ce Lanti et de sa femme dès le tome III, p. 2-3.

des Ursins attira des dégoûts au duc et [à] la duchesse d'Havré, qui étoit dame du palais de la reine. Le duc d'Havré quitta l'Espagne et se retira en France avec sa femme, et mourut à Paris en 1727[1]. Il laissa deux fils, dont l'aîné, duc d'Havré[2], grand d'Espagne, s'est fixé au service de France, où il est lieutenant général, et a épousé une fille du maréchal de Montmorency, dernier fils du maréchal-duc de Luxembourg[3]. Le cadet s'est marié en Espagne à la fille héritière du frère de sa mère[4], qui, comme on le verra ci-après, le fera grand d'Espagne[5].

Duc d'Hijar.

Hijar, Silva, ancienne baronnie en Aragon[6], puis duché, a passé d'héritière en héritière en différentes maisons, et enfin en celle de Silva, où elle ne fut que sur une seule tête par son mariage, dont une seule fille héritière[7], qui porta ses biens et cette grandesse à Rodrigue de Silva y Sarmiento et Villandrando, comte de Salinas et Ribadeo[8], second marquis d'Alenquer, mort au château de Léon, prisonnier d'État, ayant trempé dans la conjuration de Charles Padille contre Philippe IV[9]. Son fils aîné, duc d'Hijar[10], eut des fils qui n'eurent point d'enfants, et laissèrent leur sœur héritière[11], qui porta ses biens et cette grandesse en mariage, décembre 1688, à son cousin paternel Frédéric de Silva y Portugal,

1. Il a mis par erreur *1627*.
2. *Duc d'Havresch* corrige *Duc de Croy*.
3. Louis-Ferdinand-Joseph de Croÿ et Marie-Louise-Cunégonde de Montmorency-Luxembourg : tome XXIV, p. 95.
4. Jean-Just-Ferdinand-Joseph et Marie-Bethléem-Ferdinande Lanti : *ibidem*, p. 96.
5. Voyez ci-après, p. 205-208.
6. Dans la province de Teruel.
7. Elle s'appelait Isabelle-Marguerite Fernandez, duchesse de Hijar.
8. Saint-Simon écrit *Ribadaneo*. — Ribadeo est en Galice.
9. Sur cette conspiration et la condamnation du duc d'Hijar, voyez les *Mémoires de Mme de Motteville*, tome II, p. 215, et la *Gazette* de 1648, p. 1416, 1442, 1605-1608 et 1701, et de 1649, p. 787.
10. Jacques-François-Victor de Silva y Sarmiento.
11. Jeanne-Pétronille de Silva y Sarmiento.

marquis d'Orani[1], dont le petit-fils, par mâles, est le huitième duc d'Hijar, que j'ai vu en Espagne, qui fréquentoit peu la cour et le monde, mais qui avoit de la considération[2]. Je l'ai fort peu vu, et point du tout fréquenté.

Duc del Infantade.

L'INFANTADO, Silva. Cette maison, cette grandesse, et le duc del Infantado du temps de mon ambassade en Espagne, sont traités ci-devant, p. 2617 et 2618[3], en sorte qu'il n'en reste rien à expliquer ici, sinon que l'érection en est des Rois Catholiques en 1475, sous le nom de l'Infantado, et d'héritière en héritière tomba enfin, vers 1657, dans la maison de Silva, au cinquième duc de Pastrana[4].

Pastrana, terre en Castille, vendue avec d'autres, en 1572, par Gaspard-Gaston de la Cerda et Mendoza, à Ruy Gomez de Silva, prince d'Eboli, qu'il fit peu après ériger en duché et grandesse pour lui par Philippe II, qui l'avoit fait grand d'Espagne et duc d'Estremera dès 1568 ; et le nouveau duc de Pastrana en préféra le titre à celui de duc d'Estremera, qu'il quitta[5]. Il eut plusieurs enfants d'Anne Mendoza y la Cerda, son épouse, favorite si déclarée de

1. Quoi qu'en dise Saint-Simon, qui copie Imhof, ce marquis d'Orani mourut en mars 1700 sans enfants mâles, et ce fut son gendre Ferdinand Pignatelli qui hérita de la grandesse (*Gazette*, 1700, p. 162). Celui-ci d'abord rallié à Philippe V et fait vice-roi de Galice, passa en 1707 au parti de l'Archiduc et mourut retiré à Vienne le 13 août 1729.

2. Après la défection du Pignatelli, Philippe V donna le duché d'Hijar à un neveu du marquis d'Orani, Isidore de Silva, né le 8 juillet 1690, qui se couvrit le 12 mai 1718 (*Gazette*, p. 258) ; c'est celui que vit Saint-Simon.

3. Ci-dessus, p. 49-53.

4. A la suite de ce mot, Saint-Simon a écrit dans son manuscrit : « Voir cy-apres p. 2656 ». Si l'on se reporte à cette page du manuscrit, qui correspond à la fin des notices des grandesses, ci-après, p. 208, on trouve, en titre : « Article à ajouster à celuy de l'Infantado, p. 2628 », et en marge : « Article sur Pastrana à ajouster à celuy de l'Infantado ». En regard est le paragraphe qui va suivre et que nous plaçons ici conformément à ces indications.

5. Tout cela et ce qui va suivre a été dit ci-dessus, p. 50-51.

Philippe II, dont descendent, outre les ducs de Pastrane, les comtes de Salinas, les ducs d'Hijar, et les marquis d'Orani, d'Elisede et d'Aguilar. L'aîné, Roderic de Silva y Mendoza, fut second duc de Pastrane et troisième prince d'Eboli, et grand-père d'autre Roderic de Silva, cinquième duc de Pastrane, qui devint duc de l'Infantado et de Lerma par sa femme sœur et héritière de Roderic Diaz de Vivar Hurtado de Mendoza et Sandoval, septième duc del Infantado, mort sans enfants en janvier 1657, et de Diego Gomez de Sandoval, mort aussi sans enfants, juillet 1668. Le duc del Infantado du temps que j'étois en Espagne est petit-fils du duc de Pastrane devenu, comme il vient d'être expliqué, duc de l'Infantado, dont les Silva, depuis cette époque, ont préféré le titre à celui de duc de Pastrana. Il résulte de ce détail que la date de la grandesse del Infantado doit être prise de la première qu'il ait eue, qui est celle de 1568 de duc d'Estremera, qui, sous Charles V, a passé de l'état de *rico-hombre* à celui de grand d'Espagne.

Duc de Licera.

LICERA, y Aragon [1].

Duc de Linarès

LINARÈS, Alencastro [2]. Voir p. 249 [3], à quoi rien ici à ajouter, sinon que la grandesse étant tombée à l'évêque de Cuenca, qui en prit le titre et cessa de porter le nom d'évêque de Cuenca [4], je le laissai en partant d'Espagne sans avoir fait sa couverture, parce qu'il vouloit la faire avec son bonnet, et que les grands s'y opposoient et vouloient qu'il se couvrît avec son chapeau. Cette contestation, qui duroit depuis longtemps, retenoit ce prélat à la cour, qui n'en étoit pas fâché, et qui n'étoit pas sans ambition

1. Avant *y Aragon,* Saint-Simon a laissé un blanc pour mettre un autre nom, qu'il n'a pas inscrit. Celui de la terre doit être Lecera, en Aragon, province de Saragosse.

2. Après *Alencastro,* Saint-Simon a biffé *Aveiro.*

3. Correspondant aux pages 136-139 de notre tome VIII.

4. Jean-Emmanuel-de-la-Croix de Portugal-Alencastro : *ibidem,* p. 139.

ni sans esprit. Il étoit, comme on l'a vu au renvoi, de la maison d'Alencastro[1].

Linarès, en Portugal, érigé en comté par le roi Emmanuel de Portugal pour Antoine de Noronha, fils puîné de Pierre de Noronha y Menesez, issu de la maison royale de Castille[2]. Une fille héritière épousa un autre Noronha, dont le fils fut fait duc de Linarès par Jean IV, roi de Portugal[3]. Son fils fut fait grand d'Espagne par Charles II, et grand écuyer de la reine sa seconde femme, et mourut à sa suite à Tolède en 1703. Ses deux fils moururent sans postérité, et sa fille aînée porta le duché et grandesse de Linarès en mariage au second duc d'Abrantès[4].

Duc de Liria.

LIRIA, fils unique du premier lit du duc de Berwick ci-dessus, qui, après avoir fait tout jeune ses premières armes en Hongrie, retourna en Angleterre sur le point de la révolution, et passa en France avec Jacques II, dont il étoit fils naturel. Il y servit d'abord volontaire, et tôt après lieutenant général tout d'un coup ; il eut bientôt des commandements en chef. Il a tant été parlé de lui dans ces *Mémoires*, et des occasions glorieuses qui lui acquirent[5] la grandesse et la Toison à lui et à son fils, qu'il n'est besoin de s'arrêter que sur la singularité de sa grandesse, sur quoi il faut reprendre les choses de plus haut. Il avoit été marié deux fois, et n'avoit de son premier lit qu'un fils unique et plusieurs du second. Il[6] s'étoit si parfaite-

1. A la suite de ce nom, il y a dans le manuscrit : « Voir p. 2656 ». A cet endroit et à la suite de l'article sur Pastrana donné ci-dessus, on trouve en titre : « Article à ajouster à celuy de Linaréz, p. 2628 », et en marge « Article de Linarèz, ajouter à celuy d'Abrantès ». Vient alors le paragraphe suivant que nous plaçons encore ici en conformité de ces indications.

2. Voyez notre tome VIII, p. 137 et note 12.

3. Ferdinand de Noronha : *ibidem*.

4. Il y a beaucoup d'incertitude dans toutes ces généalogies : voyez, dans notre tome VIII, la note 3 de la page 138.

5. Phrase écrite d'abord au singulier, puis corrigée au pluriel.

6. Tout ce qui va suivre a été raconté dans le tome XIX, p. 377-379.

ment flatté d'obtenir son rétablissement en Angleterre que, lorsqu'il fut fait duc et pair de France, il obtint une clause inouïe dans ses lettres, qui fut l'exclusion de son fils aîné, parce qu'il le destinoit à succéder en Angleterre à ses dignités et à ses biens ; mais, lorsqu'il fut fait grand d'Espagne, il s'étoit enfin désabusé de cette trop longue espérance, et voulut établir tout à fait en Espagne ce fils aîné. Philippe V, en le faisant grand d'Espagne, lui avoit donné en même temps les duchés de Liria et de Quirica[1], dans le royaume de Valence, qui avoient été des apanages des infants d'Aragon. Le duc de Berwick obtint de les pouvoir donner actuellement à son fils aîné, et qu'il jouît en même temps de la grandesse conjointement avec lui, ce qui étoit jusqu'alors sans exemple. Son fils aîné prit donc alors le nom de duc de Liria, fit sa couverture, reçut l'ordre de la Toison d'or, et bientôt après épousa la sœur unique du duc de Veragua, qui, par l'événement, devint héritière de très grands biens. C'étoit une femme très bien faite, l'air fort noble et les manières, avec de l'esprit, du sens et de la piété, et fort estimée et considérée. On a vu qu'elle fut dame du palais de la princesse des Asturies à son mariage[2]. Le duc de Liria étoit lieutenant général, et fut gentilhomme de la chambre du roi d'Espagne très peu avant que j'y arrivasse. On a vu toute l'amitié et les services que j'en reçus. Il avoit par deux fois couru grand risque en Écosse et en Angleterre. Il avoit de l'esprit, beaucoup d'honneur et de valeur, et une grande mais sage ambition, étoit aimé, estimé et compté en Espagne, et le fut partout où il alla. Sa conversation étoit très agréable et gaie, instructive quand on le mettoit sur ce qu'il avoit vu, et très bien vu, en pays divers et en affaires, très bien avec tout ce qu'il y avoit de meilleur en Espagne, ami le plus intime de Grimaldo, qu'il n'avoit point abandonné dans sa disgrâce du temps d'Alberoni, et Grimaldo ne l'avoit jamais oublié. Quoiqu'il eût beaucoup de dignité,

1. Ou Xerica : tome XIV, p. 434. — 2. Ci-dessus, p. 55.

il ne laissoit pas d'être souple avec mesure et justesse, et fort propre à la cour, qu'il connoissoit extrêmement bien. Il avoit un talent si particulier pour les langues, qu'il parloit latin, françois, espagnol, italien, anglois, écossois, irlandois, allemand et russien comme un naturel du pays, sans jamais la moindre confusion de langues. Avec cela il aimoit passionnément le plaisir, et la vie compassée, uniforme, languissante, triste de l'Espagne lui étoit insupportable. Il étoit fait pour la société libre, variée, agréable, et c'étoit ce qu'on n'y trouvoit pas. Quelque temps après mon départ, il obtint l'ambassade de Russie, avec une commission à exécuter à Vienne[1]. Il réussit en l'une et en l'autre, tellement que la Czarine, sans l'en avertir, lui jeta un jour le collier de son ordre au col. Il repassa à Paris, où il se dédommagea tant qu'il put de l'ennui de l'Espagne, et où nous nous revîmes avec grand plaisir. Il me voulut même bien donner quelques morceaux fort curieux qu'il avoit faits sur l'état de la cour et du gouvernement de Russie[2]. Il demeura à Paris tant qu'il put, et bien moins qu'il n'eût voulu, et, pour éloigner son retour en Espagne, il obtint permission d'aller voir le roi d'Angleterre à Rome ; de là il alla à Naples, où il fit si bien, qu'il demeura si longtemps que, s'y abandonnant aux plaisirs de la société, et peu à peu à l'amour d'une grande dame, il en mourut de phtisie[3], laissant plusieurs enfants. C'est un homme que je regretterai toujours. Son fils aîné[4] a recueilli sa grandesse, est grandement établi, mais ne lui ressemble pas.

Ducs de Medina-Celi. Alphonse X, roi de Castille ;

MEDINA CELI, Figueroa y la Cerda. La grandeur de l'origine de cette grandesse, et la singularité de sa première continuation, m'engagent à m'y étendre[5]. Alphonse X, roi

1. Déjà dit dans le tome XXXVIII, p. 295.
2. *Ibidem*, note 5. Voyez ci-après aux Additions et Corrections.
3. Le 2 juin 1738 : *ibidem*.
4. Jacques Fitz-James, né le 28 décembre 1718, duc de Liria en 1738
5. Saint-Simon prend ce qui va suivre au *Moréri* ou à Imhof.

de Castille[1], dit l'Astrologue de son goût pour l'étude, et en particulier pour les mathématiques et l'astronomie, et des fameuses Tables dites alphonsines de son nom, qu'il fit dresser sous ses yeux[2], eut deux fils d'Yolande, infante d'Aragon, son épouse[3] : Ferdinand, l'aîné, fut gendre de saint Louis[4] ; et Sanche dit le Brave. Ferdinand donna des preuves de son courage contre les Maures, et mourut à vingt et un ans, en 1275, neuf ans avant son père, et laissa deux fils, Alphonse et Ferdinand, qui, je n'ai pu savoir pourquoi, prirent dans la suite le nom de la Cerda[5]. Sanche, fils cadet de l'Astrologue[6], voyant les deux fils de son aîné si fort en bas âge, et le roi son père si enterré dans ses études qu'il ne put jamais se résoudre d'aller en Allemagne, où il avoit été élu unanimement empereur, le méprisa et conçut le dessein de régner. Les instances persévérantes des princes d'Allemagne, ni les exhortations du Pape, n'ayant pu l'ébranler pendant plusieurs années, quoiqu'il eût accepté l'empire, pris le nom d'empereur, souvent promis de passer en Allemagne, les princes de l'Empire, rebutés de tant de remises, se tournèrent du côté du frère du roi d'Angleterre, qui eut plus de volonté, mais non plus de succès[7], ce qui engagea les Allemands

sa catastrophe et des fils de son fils aîné.
Maison de la Cerda.
[*Add. S^t S 1705*]

1. Roi en 1252, il mourut en 1284 ; il était fils de Ferdinand III.
2. Ces tables astronomiques, qu'Alphonse fit dresser à Tolède par une réunion de savants juifs, chrétiens et arabes, furent en usage jusqu'au commencement du seizième siècle.
3. Fille de Jacques Ier, roi d'Aragon, et mariée en 1246.
4. Il avait épousé en 1269 Blanche de France, morte en 1320, à Paris, où elle était revenue après la mort de son mari.
5. Le nom de la Cerda avait déjà été pris par leur père. Saint-Simon a parlé d'Alphonse X et de sa postérité dans sa notice du duché de Nemours : *Écrits inédits*, tome V, p. 23-26, où il dit de ce surnom de la Cerda : « On prétend qu'il lui vint d'avoir l'estomac velu d'une manière extraordinaire ».
6. Sanche IV, roi de Castille, régna de 1284 à 1295.
7. En 1258, les électeurs n'avaient pu s'entendre sur le choix du successeur de Guillaume de Hollande, élu mais non couronné ; les uns avaient élu, en janvier, Richard, comte de Cornouailles, frère du

à renoncer à l'un et à l'autre, et à élire Rodolphe comte d'Habsbourg, chef fameux de la maison d'Autriche[1].

Sanche, ravi du mépris où l'attachement à l'étude, et la privation de l'Empire qui en fut l'effet, avoit précipité son père, profita de cette passion d'étude pour lui persuader de se décharger sur lui de tous les soins du gouvernement, qui le détournoient de ses occupations les plus chères. Parvenu à régner sous son nom et s'être acquis toute la Castille par sa valeur et sa manière de gouverner, il songea à faire déshériter ses neveux, et à se faire associer par son père, et couronner roi de son vivant ; car, jusqu'à la réunion des divers royaumes qui composent l'Espagne, c'est-à-dire jusqu'aux Rois Catholiques inclusivement, tous ces différents rois se faisoient couronner. Le père y consentit, et presque tout le royaume ; au moins, on n'osa y branler. Ce ne fut pas tout : Sanche trouva que son père demeuroit trop longtemps avec lui sur le trône ; il résolut de l'en précipiter ; il en vint à bout. Le malheureux père, réduit à ses livres, ne put s'en consoler avec eux. Il implora l'assistance de toute l'Europe contre un fils si dénaturé, qui ne lui en procura[2] aucune. Alors réduit au désespoir, il donna sa malédiction à son fils, le déshérita et sa race autant qu'il fut en lui, rappela ses petits-fils aînés à leurs droits, et à défaut de leur race, appela à sa couronne celle de saint Louis. Il mourut dans ce désespoir, et Sanche sut bien empêcher l'effet des dernières volontés de son père. Ce[3] prince et Jacques Ier, roi d'Angleterre, montrent ce que sont des cuistres[4] couronnés.

roi Henri III d'Angleterre, les autres, en mars, Alphonse X roi de Castille. Richard mourut, et Alphonse ne pouvant se décider à venir en Allemagne, les suffrages des électeurs se portèrent sur Rodolphe, comte de Habsbourg, qui fut élu le 30 septembre 1273.

1. Rodolphe Ier, empereur en 1273, mourut à Germersheim en 1291.
2. Le manuscrit porte par erreur *procurerent*.
3. Cette dernière phrase a été ajoutée à la fin du paragraphe.
4. Ce nom de *cuistre*, que Saint-Simon a déjà appliqué à des valets

Des deux malheureux neveux, Alphonse de la Cerda fit la branche dite de Lunel[1], et Ferdinand fit celle dite de Lara, de la femme que chacun des deux épousa[2]. Cette branche s'éteignit dans le petit-fils de Ferdinand, qui n'eut qu'un fils mort au berceau, et des filles mariées, qui furent emprisonnées et empoisonnées par l'ordre de Pierre le Cruel, roi de Castille, en 1361. Ainsi je ne parlerai point de cette branche.

Alphonse de la Cerda n'oublia rien pour recouvrer le royaume qui lui appartenoit, et dont il prit le nom de roi de Castille, et que Sanche, son oncle, avoit usurpé[3]. Ses efforts furent inutiles ; il fut réduit à se retirer en France, où Charles le Bel le fit son lieutenant général en Languedoc. Il épousa Mahaud, dame de Lunel, dont il eut un seul fils, connu sous le nom de prince des Iles-Fortunées, d'où sont sortis les Medina-Celi. Il se remaria à Isabeau, dame d'Antoing et d'Espinoy, veuve d'Henri de Louvain, seigneur de Gaësbeck, qui épousa en troisièmes noces Jean Ier de Melun, vicomte de Gand. De son second mariage Alphonse de la Cerda eut Charles, dit de Castille ou d'Espagne, connétable de France, qui figura dignement et grandement, et qui fut empoisonné à Laigle en Normandie, où il mourut, par ordre de Charles le Mauvais, roi de Navarre[4]. Ce connétable ne laissa point d'enfants de Marguerite de Châtillon-Blois. Il eut deux frères sans établissements ni alliances, dont un fut archidiacre

de collège ou de séminaire (tomes III, p. 40, et XX, p. 8), était aussi, selon le *Dictionnaire de l'Académie* (1718), une injure dont on se servait pour désigner un homme de collège, et par dérivé un homme qui s'occupe de science, sans en avoir la capacité.

1. Voyez quelques lignes plus loin.

2. Ferdinand retourna bientôt en Espagne et y épousa Jeanne de Lara.

3. Saint-Simon se sert de l'*Histoire généalogique,* tome VI, p. 162, article du connétable Charles de Castille.

4. Le 8 janvier 1354. Charles de la Cerda ne fut pas empoisonné, mais assassiné dans son lit.

de Paris, et une sœur mariée en Espagne, à Ferdinand Ruys de Villalobos. Ainsi finit promptement cette branche du connétable. Revenons maintenant à son frère aîné, Louis d'Espagne, prince des Iles-Fortunées, duquel sont sortis les Medina-Celi.

La Cerda, seigneurs de Medina-Celi.

Ce Louis de la Cerda[1] eut le don du Pape des Iles-Fortunées, dont il fut couronné roi dans Avignon, par le même pape Clément VI, vers 1344. Ces îles sont les Canaries, qu'il se résolut d'aller chercher sur l'exemple de ceux de Gênes et de Venise sur le bruit de leur découverte; mais ce fut un dessein qu'il ne put exécuter. Il fut amiral en France, comte de Clermont et de Talmond; il épousa vers 1370 Léonor de Guzman, dame du Port Sainte-Marie, près Cadix[2], dont il ne laissa qu'une seule fille héritière, appelée Isabelle de la Cerda, dame de Medina-Celi et du Port Sainte-Marie, qui fut veuve sans enfants de Roderic Alvarez d'Asturie[3]. Voyons maintenant à qui elle se remaria.

Dernier direct comte de Foix, etc. Succession de ses états après lui. Ses deux bâtards. Fin malheureuse du cadet. Fortune énorme de l'aîné.

Gaston-Phébus, comte de Foix, vicomte de Béarn et de Bigorre, dit Phébus pour sa beauté, dont la magnificence et la cour, la puissance et l'autorité chez tous les princes de son temps sont si vantés dans Froissart, fut toujours brouillé avec Agnès, fille puînée de Philippe III, roi de Navarre, à la cour duquel elle passa presque toute sa vie, et que ce comte de Foix avoit épousée, 1348[4]. Il n'en avoit qu'un fils unique qu'il avoit marié avec Béatrix, fille de Jean, comte d'Armagnac, lequel passoit aussi sa vie tant qu'il pouvoit auprès de sa mère et du roi de Navarre son oncle. Étant venu voir son père à Orthez, qui haïssoit sa femme, et ne l'aimoit guère lui-même, et ne pouvoit souf-

1. Ce Louis d'Espagne ou de la Cerda, ayant été amiral de France en 1341, a un article dans l'*Histoire généalogique,* tome VII, p. 751.

2. Puerto-de-Santa-Maria, sur la baie de Cadix, au nord de cette ville.

3. Voyez *l'Histoire généalogique,* tome III, p. 351 et suivantes, généalogie de Medina-Celi.

4. Déjà dit dans notre tome V, p. 195-196.

frir le roi de Navarre, son beau-frère, il en fut assez bien reçu. Au bout de quelques jours, le comte de Foix, au retour de la chasse, se mit à table pour souper. Son fils lui présenta la serviette pour laver. Dans cet instant, le soupçon et la colère surprirent si à coup le comte de Foix, que, croyant que son fils lui alloit porter le coup de la mort en lui donnant la serviette, il tira un poignard de son sein, dont il l'abattit mort à ses pieds, en 1380, et c'étoit un jeune homme de très grande espérance, très bien né, et bien éloigné d'avoir jamais eu une si horrible pensée[1]. Le père, revenu à lui-même, fut au désespoir, ne put s'en consoler, et en mourut enfin de douleur, qui lui causa l'apoplexie qui l'étouffa dans l'instant qu'il se lavoit les mains en se mettant à table à Orthez pour souper, en 1391, à quatre-vingts ans, de[2] même façon qu'il avoit tué son fils. Ce fils n'avoit point eu d'enfants, tellement que Mathieu[3] de Foix, vicomte de Castelbon, succéda à Gaston-Phébus au comté de Foix. Plusieurs années auparavant, sa sœur unique, Isabelle, avoit épousé Archambaud de Grailly, qui par elle succéda au comté de Foix, etc., par la mort sans enfants de Mathieu comte de Foix, etc., frère de sa femme[4]. Le duc de Foix fait duc et pair par Louis XIV, en 1663[5], avec Mme de Senecey sa grand mère et la comtesse de Fleix sa mère, toutes deux dames d'honneur de la Reine mère, et mort il n'y a pas fort longtemps sans enfants, a été le dernier de cette maison de Grailly qui, par ce même héritage de Foix, eut celui de Navarre ensuite aussi par héritage, en porta peu la

1. Cette tragédie est racontée dans le second livre des Chroniques de Froissart, tome XII de l'édition de la Société de l'histoire de France. Le jeune prince s'appelait Gaston.

2. Fin de phrase ajoutée sur la marge avec un signe de renvoi.

3. Avant *Mathieu*, il a biffé *Roger Bernard*.

4. Mathieu de Foix mourut en 1398; Archambaud de Grailly, captal de Buch, lui succéda et vécut jusqu'en 1412.

5. Gaston-Jean-Baptiste de Foix-Candalle (tome I, p. 191); pour l'érection de son duché, voyez notre tome XI, p. 289-290.

couronne, qui tomba par une héritière dans la maison d'Albret, et d'elle par la même voie dans la maison de Bourbon, avec les comtés de Foix, Bigorre, Béarn, etc. Reprenons présentement notre sujet.

Gaston-Phébus[1], comte de Foix, n'avoit d'enfants que le fils qu'il poignarda ; mais il laissa quatre bâtards dont les deux derniers n'ont point paru dans le monde. Bernard, l'aîné des quatre, eut un bonheur extrême, comme on le va voir. Yvain, le second des quatre, le favori du père, brilla à la cour de Charles VI, fut de ce funeste bal où ce roi et sa suite se masquèrent en sauvages, où le feu prit à leurs habits, dont plusieurs moururent brûlés, dont Yvain fut un, sans avoir été marié ; ce fut le 30 janvier 1392[2].

Bâtards de Foix comtes puis ducs de Medina Celi.

Bernard, bâtard de Gaston-Phébus comte de Foix, et l'aîné des trois autres bâtards, alla chercher fortune en Espagne dès 1367, y établit sa demeure, s'y distingua par sa valeur au service du comte de Trastamare contre Pierre le Cruel, roi de Castille, dont il étoit frère bâtard, mais qu'il vainquit et tua, et fut roi de Castille en sa place sous le nom d'Henri II[3]. Bernard eut le bonheur de plaire à Isabelle de la Cerda, dame de Medina-Celi et du Port Sainte-Marie, fille et seule héritière de Louis de la Cerda ou d'Espagne[4], prince des Iles-Fortunées, etc., petit-fils de Ferdinand, fils aîné de Castille, et de Blanche, troisième fille de saint Louis, sur lesquels Sanche le Brave, après la mort du même Ferdinand, son frère aîné, avant le roi Alphonse l'Astrologue, leur père, avoit usurpé la couronne de Castille. Cet heureux bâtard de Foix fit donc ce grand mariage si disproportionné de lui, et fut

1. Le manuscrit porte par erreur *Cesar-Phœbus*.

2. Froissart raconte ce drame dans ses *Chroniques*, édition Kervyn de Lettenhove, tome XV, p. 84-90 (28 janvier 1393, nouveau style).

3. Voyez notre tome VIII, p. 197.

4. C'est cette Isabelle dont il a été parlé à la page 102 comme restée veuve sans enfant de Rodrigue Alvarez d'Asturias.

fait comte de Medina-Celi. Il prit en plein et en seul le nom de la Cerda, et les armes, au premier et quatrième parti de Castille et de Léon, au second et troisième de France, et tous ces quartiers sans brisure[1], ainsi qu'il appartenoit à ces malheureux princes déshérités, pères de cette royale héritière. Les trois générations suivantes comtes de Medina-Celi figurèrent fort à la guerre et dans l'État et par leurs alliances. La quatrième fut Louis II de la Cerda, [qui] servit si bien les Rois Catholiques contre les Maures, qu'en 1491 ils le créèrent duc de Medina-Celi ; le troisième duc fut fait marquis de Cogolludo[2]; le sixième épousa l'héritière du duché d'Alcala[3]. Son fils, le septième[4], épousa l'héritière des duchés de Ségorbe et de Cardone, des marquisats de Comarès et de Denia et du comté de Santa-Gadea[5]. Je ne marque sur chacun que les grandesses qu'ils accumulèrent et point les autres terres. Le huitième, fils du septième, finit la race de ces heureux bâtards de Foix : ce fut Louis-François, huitième duc de Medina-Celi[6], général des côtes d'Andalousie, puis des galères de Naples, ambassadeur à Rome, vice-roi de Naples, rappelé à Madrid, fait gouverneur du prince des Asturies, et premier ministre d'État 1709. La jalousie et les menées de la princesse des Ursins le rendirent suspect. Il fut accusé d'une conspiration contre l'État, et arrêté comme il alloit au Conseil, conduit à Pampelune, puis à Fontarabie, où il mourut fort tôt après[7] sans aucuns enfants de la fille du duc d'Ossone qu'il avoit

1. Imhof donne ces armoiries dans ses *Grands d'Espagne*, p. 66.

2. Jean II de la Cerda, vice-roi de Sicile (1557), puis de Navarre, et gouverneur des Pays-Bas (1570). Le marquisat de Collogudo avait été érigé avec grandesse pour son frère aîné mort sans enfants.

3. Jean V de la Cerda, mort en 1671, marié à Anne-Marie-Louise Portocarrero, duchesse d'Alcala.

4. Jean-François-Thomas-Laurent : tome VIII, p. 203.

5. Catherine Folch de Cardone et Aragon , morte en février 1697.

6. Notre tome VII, p. 253.

7. Notre tome XX, p. 105-106 et 299-300.

épousée en 1678[1]. Ses sœurs avoient épousé, l'aînée le marquis de Priego[2]; la seconde le marquis d'Astorga; la troisième le dernier Amirante de Castille; la quatrième le duc d'Alburquerque; la cinquième le marquis de Solera; la sixième le connétable Colonne; la septième le duc del Sesto; la dernière le comte d'Oñate, tous grands d'Espagne[3]. Ainsi la sœur aînée du huitième duc de Medina-Celi des bâtards de Foix hérita de toutes ses grandesses, qu'elle porta après son mariage à son mari le marquis de Priego. Voyons maintenant qui étoit ce marquis de Priego, qui étoit aussi duc de Feria, et doublement grand d'Espagne.

Figueroa ducs de Medina Celi.

Laurent II Suarez de Figueroa fut fait comte de Feria en Estrémadure par Henri IV, roi de Castille, en 1467. Il étoit petit-fils de Laurent Ier Suarez de Figueroa, maître de l'ordre de Saint-Jacques, qui acquit cette terre, et il fut grand-père d'autre Laurent III Suarez de Figueroa, tout cela de mâle en mâle, qui épousa, en 1518, Catherine, fille aînée et héritière de Pierre Fernandez de Cordoue, marquis de Priego, par laquelle il unit en lui les deux grandesses de Feria et de Priego, et le nom de Fernandez de Cordoue de sa femme au sien de Suarez de Figueroa dans sa postérité. Pierre leur fils, mort après son père, mais avant sa mère, fut quatrième comte de Feria, et ne laissa qu'une fille unique, laquelle fut bien marquise de Priego, mais non comtesse de Feria, qui ne pouvoit passer aux filles. Ainsi son oncle paternel[4] devint cinquième comte de Feria, et ce fut en sa faveur qu'en 1567 Philippe II le fit duc de Feria, dont le fils, second duc de Feria, venu à Paris de la part de Philippe II, ser-

1. Marie-de-las-Nieves, fille de Gaspard Tellez Giron, duc d'Osuna.
2. Il a été parlé du marquis de Priego et de sa femme dans le tome XX, p. 299-300.
3. Imhof, *Grands d'Espagne*, p. 65-66, donne les noms de ces huit sœurs et de leurs maris.
4. Il s'appelait Gomez Suarez de Figueroa.

vit si ardemment la Ligue[1]. Sa race s'éteignit dans le quatrième duc de Feria[2].

Alphonse Suarez Figueroa étoit troisième fils de Laurent III, troisième comte de Feria, et de Catherine, héritière de Pierre Fernandez de Cordoue, marquis de Priego, et frère cadet du premier duc de Feria, dont il épousa la fille, et fut par elle marquis de Priego[3]. Sa postérité masculine réunit Feria et Priego par la succession du cinquième marquis de Priego au quatrième duc de Feria. Le fils de celui-ci fut ainsi sixième duc de Feria[4], et aussi sixième marquis de Priego, et c'est lui à qui Philippe IV accorda les honneurs de grand de la première classe.

Il maria son fils[5] à la sœur aînée du dernier duc de Medina-Çeli des bâtards de Foix, laquelle en recueillit la succession depuis qu'elle fut veuve, et qu'elle transmit à son fils Emmanuel Figueroa de Cordoue et la Cerda[6], marquis de Priego, duc de Feria et Medina Celi, etc., père de celui que j'ai vu en Espagne[7], et qui y étoit fort considéré. Il avoit un fils déjà grand, qui portoit le nom de marquis de Cogolludo, et qui, depuis mon retour, acquit de nouvelles grandesses par son mariage avec la fille unique héritière du marquis d'Ayétone[8]. Le père et le fils étoient autant du grand monde et de la cour que des seigneurs espagnols naturels en pouvoient être, fort

1. N. Suarez de Figueroa, duc de Feria, dont il est souvent question dans les *Mémoires-Journaux de Pierre de l'Estoile*.

2. Laurent-Balthazar de Figueroa, mort vers 1635.

3. Erreur : Alphonse n'es pas frère cadet du premier duc de Feria, et c'est son père qui épousa la fille de Pierre, marquis de Priego.

4. Louis-Ignace de Figueroa.

5. Louis-François-Maurice de Cordoue Figueroa, mort le 23 août 1690, avait épousé Félice-Marie de la Cerda Medina-Celi.

6. Saint-Simon intercale ici une génération de trop.

7. Nicolas de Cordoue, marquis de Priego : tome XX, p. 300.

8. C'est le 19 novembre 1722 que Louis de Cordoue de la Cerda et Aragon, marquis de Cogolludo, épousa Thérèse de Moncade et Benavidès, fille du marquis d'Aytona (*Gazette*, p. 725) ; le roi Louis le fit gentilhomme de sa chambre en janvier 1724.

polis ; je les voyois fort familièrement. Ce sont ceux de cette cour qui se sont souvenus le plus longtemps de moi, par leurs lettres, bien des années depuis mon retour. Le palais de Medina-Celi[1], presque au bout de Madrid, vers Notre-Dame d'Atocha, est peut-être le plus spacieux qu'il y ait dans la ville, et très somptueusement meublé. Le roi d'Espagne s'y retira à la mort de la reine sa première femme, et y a demeuré jusque fort près de son second mariage[2]. J'y ai vu une comédie extrêmement magnifique, dans une salle faite pour ce spectacle, où le duc de Medina-Celi avoit convié toute la cour et le plus distingué de la ville, hommes et femmes, après le retour de Lerma, où je vis le duc de Linarès, tout évêque qu'il étoit, et le cardinal Borgia ; tout y étoit plein, mais avec un grand ordre et décence, et rien de plus magnifique que l'abondance des rafraîchissements et de tout ce qui accompagna la fête.

Amirante de Castille.

Medina-de-Rioseco, Henriquez y Cabrera, amirante héréditaire de Castille. Cette maison depuis son origine, ses grandesses, le personnel de l'Amirante de Castille lors de l'avénement de Philippe V à la couronne d'Espagne, ont été traités avec un si grand détail p. 255 et 256[3], sa conduite depuis, sa fuite en Portugal, le triste personnage qu'il y fit jusqu'à sa mort, p. 351 et 434 et 494[4], qu'il ne s'en pourroit faire ici que d'ennuyeuses redites.

Duc de Medina Sidonia.

Medina-Sidonia, Guzman. C'est le premier duché de Castille. Les antérieurs à celui-là sont éteints. Il est en Andalousie, vers le détroit de Gibraltar[5]. Jean II, roi de Castille, l'avoit donné, sans érection, à Jean de Guzman, maître de l'ordre de Calatrava. Cette terre tomba à Henri de Guzman, second comte de Niebla, dont le fils aîné,

1. Notre tome VIII, p. 101.

2. Tome XXIV, p. 180 et 215.

3. Ces pages du manuscrit correspondent aux pages 196 à 206 de notre tome VIII.

4. Tomes X, p. 237-238, XII, p. 55-56, et XIII, p. 54.

5. Dans la province de Cadix, à quelques lieues à l'Est de cette ville.

Jean-Alphonse de Guzman, fut créé, en février 1445, par le même roi Jean II, duc de Medina-Sidonia, mais seulement pour sa personne. Le roi Henri IV l'étendit, en février 1460, non-seulement à sa postérité légitime, mais encore, à son défaut à l'illégitime. Cela sent bien le moresque et l'Afrique. La maison de Guzman est une des plus anciennes, des plus grandes et des plus illustres d'Espagne, et y figuroit fort dès le dixième siècle. Le duché de Medina-Sidonia est demeuré dans la postérité masculine et légitime du premier duc. On a suffisamment parlé du duc de Medina-Sidonia à l'occasion du testament de Charles II et de l'arrivée de Philippe V en Espagne, dont il fut grand écuyer[1], puis chevalier du Saint-Esprit, et de son fils, qui aima mieux conserver sa golille et vivre obscur que de faire sa couverture après la mort de son père[2]. C'est ce fils qui étoit duc de Medina-Sidonia lorsque j'étois en Espagne, et que je n'ai vu ni rencontré nulle part.

Duc de Saint-Michel.

Saint-Michel, Gravina, d'une des plus grandes maisons de Sicile, où il avoit très bien servi, et s'étoit fort endetté à soutenir le parti de Philippe V tant qu'il avoit pu, en considération de quoi il avoit obtenu la grandesse[3]. Il étoit venu à Madrid pour y faire sa couverture; mais, comme je l'ai dit ailleurs, je l'y laissai encore sans s'être couvert, faute d'avoir pu payer la médiannate et les frais, qui vont loin, sans avoir pu obtenir ni remise ni diminution[4], ce que tout le monde trouvoit fort injuste. Il étoit vieux, estimé et accueilli; mais la tristesse de sa situation le rendoit obscur. Comme toute sa famille étoit en Sicile, où il comptoit retourner, je ne m'y étendrai pas davantage.

1. Jean-Claros-Alphonse Perez de Guzman : tome VII, p. 255, 268-269, etc.
2. Manuel-Alphonse-Claros Perez de Guzman : tome IX, p. 137-140.
3. N. de Gravina : tome IX, p. 145-146 et 463.
4. *Ibidem*, p. 144-147.

Duc de la Mirandole.

La Mirandole, Pico. Je ne m'arrête sur ce seigneur italien, fait grand d'Espagne par Philippe V, qui le fit aussi son grand écuyer[1], que parce qu'il s'est établi en Espagne après avoir perdu toute espérance de rétablissement dans ses petits États d'Italie, où ses pères étoient comme souverains, et dont l'empereur Léopold les a dépouillés sans retour, parce qu'ils se sont trouvés à sa bienséance. Les Pics sont connus dès 1300 par François Pico, seigneur de la Mirandole et vicaire de l'Empire. Jean Pic et François son frère, quatrième génération de ce premier François, furent faits comtes de Concordia, 1414, par l'empereur Sigismond. Le fameux Pic de la Mirandole, le phénix de son siècle par son immense savoir, mort sans alliance en 1494, n'ayant pas encore trente-deux ans[2], étoit frère cadet de Galéot Pic, seigneur de la Mirandole, comte de Concordia, qui étoit la quatrième génération du premier comte. Galéot Pic, second du nom, comte de Concordia et premier comte de la Mirandole, mort 1551, étoit petit-fils du frère du savant Pic de la Mirandole, et père de Silvie et de Fulvie, qui épousèrent le comte de la Rochefoucauld[3] et un autre la Rochefoucauld, comte de Randan[4], du premier desquels viennent les ducs de la Rochefoucauld. Ce même père de ces deux dames de la Rochefoucauld le fut aussi d'un comte de la Mirandole et de Concordia[5], duquel le fils, nommé Alexandre, fut fait duc

1. François-Marie Pic, prince ou duc de la Mirandole : tome XXVI, p. 174.

2. Il s'appelait Jean Pic et était né le 24 février 1463 ; le *Moréri* lui a consacré un article spécial.

3. Silvie Pic de la Mirandole épousa en 1552 François III, comte de la Rochefoucauld, tué à la Saint-Barthélemy en 1572. Elle était morte en 1556, et son mari avait épousé en secondes noces en mai 1557 Charlotte de Roye-Roucy.

4. Fulvie Pic épousa Charles de la Rochefoucauld, comte de Randan, frère cadet de François III, et fut mère du cardinal de la Rochefoucauld.

5. Louis II Pic, mort en 1574.

de la Mirandole, en 1619, par l'empereur Ferdinand II[1], duquel le duc de la Mirandole, que j'ai vu en Espagne, est la quatrième génération. Son frère a depuis été cardinal par Clément XI, dont il étoit maître de chambre[2]. Ce duc de la Mirandole s'étoit vu sur le point d'être rétabli dans ses États et d'épouser la princesse de Parme, qui eut depuis l'honneur d'être la seconde femme de Philippe V, et qui conserva toujours de l'amitié et une grande distinction pour lui[3] et pour la femme qu'il épousa depuis[4], sœur du marquis de los Balbasès, et que j'ai vue aussi en Espagne[5], et qui fut noyée dans sa maison de Madrid, réfugiée dans son oratoire, par une subite inondation dont j'ai parlé ailleurs, quoique arrivée depuis mon retour[6]. Ce duc de la Mirandole étoit un fort bon et honnête[7] homme, fort pieux et considéré; sa mère étoit Borghèse, fille du prince de Sulmone, remariée à Cellamare[8], qui en étoit veuf et qui[9] vivoit avec lui dans une étroite amitié.

Montellano[10], Solis. Cette maison peut être comparée à Duc et

1. Alexandre II, premier duc, né en 1567, mourut en 1637.

2. Louis Pic, oncle et non frère du duc de la Mirandole existant en 1722, était né le 9 décembre 1668; il fut en effet maître de chambre du pape Clément XI, en juin 1699, puis son majordome (1707) avec le titre de patriarche de Constantinople; créé cardinal le 26 septembre 1712, il mourut le 10 août 1743.

3. Déjà dit tome XXIX, p. 230 et 287.

4. *Depuis* est en interligne, au-dessus d'*en Esp.*, biffé.

5. Marie-Thérèse Spinola, née en 1685, sœur d'Ambroise, marquis de los Balbasès (tome XXIII, p. 23), épousa le duc de la Mirandole le 14 juin 1716 (*Gazette*, p. 317).

6. Saint-Simon a déjà fait allusion à cet événement, qui arriva le 15 septembre 1723, à propos du prince Pio qui y périt; mais il le racontera en son temps; suite des *Mémoires*, tome XIX de 1873, p. 155.

7. Les mots *et honneste* sont en interligne.

8. Anne-Camille Borghèse (tome XXIX, p. 230), fille de Jean-Baptiste, prince de Sulmone, morte en septembre 1715.

9. Les cinq mots *en estoit veuf et qui* ont été ajoutés en interligne.

10. Saint-Simon écrit *Monteillano*. — Le duché de Montellano est en Andalousie, province de Séville.

duchesse de Montellano *.

quelques françoises qui se sont élevées à une grande fortune. Celui-ci étoit proprement de ce que nous appelons de robe [1] ; il s'éleva par ses talents jusqu'à être gouverneur du conseil de Castille, et il eut assez de faveur pour être fait grand d'Espagne et duc de Montellano par Charles II [2], depuis quoi il n'a presque plus paru. Il avoit épousé une sœur du prince d'Isenghien, gendre du maréchal d'Humières [3], qui avoit de l'esprit, du monde, encore plus de sens. Ce fut elle que la princesse des Ursins choisit pour lui garder la place de camarera-mayor de la reine, lorsqu'elle fut chassée la première fois, et qu'elle reprit à

1. Joseph de Solis Ossorio, d'abord comte de Montellano, fut nommé gouverneur du conseil des Indes en octobre 1695 et devint vice-roi de Sardaigne en janvier 1696; rallié à Philippe V, il fut gouverneur intérimaire du conseil des ordres en l'absence du duc d'Uceda le 2 avril 1702, puis devint titulaire le 3 juillet; en novembre 1703, il remplaça Arias comme gouverneur du conseil de Castille ; il était alors en grande liaison avec la princesse des Ursins, et le marquis de Saint-Philippe (*Mémoires,* tome I, p. 117) le jugeait alors un « homme mûr, politique, incapable de basses ruses ni de flatteries et sage chrétien ». Philippe V le créa grand d'Espagne et duc de Montellano en décembre 1704 (*Gazette,* 1705, p. 6). Mais, pendant la première disgrâce de Mme des Ursins, il changea d'allures, contrecarra l'ambassadeur, duc de Gramont, et les Français ; Tessé le dénonçait comme un dangereux vieillard, un serpent, une lime sourde (Combes, *La princesse des Ursins,* p. 202). De plus, il se permettait des semonces intempestives à l'égard de la reine, dont il était majordome-major (*Mémoires de Noailles,* p. 178). Mme des Ursins revenue à Madrid le força à démissionner (novembre 1705); il eut alors une place de conseiller d'État, mais resta sans influence (*Instructions aux ambassadeurs en Espagne,* tome II, p. 226-227). Il mourut à Madrid le 1er novembre 1713, à soixante-et-onze ans (*Gazette,* p. 558).

2. Les mots *par Ch. II* ont été ajoutés en interligne, et on a vu par la note précédente que c'est une erreur.

3. Louise de Gand et Sarmiento (tome XII, p. 77), sœur de Jean-Alphonse, prince d'Isenghien, marié à Marie-Thérèse de Crevant d'Humières (tome II, p. 178).

* Cette manchette, d'abord écrite sur la marge intérieure du manuscrit, a été reportée sur la marge extérieure ; il en est de même pour la suivante.

son retour triomphant en Espagne[1]. Cette grande place l'avoit fait connoître, aimer et considérer dans le peu de temps qu'elle l'occupa, et c'est ce qui la fit choisir dans la suite pour remplir la même place auprès de la princesse des Asturies, où on en fut fort content. Dans l'entre-deux elle avoit perdu son mari[2]. Elle avoit un fils, qui étoit jeune, dont on disoit du bien[3]. Je l'ai vu, mais sans aucun commerce. Il avoit, dit-on, du goût pour la lecture et la retraite, et il paroissoit peu à la cour et dans le monde. Je ne répondrois pas que cette grandesse n'eût été achetée dans les grands besoins où Charles II[4] s'est trouvé plus d'une fois; car il manqua toujours d'argent.

Duc de Monteleone.

MONTELEONE, Pignatelli. On connoît Jacques Pignatelli, gouverneur de l'Apouille[5] dès 1326, et cette maison, qui est fort étendue, pour une des grandes, des plus illustrées de titres et des plus hautement alliées du royaume de Naples. Hector[6] Pignatelli, quatrième duc de Monteleon,

1. Saint-Simon répète l'erreur commise par lui dans nos tomes XII, p. 77, et XIII, p. 21. C'est la duchesse de Bejar qui fut camarera-mayor en l'absence de Mme des Ursins (1704-1705).

2. Mort en 1713, comme il a été dit plus haut.

3. N. de Solis Ossorio, duc de Montellano, se couvrit le 30 août 1721 (*Gazette*, p. 478), fut fait gentilhomme de la chambre du roi Louis Ier en janvier 1724, puis majordome-major de l'Infante en avril 1748. Le duc de Luynes a fait son portrait en 1749 (*Mémoires*, tome IX, p. 272-273).

4. *Ch. II* est en interligne, au-dessus de *Ph. V*, biffé, et le dernier membre de phrase, *car il manqua toujours d'argent*, a été ajouté dans le blanc resté à la fin du paragraphe.

5. Saint-Simon écrit ainsi ce nom, conformément à l'étymologie, *Apulia*, quoiqu'on écrivît depuis longtemps « la Pouille ».

6. Ici, en regard, Saint-Simon a écrit la longue note suivante, partie sur la marge extérieure, partie sur la marge intérieure de son manuscrit : « Ce Hector avoit épousé Jeanne, héritière de Tagliavia, dont le grand-père paternel fut fait en 1561 duc de Terranova, et en 1565 grand d'Espagne, chevalier de la Toison d'or, etc. par Philippe II, dont il fut ambassadeur en Allemagne, et après gouverneur du Milanois. C'est cette héritière, cinquième duchesse de Terranova, qui, étant veuve d'Hector Pignatelli, duc de Monteleon, avec postérité, fut

vice-roi de Catalogne, fut fait grand d'Espagne en 1613 par Philippe III. Nicolas Pignatelli, vice-roi de Sardaigne et chevalier de la Toison d'or[1], fils dernier cadet de cet Hector, épousa la fille héritière du septième duc de Monteleon[2], petit-fils de son frère, et devint par elle huitième duc de Monteleon et de Terranova, dont la mère de son père étoit héritière[3], et fut ainsi grand d'Espagne. Ce fut lui qui, comme le plus ancien chevalier de l'ordre de la Toison d'or qui fût lors en Espagne, y donna en cérémonie le collier à Philippe V à son arrivée. On a parlé de lui p. [257][4], à propos de la saccade du vicaire. Il se retira bientôt après à Naples où étoient ses duchés et tous ses biens, y fut très partial de la maison d'Autriche[5], et n'est pas revenu depuis en Espagne, ni aucun de sa famille.

Duc de Mortemart. MORTEMART, Rochechouart, françois, duc et pair, à Paris. C'est la grandesse du duc de Beauvillier, que Philippe V lui donna en arrivant en Espagne, dont il avoit été le gouverneur. Elle passa au duc de Mortemart, qui avoit épousé sa fille unique héritière, et par la mort d'eux et de leurs enfants cette grandesse est éteinte depuis mon retour[6].

faite par Charles II camarera-mayor de sa première femme, fille de Monsieur frère de Louis XIV, en 1679, à qui elle se rendit si insupportable par sa rigidité et ses insolences, que la reine se la fit ôter, chose sans exemple en Espagne. Elle fut mise en cette même charge auprès de la reine mère de Charles II, et y mourut, mai 1692, au Buen-Retiro, laissant héritière de ses biens et de sa grandesse de Terranova Jeanne Pignatelli, qui avoit épousé, 1679, Nicolas Pignatelli, frère de son bisaïeul, père du duc de Monteleon qui fait l'article ci à côté ».

1. Tome VII, p. 263.

2. Cette Jeanne Pignatelli dont il est parlé à la fin de la longue note précédente ; voyez notre tome VII, p. 265.

3. Jeanne Tagliavia ; ci-après, p. 224.

4. Le numéro de cette page du manuscrit est resté en blanc ; elle correspond aux pages 219 et suivantes de notre tome VIII.

5. L'*Académie* ne donnait pas *partial de*, mais seulement *partial pour*.

6. Après la mort sans enfants en 1731 de Paul-Louis de Rochechouart, comte de Buzançais, fils aîné de Mlle de Beauvillier, la gran-

Najera, 2 Moscoso y 1 Ossorio, frère cadet du comte d'Altamire, à l'article duquel je remets à parler de leur maison[1]. Najera ou Nagera, car il s'écrit et se lit des deux façons[2]; cette terre, qui est en Castille, fut érigée en duché par les Rois Catholiques, 1482, pour Pierre Manrique de Lara, dit le Vaillant, second comte de Trevigno, et dixième seigneur d'Amusco. Cette grandesse est tombée cinq fois en différentes maisons par des filles héritières. Pendant que j'étois en Espagne, don Joseph 2 Moscoso y 1 Ossorio, frère cadet du comte d'Altamire, eut cette grandesse par son mariage avec Anne de Guevara y Manrique, qui en étoit l'héritière et fille du défunt frère du dixième comte d'Oñate[3]. Duc de Najera.

Nevers, Mancini. Son père, fils d'une sœur du cardinal Mazarin, fut duc à brevet[4]. Il ne put ou négligea d'obtenir l'enregistrement de ses lettres, quoique la toute-puissante faveur de son oncle se soit trouvée dans la suite presque la même pour lui par celle de Mme de Montespan, dont il avoit épousé la nièce[5], fille de Mme de Thiange sa Duc de Nevers.

desse passa à son cadet Charles-Auguste. Celui-ci fut tué à Dettingen le 27 juin 1743, ne laissant qu'un fils de trois ans, qui mourut le 21 décembre suivant, et le titre se trouva éteint. Dans le « Tableau » (ci-après, p. 422), cette grandesse sera classée sous le nom de Buzançais.

1. Ci-après, p. 184.

2. C'est Najera, petite ville de la province de Logrono à l'Est de Burgos. Il a été parlé d'un duc de Najera, sous le nom de Najara, mort en 1652, dans le tome IX, p. 133. Saint-Simon écrit parfois *Najara*.

3. Joseph de Moscoso y Ossorio épousa en effet au commencement de 1722 Anne-Marie-Symphorose de Guevara et Manrique, héritière du duché, veuve sans enfants depuis juillet 1721 de Pierre de Zuniga, frère cadet du duc de Bejar, auquel elle avait apporté ce duché en l'épousant en 1715. Elle perdit son second mari à trente-trois ans, en mars 1725, et mourut elle-même le 18 août 1730. Son père, Beltran-Emmanuel de Guevara, était devenu duc de Najera par son mariage, 6 juin 1687, avec Nicolette Manrique de Mendoza y Velasco, héritière du duché.

4. Philippe-Julien Mazzarini-Mancini : tome V, p. 42.

5. Diane-Gabrielle Damas de Thiange : tome X, p. 147.

sœur, dont la faveur étoit grande aussi auprès du Roi, et a duré autant que sa vie, qui a dépassé de plusieurs années le renvoi de Mme de Montespan. M. de Nevers, qui personnellement n'avoit jamais rien mérité du Roi, et son fils[1] beaucoup moins encore, fort fâché de ne pouvoir espérer que son fils fût duc, chercha partout une grandesse à lui faire épouser. Il trouva enfin Marie-Anne Spinola, fille aînée et héritière de Jean-Baptiste Spinola, qui, pour de l'argent, s'étoit fait faire prince de l'Empire, en 1677, par l'empereur Léopold, et depuis, par la même voie, grand d'Espagne par Charles II, dans leurs pressants besoins de finances. Ce mariage ne fut pourtant célébré[2] qu'en 1709, deux ans après la mort du duc de Nevers, et son fils, qui jusqu'alors avoit porté le nom de comte de Donzy, prit celui de prince de Vergagne, mais sans rang ni honneurs qu'à la mort de son beau-père en Flandres, où il étoit lieutenant général et gouverneur d'Ath[3]. La duchesse Sforza, sœur de sa mère, et dans la plus grande et la plus longue intimité de Mme la duchesse d'Orléans, profita de la régence de M. le duc d'Orléans, et le fit faire duc et pair sans avoir jamais vu ni cour ni guerre[4].

Duc de Noailles.

Noailles, *idem*. Il y a eu tant et tant d'occasions ici de parler et de s'étendre sur le duc de Noailles, qu'il suffit de dire qu'avec la faveur de sa famille et celle de Mme de Maintenon, dont il avoit épousé l'unique nièce et héritière, fille de son frère, il ne lui fut pas difficile d'obtenir en Espagne tout ce qu'il voulut.

Duc d'Ossone.

Osuna, Acuña y Tellez Giron. La maison d'Acuña, fort nombreuse en branches tant espagnoles que portugaises, et la maison de Silva, prétendent sortir de la même ori-

1. Philippe-Jules-François : tome IX, p. 282.

2. Dans le manuscrit, il y a *ne se fit pourtant célébré*.

3. Tout cela a été raconté dans nos tomes IX, p. 282, XIV, p. 394-395, XV, p. 452, et XVII, p. 351-352.

4. Notre tome XXIX, p. 228-229.

gine, aussi illustre qu'ancienne, et y sont autorisées par les meilleurs auteurs, qui les font masculinement[1] descendre de Fruéla, roi de Léon, des Asturies et de Galice, par le rico-hombre Pélage Pelaez, duquel sont masculinement sortis Gomez Paez de Silva, dont toute la maison de Silva est descendue, et Ferdinand Paez, qui le premier prit le nom d'Acuña, du lieu d'Acuña-Alta, qu'Alphonse Ier, roi de Portugal, lui avoit donné, et duquel toute sa postérité conserva le nom[2]. La septième génération masculine de ce Ferdinand Paez, seigneur d'Acuña, fut Martin Vasquez de Acuña, qui fut comte de Valence, épousa 1° Thérèse, fille et héritière d'Alphonse Tellez Giron, dont il eut un fils qui porta le nom de Tellez Giron; il épousa l'héritière de la maison Pacheco, et en eut deux fils. Jean, l'aîné, porta le nom de Pacheco de sa mère, et Pierre, le cadet, prit le nom de Giron, de la mère de son père. L'aîné de ces deux frères est le chef de la branche aînée de toute la maison d'Acuña Pacheco, ducs d'Escalona; le cadet, mort 1466, maître de l'ordre de Calatrava, est le chef de la seconde branche d'Acuña Tellez Giron, ducs d'Ossone[3].

Son arrière-petit-fils de mâle en mâle fut Pierre d'Acuña Giron, cinquième comte d'Urueña[4], vice-roi de Naples, créé, 1562, duc d'Ossone en Andalousie, entre Séville et Malaga[5], par Philippe II. C'est de mâles en mâles aînés la cinquième génération que nous avons vue, savoir : le sixième duc d'Ossone[6], qu'on a vu en son lieu être venu à Paris lors de l'avénement de Philippe V à la couronne

1. Cet adverbe a été ajouté en interligne.
2. Saint-Simon prend tout cela dans l'*Historia Italiæ et Hispaniæ genealogica* d'Imhof.
3. Voyez Imhof, *Grands d'Espagne*, p. 33 et 85.
4. En Vieille-Castille, province de Valladolid. — Écrit ici *Urenna*.
5. Osuna est une petite ville située à égale distance de Cordoue, Séville et Malaga.
6. François-Marie-de-Paule d'Acuña y Tellez Giron : tome VII, p. 371.

d'Espagne pour y saluer son nouveau roi, voir la cour de France et joindre le roi d'Espagne avant son arrivée à Madrid ; le même duc d'Ossone, premier plénipotentiaire d'Espagne à Utrecht, et mort en Flandres[1] peu après la signature de cette paix ; et son frère le comte de Pinto, duc d'Ossone après la mort de son frère, ambassadeur d'Espagne en France pour le mariage du prince des Asturies avec la fille de M. le duc d'Orléans[2]. On a suffisamment parlé de l'aîné en son temps, et le cadet n'a rien eu qui mérite d'en rien dire.

Duc et duchesse de Saint-Pierre.

SAINT-PIERRE, Spinola, génois, de l'une des quatre grandes maisons de Gênes, trop connue et trop nombreuse pour m'y étendre. Quoique accoutumée aux honneurs, aux grandeurs, aux plus grands emplois et fertile en grands hommes, il est pourtant constant en Espagne que François-Marie Spinola, duc de Saint Pierre et gendre de Philippe-Antoine Spinola, quatrième marquis de los Balbasès, grand d'Espagne et général des armes du Milanois, acheta la grandesse de Charles II en 1675 ; il acheta aussi la principauté de Piombino[3], que l'Empereur s'appropria sans le rembourser. Il chercha protection dans ce malheur pour y intéresser les cours de France et d'Espagne, et, comme il étoit veuf, il épousa, 1704[4], à Paris, la seconde sœur de M. de Torcy, ministre d'État et secrétaire d'État des affaires étrangères, qui étoit veuve avec des enfants du marquis de Renel, Clermont d'Amboise[5]. Lui aussi en avoit de sa première femme, qui ont figuré en Espagne avec beaucoup de réputation à la guerre, où l'aîné a commandé des

1. Les mots *en Flandres* sont en interligne, et c'est une erreur ; car le duc d'Ossone mourut à Paris : notre tome XXX, p. 66.

2. Joseph Acuña Pacheco y Tellez Giron : tomes XXX, p. 67, et XXXVIII, p. 309.

3. Ce n'est pas Piombino qu'il acheta, mais Sabionetta : notre tome XI, p. 336.

4. Cette date est en interligne.

5. Voyez nos tomes X, p. 216, et XI, p. 336-338.

armées et est devenu capitaine général, et grand d'Espagne avec son père[1]. Le duc de Saint Pierre, lassé à Paris de ne voir point avancer ses affaires sur Piombino, emmena sa femme errer en Italie, quelque peu en Allemagne, la ramena à Paris, puis en Espagne. Il fut peu de temps à Bayonne majordome-major de la reine douairière d'Espagne[2], sœur de la mère de l'Empereur et de l'électeur palatin ; mais, voyant que son crédit à Vienne ne lui servoit de rien, il la quitta et s'en alla à Madrid, où sa femme fut dame du palais de la reine, et fort bien avec elle. Je les trouvai ainsi à Madrid, où je les vis fort et en reçus toutes sortes de prévenances et de civilités. Elle avoit enfin apprivoisé la jalousie et l'avarice de son mari, qui d'ailleurs étoit un homme d'esprit, fort instruit et de bonne compagnie, avec des manières naturellement fort nobles et fort polies. Les étrangers s'assembloient chez eux, et des Espagnols quelquefois aussi ; on y jouoit quand on vouloit, et ils ne laissoient pas de donner assez souvent à manger. Depuis mon départ, le duc de Saint-Pierre fut gouverneur de don Carlos[3], et enfin chevalier du Saint-Esprit[4]. Il avoit de la valeur, avoit peu de temps commandé une armée, et étoit capitaine général de Charles II[5]. Il mourut à Madrid, fort vieux, en 1727[6].

1. Lucas Spinola, qui prit le titre de duc de Saint-Pierre en 1727, à la mort de son père.

2. Nommé en 1707, il quitta dès l'année suivante.

3. C'est en août 1723 qu'il obtint cette charge.

4. Lors de la grande promotion du 2 février 1724, Louis XV avait mis cinq cordons du Saint-Esprit à la disposition de son oncle le roi d'Espagne. Au mois de mai suivant, Philippe V désigna les cinq seigneurs à qui il les attribuait, dont le duc de Saint-Pierre. Les preuves de celui-ci ayant été admises, il fut proclamé au chapitre du 2 février 1725, avec permission de porter les insignes ; mais il mourut sans avoir été reçu (*Gazette*, 1724, p. 246 ; *Histoire généalogique*, tome IX, p. 298 ; *Gazette*, 1725, p. 72).

5. Les mots *de Ch. II* sont en interligne.

6. Après *Madrid*, qui termine une ligne, Saint-Simon a ajouté sur la marge *fort vieux*, et, à la ligne suivante, il a biffé *à 70 ans*, écrit

C'étoit un grand homme blond, maigre, bien fait, de bonne mine, et qui sentoit fort son grand seigneur. Sa veuve demeura longtemps à Madrid, où, ennuyée enfin de la vie peu gaie et peu libre qu'on y mène, [elle] obtint permission de venir faire un tour en France. Elle y a conservé tant qu'elle a pu sa place et ses appointements de dame du palais de la reine d'Espagne, qu'elle amusoit de ses lettres, et le cardinal Fleury des réponses qu'elle en recevoit. Ce manége ne lui valut pas la moindre chose en France, et lassa la reine d'Espagne, qui la rappeloit inutilement, et qui lui ôta enfin sa place et ses appointements, tellement qu'elle est demeurée pour toujours à Paris, avec beaucoup de goutte, très peu de bien, et moins encore de considération, quoique bien dans sa famille[1]. Elle n'a point eu d'enfants du duc de Saint-Pierre.

Duc de Popoli, son caractère, son fils et sa belle-fille, et le leur.

Popoli, Cantelmi, une des meilleures maisons du royaume de Naples[2]. Lors de l'avénement de Philippe V à la couronne d'Espagne, le cardinal Cantelmi étoit archevêque de Naples[3], et son frère le duc de Popoli grand maître de l'artillerie de Naples, de la conduite desquels le Roi et le roi son petit-fils furent extrêmement contents. Ce duc de Popoli avoit succédé à ce duché de son frère aîné et à presque tous ses biens fort considérables dans le royaume de Naples, par son mariage avec la fille de son frère aîné, qui n'en avoit que deux, et point de gar-

en interligne au-dessus de *fort vieux,* biffé. Le duc de Saint-Pierre mourut le 15 mai 1727 ; il n'avait que soixante-huit ans.

1. Mme de Saint-Pierre revint en France peu après le mariage de Louis XV, c'est-à-dire en 1725 ; elle plut beaucoup à Marie Leczinska et fut en grande liaison avec le cardinal de Fleury ; privée de ses gages de dame du palais pendant les dernières années de Philippe V, elle obtint enfin en 1752 quelques secours de Ferdinand VI (*Mémoires de Luynes,* tomes X, p. 15, et XII, p. 61). Elle ne mourut que le 27 janvier 1769. Elle avait beaucoup connu Voltaire, auquel elle conta, ainsi qu'à Duclos, nombre d'anecdotes sur Alberoni et sur la cour d'Espagne.

2. Notre tome VIII, p. 301.

3. Jacques, cardinal Cantelmi : *ibidem,* p. 301-302.

çons[1]. Ce dernier duc de Popoli étoit un grand homme brun, bien fourni[2], avec un beau visage mâle, qui sentoit son grand seigneur et un général d'armée, avec toutes les manières grandes, avantageuses, polies ; il ne se pouvoit rien ajouter à son extérieur. Il avoit beaucoup d'esprit et de conduite, encore plus de manége et d'intrigue, beau parleur, et disant ou taisant ou accommodant tout ce qu'il vouloit à ses vues, avec beaucoup d'insinuation et de grâces, haut par nature, bas à l'excès quand il croyoit en avoir besoin, ambitieux, avare à l'excès, encore plus poltron, faux, double, extrêmement dangereux, et ne se souciant que de son argent et de sa fortune, à laquelle il sacrifia toutes choses. Il passa à Paris allant en Espagne[3]. Le Roi, qui cherchoit à attacher au roi son petit-fils les grandes maisons et les grands seigneurs de ses nouveaux royaumes, et fort content de tout ce que ces deux frères avoient fait à Naples, le reçut avec distinction ; lui, en habile homme, tira sur le temps, fit valoir ce que pouvoit à Naples le cardinal son frère, qui en étoit archevêque, leur grande parenté, leurs amis, et demanda l'Ordre, que le Roi lui promit[4], et dont il lui envoya les marques longtemps[5] même avant qu'il y eût reçu le collier du roi d'Espagne[6], qui lui donna aussi celui de la Toison[7]. Les

1. Ce frère aîné s'appelait Joseph Cantelmi, duc de Popoli, et mourut vers 1695, laissant deux filles : Béatrix (notre tome XXX, p. 233), qui épousa son oncle Rostaing, et Hippolyte, mariée à Vincent Caraffa, duc de Bruzzano.

2. D'une certaine ampleur ; Ragotzi aussi avait « une taille bien fournie » (notre tome XXIII, p. 259), et plus loin, p. 167, Saint-Simon dira que le marquis de Santa-Cruz était un « fort grand homme et bien fourni ; » voyez aussi l'Addition à Dangeau correspondante, n° 1706.

3. Il fut envoyé à Paris par le vice-roi de Naples pour complimenter Philippe V : *Dangeau*, tome VII, p. 467-468.

4. Voyez notre tome VIII, p. 301-302.

5. *Long* est en interligne, au-dessus de *quelque*, biffé.

6. Notre tome X, p. 156, et *Dangeau*, tomes XVI, p. 514, et XVII, p. 14.

7. Il eut la Toison d'or en août 1714 : *Gazette*, p. 399 et 423.

révolutions qu'[on] a vues en leur lieu ayant mis toute l'Espagne en armes, le duc de Popoli servit et eut des commandements qui, avec la considération de sa personne, et à l'aide de ses intrigues et de ses propos avantageux, le portèrent promptement au dernier grade militaire d'Espagne, qui est capitaine général, dont il s'acquitta fort mal à la tête de l'armée de Catalogne, qu'il remit au duc de Berwick, et s'en retourna à Madrid comme on alloit commencer le siége de Barcelone [1]. Lorsque Philippe V se donna des compagnies des gardes du corps, sur le modèle inconnu jusqu'alors en Espagne de celles du Roi son grand-père, le duc de Popoli, déjà grand maître de l'artillerie, obtint la compagnie des gardes du corps italienne [2], et la querelle du *banquillo* étant survenue, qu'on a vue en son lieu [3], le roi d'Espagne fit grands d'Espagne ceux des capitaines de ses gardes du corps qui ne l'étoient pas, entre autres le duc de Popoli [4]. Enfin il devint gouverneur du prince des Asturies, puis son majordome-major à son mariage. Je le trouvai dans cet éclat en Espagne, et toutefois le seigneur de la cour le plus parfaitement décrié. Sa femme, a qui il devoit tous ses grands biens, et qu'on disoit fort aimable de figure et de manières, avoit été faite

1. Tomes XIII, p. 165, XX, p. 127, et XXIV, p. 283. Le marquis de Franclieu (*Mémoires*, p. 104) confirme qu'il n'avait aucun talent militaire.

2. C'est en décembre 1703 qu'il fut fait capitaine de la compagnie italienne, et il la forma de cadets de familles nobles napolitaines qu'il appela à cet effet en Espagne (*Gazette,* 1704, p. 77 et 139, 1705, p. 354).

3. Notre tome IX, p. 213-215.

4. Philippe V écrivait à l'électeur de Bavière le 11 décembre 1705 : « Je suis bien aise de vous dire en confiance que, comme je veux que mes capitaines des gardes soient grands, je serai obligé de donner cet honneur au duc de Popoli, qui en a déjà le traitement, afin que, comme c'est un cas particulier, vous ne le regardiez pas comme une promotion » (Bibliothèque nationale, ms. Nouv. acq. franç. 486, fol. 112). Il reçut la grandesse en février 1706, et se couvrit le 5 avril (*Gazette d'Amsterdam,* n°s XXIII et XXXV).

dame du palais de la reine, qui l'aimoit fort, et sa réputation sur la vertu étoit entière. Elle mourut un peu étrangement, et il passoit publiquement pour l'avoir empoisonnée par jalousie, jusque-là que la reine le lui a souvent reproché [1]. Il en avoit un fils unique qui portoit le nom de prince de Pettorano [2], bon garçon, point du tout méchant, et ayant même de la valeur, mais étourdi, fou, débauché à l'excès. Son père, en ne lui donnant rien ou fort peu par avarice, l'avoit rendu escroc, et il le fut et grand dissipateur toute sa vie. Le duc de Popoli, voyant ses instructions, exhortations, répréhensions, punitions inutiles, imagina un moyen de le contenir. Il étoit compatriote et ami intime du vieux duc de Giovenazzo, père de Cellamare ; il lui demanda en grâce de tenir son fils à son côté, de le mener avec lui faire ses visites, et de le veiller et tenir de près comme il auroit pu faire lui-même. Il crut que, quel que fût son fils, le respect et la présence de ce vieillard le retiendroit, lequel, pour son esprit, ses talents, les places qu'il avoit remplies, étoit dans une grande considération et respecté de tout le monde. Ce bonhomme eut assez d'amitié pour le duc de Popoli pour lui accorder sa demande, en sorte que le jeune Pettorano étoit chez lui et avec lui du matin au soir, et l'accompagnoit partout où il alloit, et qu'il n'avoit pas un instant de libre. Voici de quoi il s'avisa : il sut par hasard qu'un seigneur, dont j'ai oublié le nom, ne seroit pas sûrement chez lui, et il proposa au duc de Giovenazzo, de l'aller voir, parce qu'il le visitoit quelquefois, et qu'il y avoit du temps qu'il n'y avoit été. Le bonhomme le loua de cette attention et de son desir d'aller voir un homme auprès duquel il y avoit toujours à apprendre, et lui dit qu'il l'y mèneroit l'après-dînée. Pettorano, sûr de son fait, prit ses précautions. Les maisons de Madrid,

1. Déjà dit dans notre tome XXX, p. 233, et Saint-Simon le répétera encore ci-après, p. 278.

2. Joseph Cantelmi : tome XXXI, p. 184.

même les plus belles, n'ont point de cours, au moins y sont-elles fort rares. Les carrosses arrêtent dans la rue où on met pied à terre ; on entre par la porte, qui est comme nos portes cochères, dans un lieu large et long, qui ne reçoit de jour que par la porte, et qui a des recoins très obscurs, et l'escalier est au fond par lequel on monte dans les appartements. Arrêtés à la porte de ce seigneur, on leur vint dire qu'il n'y étoit pas. Tout aussitôt le Pettorano pria le vieux duc de lui permettre de descendre un moment pour un besoin dont il étoit fort pressé, saute à bas et entre dans ce porche couvert. Le temps qu'il y fut parut un peu long au bonhomme, et il étoit près d'envoyer voir s'il ne se trouvoit point mal, lorsque le Pettorano revint et monta en carrosse tranquillement avec beaucoup d'excuses. Comme le carrosse partoit et se mettoit au pas, comme on va dans Madrid, une courtisane sort du porche, et se jette au carrosse, se pend par les mains à la portière, crie et injurie le Pettorano qu'il l'escroque, qu'il lui a donné ce rendez-vous, qu'il lui a promis quatre pistoles, et qu'il s'en va sans la payer. Le vieux duc, tout effaré, la veut chasser ; elle crie plus fort qu'elle sera payée, qu'elle ne quittera point prise qu'elle ne la soit, et qu'elle criera à tout le peuple qu'ils la veulent affronter[1] ; elle fit tant de bruit, et avec une telle résolution, que le bonhomme, comblé de honte, de colère et d'indignation, tira quatre pistoles de sa poche qu'il lui donna pour se délivrer d'elle, tandis que le Pettorano, qui n'avoit pas un sou sur lui, s'étoit tapi dans le coin du carrosse, et rioit sous cape du désarroi du bon vieillard, par qui il s'étoit fait mener à son rendez-vous, et à qui encore il le faisoit payer. Le duc de Giovenazzo, délivré pour son argent de cette effrontée, s'en alla droit chez le duc de Popoli, à qui il conta son aventure, lui remit son fils pour ne s'en plus jamais

1. C'est le deuxième sens donné par l'*Académie* de 1718 : « Tromper, sous prétexte de bonne foi », faire un affront. Nous aurons plus loin *un affronteur*.

mêler, et lui déclara qu'il ne s'exposeroit pas à un second affront. Le Pettorano fut bien pouillé et chapitré, ne fit qu'en secouer les oreilles, et n'en devint pas plus sage ; il ne fit qu'en rire et conter son joli exploit. C'est ce garnement-là qui épousa la fille du maréchal de Boufflers, comme on l'a vu en son lieu [1], et que je trouvai à Madrid dame du palais de la reine, et fort bien avec elle, et avec tout le monde sur un pied d'estime et de considération. Son beau-père en avoit beaucoup pour elle, et son mari aussi, qui la laissoient vivre à la françoise, voir qui elle vouloit, et donner presque tous les jours à souper, où mes enfants et ceux qui étoient venus avec moi soupoient souvent, et passoient leurs soirées jusque fort tard, avec fort bonne compagnie d'étrangers dont le mari profitoit aussi, et ils y jouoient quelquefois. Le duc de Popoli, qui ne logeoit pas avec eux, mais au Palais, le savoit bien, et le trouvoit bon, la reine aussi, quoique là-dessus assez difficile ; mais ils connoissoient le mari, qui avoit fait plus d'une fois d'étranges présents à sa femme, et ils lui vouloient adoucir les malheurs d'avoir un tel mari. A la fin, depuis mon départ, ses maux mal guéris et repris augmentèrent ; elle se tourna entièrement à la dévotion, jusque-là qu'elle voulut quitter sa place et se retirer dans un couvent. La reine, qui l'aimoit et la plaignoit, la retint tant qu'elle put [2] ; mais enfin, vaincue par ses prières, elle y consentit, mais à condition qu'elle iroit dans les *Descalceales reales* [3], dans un appartement qu'elle lui feroit accommoder, qu'elle viendroit voir la reine, et que la reine l'iroit voir par la communication du Palais à ce couvent, qu'elle garderoit toujours sa place sans en

1. En 1717 : tome XXXI, p. 184-185.
2. Saint-Simon a écrit *pust,* au subjonctif.
3. Ou plutôt Descalzas reales, monastère de carmélites déchaussées, où devaient se retirer obligatoirement les reines veuves, les infantes qui voulaient entrer en religion, et même les maîtresses disgraciées des rois : voyez la *Relation de Mme d'Aulnoy,* tome I, p. 311-312.

faire de fonction, pour les reprendre quand il lui plairoit, et ajouta une pension aux appointements de sa place. Elle fut généralement regrettée de tout le monde. Sa retraite ne fut que de deux ou trois ans qu'elle y passa dans la plus grande piété et beaucoup de souffrances, au bout desquels elle y mourut, tandis que son mari, devenu très riche par la mort de son père, dissipoit les trésors qu'il avoit amassés. Il eut dans la suite des aventures fâcheuses, qui le firent enfermer, et longtemps, plus d'une fois en Espagne et en Italie.

A l'égard du père, dès qu'on l'avoit vu deux ou trois fois, on s'apercevoit aisément de presque tout ce qu'il étoit avec ses compliments outrés. Malgré sa figure imposante, on sentoit le faux de loin, et l'affronteur[1] en tous ses propos, à tel point que je n'ai jamais compris comment il a pu parvenir à une si grande fortune. Ses grands emplois de capitaine des gardes du corps et de gouverneur du prince des Asturies et son talent d'intrigue et de cabale le faisoient compter, mais au fond tout le monde s'en défioit et le méprisoit. J'ai déjà dit qu'il fut le seul seigneur dont je ne reçus aucune civilité[2], si on excepte les compliments à perte de vue dont il m'accabloit quand je le rencontrois, ce qui n'arrivoit qu'au Palais, et encore rarement; aussi ne m'en contraignis-je pas en propos, et en ne lui rendant aucune sorte de devoir. Il se fit écrire une seule fois et fort tard à ma porte; j'avois été chez lui en allant la seconde fois chez le prince des Asturies. En partant pour mon retour, je ne manquai à aucune visite moi-même, quelque nombreuses qu'elles fussent,

1. Un trompeur sans vergogne; voyez ci-dessus *affronter*. Le *Littré* en cite des exemples de Balzac et de d'Alembert; on en trouve aussi dans les *Lettres de Peiresc* et dans celles *de Chapelain*; Tallemant des Réaux (tome IV, p. 254) emploie même le féminin « affronteuse », et nous avons eu dans une lettre de 1710 l'adverbe « affronteusement » (notre tome XX, p. 483).

2. Tome XXXVIII, p. 342.

excepté la sienne, et je pris mon temps de m'envoyer faire écrire chez lui que j'étois au Mail[1] à faire ma cour à Leurs Majestés Catholiques, et qu'il ne pouvoit l'ignorer. Pendant cette promenade, où la reine, toujours à côté du roi, faisoit toujours la conversation avec le peu de gens considérables qui l'accompagnoient, et une conversation fort agréable et familière, je pris la liberté de lui demander où elle me croyoit alors; elle se mit à rire et me dit: « Mais ici où je vous vois. — Point du tout, Madame, repris-je, je suis actuellement chez le duc de Popoli, où je prends congé de lui; » et de là en plaisanteries; car elle ne l'aimoit point, tout Italien qu'il fût. Il ne la fit pas longue après mon départ. Il mourut dans le mois de janvier suivant, regretté de personne[2]. On lui trouva un argent immense, que son avarice avoit accumulé. Le duc de Bejar fut majordome-major du prince des Asturies en sa place.

3. Sesse, c'est Sessa, Folch-Cardone. Ce duché dans le royaume de Naples fut donné par Ferdinand le Catholique au Grand Capitaine, Gonzalve de Cordoue[3], qui n'eut point de mâles, et dont la fille héritière porta ce duché en mariage à Fernandez de Cordoue, comte de Cabra[4], de sa même maison. Elle en eut un fils, que Philippe II fit en 1566 duc de Baena, qui est un lieu à huit lieues de Cordoue, et qui, par sa mère, fut aussi duc de Sesse[5]. Il ne laissa que deux filles: Françoise, l'aînée, veuve sans enfants d'Alphonse de Zuniga, marquis de

Duc de Sessa.

1. Il parlera du Mail plus loin, p. 353.

2. Suite des *Mémoires*, tome XIX de 1873, p. 91.

3. Gonzalve Fernandez de Cordoue, fils du seigneur d'Aguilar, participa à la conquête du royaume de Grenade, puis combattit longtemps contre les Français dans le royaume de Naples; il mourut le 2 décembre 1515. Brantôme a fait son éloge dans ses Vies des capitaines étrangers.

4. Cabra (Saint-Simon écrit *Cobra*) est dans la province de Cordoue; la fille de Gonzalve s'appelait Elvire, et son mari Louis.

5. Il se nommait comme son aïeul Gonzalve Fernandez de Cordoue.

Gibraleon[1], fit cession de ses duchés à Antoine Folch de Cardone, descendu du premier comte de Cardone, second duc de Somma au royaume de Naples[2], fils du premier duc de Somme, et de Béatrix, sœur cadette de Françoise. C'étoit un seigneur dont Philippe II estimoit fort l'esprit et le sens. C'est de lui que descend de mâle en mâle le duc de Sesse, que j'ai fort vu en Espagne[3], qui ne ressembloit guère à celui dont on vient de parler. Celui-ci étoit un grand garçon fort bien fait, ayant la tête plus que verte[4], aimant fort le vin, chose fort rare dans un Espagnol, et d'ailleurs étourdi et débauché à merveilles, par conséquent méprisé, quoique assez dans le monde, mais fort rarement au Palais ; il n'étoit point marié[5].

Duc de Saint-Simon et son second fils conjointement.

Saint-Simon, *idem*, et mon second fils conjointement avec moi, pour en jouir tous les deux ensemble et en même temps.

Duc de Solferino ; sa fortune.

Solferino, Gonzague, cadet d'une branche de Castiglione. Son père, fort pauvre déjà, l'étoit devenu tout à fait par les guerres d'Italie, de sorte qu'il envoya ce fils en France avec un petit collet, dans l'espérance qu'il y attraperoit quelque bénéfice pour vivre[6]. Il étoit noir, vilain, crasseux, et paroissoit un pauvre boursier de collège. Personne ne le recueillit, personne même ne lui parloit dans les appartements de Versailles ; il n'entroit

1. Gibraleon est en Andalousie, province de Huelva.

2. C'est Somma-Vesuviana, province de Naples.

3. François-Xavier Folch de Cardone et Cordoue, duc de Sessa et Baena, né le 20 septembre 1687, porta jusqu'à la mort de son père le titre de comte de Cabra.

4. « On dit figurément qu'*un homme a la tête verte* pour dire qu'il est brusque et évaporé » (*Académie*, 1718). Le *Littré* en cite un exemple de Mme de Sévigné.

5. Ces défauts ne l'empêchèrent pas de devenir grand écuyer du roi après le duc del Arco, puis d'avoir la même charge auprès de la reine sa veuve ; il mourut dans ces fonctions à Saint-Ildefonse le 19 mai 1750 (*Gazette*, p. 292).

6. François de Gonzague, abbé de Castiglione : tome XXIII, p. 162-163, où a déjà été raconté tout ce qui va suivre.

que dans les maisons ouvertes, où on ne lui disoit mot, et encore n'alloit-il que dans fort peu[1]. Il importuna tellement le Roi de sa présence qu'il revint une fois de Trianon, où tout le monde pouvoit aller lui faire sa cour, quelques jours plus tôt que ce qu'il avoit fixé, et ne put s'empêcher de dire, tout mesuré qu'il étoit toujours, qu'il n'avoit pu tenir davantage à voir à tous les coins d'allées, et à toutes les portes de son passage, ce petit abbé de Castillon, et Fornare, dont on a parlé ailleurs[2]. A Paris, cet abbé n'étoit pas mieux venu. Sa ressource étoit chez le duc d'Albe, ambassadeur d'Espagne. Il y fit si bien sa cour à la duchesse d'Albe, qu'après la mort de son mari elle le remena avec elle en Espagne, où tant fut procédé qu'elle l'épousa, et, pour ne pas déchoir, le roi d'Espagne eut pour elle la considération de le faire grand d'Espagne, et peu après lui accorda une clef de gentilhomme de sa chambre, mais sans exercice, comme ils étoient tous[3]. Il perdit sa femme comme j'arrivois à Madrid. La douleur lui persuada de se faire capucin, et, quand je l'allai voir, je trouvai sa chambre sans tapisserie ni meubles, avec un châlit sans ciel ni rideaux, et trois ou quatre méchants siéges de paille, avec un capucin avec lui. Cette grande douleur ne fut pas longue. Il épousa avant mon départ une Caraccioli, fille du prince de Santo-Buono, qui étoit peut-être la seule belle personne qui fût dans Madrid[4]. L'esprit lui étoit venu avec le pain assuré, et il étoit fort dans le grand monde, estimé et bien reçu partout, et bien mieux peigné qu'il ne l'étoit à Paris.

Duc de Tursi.

Tursi, Doria, génois, et à Gênes, de l'une des quatre grandes maisons de Gênes, où ces ducs de Tursi se sont

1. Il y a une lettre de lui, du 20 mai 1714, signée *l'abbé de Gonzague de Castillon* et adressée au contrôleur général Desmaretz, dans le carton G⁷592 des Archives nationales.

2. Ferdinand-François, duc Fornari : tome XIX, p. 124.

3. C'est alors, en 1716, qu'il prit le titre de duc de Solferino : notre tome XXX, p. 223.

4. Julie-Clitérie Caraccioli : tome XXIII, p. 163.

fait compter depuis longtemps par une escadre de galères qu'ils ont depuis longtemps à eux, et dont ils ont souvent fort bien servi les rois d'Espagne[1].

Duc de Veragua.

VERAGUA, Portugal y Colomb. On a parlé et tâché d'expliquer, p. 247 et suivantes[2], les branches royales de Portugal, Oropesa, Lemos, Veragua, Cadaval, etc. ; ainsi je n'en ferai point de redite, et j'ai assez touché le personnel de ce duc de Veragua depuis, pour n'avoir que peu à ajouter[3]. On se souviendra seulement que c'est de lui que j'ai reçu le plus de bonnes instructions sur les grandesses, les maisons et les personnages d'Espagne, qu'il étoit frère de la duchesse de Liria, et qu'elle a hérité de ses grands biens, parce qu'il étoit veuf sans enfants d'une sœur du duc de Sesse[4], et qu'il ne se remaria point.

Ce duché et grandesse fut instituée et donnée en 1537, par Charles V, à Diego Colomb, second grand amiral des mers, et vice-roi des Indes ou des terres découvertes par son père, le fameux Christophe Colomb, qui étoit de Ligurie, et qui avoit été le premier vice-roi et grand amiral des Indes[5]. Philippe II, en 1556, échangea Veragua contre la Vega, dans l'île de la Jamaïque, avec Louis Colomb, fils aîné de Diego, et revêtit la Vega des mêmes titres et honneurs accordés à Veragua par l'Empereur son

1. Le duc de Tursi (Saint-Simon écrit *Tursis*), Jean-André Doria, alors existant, a passé dans notre tome XV, p. 231.

2. C'est au début de la page 249, de son manuscrit et non 247, correspondant aux pages 108 et suivantes de notre tome VIII que Saint-Simon a commencé son explication des branches de la maison de Portugal établies en Espagne.

3. Notamment tome XXXVIII, p. 294-295.

4. Marie-Françoise de Cordoue et Cardone, mariée le 17 avril 1702 et morte le 28 mai 1712, à vingt-trois ans.

5. Tout ceci a déjà été dit plus brièvement dans le tome VIII, p. 119-120. Saint-Simon se sert ici de l'*Histoire généalogique,* tome I, p. 646, et d'Imhof, *Grands d'Espagne,* p. 103-105 ; il a fait quelques erreurs, relevées par H. Harrisse, *Christophe Colomb et ses descendants,* p. 332-335, comme nous l'avons déjà dit

père, nonobstant quoi Louis Colomb, ainsi que ses successeurs, ont toujours pris les titres de ducs de Veragua et la Vega, et de seigneurs de la Jamaïque, ce dernier on ne sait sur quoi fondé. Louis Colomb ne laissa que deux filles. L'aînée se fit religieuse, l'autre porta tous ses biens et ses titres en mariage à son cousin germain, fils du frère cadet de son père[1], et n'eut point d'enfants. Les deux sœurs de Louis Colomb disputèrent ce grand héritage, Marie et Isabelle[2], qui fut enfin adjugé au petit-fils d'Isabelle, Nuñez[3] de Portugal y Colomb, qui fut ainsi quatrième duc de Veragua, et père d'Alvare cinquième duc de Veragua, et celui-ci père de Pierre-Emmanuel sixième duc de Veragua[4], qui eut la Toison et fut vice-roi de Galice, de Valence et de Sicile, et enfin conseiller d'État, tout cela avec beaucoup d'esprit et de talents, grande avarice, foi très douteuse entre la maison d'Autriche et le nouveau roi d'Espagne, Philippe V, en tout un homme habile, adroit, dangereux, et de fort mauvaise réputation.

C'est le père du duc de Veragua que j'ai vu en Espagne[5], et qui, avant la mort de son père, portoit le nom de marquis de la Jamaïque, et étoit venu en France sous ce nom, avec la chimère de rattraper sur les Anglois l'île de la Jamaïque, dont il se prétendoit dépouillé par eux. Longtemps après mon retour, il revint en France pour la même chimère[6], qu'il poursuivit près de deux ans fort inutilement, quoi que le duc de Berwick et moi lui pus-

1. Philippa Colomb épousa son cousin germain Diego, fils de Christophe, frère de Louis Colomb.

2. Marie Colomb, marquise de Guadaleste, et Isabelle, comtesse de Gelves.

3. Ou plutôt Nuño : voyez notre tome VIII, p. 120.

4. Pierre-Emmanuel-Nuño : tome VII, p. 251.

5. Pierre-Nuño III : tome VIII, p. 121, note 5.

6. C'est seulement un an après le retour de Saint-Simon que le duc de Veragua revint à Paris; il fut présenté au Roi par don Patricio Laulès le 23 mars 1723 (*Gazette*, p. 156).

sions dire, et dépensa cependant fort gros avec une fameuse chanteuse de l'Opéra. A la fin il tomba malade assez considérablement; la peur du diable le prit; il eut peine néanmoins à se séparer de cette fille, à qui il donna fort gros. Les vapeurs et les scrupules l'enfermèrent à ne vouloir voir personne. Il fit de grandes aumônes, et s'écrioit souvent qu'il se repentoit bien d'avoir fâché Dieu : c'étoit son expression[1]. Enfin il s'en retourna dans cet état en Espagne à fort petites journées; il y vécut deux ans toujours enfermé dans les mêmes vapeurs, ne voyant presque que sa sœur la duchesse de Liria, qu'il laissa enfin par sa mort[2] une des plus puissantes héritières qu'il y eût en Espagne. Il avoit été à la tête des finances et du conseil des Indes avec capacité et probité. La jalousie d'Alberoni l'avoit tenu deux ans prisonnier dans le château de Malaga, où il s'étoit si bien accoutumé qu'il n'en vouloit point sortir. C'étoit un homme de beaucoup d'esprit et de connoissances, d'une paresse de corps incroyable qui diminuoit son ambition, un peu avare, fort doux et bon, sale et malpropre à l'excès[3], ce qu'on lui reprochoit sans nul ménagement, de fort bonne, agréable et instructive compagnie, et charmant dans la société, quand il faisoit tant que de s'y prêter. Il étoit aimé et fort mêlé avec le meilleur monde, souvent malgré lui et sa paresse, jusqu'à ce que ses vapeurs en eurent fait un reclus. En lui finit cette branche de Portugal.

Maréchal duc de Villars *.

VILLARS, *idem*. Le maréchal de Villars, sans avoir jamais servi le roi d'Espagne, ni eu aucun rapport à lui, fut fait grand d'Espagne au commencement de la Régence, au grand étonnement de tout le monde, et sans qu'on ait

1. Ces quatre mots ont été ajoutés en interligne.

2. Il ne mourut que le 4 juillet 1733; Saint-Simon aurait dû mettre *dix ans*, et non *deux ans*.

3. On le surnommait *Don Puerco* : tome XXXVIII, p. 295.

* Cette manchette et la suivante sont sur la marge intérieure, et non extérieure, du manuscrit.

jamais su pourquoi[1]. Il le dut, je crois, à ses vanteries et à ses rodomontades, dont la cour d'Espagne fut la dupe, et crut faire par là une acquisition importante, qui ne lui servit jamais à rien. On a vu ailleurs ses étranges frayeurs à la découverte de la conspiration de Cellamare et du duc du Maine, dont il fut très réellement sur le point de mourir[2]. Il ne tint pas à lui d'être fait par l'Empereur prince de l'Empire. Richesses et grandeurs, tout lui fut bon.

Duc d'Uceda; sa défection.

Uceda, Acuña Pacheco Tellez Giron. Cette terre, qui est en Castille[3], fut érigée en duché par Philippe III pour Christophe de Sandoval y Rojas, fils aîné du duc de Lerme[4], son premier ministre, depuis cardinal. Christophe fut marié, mourut avant son père en 1624, laissa un fils de la fille du huitième amirante de Castille, et ce fils, qui fut second duc d'Uceda, mourut en Flandres en 1635, et ne laissa que deux filles. L'aînée porta le duché de Lerme et beaucoup d'autres biens en mariage à Louis-Ramon Folch, sixième duc de Cardone et de Segorbe[5]; et la cadette, j'ignore par quelle exception, porta le duché d'Uceda en mariage[6], en 1645, à Gaspard d'Acuña Tellez

1. Ce n'est pas au commencement de la Régence, mais dans l'été de 1723 que Villars fut fait grand d'Espagne, et notre auteur en parlera en son temps : suite des *Mémoires*, tome XIX de 1873, p. 130.

2. Notre tome XXXVI, p. 143-146.

3. Dans la Castille nouvelle, province de Guadalajara.

4. Tome XXII, p. 173.

5. Elle s'appelait Marie-Anne ; son mari a été nommé dans notre tome XVII, p. 13, note 4 ; voyez ci-dessus, p. 49-50, où a déjà été exposée, mais d'une autre façon, la succession de Lerma ; cette différence est expliquée par ce que dit Imhof, *Grands d'Espagne*, p. 56-57.

6. A la suite de ce mot, il avait d'abord écrit : « à Fr. d'Acuña Pachéco Tellez Giron III C. de Montalvan, en 1677. Ce 3e C. de Montalvan descendoit de masle en masle du pr Duc d'Escalone et Marquis de Villéna par son 3e fils Alph. fils aisné du pr Duc d'Escalona M. de Villena, et de l'heritiere de Tellez Giron par son 3e fils, duquel il estoit la 7e generation, qui par ce mariage fut III Duc d'Uzeda ». S'apercevant qu'il s'était trompé, il a biffé tout cela pour reprendre « en 1645 », etc.

Giron, cinquième duc d'Ossone[1], dont elle n'eut que des filles, desquelles l'aînée porta le duché d'Ucede en mariage, en 1677, à Jean-François d'Acuña Pacheco Tellez Giron[2], troisième comte de Montalvan, qui descendoit de mâle en mâle du fils aîné[3] du premier duc d'Escalone, marquis de Villena, et de l'héritière de Tellez Giron, par son troisième fils Alphonse, dont ce troisième comte de Montalvan fut la septième génération masculine, et par son mariage troisième duc d'Uceda. C'est lui qui se trouva ambassadeur d'Espagne à Rome à la mort de Charles II et à l'avénement de Philippe V à la couronne d'Espagne. On a vu en son lieu qu'il s'y conduisit si bien d'abord qu'il fut compris dans les cinq premiers chevaliers du Saint-Esprit espagnols que le Roi fit à la prière du roi son petit-fils, mais que, voyant les affaires mal bâter en Italie, il quitta à Rome le caractère d'ambassadeur de Philippe V, renvoya le collier du Saint-Esprit au feu Roi, chose jamais arrivée jusqu'alors, prit la Toison que l'Archiduc lui envoya, erra longtemps en Italie sans nulle considération dans le parti qu'il avoit embrassé, se retira enfin à Vienne, où il vécut longtemps fort pauvre et fort méprisé, y mourut dans cet état, et y laissa ses enfants[4].

PRINCES DE

Prince de Bisignano.

BISIGNANO, Saint-Séverin, à Naples, dont à tous égards c'est une des premières et plus grandes maisons, qui y a dans tous les temps puissamment figuré[5], et qui prétend

1. Tome VIII, p. 208.
2. *Ibidem*, p. 187.
3. Les mots *fils aîné* sont en interligne, à la suite de *troisieme*, biffé, et au-dessus d'un premier *fils aîné*, biffé.
4. Déjà dit aux tomes X, p. 159-160 et 205, XVII, p. 214 et 216, et XXII, p. 172-175.
5. Une généalogie des San-Severino a été donnée par Imhof, *Genealogiæ viginti illustrium in Italia familiarum*, p. 291 et suivantes.

avec fondement tenir le fief de Saint-Séverin de Robert Guiscard, en récompense des services rendus à ce conquérant[1]. Louis de Saint-Séverin, septième comte de Saponara et sixième prince de Bisignano, né en 1588, fut fait grand d'Espagne, dont sa postérité masculine jouit encore aujourd'hui[2].

Prince de Santo-Buono. Remède sûr et sans inconvénient pour la goutte au Pérou.

Santo-Buono, Caraccioli. On peut à peu près dire de cette maison napolitaine ce qui a été dit de la précédente. Celle-ci prétend tirer son origine de Grèce, et avoir grandement figuré sous les empereurs de Constantinople grecs. Elle est divisée en deux par les armes : les Caraccioli rouges qui portent d'or a trois bandes de gueules au chef d'azur, et les Caraccioli au lion qui portent d'or au lion d'azur. Si ces deux divisions ont la même origine, laquelle en ce cas est sortie de l'autre? c'est ce que je laisserai à expliquer. Ces différents points ont tous leurs conjectures. L'opinion la plus reçue est que c'est la même maison, puisque de toute ancienneté ces deux divisions ont porté jusqu'à présent le même nom de Caraccioli, et qu'il n'est pas rare que les branches anciennes de la même maison, en conservant le même nom, aient pris des armes différentes. Celle de Joyeuse en France, c'est-à-dire Château[neuf]-Randon, qui est son vrai nom, en fournit un exemple qui est encore sous nos yeux[3]. Quoi qu'il en soit, le prince de Santo-Buono que j'ai vu en Espagne[4], homme d'esprit, et qui savoit beaucoup, avouoit, après

1. Le premier seigneur de San-Severino s'appelait Turgis, d'après Imhof, ce qui est bien un nom normand.

2. Le prince de Bisignano vivant en 1722 s'appelait Joseph-Léopold de San-Severino ; il mourut dans la Basilicate en janvier 1727.

3. La maison de Châteauneuf-Randon, dont la filiation est dans l'*Histoire généalogique*, tome III, p. 808 et suivantes, portait pour armoiries d'or à trois pals d'azur, au chef de gueules ; une de ses nombreuses branches, les Joyeuse, quitta le nom primitif lorsque la terre de Joyeuse eût été érigée en duché, et chargea alors le chef de ses armes de trois hydres d'or.

4. Carmen-Nicolas : tome VIII, p. 150.

s'être fort appliqué aux recherches de sa maison, que les Caraccioli au lion, dont il étoit, étoient cadets des Caraccioli rouges, mais masculinement et de la même maison. Ces deux divisions se sont étendues en une infinité de branches presque toutes illustres par les emplois, les titres, les alliances et les grandes possessions.

Matthieu Caraccioli, quatrième prince de Santo-Buono, et second duc de Castelsangro, mort en 1694[1], et marquis de Buchiniaco et comte de Nicastro, fut fait grand d'Espagne. Il étoit père de celui que j'ai vu en Espagne, qui avoit été ambassadeur à Venise et vice-roi du Pérou[2]. C'étoit un fort honnête homme, très considéré, d'une conversation charmante et instructive, et que j'ai beaucoup vu. Il étoit allé fort goutteux au Pérou. Il y trouva une herbe qui, prise comme du thé, guérissoit de la goutte, sans aucun des inconvénients des remèdes de l'Europe, qui, en guérissant la goutte en apparence, ne font que déranger le cours ordinaire de cette humeur, qui se porte sur les parties intérieures et tuent peu de temps après l'apparente guérison des membres. Le prince de Santo-Buono eut la curiosité de faire un voyage de plus de cinquante lieues du côté des montagnes pour voir cette herbe en son pays natal. Il la vit, il en usa, il se diminua beaucoup la goutte ; mais, comme il y étoit sujet dès sa jeunesse et qu'il en étoit déjà estropié, il ne put que diminuer et rendre rares ses attaques de gouttes, et demeura estropié à peu près comme il l'étoit avant que d'en avoir pris. Je lui reprochai de n'en avoir point apporté avec lui pour en faire des épreuves, et voir si et quel soulagement en tireroient les goutteux, ainsi séchée et après un si long voyage. La difficulté qu'avoit le prince

1. Le *Moréri* l'appelle Marin et non Mathieu.

2. Nommé ambassadeur à Venise en juin 1702 (*Dangeau*, tome VIII, p. 444), il remplaça Castel-dos-Rios comme vice-roi du Pérou en 1711 (notre tome XXII, p. 143), et en revint dès janvier 1716 (*Gazette*, p. 294).

de Santo-Buono à marcher et à se tenir debout, jointe à la considération de sa personne, lui avoit procuré la distinction d'aller en chaise à porteurs, quoiqu'il n'eût pas la qualité de conseiller d'État, et qu'au Palais on lui apportoit un tabouret en attendant que le roi parût. Il avoit des enfants fort honnêtes gens, d'une Ruffo, fille du quatrième duc de Bagnara au royaume de Naples[1], où je les crois retournés depuis la mort de leur père, arrivée peu après mon retour[2]. Les étrangers s'accoutument difficilement à l'Espagne. Il faut de grands liens pour les y fixer.

Prince de Butera.

Butera, Branciforte, à Naples.

Prince de Cariati.

Cariati, Spinelli, à Naples.

Prince de Chalais; sa fortune.

Chalais, Talleyrand, à Paris, françois[3]. La princesse des Ursins avoit épousé en premières noces l'oncle paternel aîné de ce nouveau prince de Chalais[4], qui[5] fut de ce fameux duel des la Frette dont il a été parlé ailleurs, et qui fut obligé de sortir promptement du royaume. Il mourut à Venise, allant trouver sa femme à Rome[6], qui y resta et qui y épousa le duc de Bracciano, aîné de la maison des Ursins, dont l'histoire a été racontée ici[7]. Devenue arbitre de tout en Espagne, et ayant fort aimé son premier mari, et par conséquent voulant élever ce qui lui étoit proche, elle fit venir en Espagne ce neveu de son

1. Cette princesse de Santo-Buono était morte en mer d'une fausse couche le 7 janvier 1716, pendant le voyage de retour du Pérou (*Gazette*, p. 294).

2. Il mourut en juillet 1726. Il avait un fils Marin Caraccioli, né en 1696, qui épousa en 1722 une Piombino, et vint faire sa couverture à Madrid le 19 novembre 1738. De ses trois filles, l'aînée épousa le prince de Masseran (tome XXV, p. 159), la seconde l'ex-abbé de Castiglione, prince de Solferino (tome XXIII, p. 163 et ci-dessus, p. 129), et la troisième se maria en Italie au prince de Calastro.

3. Louis-Jean-Charles de Talleyrand-Périgord : tome IX, p. 199.

4. Adrien-Blaise de Talleyrand : tome V, p. 101.

5. Après *qui,* Saint-Simon a biffé *fut tué en du[el]*.

6. Tome V, p. 101-103.

7. *Ibidem,* p. 104-105. Le duc de Bracciano est Flavio Orsini

premier mari, dont on a vu en son lieu les voyages et les manœuvres[1], et enfin le fit faire grand d'Espagne sans la permission du Roi, qui déclara qu'il pouvoit demeurer en Espagne et qu'il ne lui permettroit jamais de jouir en France du rang ni des honneurs de grand d'Espagne[2]. La chute de Mme des Ursins lui fit perdre le peu de considération qu'il s'étoit acquise. Je le vis beaucoup en Espagne, et le desir qu'il avoit de venir jouir de sa grandesse dans sa patrie, et la part qu'il savoit que j'avois dans l'amitié et la confiance de M. le duc d'Orléans, et qui avoit tant de puissantes raisons de ne lui être pas favorable, l'engagea à ce que je n'oserois dire me faire beaucoup sa cour. Il n'en avoit pas besoin : l'inconcevable et toujours infructueuse débonnaireté de M. le duc d'Orléans fit, sans ma participation, tout ce qu'il put desirer dès qu'il sut ce qu'il desiroit[3]. Il fit, après mon retour, plusieurs voyages en France, où il vouloit se stabilier[4]. Il étoit pauvre, et seulement exempt des gardes du corps en Espagne, dont il tiroit peu, et ne le vouloit pas perdre, et n'avoit jamais servi en France, et fort peu en Espagne. A la fin, lassé de passer si souvent et si peu utilement les Pyrénées, il prit congé de l'Espagne pour toujours, et il épousa la sœur du duc du Mortemart, veuve de Cany, fils unique de Chamillart, et dont elle étoit ennuyée de porter le nom[5], quoiqu'elle en eût des enfants[6], qu'elle et lui traitèrent toujours avec tendresse. Ayant ce tabouret, elle devint dame du palais de la Reine. Chalais pourchassa longtemps l'ordre du Saint-Esprit sans avoir pu l'attraper[7]. A l'ivresse de la cour, dans tous les deux, suc-

1. Tomes XXII, p. 137, XXIII, p. 60-64, XXIV, p. 280-284.
2. Tome XXV, p. 123.
3. Il eut permission d'accepter la grandesse le 14 novembre 1722 et de la placer sur sa terre de Chalais (reg. O¹ 66, p. 387 et 419).
4. Verbe déjà rencontré dans le tome XXXVIII, p. 291.
5. Nous verrons ce mariage se faire en 1723.
6. Quatre enfants : trois fils et une fille.
7. Il fut question de lui pour cette distinction en décembre 1747 ;

céda le dégoût ; elle donna sa place à sa fille, qu'ils avoient mariée à son cousin germain, neveu de Chalais[1], et se sont presque tout à fait retirés de la cour et du grand monde[2].

CHIMAY, Hénin-Liétard, de Flandres. Lui[3] et son troisième frère[4] se distinguèrent fort à la guerre et devinrent de bonne heure lieutenants généraux au service de Philippe V. L'électeur de Bavière, étant gouverneur général des Pays-Bas sous Charles II, l'avoit pris en amitié tout jeune, et tout jeune lui procura de ce roi l'ordre de la Toison d'or, dont il reçut le collier des mains de l'électeur. Après l'avénement de Philippe V à la couronne d'Espagne, et tandis que la princesse des Ursins la gouvernoit, il passa avec son troisième frère en Espagne, où ils continuèrent à servir, tandis que le second frère, archevêque de Malines, suivit la révolution des Pays-Bas soumis par l'Empereur, malgré lequel ensuite, comme on l'a vu en son lieu, il se fit tout dévotement cardinal[5]. Le prince de Chimay fit si bien sa cour à la princesse des Ursins qu'elle [le] fit faire grand d'Espagne. Il[6] devint mon gendre : j'en parlerai ailleurs[7].

Prince de Chimay.

mais il ne put l'obtenir (*Mémoires du duc de Luynes,* tomes VIII, p. 387, et IX, p. 172).

1. Marie-Marguerite-Françoise de Talleyrand, née le 10 août 1727, épousa le 28 décembre 1743 Gabriel-Marie de Talleyrand, titré comte de Périgord, son cousin, mais non germain ; sa mère lui céda sa place de dame du palais à cette occasion. Son mari, né le 1er octobre 1726, devint gouverneur du Berry et des villes de Bourges et d'Issoudun par la démission de son beau-père en novembre 1751, eut le grade de maréchal de camp en 1761, devint grand d'Espagne du chef de sa femme en 1757, reçut l'ordre du Saint-Esprit en 1767 et passa lieutenant général en mars 1780. Il mourut en 1795.

2. En 1750, le duc de Luynes dit qu'il s'est retiré à Sceaux (*Mémoires*, tome X, p. 259-260) ; il alla ensuite habiter sa terre de Chalais, où il mourut en 1757.

3. Charles-Louis-Antoine de Hénin d'Alsace : tome VII, p. 338.

4. Alexandre-Gabriel-Joseph, marquis de la Vère : tome XXIV, p. 94.

5. Notre tome XXXVII, p. 46-48.

6. Cette dernière phrase a été écrite après coup à la fin du paragraphe.

7. Ce mariage sera raconté dans le volume suivant.

Prince de Castiglione.

Castiglione, Aquino, à Naples, que nous prononçons Aquin, maison qui tire son origine de ces seigneurs lombards qui, à la chute de leur royaume, se répandirent dans ce qui a fait depuis le royaume de Naples et s'y emparèrent de plusieurs villes, en sorte que, dès l'an 1073, Artenulphe étoit comte d'Aquin et duc de Gaëte[1], dont la postérité masculine a possédé Aquin jusqu'à aujourd'hui, et par ses grandes possessions, ses grands emplois, ses grandes alliances, passe avec raison pour une des premières maisons d'Italie, et a donné saint Thomas d'Aquin[2] à l'Église. Thomas, prince de Castiglione, de Feroleto et de San-Mango, duc de Nicastro, comte de Martirano[3], dernier cadet de la maison d'Aquin, et gendre en 1686 d'Alexandre Pic, duc de la Mirandole et de Concordia[4], fut fait grand d'Espagne par Charles II, et a eu postérité masculine. Charles II fit grand d'Espagne, 1669, Thomas d'Aquin, sixième prince de Castiglione[5].

Connétable Colonne.

Colonne, *idem*, à Rome, où cette grande et puissante maison figure si hautement depuis près de sept cents ans, et dans toute l'Italie, par ses diverses branches[6], ses grandes possessions, ses grands emplois, ses illustres alliances sans nombre, plusieurs papes, une foule de cardinaux et beaucoup de grands hommes et qui ont eu le plus de part aux guerres et aux grands mouvements de l'Italie. Fabrice Colonne, duc de Paliano et de Tagliacozzo[7],

1. Ces généalogies sont très incertaines ; voyez celle que donne le *Moréri*.

2. Tome XVIII, p. 252.

3. Toutes ces localités sont dans la Calabre, province de Catanzaro. Saint-Simon écrit *Fercoletto, S. Mango, Néocastre* et *Martorano*.

4. Fulvie Pic, fille d'Alexandre II, duc de la Mirandole.

5. Cette dernière phrase, qui répète ce qui vient d'être dit, a été ajoutée après coup.

6. Il y a des tableaux généalogiques de la maison Colonna dans Imhof, *Genealogiæ viginti illustrium in Italia familiarum*, p. 217-242, et dans l'ouvrage de Chasot de Nantigny, tome II.

7. Saint-Simon écrit *Taliacolto.* — Paliano est à l'Est de Rome,

mort 1520, fut le premier de sa maison connétable du royaume de Naples, charge qui, jusqu'à aujourd'hui, est demeurée héréditaire à sa postérité masculine. Laurent-Onuphre fut le septième, eut la Toison d'or et fut fait grand d'Espagne; il mourut en 1641[1].

Prince Doria*.

Doria, *idem*, à Gênes, de l'une des quatre premières maisons de cette république.

Prince de Ligne.

Ligne, *idem*, en Flandres[2], dont la mère étoit Lorraine-Chaligny, nièce de la reine Louise, épouse du roi Henri III[3], et petit-fils du premier prince de Ligne, créé 1601 par l'empereur Rodolphe II[4]. Il eut la Toison d'or, ainsi que son père, son grand-père, son bisaïeul, et son frère aîné, mort 1641, sans enfants[5]. Il fut général de la cavalerie aux Pays-Bas, ambassadeur d'Espagne en Angleterre, vice-roi de Sicile, gouverneur général du Milanois, grand d'Espagne 1650, conseiller d'État, mort à Madrid en décembre 1679; il épousa une Nassau-Dillembourg-Siegen, veuve de son frère aîné, avec dis-

entre Agnani et Palestrina; Tagliacozzo est au Nord-Est de Paliano, vers Albe.

1. Saint-Simon fait erreur: ce Laurent-Onuphre Colonna (notre tome V, p. 41), époux de Marie Mancini, mourut en 1689.

2. A la suite de ce mot, Saint-Simon a écrit: « Voyez p. suiv. ». En effet à la page 2640 du manuscrit, à la suite de l'article d'Ottaïano, on lit: « et Ligne, dont la mère estoit Lorraine Chaligny, nièce de la reine Louise épouse », et l'article continue sur la marge du manuscrit; Saint-Simon l'accompagne de cette annotation: « à expliquer p. preced^te^ ».

3. Louise, fille de Henri de Lorraine, comte de Chaligny, épousa, 1608, Florent, prince de Ligne, et mourut en 1667; elle fut mère de Claude-Lamoral, mort en 1679, dont Saint-Simon a oublié de mettre le nom en tête de la phrase.

4. Saint-Simon a ajouté en marge *par l'Emp^r^ Rodolphe III*; il faut lire *Rodolphe II*. Ce premier prince de Ligne était Lamoral, mort en 1624.

5. Ce frère aîné était Albert-Henri, prince de Ligne.

* Cette manchette et les cinq suivantes, d'abord écrites sur la marge intérieure du manuscrit, ont été biffées et reportées sur la marge extérieure.

pense[1]. Cette grandesse est demeurée en sa postérité masculine, qui a servi Philippe V, et qui est retournée au service de l'Empereur, lorsque les Pays-Bas espagnols sont retournés sous sa domination.

Prince de Masseran; son caractère, sa fortune.

MASSERANO, Ferreiro, originaires du diocèse de Verceil, avec la chimère de descendre de la grande et illustre maison Acciaïoli; mais la vérité est qu'on ne les connoît guère avant l'an 1500 qu'ils eurent un cardinal, un évêque de Verceil en 1506, et un autre cardinal en 1517; ils en ont eu depuis trois autres[2] et plusieurs évêques et abbés dans les États des ducs de Savoie. Le neveu du premier de ces cardinaux fut marquis de Masseran, situé dans le Piémont[3]. Sa mère étoit Fiesque, dont ils ont depuis mis les armes sur le tout des leurs, qui sont d'Acciaïoli, sans aucune preuve d'en être, au premier et quatrième; au second et au troisième de l'Empire, par quelque concession; ainsi, à proprement parler, ils n'ont point d'armes à eux[4]. Dans la suite, ils se sont trouvés si honorés de l'alliance de Fiesque qu'ils en ont ajouté le nom au leur. Ce premier marquis de Masseran épousa une Sforze-Santa-Fiore, puis une Raconis, des bâtards de Savoie[5]. Son fils épousa une bâtarde du duc Charles-Emmanuel de Savoie, de laquelle vinrent ses enfants[6], puis une Grillet Saint-Trivier[7], du

1. Marie-Claire de Nassau, mariée à Albert-Henri en 1634, épousa son beau-frère en 1642 et mourut en 1695.

2. Le *Moréri* donne les notices biographiques de ces cinq cardinaux, et il y a une généalogie des Ferreiro de Fiesque dans Chasot de Nantigny, *Généalogies des maisons souveraines* (1736), tome II, p. 174-186.

3. Saint-Simon avait d'abord écrit *dans les monts*, qu'il a corrigé en *dans le Piémont*. Masserano est en effet dans la province de Novare.

4. On peut voir ces armoiries en tête de la généalogie indiquée ci-dessus.

5. Camille Sforza-Santa-Fiore et Claudine de Savoie-Raconis.

6. Chasot de Nantigny dit qu'elle était bâtarde du duc Emmanuel-Philibert et qu'elle n'eut pas d'enfants; elle s'appelait Béatrice de Savoie, et son mari François-Philibert.

7. Françoise de Grillet, fille de Maximilien, comte de Saint-Trivier.

même nom qu'étoit Brissac, si longtemps major des gardes du corps de Louis XIV[1]. Ce second marquis de Masseran fut fait prince de l'Empire et de Masseran par la protection du même duc de Savoie dont il avoit épousé la bâtarde. Son fils épousa une Simiane-Pianezze[2], dont il eut un fils unique qui épousa, en 1686, une bâtarde du duc Charles-Emmanuel de Savoie[3]; car il y en a eu trois de ce nom[4].

Le mariage du roi d'Espagne Philippe V avec une fille de Savoie fit espérer à ce troisième prince de Masseran quelque fortune pour son fils en Espagne[5]; il l'y envoya jeune et fort bien fait; on l'appeloit le marquis de Crèvecœur[6]. Il avoit de l'esprit, de la galanterie, savoit mêler la réserve avec la hardiesse, avoit grande envie de faire fortune et tous les talents de courtisan qui y conduisent. Il s'attacha à faire sa cour à la princesse des Ursins et à la reine; sa faveur pointa et s'augmenta tellement auprès de l'une et l'autre que le monde en parla. Il n'en fut que mieux avec elles, et il en profita pour ménager habilement les ministres et les plus grands seigneurs. Son père mourut[7]; il prit le nom de prince de Masseran, et la même faveur le fit, tôt après, grand d'Espagne[8]. Il fut un des six seigneurs affidés à la princesse des Ursins, qu'elle laissa seuls approcher le roi d'Espagne après la mort de la

1. Albert de Grillet de Brissac : tome VI, p. 222.

2. Saint-Simon passe un degré; c'est son petit-fils Louis qui épousa Françoise-Marie de Simiane-Pianezze.

3. Charles de Ferreiro de Fiesque, prince de Masseran, mort en 1720, épousa en 1687 Christine, fille du duc Charles-Emmanuel II.

4. En effet quand Saint-Simon écrit, en 1746-47, le duc de Savoie régnant est Charles-Emmanuel III, roi de Sardaigne.

5. Victor-Amé-Louis de Ferreiro de Fiesque, marquis de Crèvecœur, puis prince de Masseran : nos tomes IX, p. 198, et XXIV, p. 217.

6. Crèvecœur, en italien Crevacuore, est dans le voisinage de Masserano.

7. En 1720 seulement.

8. Son père l'avait été dès 1712 (*Gazette*, p. 245).

reine[1], et il eut l'adresse et le bonheur que la chute de Mme des Ursins ne lui nuisit point auprès du roi ni même de la nouvelle reine, avec qui je l'ai vu fort familier. Il étoit gendre du prince de Santo-Buono, et il perdit sa femme comme j'arrivois à Madrid[2], qui étoit belle et dame du palais de la reine, dont il avoit des enfants tout petits. Il en fut fort affligé et demeura toujours extrêmement uni avec son beau-père. C'étoit un homme extrêmement aimable et un de ceux avec qui j'ai le plus vécu et le plus familièrement. Il étoit fort ami des ducs de Veragua et de Liria, lié avec Grimaldo et avec tout ce qu'il y avoit de grand ou de plus choisi. On disoit pourtant qu'il ne falloit pas trop s'y fier; mais je n'ai ni vu ni rien ouï dire qui pût autoriser ce bruit. En un mot, il étoit aimé, considéré, desiré, reçu avec plaisir partout, même des plus gourmés et des plus vieux seigneurs espagnols. Il avoit de la grâce et de la prudence en tous ses discours et en toutes ses manières, quoique gaies et libres et de la meilleure compagnie du monde. Depuis mon retour, il alla faire un voyage en Italie et vint faire un tour en France, où nous fûmes ravis de nous retrouver. Il y fut peu, et dans ce peu, hommes et femmes de la cour le couroient, et tout le monde fut affligé de son départ. A son retour en Espagne il eut les hallebardiers de la garde[3], qui sont comme nos cent-suisses, par la mort du marquis de Montalègre[4], et longtemps après la compagnie des gardes du corps italiennes[5], qui étoit sa grande ambition, lorsque le duc d'Atri[6] la quitta pour être majordome-major de la reine à la mort du marquis de Santa-Cruz, et mourut

1. Notre tome XXIV, p. 217-218.

2. Jeanne-Irène Caraccioli, morte en décembre 1721 (*Gazette*, p. 6).

3. Saint-Simon fait confusion dans ses souvenirs : c'est seulement en juin 1742 que M. de Masseran, revenant de son ambassade à Turin, passa par Paris (*Mémoires de Luynes*, tome IV, p. 157), et il avait eu les hallebardiers de la garde dès janvier 1724 (*Gazette*, p. 53).

4. Mort le 15 mai 1722 (*Gazette*, p. 281).

5. En 1737. — 6. Ci-dessus, p. 81.

assez jeune quelques années après dans cette charge[1]. En arrivant en Espagne je le trouvai ayant déjà la Toison d'or et la clef de gentilhomme de la chambre.

Le vieux marquis Ferreiro, qui avoit l'Annonciade, et qui a été ambassadeur de Savoie auprès de Louis XIV, il y a fort longtemps[2], étoit d'une branche cadette de cette maison. C'étoit un homme de beaucoup d'esprit, de capacité et de mérite. Sa bisaïeule étoit aussi Fiesque. Ces Ferreiro ont eu quelques grandes alliances.

Prince de Melphe.

MELPHE, Doria, génois, d'une des quatre grandes et premières maisons de la République, transplanté à Naples[3].

Prince de Palagonia.

PALAGONIA, Gravina, en Sicile, d'une des plus grandes maisons du pays[4].

Prince de Robecq.

ROBECQ, Montmorency, branche sortie de celle de Fosseux. Le second prince de Robecq quitta le service d'Espagne en 1678 et se mit en celui de France, où il eut un régiment; il mourut de maladie à Briançon en Dauphiné, en 1691[5]. Il avoit épousé la sœur du comte de Solre, chevalier du Saint-Esprit en 1688 et lieutenant général[6], dont la mère étoit sœur du père du prince d'Isenghien gendre du maréchal d'Humières[7]. Il laissa deux fils. L'aîné, prince de Robecq[8], servit avec réputation jusqu'à être maréchal de camp, puis passa au service de Philippe V, qui le fit lieutenant général, lui donna la Toison d'or, et le fit, en

1. Il mourut le 1er octobre 1743.

2. Thomas-Félix de Ferreiro : tome V, p. 6.

3. Melfi, dans la Basilicate, sur les confins de la Pouille.

4. Palagonia, province de Catane, entre cette ville et Caltagirone.

5. Philippe-Marie de Montmorency, prince de Robecq, mort le 25 octobre 1691 : tome XXIV, p. 73.

6. Marie-Philippine de Croÿ, sœur de Philippe-Emmanuel-Ferdinand-François, comte de Solre (tome IV, p. 320).

7. Isabelle de Gand-Vilain, sœur de Balthazar-Philippe, prince d'Isenghien (tous deux nommés dans notre tome XXIV, p. 74), dont le fils Jean-Alphonse s'était marié à Marie-Thérèse de Crevant (tome II, p. 178, et ci-dessus, p. 112), fille de Louis, maréchal d'Humières.

8. Charles de Montmorency, prince de Robecq : tome XXIV, p. 70.

1713, grand d'Espagne. Il étoit extrêmement bien avec la princesse des Ursins, qui cherchoit à s'attacher les seigneurs étrangers. Il épousa à Madrid, en 1714, la fille du comte de Solre, sa cousine germaine[1], qui fut aussitôt dame du palais de la reine. Il continua à servir, et eut le régiment des gardes wallonnes, lorsque Alberoni força le duc d'Havré à le quitter et à se retirer en France[2]; mais le prince de Robecq mourut un mois après, en octobre 1716, sans enfants. Son frère cadet, qui portoit le nom de comte d'Estaires[3], servit avec réputation longtemps en France. Il prit le nom de prince de Robecq à la mort de son frère. Il eut la Toison d'or, et succéda [à] sa grandesse[4], dans le diplôme de laquelle il étoit compris. Il fut lieutenant général, et au retour en France de la fille de feu M. le duc d'Orléans, veuve du roi Louis, il en fut nommé major-dome-major par Philippe V. Il épousa tout à la fin de 1722 Catherine du Bellay, morte en 1727[5], et lui, quelques années après[6], tout à fait établi en France, et y a laissé un fils marié à une fille du duc de Luxembourg[7].

Prince de Sermonetta.

SERMONETTA, Gaetano, que nous prononçons Cajetan. Cette maison, féconde en titres et en emplois[8], et toujours

1. Isabelle-Alexandrine de Croÿ-Solre : tome XXIV, p. 70.
2. Tome XXX, p. 35.
3. Anne-Auguste, comte d'Estaires, puis prince de Robecq : tome XX, p. 296.
4. La permission ne lui en fut accordée en France qu'en mars 1723 : reg. O¹ 67, p. 149.
5. Catherine-Félicité du Bellay, mariée 23 décembre 1722, morte 3 juin 1727 ; nous verrons ce mariage en son temps.
6. Il ne mourut que le 27 octobre 1745.
7. Anne-Louis-Alexandre de Montmorency, prince de Robecq, né le 25 janvier 1724, lieutenant général en 1762, mort le 19 octobre 1812. Il avait épousé le 26 février 1745 Anne-Maurice de Montmorency-Luxembourg, fille de Charles-François-Frédéric (tome I, p. 232). Resté veuf en 1760, il se remaria l'année suivante à une la Rochefoucauld-Estissac.
8. Don Gelasio Caetani a fait paraître à Pérouse en 1920 une *Caietanorum genealogia* d'après les archives de la famille.

en grandes alliances, n'est connue qu'après l'an 1200, par Mathias Cajetan, général des troupes du bâtard Mainfroy[1] en Sicile, qui prit son nom de la ville de Gaëte, au royaume de Naples, dont on ne voit aucune raison. Son petit-fils fut l'étrange Boniface VIII[2], qui n'oublia pas l'établissement de sa maison. Ces grands d'Espagne n'y sont jamais venus et sont toujours demeurés à Naples.

Prince de Sulmone.

SULMONE, Borghèse, de Sienne, famille d'avocats et de jurisconsultes[3]. Antoine Borghèse, fatigué des troubles domestiques de sa patrie, se retira à Rome, y fut avocat consistorial, et s'y enrichit assez pour acheter à son fils aîné une charge d'auditeur de la Chambre fort chèrement, qu'il perdit fort peu après avec ce fils. Clément VIII en eut pitié, et donna sa charge à Camille son frère, qui devint cardinal en 1596, à quarante-quatre ans, et pape Paul V, en 1605, à cinquante-trois ans, et mourut, en janvier 1621, à soixante-huit ans[4]. Ce fut un terrible pape, qui éleva sa famille tout d'un coup en terres, en titres, en grandes alliances, en richesses. Il fit le fils de son frère prince de Sulmone, obtint pour lui la grandesse d'Espagne, et lui fit épouser la fille du duc de Bracciano, chef de la maison des Ursins[5]. Celui d'aujourd'hui[6] est le

1. Mainfroy, dit aussi Manfred, bâtard de l'empereur Frédéric II, fut couronné roi de Naples en 1258 et fut tué le 26 février 1266 à la bataille de Bénévent contre Charles d'Anjou.

2. Benoît Caetani, cardinal (1281), pape (24 décembre 1294), mort 12 octobre 1303.

3. Une filiation des Borghèse est donnée par Chasot de Nantigny, *Généalogies des maisons souveraines*, tome II, p. 630-637.

4. Notre tome XI, p. 136.

5. Marc-Antoine Borghèse, né en 1598, prince de Sulmone et grand d'Espagne, mort le 19 janvier 1658, épousa Camille des Ursins, fille de Camille, duc de Bracciano. — Sulmone, ou plutôt Solmona, est dans les Abruzzes.

6. Le prince de Sulmone existant en 1722 est Marc-Antoine II Borghèse, qui mourut le 22 mai 1729; celui qui vivait en 1747, époque de la rédaction de cette partie des Mémoires est Camille-Antoine Borghèse.

quatrième grand d'Espagne, dont les alliances et les possessions se sont toujours accrues. Ces Borghèses, depuis Paul V, ont toujours demeuré à Rome.

Prince de Surmia.

SURMIA[1], Odescalchi. Innocent XI étoit fils d'un riche banquier de Côme, dans le Milanois[2], et servit jeune dans les troupes impériales. Il embrassa depuis l'état ecclésiastique, et l'argent de sa famille l'avança dans les prélatures. Il fit sa cour, comme les autres, à la fameuse donna Olympia, belle-sœur d'Innocent X[3], qui pouvoit tout sur le Pape[4], et qui le fit cardinal en 1645, et il fut pape en 1676. Avec un génie austère, borné, opiniâtre, et un cœur tout autrichien, il s'y abandonna avec une partialité qui le rendit odieux à tout ce qui n'étoit pas vendu à la maison d'Autriche, et la dupe de l'usurpation de l'Angleterre par le prince d'Orange, qu'il favorisa d'argent et de tout ce qu'il put, croyant ne favoriser [que] la maison d'Autriche contre la France. S'il ne se servit pas de ses parents dans les affaires, il fit pis de les abandonner au cardinal Cybo[5]. Son neveu Odescalchi[6] en étoit incapable, dont il fit un des plus puissants champignons de l'Italie en possessions et en dignités, qu'il étoit bien raisonnable que la maison d'Autriche lui prodiguât; l'Empereur le fit prince de l'Empire, et traiter d'Altesse par tous ses dépendants à Rome et en Italie, et Charles II le fit grand d'Espagne. Cette grandesse subsiste encore dans je ne sais qui de sa famille[7], dont pas un n'a été en Espagne.

1. C'est Zirmich en Hongrie, l'ancienne Sirmium, en italien Sirmia, et non Surmia.

2. Innocent XI était fils de Livio Odescalchi et de Paule Centella.

3. Olympia Maidalchini mariée à N. Panfili, frère du pape Innocent X (tome X, p. 161), morte en septembre 1657.

4. Les mots *le Pape* sont en interligne, au-dessus de *luy*, biffé.

5. Alderan Cybo : tome VII, p. 4, secrétaire d'État d'Innocent XI, très hostile à la France.

6. Livio Odescalchi : tome V, p. 107.

7. N'ayant pas eu d'enfants, don Livio fit ses héritiers les enfants

[Prince d'Ottaïano.]

J'ai oublié OTTAÏANO, Médicis, d'une branche cadette et fort séparée de celle des grands-ducs de Toscane, et cinq générations avant que celle-ci parvînt à la souveraineté, et c'est la seule qui reste de toute la maison de Médicis. Elle est depuis très longtemps établie dans le royaume de Naples, et a toujours été méprisée par les souverains de Toscane et par tout ce qui est sorti d'eux, les reconnoissant pourtant toujours pour être Médicis comme eux[1]. Bernard de Médicis, baron d'Ottaïano, dans le royaume de Naples[2], épousa une bâtarde d'Alexandre, duc de Florence, veuve de François Cantelmi. Il étoit frère d'Alexandre de Médicis, archevêque de Florence 1574, cardinal décembre 1583, à quarante-huit ans, pape Léon XI en avril 1605, mort le 27 des mêmes mois et année, à soixante-dix ans. Ce même frère de ce pape eut un fils, aussi baron d'Ottaïano, qui, d'une Saint-Séverin[3], eut deux fils, qui l'un après l'autre furent princes d'Ottaïano, qui épousèrent chacun une Caraccioli[4]. L'aîné n'eut point d'enfants ; le cadet eut Joseph de Médicis, troisième prince d'Ottaïano, fait grand d'Espagne en 1700, par Charles II[5], dont la postérité masculine subsiste à Naples, d'où elle n'est point sortie, princes d'Ottaïano, ducs de Sarno et grands d'Espagne[6].

de sa sœur, mariée à Benoît Erba, à charge de prendre son nom. Nous connaissons le second fait cardinal en 1713 (tome XXIII, p. 268) ; l'aîné Balthazar Erba Odescalchi, titré duc de Bracciano et marié successivement à deux Borghèse, hérita de la grandesse.

1. Un tableau généalogique de cette branche a été donné par Chasot de Nantigny, *Généalogie des maisons souveraines*, tome II, p. 223 (pour 263).

2. Près de Castellamare.

3. Alexandre de Médicis et Adélaïde de San-Severino.

4. Bernard et Octavien de Médicis, mariés, l'un à Jeanne Caraccioli, l'autre à Diane Caraccioli de Santo-Buono.

5. Ce Joseph de Médicis mourut à Naples le 17 juin 1717.

6. Son fils, Octavien, porta en effet le titre de duc de Sarno.

MARQUIS DE

Marquis d'Arizza.

ARIZZA, Palafox[1].

Marquis d'Ayetone.

AYTONA, Moncade, colonel du régiment des gardes espagnoles[2]. Cette maison est[3] une des plus grandes et des plus illustres d'Espagne, indépendamment de ce qui peut être chimérique. Aytona[4] est la première baronnie de Catalogne, et est depuis plus de quatre cents ans dans cette maison de mâle en mâle. Elle prétend venir d'un *dapifer*[5], général de l'armée françoise au secours du pays de Barcelone contre les Sarrasins, vers 733, dont le fils, Arnaud, fut investi par l'empereur Louis le Débonnaire de la terre de Moncade, ce qui a été cause que les successeurs de cet Arnaud, c'est-à-dire sa postérité, ont pris indifféremment le nom de Dapifer ou celui de Moncade[6]. Cette maison a aussi possédé le Béarn et la Bigorre. Guillaume-Ramon de Moncade épousa Constance, fille de Pierre II, roi d'Aragon. Il étoit sénéchal de Catalogne et fut le premier seigneur d'Ayétone, qui est, comme on l'a dit, la première[7] baronnie de la Catalogne. Il eut deux fils : Pierre de Moncade, seigneur d'Ayétone et sénéchal de Catalogne, dont est descendue la branche de Moncade et celles qui en sont sorties, demeurées en Espagne, et Raymond de Moncade, qui a fait la branche sicilienne des

1. Grandesse érigée en juillet 1721 (*Gazette*, p. 370) ; Saint-Simon ne la nommera pas plus loin parmi les grandesses de Philippe V.

2. Guillaume-Raymond de Moncade (tome XIII, p. 357), mort en 1727.

3. Avant ce verbe, il y a dans le manuscrit un *qui* inutile.

4. Saint-Simon a mis ici par erreur *Moncade* ; il faut lire *Aytona*, bourg de la province de Lérida en Catalogne ; Moncada est dans le royaume de Valence.

5. Ou sénéchal : voyez notre tome XVIII, p. 249.

6. Imhof, *Grands d'Espagne*, p. 121, n'a pas reproduit cette tradition ; mais il laisse entendre que ce nom de *dapifer* pourrait venir de la charge héréditaire de sénéchal de Catalogne que possédaient les Moncade.

7. Les mots *co^e^ on l'a dit la p^re^* sont en interligne ; cela rectifie l'erreur ci-dessus.

ducs de Montalte, princes de Paterno, etc., dont les ancêtres y ont suivi les Aragonnois et se sont établis à Naples et en Sicile. Ayétone est toujours demeuré dans la branche restée en Espagne masculinement. Je n'ai pu trouver la date ni le règne en Espagne de l'érection de la grandesse d'Ayétone. Les[1] différentes et plus apparentes conjectures et leurs combinaisons laissent peu de lieu de douter qu'elle ne soit la première de l'érection de Philippe II, vers 1560, et c'est par cette raison que je l'y ai rangée. Ce qui ne peut être douteux est que les Moncade, premiers seigneurs d'Ayétone et sénéchaux d'Aragon[2], en étoient *ricos-hombres*, et qu'ils ne passèrent point en grandesse sous Charles V, qui par là les abrogea tacitement, et furent rétablis en grandesse par Philippe II. Celui que j'ai fort vu et pratiqué en Espagne, et qui, avec son frère, le comte de Baños[3], qui en savoit encore plus que lui, m'ont instruit de bien des choses, étoit le sixième marquis d'Ayétone, qui avoit une grande réputation de probité, de désintéressement et de valeur la plus distinguée et la plus brillante, et en même temps la plus simple, à laquelle néanmoins on prétendoit que les talents ne répondoient pas assez. Il étoit de tout temps fort attaché à Philippe V, qui l'avoit fait capitaine général de ses armées. C'étoit un homme fort aimable dans la société, avec les manières du monde, simples, nobles et polies, et l'air d'un grand seigneur. Lui et son frère, que nous verrons, parmi les comtes, être grand par sa femme[4], et veufs tous deux, n'avoient point de garçons[5], et des biens assez médiocres. Le marquis

1. Cette phrase et la suivante, jusqu'à *Philippe II*, neuf lignes plus loin, ont été ajoutées sur la marge du manuscrit.

2. Il veut dire *de Catalogne*.

3. Emmanuel de Moncade, comte de Baños par suite de son mariage, 29 mars 1693, avec Thérèse de Leyva et la Cerda, héritière de ce comté, qui mourut le 14 août 1722 (*Gazette*, p. 437).

4. Ci-après, p. 187.

5. Imhof donne au marquis d'Aytona un fils né en 1690; mais il mourut jeune.

d'Ayétone, depuis mon départ, maria sa fille unique au marquis de Cogolludo, fils aîné du duc de Medina-Celi[1], lequel m'écrivit pour m'en donner part avec beaucoup d'amitié, quoique je ne lui en eusse point donné du mariage de mon fils fait auparavant[2]. Quoique le marquis d'Ayétone portât le nom de Moncade, et non celui de Dapifer, il ne portoit point les armes de Moncade, qui sont de gueules à huit besans d'argent en pal, quatre de chaque côté; mais il porte les armes de Bavière seules et en plein. Cette chimère vient du nom de *dapifer*, qui signifie le grand sénéchal, et depuis, le grand maître, qui lui a succédé dans l'autorité intérieure du palais, et non dans celle que le grand sénéchal avoit dans le royaume; ces charges héréditaires sont éteintes partout, excepté dans l'Empire où l'électeur de Bavière la possède, et par elle est électeur. Cette similitude, toute étrangère qu'elle est, aura donné lieu à cette singularité du marquis d'Ayétone; au moins n'en ai-je pu découvrir d'autre raison; et pour la date de sa grandesse, c'est ce que je me gardai bien de lui demander.

Marquis de los Balbasès.

Los Balbasès, Spinola, génois, de l'une des quatre grandes maisons de Gênes. Philippe III érigea cette terre[3], en 1621, en marquisat et grandesse pour le fameux capitaine Ambroise Spinola, fils de Philippe Spinola, marquis de Venafro, et d'une Grimaldi, fille du prince de Salerne[4]. Il avoit épousé une Bassadonna[5], et mourut en septembre

1. Déjà dit ci-dessus, p. 107.

2. Le mariage du marquis de Cogolludo ayant eu lieu le 19 novembre 1722, ce n'est pas de celui du duc de Ruffec (1727) dont Saint-Simon veut parler, mais de celui de sa fille Charlotte avec le prince de Chimay (16 juin 1722).

3. Los Balbasès est un bourg de la Vieille-Castille, au Sud-Ouest de Burgos.

4. Tout cela a déjà été dit plus courtement dans notre tome XXIII, p. 23-24. Saint-Simon prend toutes ces indications a l'*Historia Italiæ et Hispaniæ genealogica* d'Imhof. Le P. Max. Deza a fait paraître en 1696 une *Histoire de la maison de Spinola*.

5. Jeanne Bacciadonna, et non Bassadonna.

1630. Il[1] laissa le cardinal Spinola, mort en février 1639[2], une fille mariée au premier marquis de Leganès[3], et Philippe Spinola, second marquis de los Balbasès[4], qui eut la Toison d'or, et qui épousa une fille de Paul Doria, duc del Sesto, grand d'Espagne, qui lui apporta cette nouvelle grandesse, et lui fit joindre le nom de Doria à celui de Spinola. Il mourut en 1659. Son fils, né en février 1632, Paul Spinola-Doria, troisième marquis de los Balbasès[5] et duc del Sesto, est celui qui se trouva au mariage de Louis XIV, qui accompagna la cour depuis la frontière d'Espagne jusqu'à Paris en qualité d'ambassadeur d'Espagne, qui parut avec tant de magnificence et de galanterie à l'entrée du Roi et de la Reine à Paris, et qui y fit admirer l'une et l'autre pendant tout le cours de son ambassade. Il fut après du conseil d'État et de celui de guerre, et majordome-major de la seconde femme de Charles II; il étoit gendre du connétable Colonne, et mourut à Madrid, en décembre 1699, n'ayant pas encore soixante ans. Son fils, quatrième marquis de los Balbasès[6], fut gentilhomme de la chambre de Charles II, et général de ses armes en Milanois. Il étoit gendre du huitième et dernier duc de Medina-Celi, des bâtards de Foix, qui mourut prisonnier à Fontarabie[7]. Je ne sais s'il eut peur de la disgrâce de son beau-père et d'être impliqué dans ce dont on l'accusoit; mais tout à coup il se fit prêtre avec dispense de recevoir tous les ordres à la fois[8], dont on fut fort surpris à la cour

1. Avant *il*, Saint-Simon a biffé *entr'autres enfants*.
2. Augustin : tome XXIII, p. 23.
3. Polyxène Spinola mariée à Diego-Philippe de Guzman.
4. Ce Philippe a été nommé Paul par erreur dans notre tome XXIII, p. 23, note 6.
5. *Ibidem*, note 7.
6. Philippe-Antoine : tome XV, p. 230.
7. Sa femme Isabelle de la Cerda était fille de ce Jean-François-Thomas : tome VIII, p. 203.
8. En même temps que le comte de Monterey : tome XXIII, p. 22-24.

d'Espagne. Quelques-uns ont prétendu que, outre cette raison, car les prêtres sont fort difficiles à arrêter et à juger en Espagne pour causes laïques, il avoit des vues de se faire cardinal. Quoi qu'il en soit, il vécut, depuis, peu d'années, et laissa le cinquième marquis de los Balbasès[1], que j'ai fort vu en Espagne, et qui étoit gendre du duc d'Alburquerque et frère des duchesses de Medina-Celi, d'Arcos, de la Mirandole[2] et de la princesse Pio[3]. Il avoit de l'esprit, du monde, de l'application et des lettres, qui n'empêchoient point beaucoup d'ambition, les talents de courtisan, et d'être plus mêlé avec le grand monde, où il étoit aimé et estimé par ses manières nobles et polies, que ne le sont d'ordinaire les seigneurs espagnols, et passoit pour un fort honnête homme. Je l'ai beaucoup fréquenté.. Il fut gentilhomme de la chambre du prince des Asturies à son mariage, et l'étoit déjà du roi, et, à la mort du prince Pio, noyé dans l'inondation de l'hôtel de la Mirandole[4], il fut grand écuyer de la princesse des Asturies.

Marquis de Bedmar.

BEDMAR, Bertrand de la Cueva. Cette maison a été expliquée au titre d'Alburquerque[5], dont le marquis de Bedmar est cadet de cette maison[6]. Il servit presque toute sa vie au dehors de l'Espagne, en Italie et aux Pays-Bas. Il y étoit capitaine général et gouverneur des armes à l'avénement de Philippe V à la couronne d'Espagne, où on fut

1. Ambroise Spinola (tome XXIII, p. 23) et sa femme Jeanne de la Cueva.

2. La duchesse de la Mirandole est Marie-Thérèse Spinola : ci-dessus, p. 111. Elle eut plusieurs sœurs, dont Imhof donne les noms : Hiéronyme, née en 1687, était duchesse de Medina-Celi, et Anne-Marie, née en 1690, duchesse d'Arcos.

3. Jeanne Spinola, l'aînée de toutes, née en 1683, était mariée au prince Pio, plus tard marquis de Castel-Rodrigo, et mourut le 2 janvier 1738.

4. Suite des *Mémoires*, tome XIX de 1873, p. 155.

5. Ci-dessus, p. 73-77.

6. Isidore-Jean-Joseph de la Cueva y Benavidès : tome V, p. 64.

extrêmement content de sa conduite, tant alors que depuis. Il y fut commandant général pendant l'absence de l'électeur de Bavière, gouverneur général, qui alla dans ses États, et le marquis de Bedmar rouloit d'égal avec nos maréchaux de France, commandoit des armées séparées, et aux troupes françoises comme aux espagnoles et wallonnes, comme à celles-ci réciproquement nos généraux françois. Il se conduisit si bien, et d'ailleurs avec tant de correspondance avec nos généraux et nos troupes, qu'il gagna entièrement leur amitié et leur estime par sa valeur et son désintéressement, et par la magnificence avec laquelle il vivoit. Louis XIV lui en sut tant de gré qu'il lui donna l'ordre du Saint-Esprit en 1704, et le collier en 1705, en passant pour aller de Flandres vice-roi de Sicile[1]. Il fut le seul Espagnol pour qui le Roi demanda et obtint la grandesse. Je le trouvai en Espagne conseiller d'État et président du conseil de guerre et de celui des ordres, et dans une grande considération. On a vu qu'il fut premier commissaire d'Espagne pour la signature des articles du contrat de mariage de l'Infante avec le Roi[2], et, par très grande distinction, on lui apportoit un siége chez le roi d'Espagne, en attendant que Sa Majesté Catholique parût.

C'étoit un homme fort poli, dont toutes les qualités et les manières étoient aimables, nobles, et d'un grand seigneur, en même temps polies et familières. Il étoit goutteux, ne sortoit guères de chez lui que pour des fonctions, ou pour aller au Palais, et avoit presque toujours compagnie chez lui ; il avoit de l'esprit, du sens, et tant vu au dehors que sa conversation étoit également agréable, gaie, et instructive. Je l'ai extrêmement vu et pratiqué à Madrid, où Leurs Majestés Catholiques, les ministres, et tout le monde en faisoient beaucoup de cas. Il se piquoit fort d'aimer et de caresser les François, et d'une grande reconnoissance pour la mémoire de Louis XIV. Il avoit très

1. Tome XII, p. 380-381.
2. Tome XXXVIII, p. 351.

bonne mine, et l'air fort françois. J'admirai avec quelle facilité il s'étoit remis à vivre à l'espagnole, à son *puchero*[1], à manger seul un morceau, après avoir été un si grand nombre d'années hors d'Espagne à vivre avec tout le monde comme nous vivons ici, et avec une grande et bonne table bien remplie de mets et de convives.

Il n'avoit qu'une fille unique, mariée au marquis de Moya, second fils du marquis de Villena[2], auquel elle porta cette grandesse, Elle étoit dame du palais de la reine, et cruellement laide. Longtemps depuis mon retour[3], le marquis de Moya, qui, avec peu d'esprit, mais une valeur distinguée et beaucoup d'honneur, étoit fort dans le monde, devint, par la mort de son beau-père, marquis de Bedmar, dont il prit le nom, et, par la mort de son père, capitaine des gardes du corps de la compagnie espagnole, que son frère aîné[4] quitta, pour monter à la charge de majordome-major du roi, qu'avoit le marquis de Villena, leur père, qui étoit une faveur sans exemple.

Marquis de Camaraça.

Camaraça, los Cobos. Il ne laisse pas d'y avoir en Espagne, comme en France, des grandesses de faveur, et dont les races ne remontent pas haut. François de los Cobos étoit secrétaire d'État favori de Charles V[5], qui le fit conseiller d'État, grand commandeur de Léon de l'ordre de Saint-Jacques, grand trésorier de Castille, et lui fit épouser[6] Marie Mendoza y Sarmiento. Leur fils épousa Fran-

1. Son pot-au-feu, mets unique habituel des tables espagnoles.

2. Marcien-Joseph Fernandez Pacheco, marquis de Moya, prit le titre de marquis de Bedmar à la mort de son beau-père en 1723. Dans notre tome XXII, p. 173, note 2, il a été qualifié par erreur de fils du précédent marquis de Bedmar; il aurait fallu dire gendre.

3. Moins de deux ans après, puisque le beau-père mourut le 2 juin 1723.

4. Mercure Lopez Pacheco, comte de San-Estevan-de-Gormaz: tome VII, p. 254.

5. Voyez Imhof, *Grands d'Espagne*, p. 130.

6. Après ce mot, biffé par erreur, Saint-Simon a biffé sur son manuscrit *M. de Mendozza y Sarmiento* pour mettre à la place *Fr. L.*

çoise-Louise, fille de François de Luna, *rico-hombre* de Sangro en Aragon et seigneur de Camaraça[1], laquelle en fut faite marquise. C'est d'eux que sortent masculinement les los Cobos, marquis de Camaraça. Diego de los Cobos, troisième marquis de Camaraça, mort tout à la fin de 1645, fut fait grand d'Espagne, et ne laissa qu'une fille religieuse[2]. Emmanuel de los Cobos, appelé à sa grandesse, lui succéda. Il sortoit de mâle en mâle du frère cadet du los Cobos premier marquis de Camaraça; il fut bisaïeul de Balthazar de los Cobos, cinquième marquis de Camaraça, chevalier de la Toison d'or, gentilhomme de la chambre de Charles II, général des galères de Naples, puis de celles d'Espagne, enfin vice-roi d'Aragon[3]. Sa mère, Acuña Portocarrero, fille du troisième comte de Montijo, mourut en 1694, camarera-mayor de la reine-mère de Charles II[4].

Marquis de Castel dos-Rios.

Castel-dos-Rios, Semmenat, catalan. C'est celui qui étoit ambassadeur d'Espagne en France à la mort de Charles II, duquel il a suffisamment été parlé à cette occasion[5], qui lui valut la grandesse et la vice-royauté du Pérou, comme on l'a vu au même endroit; il y mourut après quelques années[6]. Son fils aîné, connu ici avec lui

fille de Fr. de Luna sg^r de Camaraça Rico Humbre de Sangro en Arragon. Cette fille porta Camaraça qui est en Catalogne au Secret. d'Estat son mari, dont Ch. V la fit Marquise; puis, s'apercevant de son erreur, il a biffé tout cela pour écrire à la suite le texte que nous donnons.

1. Camaraça, ou plutôt Camarasa, est en Catalogne, province de Lérida.

2. Le mot *Rl^se* a été ajouté en interligne.

3. Balthazar de los Cobos, marquis de Camaraça, fut général des galères de Naples en février 1690, de celles d'Espagne en mars 1693, et eut la vice-royauté d'Aragon en mai 1696. Il était marié à une Velasco y Carvajal, fille du marquis de Jodar.

4. Elle s'appelait Isabelle Acuña y Portocarrero, fut faite camarera-major en mai 1692 et mourut le 20 juin 1694.

5. Manuel de Semmenat : tomes VI, p. 372-374, et VII, *passim*.

6. Tomes X, p. 152, et XII, p. 159.

sous le nom de marquis de Semmenat[1], qui l'avoit accompagné au Pérou, y resta fort longtemps après sa mort, et n'en est revenu en Espagne que depuis mon retour, où il fit aussitôt après sa couverture.

Marquis de Castel Rodrigo.

Castel-Rodrigo, Homodei. C'est une cité en Portugal[2]. Louis de Moura, d'une maison noble et ancienne de ce royaume-là, alcaïde ou gouverneur de cette cité[3], eut un fils, Christophe de Moura, que Philippe II en fit comte pour les services qu'il en avoit reçus lorsqu'il s'empara du Portugal, à la mort du cardinal-roi Henri. Le même Christophe de Moura fut fait par Philippe III marquis de Castel-Rodrigo et grand d'Espagne ; il avoit été le premier vice-roi de Portugal pour l'Espagne[4]. Son fils et le fils de son fils ont été gouverneurs généraux des Pays-Bas[5] ; le dernier mourut à la fin de 1675, gendre du sixième duc de Montalte, et ne laissa que deux filles. L'aînée, veuve sans enfants d'un Guzman fils puîné du duc de Medina-de-las-Torrès[6], se remaria à Charles Homodei, et la cadette[7] à Gilbert Pio, prince de Saint-Grégoire en Lombardie, dont elle eut des enfants ; après sa mort elle se remaria à Louis Contarini, alors ambassadeur de Venise à Rome.

Les Homodei sont des jurisconsultes, des citadins et des gens de robe de Milan, connus dès 1340, et sont demeurés

1. Antoine de Semmenat, colonel du régiment de Savoie en 1705, marquis de Castel-dos-Rios après la mort de son père en 1711.

2. Province de Tras-os-montes, district de Piñel.

3. Imhof, *Grands d'Espagne*, p. 137-139.

4. Voyez *Don Cristobal de Moura, primer marquès de Castel-Rodrigo*, par Alfonso Danvila y Burguero (1900).

5. Emmanuel de Moura, second marquis de Castel-Rodrigo, fut gouverneur des Pays-Bas de 1644 à 1647, et mourut en 1661 ; François, son fils, eut cette charge de 1664 à 1668 (*Biographie nationale belge*, au mot Moura).

6. Éléonore de Moura, veuve d'Aniello de Guzman, mort vice-roi de Sicile le 16 avril 1677, se remaria en 1678 à Charles Homodei (ci-après) ; notre tome IX, p. 91.

7. Jeanne de Moura, mariée en 1668.

tels sans illustration ni alliances jusque vers 1600[1], que Charles Homodei, extrêmement riche, se fit marquis de Piovera[2], et poussa si bien un de ses fils dans les charges de la prélature de Rome qu'il fut cardinal en 1652, et mourut en 1685[3]. C'est l'aîné de ce cardinal[4] qui fut père de Charles Homodei, connu sous le nom de marquis d'Almonacid, qui épousa la fille aîné de Moura marquise héritière de Castel-Rodrigo[5], et qui, après avoir essuyé de longues chicanes avec peu de fondement pour le droit, mais causées par la légèreté de sa naissance, se couvrit enfin en 1679, par la grandesse que sa femme lui avoit apportée. Il se trouva homme d'esprit, d'honneur et de mérite, et parvint sous Charles II à être conseiller d'État; il se conduisit si bien à l'avénement de Philippe V à la couronne d'Espagne, qu'il fut choisi pour l'ambassade de Turin, y négocier le mariage du roi d'Espagne, et faire la demande pour lui de la fille de Savoie, sœur cadette de Mme la duchesse de Bourgogne, et l'amener au roi d'Espagne en Catalogne, où il étoit pour lors prêt à passer à Naples, etcommander les armées en Lombardie. Castel-Rodrigo fut déclaré grand écuyer de la reine en arrivant avec elle, et fut toujours fort compté et considéré[6]. A la mort de cette princesse, il renonça à la cour, et se retira dans sa maison de Madrid. Il perdit bientôt après sa femme. Ce changement domestique et de fortune lui affoiblirent la tête, tellement que, lorsque j'arrivai à Madrid, il n'étoit plus en état de paroître ni de voir personne chez lui. Je

1. Voyez Imhof, *Genealogiæ viginti in Italia familiarum,* p 57.
2. Piovera, dans la province d'Alexandrie de Piémont. Saint-Simon écrit *Piopera*, comme Imhof.
3. Louis Homodei, né en 1608, cardinal en 1652, mort le 26 avril 1685.
4. Cet aîné nommé Augustin, établi en Espagne, s'y maria trois fois, fut marquis d'Almonacid, et mourut en 1657.
5. Ci-dessus; la suite a déjà été racontée au tome IX, p. 89-91.
6. Voyez ce qui est dit de lui dans le *Recueil des instructions aux ambassadeurs en Espagne,* tome II, p. 226.

ne laissai pas d'y aller à mon retour de Lerma, à cause de ma grandesse, et d'y retourner avec mon second fils, quelques jours avant sa couverture, comme c'est l'usage établi à l'égard de tous les grands. Je ne le vis point, comme je m'y étois bien attendu; et, comme il n'étoit plus en état de rien, je ne reçus même, contre la coutume, aucune civilité ni compliment de sa part[1].

Prince Pio.

Par la mort de sa femme, sans enfants, la grandesse de Castel-Rodrigo, passa à l'autre sœur, mère du prince Pio[2], quoique le mari veuf en conserve le rang et les honneurs toute sa vie. Ainsi, après sa mère, la grandesse vint au prince Pio qui fit sa couverture[3]. C'est ce même prince Pio, capitaine général et gouverneur de Catalogne, quoique jeune, dont on a vu qu'Alberoni joua si longtemps et si cruellement sur le commandement de l'armée qu'il faisoit assembler en Catalogne pour passer en Sardaigne[4], etc., et le même que j'ai vu à Madrid, et qui fut fait grand écuyer de la princesse des Asturies[5]. C'étoit un grand homme fort bien fait, poli, glorieux, ambitieux au possible, qui avoit très bonne opinion de soi, plus de valeur que de talent et d'esprit, quoiqu'il ne manquât pas de l'un ni des autres. Il fut entraîné par le torrent qui, depuis mon départ, inonda tout à coup l'hôtel de la Mirandole, et son corps fut trouvé à une lieue de Madrid, dans une espèce de cloaque. Il laissa des enfants fort petits. Il ne laissoit pas d'être assez compté, et fort parmi le monde. Il dansa et fort bien aux bals; car en Espagne, comme je l'ai déjà dit, hommes et femmes dansent à tout âge.

Marquis de Castromonte.

CASTROMONTE, Baesa[6]. C'est une famille de robe, et sans alliances, d'autour de Valladolid, inconnue et dans l'obscurité jusqu'à Jean Baesa[7], second marquis de Castromonte,

1. Il mourut le 16 janvier 1723. — 2. Ci-dessus, p. 158, note 7.
3. Le 19 novembre 1720; mais on continua à l'appeler le prince Pio.
4. Tome XXXIV, p. 98. — 5. Ci-dessus, p. 55.
6. Imhof, *Grands d'Espagne*, p. 139.
7. *Baësa* en interligne sur *Bazan*, biffé.

dont la mère étoit Lara, et le frère aîné, mort sans enfants, premier marquis de Castromonte. Ce second marquis[1] fut fait grand d'Espagne par Charles II, en janvier 1698, sans service, sans charge, sans faveur précédente, et l'acheta fort cher à ce qu'ils prétendent tous en Espagne[2]. Il n'a point eu d'enfants de deux femmes[3]. Le fils de son frère lui a succédé et a des enfants[4]. C'est un homme qui paroissoit fort peu, et que je n'ai fait qu'apercevoir en Espagne.

Marquis de Clarafuente.

CLARAFUENTE, Grillo, à Gênes, de la première noblesse de la République.

Marquis de Santa-Cruz ; sa fortune.

SANTA-CRUZ, Benavidès y Bazan[5], majordome-major de la reine seconde femme de Philippe V[6]. La maison de Benavidès est masculinement issue d'Alphonse IX, roi de Léon, et d'Adonce Martinez, son épouse, par don Alonzo, seigneur de Aliquer, leur fils cadet, dont le fils, Pierre-Alonzo de Léon, épousa l'héritière de Benavidès, issue d'Alphonse VII, empereur des Espagnes[7] ; d'autres donnent une autre origine à cette maison, et la font descendre d'Inigués, seigneur de Biedma, dans le royaume de Tolède. Ils donnent une origine illustre à ce nom d'Inigués, de la délivrance d'une reine d'Aragon des mains des Maures.

1. Jean Baesa Manrique de Lara, marquis de Castromonte, gentilhomme de la chambre en mai 1679, acheta la charge de grand chancelier du conseil des finances en décembre 1704 (*Gazette de Bruxelles*, p. 12).

2. Voyez nos tomes VIII, p. 178, note 5, et IX, p. 238, note 4, et les *Mémoires de Louville*, tome I, p. 77.

3. Appartenant toutes deux à la maison Portocarrero. En 1701, on avait pensé à le remarier à une fille du maréchal d'Harcourt (notre tome IX, p. 349).

4. Le frère s'appelait Alphonse Baesa et était mort le 26 mars 1679. Son fils Louis-Ignace succéda à la grandesse de Castromonte à la mort de son oncle.

5. Les mots *y Bazan* sont en interligne.

6. Alvare-Antoine Bazan y Benavidès : tome XXV, p. 158.

7. Alphonse VII (1104-1134) prit ce titre à cause de ses victoires sur les Maures.

Cet Iniguès épousa une Castro ; les alliances directes de Ponce de Léon et de Sotomayor furent celles du second et du troisième degré[1]. Le quatrième degré fut Mendus Rodriguez de Biedma et Benavidès. C'est à celui-ci qu'il faut s'arrêter un moment. Il épousa 1° une Tolède ; 2° une Martinez ; 3° une Cordoue ; 4° apparemment par amour, la bâtarde d'un Manrique de Lara, archevêque de Tolède. Ce Mendus Rodriguez de Biedma fit son premier mariage en 1344. Jusqu'à lui nulle terre, nulle fille dans sa maison qui portât le nom de Benavidès, lequel depuis lui, qui le prit sans qu'on en puisse deviner la raison, passa à toute sa postérité, sans qu'il y ait jamais été plus de mémoire de leur ancien nom de Biedma : or, toute la maison de Benavidès descend de ce Mendus Rodriguez, qui le prit le premier, parce que ses frères n'eurent point d'enfants mâles, et que les mâles sortis de ses oncles et grands-oncles s'éteignirent de son temps. Mais, revenant à l'autre origine des rois de Léon, la raison de ce changement de nom se découvre : on a vu ci-devant que Pierre-Alonzo de Léon, fils de Roderic-Alonzo seigneur de Aliquer, fils cadet d'Alphonse IX, roi de Léon, avoit épousé l'héritière de Benavidès, issue d'Alphonse VII, empereur des Espagnes. Leur fils, leur petit-fils, et leurs deux arrière-petits-fils de mâle en mâle, ne prirent plus que le nom seul de Benavidès. L'aîné des arrière-petits-fils mourut sans enfants ; son seul frère cadet fit un majorasque[2] de plusieurs terres avec celle de Benavidès, auquel il donna ce nom, et, se voyant sans enfants, il le substitua à son cousin Mendus Rodriguez, seigneur de Biedma, à condition que ledit Mendus Rodriguez et toute sa postérité ne porteroient plus que le nom seul de Benavidès. Or, comment ce Mendus Rodriguez, seigneur de Biedma, substitué au majorasque et au nom de Benavidès, étoit-[il] le cousin de Jean-Alonzo de Benavidès issu de mâle en

1. Ces origines sont quasi légendaires.
2. On a vu dans le tome IX, p. 154, ce qu'il faut entendre par ce mot.

mâle des rois de Léon, fondateur du majorasque qu'il lui substitua? Étoit-ce parenté proche ou éloignée, masculine ou féminine? Quoi qu'il en soit, il[1] entra en possession de ce majorasque en 1364. Deux ans après, Henri IV, roi de Castille, en démembra trois terres qu'il donna à Gonzalve Bazan, son favori et son sommelier de corps, et donna en échange à Mendus Rodriguez de Benavidès, la terre d'Iznotarafe, qui, pour avoir été conquise sur les Maures le jour de Saint-Étienne premier martyr, fut changée de nom, et toujours depuis appelée San-Estevan-del-Puerto, ce dernier nom pour la distinguer des autres de même nom, parce que celle-ci est à une ouverture ou passage de montagnes, et ces passages s'appellent *puerto* en espagnol, d'où vient par exemple le nom de Saint-Jean-Pied-de-Port, et non de porc, comme dit le vulgaire, parce que cette place est au pied et à l'entrée des Pyrénées du côté de France, à qui elle appartient. Cette terre de San-Estevan, que Mendus Rodriguez eut en échange de ce qu'Henri IV, roi de Castille, lui avoit pris, étoit beaucoup plus considérable que ce qu'il avoit laissé prendre à ce roi.

Son arrière-petit-fils fut fait, en 1473, comte de San-Estevan-del-Puerto[2], et fut père d'autre Mendus Rodriguez de Benavidès, comte de San-Estevan-del-Puerto, duquel de mâle en mâle sont sortis les comtes de San-Estevan-del-Puerto, grands d'Espagne, qu'on verra ci-après[3], et les marquis de Santa-Cruz, leurs cadets. Le cinquième comte de San-Estevan-del-Puerto épousa, en 1548, une la Cueva, qui lui apporta la terre, depuis marquisat, de Solera, ce qui lui fit ajouter le nom de la Cueva au sien et à ses descendants, comtes de San-Estevan. Son arrière-petit-fils,

1. Avant *il*, il a biffé *revenons*, qu'on retrouvera beaucoup plus loin.

2. Voyez Imhof, *Grands d'Espagne*, p. 158-159 et 224. Saint-Simon prend ce long exposé dans l'*Historia Italiæ et Hispaniæ genealogica* du même.

3. Voyez plus loin, p. 191.

huitième comte de San-Estevan et premier marquis de Solera, eut un frère cadet, Henri de Benavidès, marquis de Bajona et comte de Chinchon, capitaine général des galères d'Espagne et conseiller d'État, qui épousa[1] Mencia Pimentel, dont le frère unique mourut sans enfants, et qui devint héritière des marquisats de Santa-Cruz, Bajona et Viso, par sa mère héritière de la maison de Bazan, ce qui fit ajouter le nom de Bazan à celui de Benavidès à leur postérité, quelquefois même le prendre seul à cause de la grandesse attachée au marquisat de Santa-Cruz pour le grand-père paternel de l'héritière de Bazan-épouse d'un Pimentel qui n'avoit eu que cette fille héritière qui épousa cet Henri de Benavidès, lequel en fut grand d'Espagne, et grand-père du marquis de Santa-Cruz que j'ai vu en Espagne, auquel je reviendrai après une courte parenthèse.

[*Add. St-S. 1706*] Le grand-père de l'héritière de Bazan qui épousa le Pimentel, dont la fille héritière porta la grandesse de sa mère à Henri de Benavidès, frère cadet du huitième comte de San-Estevan, ce grand-père, dis-je, étoit Alvar de Bazan, marquis de Santa-Cruz, ou Sainte-Croix, comme nos François l'appeloient, capitaine général de la mer sous Philippe II[2]. Ce fut lui qui se rendit maître de l'escadre que, après la mort du cardinal-roi de Portugal, Catherine de Médicis fit équiper pour porter un grand secours en Portugal à Antoine, prieur de Crato, bâtard du duc de Beja, second fils du roi Emmanuel de Portugal, et d'une juive, qui voulut prouver le mariage de sa mère, et après la mort du cardinal-roi, se fit proclamer roi à Santarem et à Lisbonne, et eut un grand parti[3]. Ses aventures ne sont pas de mon sujet. Catherine de Médicis, qui, pour relever sa naissance, se mit aussi sur les rangs, sans nulle apparence

1. Avant *espousa*, il a biffé *fut pere*.

2. Il mourut en 1585 ; Brantôme l'a mentionné dans ses Grands capitaines étrangers (*Œuvres*, édition Lalanne, tome II, p. 70-71).

3. Sur ce prieur de Crato, voyez notre tome XXXVII, p. 153.

de fondement, de prétendre à la couronne de Portugal, avoit intérêt d'afficher cette prétention, et d'empêcher la ruine du parti du prieur de Crato, comptant après avoir meilleur marché de ce bâtard que de Philippe II. Comme cette vanité de la Reine la touchoit sensiblement, et qu'elle étoit toute-puissante en France, ce fut à qui s'embarqueroit sur cette escadre de toute la noblesse de la cour, et Strozzi même, parent proche de la Reine, et fort avant dans ses bonnes grâces. Le marquis de Sainte-Croix, ayant battu cette escadre, 26 juillet 1582, fit mettre pied à terre à tout ce qui la montoit, fit égorger de sens froid, dans l'une des Terceires[1], Philippe Strozzi qui la commandoit[2], toute cette jeune noblesse et tous les officiers, et emmena les vaisseaux et les équipages en Espagne. Une si monstrueuse inhumanité fut détestée dans toute l'Europe; mais elle plut si fort à Philippe II, qu'il fit aussitôt le marquis de Santa-Cruz grand d'Espagne. Revenons maintenant au Benavidès qui en jouit[3], après avoir passé par une autre maison.

Le marquis de Santa-Cruz que j'ai vu en Espagne étoit pauvre et retiré chez lui dans la Manche sous Charles II et à l'avénement de Philippe V à la couronne. Il avoit essuyé un étrange contraste. Sa femme[4] l'avoit accusé d'impuissance. Il y eut sur cela un grand procès; il le perdit, et peut-être qu'il n'en fut pas fâché. Son humeur peu accorte ne convenoit guère au mariage. Il fut même permis à sa femme de se remarier[5]. Assez peu après, il

1. Ou îles Açores : tome VI, p. 240.

2. Philippe Strozzi (1541-1582) était colonel général de l'infanterie française; Brantôme en parle souvent dans ses Grands capitaines français.

3. Qui jouit de cette grandesse.

4. Marie de Villela et Alava, fille du comte de Lences, mariée en 1696.

5. Voyez une lettre de Mme des Ursins à Torcy : notre tome IX, p. 464-465. Dans le « Tableau » (ci-après, p. 425), Saint-Simon se trompera en disant qu'elle se remaria au duc d'Abrantès.

fut attaqué par une fille bourgeoise, pour qu'il eût à se charger d'un enfant qu'elle prétendit qu'il lui avoit fait : nouveau procès, et il le perdit encore. On voit qu'il n'étoit pas heureux en procès. Il vivoit donc solitairement chez lui pendant les premières années du règne de Philippe V, sans aucun accès à la cour ni à Madrid, malgré sa naissance et sa dignité, lorsque le duc de Berwick vint la première fois en Espagne, où le feu de la guerre étoit de tous côtés. Il sut que le marquis de Santa-Cruz, avec ce qu'il avoit pu rassembler de ses vassaux, avoit si fermement combattu une partie de l'armée ennemie, à un passage important de ce pays si montueux, qu'il l'avoit arrêtée, et qu'après une défense opiniâtre il l'avoit obligée à se retirer et à chercher où passer ailleurs, ce qui, dans les circonstances où on se trouvoit alors, fut un service très utile. Le duc de Berwick en parla au roi d'Espagne, lui fit donner[1] du commandement, le fit venir à la cour, et lui procura tous les agréments qu'il put[2]. Santa-Cruz, d'abord sauvage, s'y apprivoisa peu à peu, continua à servir avec distinction, mais sans grade : il étoit trop vieux pour en vouloir; et s'attacha enfin à la cour, où il devint avec le temps, je n'ai point su par quelle intrigue, major-dome-major de la reine seconde femme de Philippe V[3], et parfaitement bien avec le roi et avec elle. Il fut gentilhomme de la chambre seul toute l'année en exercice avec le duc del Arco, et tous deux amis intimes[4], qui, par leurs charges, passoient leur vie ensemble ou dans l'intérieur du roi et de la reine ou à leur suite, à leurs chasses et à leurs voyages. Il étoit fort des amis de Grimaldo, et témoigna toujours au duc de Liria qu'il n'oublioit point

1. Les mots *fit donner* remplacent en interligne *procura*, biffé.

2. Ceci se passa dans l'été de 1706; en récompense le marquis de Santa-Cruz fut fait gentilhomme de la chambre (*Gazette*, p. 487, et *Mercure* de novembre, p. 54-57).

3. Il remplaçait son oncle le comte de San-Estevan-del-Puerto, trop âgé pour remplir ces fonctions (*Gazette*, août 1714, p. 436).

4. Voyez notre tome XXX, p. 24, et ci-dessus, p. 79.

ce qu'il devoit à son père, avec tendresse, intérêt et grande familiarité.

C'étoit un fort grand homme et bien fourni[1], un visage brun et rouge, de gros sourcils noirs[2] et des yeux qui regardoient volontiers de côté, l'air et le jeu sournois et moqueur, beaucoup de fierté; tout montroit en lui de la hauteur et de la noblesse jusque dans ses fonctions auprès de la reine. Il n'étoit pas ignorant, avoit beaucoup d'esprit et de finesse dans l'esprit et dans les manières, et, quoique mesuré, se contraignoit peu, par grandeur, sur les gens et sur les choses. Il se communiquoit fort peu, se retranchoit sur l'assiduité de ses fonctions; mais au fond c'étoit son goût et le fruit de la longue solitude où il avoit passé tant d'années. On le craignoit pour ses dits, pour sa morgue dédaigneuse, pour la difficulté de son accès, même aux lieux publics, au Palais, encore plus son silence et ses yeux, qui parloient de compagnie. Il ne laissoit pas de parler un peu et de rire même assez volontiers; mais toujours son rire étoit malin et expressif. Il n'aimoit point du tout les François ni les Italiens, sans que sa faveur et sa familiarité avec le roi et la reine en souffrissent la moindre atteinte. Il se mêloit difficilement de quelque chose par paresse et par dédain. Avec cela il avoit des amis et de l'estime, et il ne manquoit ni aux devoirs ni à la politesse; mais il ne la prodiguoit pas, et en savoit mesurer les degrés. Tout François et ambassadeur de France que j'étois, j'étois parvenu à l'apprivoiser avec moi par le duc de Liria, et par toutes sortes d'attentions et de prévenances au Palais, et j'avoue qu'il me plaisoit fort, et me divertissoit assez souvent, quoique avare de discours et même de paroles, et il me paroissoit qu'il ne se déplaisoit point avec moi. J'aurai lieu de parler de lui à l'occasion de l'échange des princesses, dont il fut chargé. Sur ses

1. Ci-dessus, p. 121. — Comparez le portrait du « Tableau » : ci-après, p. 424-425.
2. Cet adjectif est ajouté en interligne.

dernières années, il fut fait chevalier du Saint-Esprit et de la Toison d'or[1].

Marquis de Laconi.

Laconi, *idem*. Étoit depuis longtemps aux Indes espagnoles lorsque j'étois en Espagne[2].

Marquis de Lede.

Lede, Bette. J'ai fort parlé de lui à l'occasion de l'expédition de la Sardaigne et de la Sicile, dont le cardinal Alberoni le chargea en chef, et dont il s'acquitta en capitaine, au retour de laquelle, quoique malheureuse par la supériorité extrême de l'armée navale des Anglois et de leurs troupes de débarquement, il fut fait grand d'Espagne, puis envoyé en Afrique faire la guerre aux Maures, dont il s'acquitta avec beaucoup de capacité et de bonheur[3]. Je le trouvai en Espagne avec la Toison d'or, dans la première considération et dans une grande estime. Il vivoit même avec assez de splendeur, avoit une bonne table, et y rassembloit les Flamands, d'autres étrangers, les Espagnols qu'il pouvoit, peu ou point de François, qu'il haïssoit.

C'étoit un Liégeois sans naissance[4], qui s'étoit élevé par son courage, son assiduité, ses talents pour la guerre, d'autant plus rapidement que l'Espagne manquoit de généraux, et il le devint excellent. Je n'ai guère vu un plus vilain petit homme, plus malotru[5], plus tortu, un peu bossu, fort rousseau[6], l'air très bas, mais les manières

1. Il mourut le 24 septembre 1737 (*Gazette*, p. 509).

2. François de Castelvi, marquis de Laconi, créé grand en 1704, avait été vice-roi de Sardaigne et non des Indes; il mourut à Madrid le 6 août 1723 (*Gazette*, p. 412-413). Il n'était pas absent, puisque nous le verrons en 1722 porter les honneurs au baptême de l'infant don Philippe, de l'aveu même de Saint-Simon.

3. Voyez nos tomes XXXIV, p. 98, 227, 232-233 et 256, XXXVI, p. 234, et XXXVIII, p. 44-45.

4. La famille Bette n'était pas de Liège, mais de Gand, où elle allait de pair avec les Villain. Le marquis de Lede était fils d'une Croÿ-Solre et épousa lui-même une autre Croÿ (ci-après); il était allié aux Glimes, aux Hornes, aux Lalaing.

5. Il écrit *malautru*.

6. « *Rousseau*, homme qui a le poil roux, » dit l'*Académie* de 1718.

nobles, avec de l'esprit beaucoup, de la vivacité, de la hauteur, et le visage allongé, décharné, le plus désagréable du monde. J'avois pris à tâche de l'apprivoiser, et j'y étois parvenu. Nous causions[1] souvent ensemble au Palais, et il étoit de ceux qui venoient manger familièrement chez moi sans prier. Sa conversation étoit simple et agréable, souvent mêlée de traits fort justes et fort naturels, quelquefois plaisants, quoique sérieux et réservé. Depuis mon retour, il fit un voyage en Flandres, où il eut l'honneur d'épouser une Croÿ[2], qui n'avoit rien, qu'il remena en Espagne, lui sans s'arrêter à Paris, où elle fut dame du palais de la reine, dont il a eu postérité.

Marquis de Mancera. Marquis de Mondejar.

MANCERA[3].

MONDEJAR, Ibañez. Cette terre, qui est en Castille[4], fut érigée en marquisat et en grandesse d'Espagne, vers 1612[5], pour Inigo Lopez de Mendoza, et tomba depuis en plusieurs maisons par des filles héritières. Enfin celle de Cordoue et Mendoza l'apporta en mariage à Gaspard Ibañez, comte de Tendilla, d'une naissance pourtant fort commune et peu connue, qui prit le nom de marquis de Mondejar, et fit sa couverture en 1678[6]; son fils épousa pourtant une sœur du connétable de Castille[7], dont le fils étoit le mar-

1. Avant *causions*, il a biffé *venions*.

2. Anne-Marie, fille de Philippe-François, prince de Croÿ, née en 1706, mariée en 1722; veuve en 1725, le bruit courut en 1726 qu'elle allait épouser le duc de Bournonville; mais il n'en fut rien. Elle vint plusieurs fois en France (*Mémoires de Luynes*, tome IX, p. 282).

3. Ce nom, oublié, a été ajouté en interligne : voyez plus loin, p. 237.

4. C'est une ville de la Nouvelle-Castille, province de Guadalajara.

5. Imhof, *Grands d'Espagne*, p. 152, dit 1512, ce qui est exact.

6. C'est l'érudit connu, qui fut en rapports avec Colbert et Baluze ; voyez une notice sur lui dans les *Mémoires de la cour d'Espagne* par le marquis de Villars, édition Morel-Fatio, p. 313 ; il ne mourut que le 1er septembre 1708.

7. Marie-Victoire de Velasco, épousa le 25 août 1687 Joseph Ibañez

quis de Mondejar, du temps que j'étois en Espagne, mais fort obscur et retiré[1].

Marquis de Montalègre.

Montalègre, Guzman. C'est celui que j'ai vu en Espagne[2]. Il portoit autrefois, du vivant de son père, le nom de marquis de Quintana, et étoit majordome de semaine de Charles II, qui le prit en amitié et le fit fort tôt gentilhomme de sa chambre. Sa faveur augmenta en sorte qu'il fut regardé comme un favori, et fut capitaine des hallebardiers de la garde, enfin grand d'Espagne à la fin de 1697. Il conserva ces deux charges à l'avénement de Philippe V à la couronne d'Espagne, où je le trouvai sommelier du corps, mais sans nul exercice, comme je l'expliquerai en son lieu[3], et comme étoient presque toutes les charges du Palais. Il se trouvoit, quand elle vaqua, le plus ancien de tous les gentilshommes de la chambre. Cette raison, sa naissance, sa dignité, un reste de teinte de ce qu'il avoit été auprès de Charles II, l'élevèrent à cette grande charge. C'étoit un bon et très honnête homme, fort paresseux, fort retiré par dégoût de n'avoir que le titre vain d'une si belle charge, un esprit médiocre, peu à son aise, incapable de se mêler de rien, doux et modeste, toutefois compté et considéré par estime, et aussi par habitude de respecter fort les sommeliers, quoique celui-ci n'en eût que la plus légère écorce. Il m'avoit pris assez en amitié. J'aurai lieu de parler de lui encore sur la fin de mon séjour en Espagne.

et Mendoza; il mourut en 1724; sa femme lui survécut jusqu'au 10 octobre 1731.

1. Nicolas-Louis Ibañez (Saint-Simon écrit *Ivannez*) et Mendoza, né en 1688, fit sa couverture le 7 novembre 1724 (*Gazette*, p. 601) et mourut le 26 août 1742 (*Gazette*, p. 416). Il n'était pas encore marquis de Mondejar, puisque son père vivait encore, quand Saint-Simon vint en Espagne.

2. Martin-Dominique de Guzman : tomes VIII, p. 61, et XXXVIII, p. 353. Saint-Simon écrit à l'espagnole Montealegre, qui est une ville de la province de Valladolid, dans la Vieille-Castille.

3. Ci-après, p. 345.

Son fils[1] étoit gentilhomme de la chambre du roi[2].

Marquis de Pescaire.

Pescaire, Avalos, maison espagnole qui se prétend originaire de Navarre, puis transplantée en Andalousie, où Loup-Ferdinand d'Avalos fit des prodiges de valeur contre les Maures grenadins, sous les rois de Castille Ferdinand IV et Alphonse XI, qui l'en récompensèrent en biens et en dignités qu'il transmit à ses descendants. Cette descente masculine leur est contestée par des auteurs qui prétendent que cette descendance finit en une fille héritière, appelée Mencia d'Avalos, qui porta ses biens en mariage à Ruis de Baesa y Haro, dont le fils s'appela Roderic Lopez d'Avalos, et laissa le nom de son père pour prendre seul celui de sa mère, comme fit après lui toute sa postérité[3].

Ce Roderic Lopez d'Avalos fut un homme illustre qu'Henri III, roi de Castille, en fit connétable, en 1396, qui, entre autres enfants qui firent des branches demeurées en Espagne, eut un fils cadet[4] qui chercha fortune auprès des rois d'Aragon, qui fut grand trésorier du royaume de Naples, et qui épousa Antoinette d'Aquino, sœur et héritière du marquis de Pescaire[5]. Ses enfants firent comme lui d'illustres alliances, qui se soutinrent ou devinrent encore plus grandes dans sa longue postérité. Alphonse d'Avalos, marquis de Pescaire et del Vasto après son frère aîné mort sans enfants, grand trésorier de Naples et général des armées de Charles V, Alphonse,

1. Sébastien de Guzman, marquis de Quintana, puis de Montalègre, se couvrit le 28 novembre 1728 (*Gazette*, p. 617), fut majordome-major de la reine et passa grand échanson du roi en mars 1748 (*Gazette*, p. 191).

2. Ci-après, p. 247.

3. Il y a une généalogie de la maison d'Avalos dans le *Moréri*; mais elle ne parle pas de cette origine.

4. Inigo d'Avalos, né du troisième mariage de son père; il mourut le 2 septembre 1484.

5. Il s'appelait François-Antoine d'Aquino. Pescara est une petite ville maritime de l'Abruzze citérieure.

dis-je, fut vice-roi de Naples et grand d'Espagne ; il mourut en 1546[1]. Il laissa son fils aîné grand trésorier de Naples, et vice-roi de Sicile[2], sixième aïeul du marquis de Pescaire à Naples, du temps que j'étois en Espagne, d'où cette branche n'est point sortie depuis son premier établissement dans ce royaume-là[3], et des cadets dont l'un fut chancelier de Naples, cardinal en 1561, et mourut en 1600[4], et l'autre fit la branche des princes de Montesarchio et de Troja[5].

Marquis de Richebourg. [*Add. StS. 1707*]

Richebourg, Melun. François-Philippe de Melun, fils puîné du second prince d'Espinoy, et frère du troisième[6], grand-père du dernier, mort sans enfants, fait duc et pair de Joyeuse, et gendre du duc de Bouillon[7] ; ce marquis de Richebourg, dis-je, eut la Toison d'or et le gouvernement et grand bailliage de Mons et de Hainaut, et mourut en 1690. Son fils porta après lui le nom de marquis de Richebourg[8], passa en Espagne, y reçut la Toison d'or, et

1. Cet Alphonse d'Avalos, titré d'abord marquis du Guast ou de Vasto, né le 25 mai 1502, ne prit le titre de marquis de Pescaire qu'en 1525, par la mort sans enfants de son cousin germain (et non son frère aîné) Ferdinand-François d'Avalos, le grand marquis de Pescaire (1492-29 novembre 1525), le vainqueur de Pavie et l'époux de Vittoria Colonna. Alphonse au contraire se fit battre à Cérisoles (1543) et mourut de dépit, dit-on, le 31 mars 1546. Brantôme en fait peu d'éloge.

2. François-Ferdinand, mort en 1571.

3. D'après le *Moréri*, César-Michel-Ange d'Avalos, dernier marquis de Pescaire, s'étant déclaré pour l'Archiduc, s'était retiré à Vienne.

4. Inigo d'Avalos, mort évêque de Porto le 20 février 1600.

5. Charles d'Avalos, marié à une Caraffa, et mort sans enfants. Le titre de prince de Montesarchio fut relevé par un de ses neveux.

6. Notre tome XXIX, p. 188 ; il était fils de Guillaume de Melun, troisième prince d'Espinoy, et non second, et frère d'Alexandre-Guillaume (tome V, p. 333), quatrième.

7. Le dernier prince d'Espinoy est Louis II de Melun (tome XII, p. 259), créé duc et pair de Joyeuse en 1714 (tome XXIV, p. 124-129), marié en 1716 à Armande de la Tour d'Auvergne (tome XXIX, p. 349), et mort en 1724.

8. Guillaume de Melun-Espinoy : tome XIII, p. 360.

fut fait grand d'Espagne par Philippe V, capitaine général de ses armées, puis de Galice, après de Catalogne, enfin colonel du régiment des gardes wallonnes. Il étoit dans ses gouvernements lorsque j'étois en Espagne. Il n'a laissé que deux filles, demeurées en Flandres, qui ne se sont point mariées[1], et la grandesse s'éteint nécessairement.

Marquis de Ruffec.

RUFFEC, Saint-Simon, mon second fils, conjointement avec moi, et pour en jouir ensemble l'un et l'autre, dont c'est le premier exemple en Espagne.

Marquis de Torrecuso ; caractère de son épouse.

TORRECUSO[2], Caraccioli. Voir p. 2637[3] ce qui a été dit de cette maison sur l'article des princes de Santo-Buono. Philippe Caraccioli, des Caraccioli rouges, étoit troisième fils de l'amiral Jean[4] Caraccioli, frère de la mère du pape Boniface IX Tomacelli[5]. Ce même Philippe étoit frère d'Henri comte de Gierace, grand trésorier de Naples en 1348, de Gualterius, gouverneur de l'Apouille[6], de Louis, maréchal de l'Église romaine, et de Nicolas, général de l'ordre de Saint-Dominique, cardinal 1376, mort 1389. Ce même Philippe épousa Marcella Brancaccia, c'est-à-dire Marcelle de Brancas. D'eux est sortie la branche des marquis de Vico et de Torrecuso, des comtes de Biecavi et des ducs de Airola et de San-Vito. La septième génération de ce Philippe Caraccioli fut Lelius Caraccioli, marquis de Torrecuso, dont le fils Charles-André, second marquis de Torrecuso, mort en 1646, fut fait grand d'Espagne, bisaïeul de celui que j'ai vu fort peu à Madrid, obscur, et qui passoit pour un fort pauvre homme[7], mais

1. Tome XXIX, p. 188 et 189.
2. Notre auteur écrit toujours *Torrecusa,* comme on l'a déjà dit.
3. Cette page du manuscrit correspond à la page 135 ci-dessus.
4. *Jean* est en interligne au-dessus de *Landolphe,* biffé ; à la ligne suivante, et aussi plus bas, *Philippe* corrige *Jean.*
5. Pierre Tomacelli, de Naples, cardinal en 1381, élu pape le 2 novembre 1389, prit le nom de Boniface IX, et mourut le 1er octobre 1404.
6. Voyez la même forme, ci-dessus p. 113.
7. Nicolas-Antoine Caraccioli : tome XX, p. 129.

qui avoit une femme d'esprit et de mérite, dame du palais, aimée de la reine et fort considérée[1].

Marquis de Villena, duc d'Escalona; sa naissance, ses actions, son éloge, sa famille. [*Add. St-S. 1708*]

Villena, ducs d'Escalone, Acuña y Pacheco. On peut voir p. 2633[2], au titre d'Ossone, ce qui est dit de cette grande, illustre et nombreuse maison d'Acuña, et que les marquis de Villena, ducs d'Escalone, en sont les aînés. Les titres de marquis de Villena et de duc d'Escalona ont toujours été dans cette maison sur la même tête. On a fait remarquer plus d'une fois que les titres de duc, de prince, de marquis et de comte sont entièrement indifférents en Espagne, et que celui seul de grand y est tout. C'est ce qui a fait que ces aînés de la maison d'Acuña, marquis de Villena et ducs aussi d'Escalone, grands d'Espagne par l'un et par l'autre, ont préféré de porter le nom de marquis de Villena, parce que, étant le premier marquisat de Castille, cette primauté, quoique sans rang et sans effet comme primauté, les a flattés, et, comme on l'a remarqué ailleurs[3], leur a donné occasion d'usurper la singularité de signer *El Marquès* tout court, sans y rien ajouter. Ne pouvant donc traiter séparément deux titres qui ont toujours été assemblés sur les mêmes têtes de ces aînés de la maison d'Acuña, j'ai préféré de le faire sous celui qu'ils portent préférablement, quoiqu'ils soient souvent désignés aussi par l'autre.

On a vu p. 2633[4], article d'Osuna, quels étoient les deux frères Jean et Pierre d'Acuña, et d'où sortis; que Jean, aîné de la maison entière, fit la branche de Villena, et Pierre celle d'Ossone, et les raisons qui engagèrent ces deux frères et leur postérité à joindre au nom d'Acuña, l'aîné celui de Pacheco, le cadet celui de Giron[5]. Ce Jean d'Acuña y Pacheco, maître de l'ordre de Saint-Jacques,

1. Ci-dessus, p. 55.
2. Ci-dessus, p. 116-117.
3. Tome VIII, p. 193.
4. Ci-dessus, p. 117.
5. Avant *Giron*, il a biffé *Tellez*.

fut favori d'Henri IV, roi de Castille, qui lui donna la terre de Villena, qu'il érigea pour lui en marquisat[1], et peu après, en 1469, érigea en sa faveur Escalone en duché, à huit lieues de Tolède[2]. En 1480 les Rois Catholiques, mécontents de ce que son fils, second marquis de Villena et second duc d'Escalone[3], avoit penché pour le roi de Portugal et Jeanne de Castille, pour la succession à cette couronne, lui ôtèrent Villena, le réunirent à leur couronne, où il est toujours depuis demeuré réuni. Néanmoins les ducs d'Escalone, ses descendants, n'y ont jamais renoncé, et pour marque de leur prétention, affectent, et on le souffre, de porter un titre dont ils n'ont plus la terre, [par préférence] à celui dont ils l'ont[4].

Le marquis de Villena, duc d'Escalone, que j'ai vu en Espagne, étoit majordome-major du roi, et le seigneur d'Espagne le plus considéré, le plus respecté et le plus digne de l'être. Il avoit alors soixante-quatorze ans, et une fort bonne santé. Il avoit été vice-roi et capitaine général de Catalogne, de Navarre, d'Aragon, de Sicile, enfin de Naples, où il reçut Philippe V, le huitième marquis de Villena, duc d'Escalone, et le cinquième ayant la Toison d'or. J'ai parlé de lui sur la bataille du Ter, où il fut battu[5], et sur la belle défense qu'il fit dans le royaume de Naples, où, à bout de moyens, il soutint le siège de Gaëte si longtemps, et y fut pris enfin barricadé dans les rues[6], les armes à la main, indignement traité et mis aux fers par les Impériaux, irrités des obstacles et des retardements qu'il avoit mis à leur conquête, parmi la [*Add. St-S. 1709*]

1. Villena, ou plutôt Vileña, est un village de la Vieille-Castille, province de Burgos, district de Briviesca; Bayle lui a consacré un article dans son *Dictionnaire*.
2. Escalona, dans la Nouvelle-Castille, district de Torrijos.
3. Il s'appelait Diego d'Acuña y Pacheco.
4. Par préférence au titre d'Escalona, dont ils ont la terre. Nous suppléons les mots entre crochets, omis sans doute par inadvertance.
5. Tome II, p. 153-154.
6. Ces trois mots sont en interligne.

révolte et le manquement de troupes et de toutes choses, et longtemps enfermé par eux à Pizzighettone, en sorte qu'il avoit les jambes toutes arquées de ses fers et marchoit assez mal[1]. J'ai parlé de sa délivrance par la belle action de son fils aîné, qui la procura devant Brihuega, à l'occasion de la prise de cette place, et de la bataille de même nom, que les Espagnols gagnèrent[2]; ainsi je n'en répéterai rien. Enfin j'en ai parlé à l'occasion des coups de bâton qu'il donna, en présence de la reine et du roi, fort malade dans son lit, au cardinal Alberoni[3], en sorte qu'il n'y a rien à en répéter ici. Je me suis fait conter le dernier par lui tel que je l'ai écrit, et il m'en instruisit fort en détail avec modestie, mais avec complaisance. Avec beaucoup de dignité[4], de gravité, les manières hautes, nobles, civiles, mais avec poids, mesure et discernement; l'air simple, mais toutefois très imposant; la taille médiocre, maigre, un visage majestueux: tout sentoit et montroit en lui un très grand seigneur, malgré sa modestie et sa simplicité, et un seigneur devant lequel on voyoit tous les plus grands se ranger, lui faire place, lui céder sans qu'on en fût surpris, même sans le connoître; tout cela avec un médiocre esprit, aucun crédit et beaucoup des fonctions de sa charge[5] retranchées. Il n'étoit pas riche, avoit une médiocre maison, mais une belle bibliothèque. Il savoit beaucoup, et il étoit de toute sa vie en commerce avec la plupart de tous les savants des divers pays de l'Europe. Il avoit établi une Académie pour la langue espagnole sur le modèle de notre Académie françoise, dont il étoit le chef, qui s'assembloit toutes les semaines, et qui, dans les occasions, complimentoit le roi comme

1. Tome XV, p. 230-233.
2. Tomes XX, p. 135 et 140, et XXIII, p. 106-107.
3. Tome XXXII, p. 268-273.
4. Comparez le court portrait donné dans notre tome VIII, p. 548-549, et ci-après, p. 443.
5. Ces trois derniers mots, oubliés, ont été remis en interligne.

les autres corps, comme fait la nôtre[1]. C'étoit un homme bon, doux, honnête, sensé, je le répète encore, simple et modeste en tout, pieux solidement et sans superstition en homme bien instruit, enfin[2] l'honneur, la probité, la valeur, la vertu même. Son père[3] avoit été vice-roi des Indes et de Navarre, et son grand-père vice-roi de Sicile.

Ces marquis de Villena, ducs d'Escalona, avoient toujours fait les plus grandes alliances. Celui-ci avoit épousé la sœur du comte de San-Estevan-del-Puerto[4], dont on parlera bientôt[5]. Il avoit marié son fils aîné, comte de San-Estevan-de-Gormaz, à la sœur du comte d'Altamire[6], dont la mère héritière de la maison[7] Folch, des ducs de Cardone, étoit camarera-mayor de la reine[8], et le marquis de Moya, son fils [cadet], à la fille héritière du marquis

1. Le marquis de Villena établit en effet en 1713 une Académie espagnole ou Academia de la Lengua, dont il fut élu directeur provisoire le 6 juillet, et directeur définitif le 3 octobre 1714 ; il le resta jusqu'à sa mort (1725), et fut remplacé successivement par son fils, par son petit-fils et par son petit-neveu jusqu'en avril 1751, date de la mort de ce dernier (*Memorios de la Academia española,* tome I (1870), p. 56 ; *Gazette* de 1714, p. 519 et 544 ; E. de Broglie, *Bernard de Montfaucon,* tome I, p. 368). Le *Mercure* de janvier 1715, p. 100-103, donne la liste de ses premiers membres. L'abbé de Vayrac (*État présent de l'Espagne,* tome III, p. 104-105) parle des goûts littéraires et de la belle bibliothèque du marquis de Villena, qui fut nommé associé étranger surnuméraire de notre Académie des sciences le 6 février 1715 et remplaça Leibnitz comme associé titulaire le 14 novembre 1716.

2. La fin de la phrase, depuis ce mot, a été ajoutée après coup.

3. Diego Lopez Pacheco, marquis de Villena, mort en 1655.

4. Josèphe de Benavidès (tome VII, p. 270), sœur de François, comte de San-Estevan-del-Puerto (*ibidem,* p. 250).

5. Ci-après, p. 191.

6. Mercure Lopez Pacheco (tome VII, p. 254) et Catherine de Sandoval y Moscoso (tome XXII, p. 188), sœur d'Antoine Ossorio y Moscoso (tome XX, p. 301).

7. Et non *marquise* comme on avait lu jusqu'à présent l'abréviation *M.*

8. Angèle Folch d'Aragon, comtesse d'Altamira : tome XXVI, p. 115.

de Bedmar[1]. Le marquis de Villena étoit non seulement le maître absolu dans sa famille, mais le patriarche de celles où ses enfants s'étoient mariés. L'union entre toutes les trois étoit intime, et il en étoit l'oracle et le dictateur. Le comte de San-Estevan-de-Gormaz étoit un peu épais, peu d'esprit, courtisan timide, capitaine de la compagnie des gardes du corps espagnoles, et, à ce titre, fait grand d'Espagne, du vivant de son père, lors de l'affaire du *banquillo*[2], et majordome-major du roi à la mort de son père, chose sans exemple en Espagne. Il eut aussi sa Toison d'or et sa présidence académique. C'étoit un honnête homme, et fort courageux, capitaine général, mais sans talents pour les sciences et pour l'Académie. Le marquis de Moya, avec peu d'esprit et force babil, étoit fort dans le monde. Il avoit défendu le palais de Madrid longuement et avec un grand courage contre les troupes de l'Archiduc. Ces deux frères, quoique aimés tendrement de leur père, chez qui ils demeuroient, étoient devant lui comme de petits garçons, à qui il tailloit les morceaux à mesure qu'ils en avoient besoin.

Je m'étois attaché à mériter l'amitié du marquis de Villena, et j'y étois parvenu. Je le voyois souvent, et j'y apprenois toujours quelque chose de bon. Il fut presque le seul qui osât me venir voir à mon quartier d'Almanzo[3] après ma petite vérole, avant que j'eusse été à Lerma, tant le roi la craignoit. Il envoyoit plus que le reste de la cour savoir de mes nouvelles. Tant que j'ai été en Espagne, j'en ai reçu toutes sortes d'amitiés, ainsi que de ses deux fils.

Marquis Visconti*.

VISCONTI, *idem*, à Milan. La grandesse est de 1679, pour César Visconti, chevalier de la Toison d'or.

1. Tome XXII, p. 173, et ci-dessus, p. 156.
2. Tome IX, p. 213-215, et ci-dessus, p. 122.
3. Villalmanzo : ci-dessus, p. 47 et 62.

* Cette manchette et la suivante avaient d'abord été inscrites sur la marge intérieure du manuscrit.

COMTES DE

Comte d'Aguilar ; ses faits. [Add. StS. 1710]

AGUILAR, Manrique de Lara. Terre en Castille[1], donnée par le roi Jean Ier de Castille, en 1385, à Jean Ramirez d'Arellano, dit le Noble, seigneur de los Cameros, *rico-hombre* de Castille. Alphonse, de mâle en mâle arrière-petit-fils de Jean Ramirez d'Arellano, en fut fait comte et grand d'Espagne en 1475 par les Rois Catholiques. On a vu dans ce qui [a] été expliqué sur la dignité de grand d'Espagne[2], qu'elle n'est connue que depuis Charles V, qui la substitua adroitement aux anciens *ricos-hombres*, qui en avoient le rang et les honneurs, quels ils étoient, et comment ils s'étoient multipliés à l'excès, enfin ce qu'ils perdirent pour faire leur cour à Philippe le Beau, père de Charles V. Il faut donc entendre les grandesses avant Charles V des *ricos-hombres* qui en avoient le rang et plus que les avantages, et qu'on n'appelle ici grands et grandesses érigés avant Charles V que pour se conformer au langage d'aujourd'hui. On a vu encore dans cette espèce de court traité de la grandesse, fait ici à l'occasion de l'avénement de Philippe V à la couronne d'Espagne, que Charles V, en substituant la dignité de grand d'Espagne, qu'il inventa, à l'ancienne dignité de *rico-hombre*, qu'il abolit, comprit les plus puissants des *ricos-hombres* dans ses nouveaux grands d'Espagne, et n'y comprit point ceux qu'il crut pouvoir ne pas ménager, qui de fait demeurèrent dégradés. Apparemment que les comtes d'Aguilar furent de ce dernier nombre, puis[que], dès le fils de celui qui avoit été fait comte d'Aguilar et grand d'Espagne, pour continuer à s'exprimer dans le langage connu, ce fils et sa postérité cessèrent de jouir du rang et des honneurs de grand d'Espagne jusqu'au 6 janvier 1640, que Philippe IV

1. Aguilar d'Inestrillas, dit Imhof, aujourd'hui de Campos, dans la Vieille-Castille, province de Valladolid, district de Villalon.

2. Tome IX, p. 111-128.

les rendit à Jean Ramirez d'Arellano, huitième comte d'Aguilar[1].

Grandeur de la maison d'Arellano.

Cette maison d'Arellano étoit pourtant bien grande et bien illustre[2], puisqu'elle descendoit masculinement de Sanche Ramirez, seigneur de Peña-Cerrada, frère de Garcias, dit le Restaurateur, roi de Navarre, mort en 1151. C'étoit peut-être pour cela même que Charles V la voulut abaisser et confondre. Leurs armes même étoient très singulières, et ne pouvoient avoir été prises sans quelque cause curieuse que je n'ai pu découvrir. Elle n'écarteloit point, et portoit l'écu parti de gueules et d'or à trois fleurs de lis de l'un en l'autre, deux et une, et celle-ci mi-partie de l'un en l'autre, ces fleurs de lis faites comme celles que nos rois portent aujourd'hui[3].

Ce Jean Ramirez d'Arellano, huitième comte d'Aguilar, rétabli grand d'Espagne par Philippe IV en janvier 1640, épousa la fille unique héritière de Jean de Mendoza, premier marquis de Saint-Germain et de Hinojosa, dont il eut le neuvième comte d'Aguilar[4], qui mourut en 1668 et d'une fille du huitième comte d'Oñate, qui étoit Guevara, ne laissa qu'une fille[5] qui porta sa grandesse avec Aguilar, Hinojosa, los Cameros, etc., en mariage, en 1670, à Roderic-Emmanuel Manrique de Lara, comte de Frigiliane, duquel j'ai amplement parlé en traitant des conseillers d'État et seigneurs distingués d'Espagne, à l'occasion du testament de Charles II et de l'avénement de Philippe à la couronne d'Espagne[6]. J'ai aussi parlé à la même occasion du comte d'Aguilar, son fils[7], en celle

1. Imhof, *Grands d'Espagne*, p. 172-173.
2. Ceci est pris dans *Genealogiæ XX in Hispania familiarum* d'Imhof, p. 1-7.
3. Imhof, *Grands d'Espagne*, p. 175, reproduit ces armoiries.
4. Jean-Dominique Ramirez d'Arellano (tome VIII, p. 207), marié à Marie-Anne de Guevara.
5. Marie-Antoinette d'Arellano : *ibidem*.
6. Tome VII, p. 313-315.
7. Après *fils*, il a biffé *en la mesme occasion*, répété par mégarde.

du premier siége de Barcelone, qu'il vint proposer au feu Roi et qui eut de si fâcheuses suites, à l'occasion de Flotte et de Regnault, qu'il fit arrêter dans l'armée que commandoit le maréchal de Bezons en Espagne, à qui il ne le vint dire qu'après l'exécution faite à son insu[1], enfin à l'occasion de la disgrâce commune du duc de Noailles et de lui, lorsqu'ils voulurent donner une maîtresse au roi d'Espagne pour faire tomber le crédit de la reine et celui de la princesse des Ursins, qui gouvernoit, et par la maîtresse régner eux-mêmes[2]. Son caractère exposé en ces différentes occasions me dispensera de le retoucher ici. Je me contenterai de dire seulement que c'étoit l'homme de toutes les Espagnes qui avoit le plus d'inquiétude, d'esprit et d'ambition, à qui les moyens coûtoient le moins, et qui étoit le plus dangereux; aussi le duc de Noailles et lui se sentirent d'abord l'un l'autre dès qu'ils se virent, et lièrent une amitié la plus intime, qui a duré autant que leur vie. Il ne me reste donc plus qu'à dire ce qui est arrivé à ce comte d'Aguilar depuis cette disgrâce commune avec le duc de Noailles en 1710. Ce comte d'Aguilar avoit été successivement et rapidement à la tête des finances, des affaires de la guerre, commandé en chef, et capitaine général des armées, colonel du régiment des gardes espagnoles, enfin capitaine de la compagnie espagnole des gardes du corps, qu'il perdit par cette disgrâce, et qui fut donnée au comte de San-Estevan-de-Gormaz, fils aîné du marquis de Villena. Exilé dans une riche commanderie de l'ordre de Saint-Jacques, dont il étoit grand chancelier, et avoit pour cela quitté la Toison d'or par une avarice qui lui fit grand tort dans le monde, il intrigua tant, qu'il obtint de servir la campagne suivante, à condition de n'approcher point de Madrid ni de la cour. L'Altesse donnée à la princesse des Ursins et au duc de Vendôme, qui indigna toute l'Espagne, et qui en outra [*Add. St-S. 1711*]

1. Tomes XIII, p. 172-175, et XVIII, p. 60-61 et 99.
2. Tome XXII, p. 183-189.

tous les grands, fut plus sensible au comte d'Aguilar qu'à pas un, parce que, servant dans son armée, il ne pouvoit éviter de lui donner cet étrange traitement, qui jamais n'a appartenu qu'aux infants et au bâtard don Juan d'Autriche, qui l'usurpa dans les troubles qu'il excita pendant la minorité de Charles II, et le parti qui l'éleva jusqu'à arracher le gouvernement d'entre les mains de la reine mère régente[1]. Pendant cette campagne de 1711, le duc de Vendôme mourut fort brusquement et fort solitairement à Viñaroz, au bord de la mer, comme on l'a vu en son lieu, et cru empoisonné sans aucun doute. Aguilar eut le malheur d'en être fort publiquement accusé, et fut renvoyé dans sa commanderie pour n'en plus sortir[2]. Quoique la mort du duc de Vendôme eût été reçue avec une joie marquée par tout ce qui étoit distingué en Espagne en dignité ou en naissance, par l'extrême dépit de ce traitement d'Altesse, Aguilar, craint et haï de grands et de petits, ne trouva point de protecteurs, de sorte qu'il passa bien des années sans sortir de sa commanderie. Vers 1720, il obtint permission de venir faire un tour court à Madrid, sous prétexte d'affaires et de santé, à condition de ne se présenter pas devant Leurs Majestés Catholiques. Dans le peu qu'il y séjourna, il se jeta à la tête du parti italien, dont je parlerai bientôt, et il lui fut permis après de venir à Madrid, pendant l'absence de la cour, qui étoit à Lerma, puis d'y faire quelque petit séjour, mais en s'y montrant sobrement, et à la fin de se présenter une fois devant Leurs Majestés Catholiques au Palais.

C'étoit un très méchant homme[3], sur qui personne ne pouvoit compter, mais si plein d'esprit, de nerf, d'ambition et de ressources qu'il n'étoit pas à mépriser. Ainsi, par ces raisons, je fus conseillé d'envoyer lui faire compliment par un gentilhomme, comme à un seigneur que

1. Tome XXIII, p. 25-29. — 2. *Ibidem*, p. 80-84.

3. Voyez ce qu'il a dit de son caractère et de sa laideur dans nos tomes VII, p. 314-315, VIII, p. 207-209, et XIII, p. 173-174.

j'avois vu à notre cour autrefois. Dès le lendemain, il m'en envoya un me remercier, et s'excuser sur son indisposition de n'être pas encore venu me rendre ses devoirs, dont il s'acquitteroit incessamment. En effet, il me vint voir deux jours après, et me trouva. Je la lui rendis[1] promptement, et le trouvai seul. Tout se passa en compliments et en discours de philosophe de sa part, de retraite, etc. Je n'en voulois pas davantage ; il s'en retourna tôt après à sa commanderie, sans avoir réitéré nos visites. Je découvris sans peine un homme piqué, frétillant, désolé de son exil, abattu de santé, et cachant ce qui s'en montroit malgré lui sous des propos de la satisfaction qui se trouve dans le repos et dans la jouissance de soi-même. Son exil s'est adouci depuis ; mais la disgrâce a duré jusqu'à sa mort, qui n'est arrivée que plusieurs années depuis mon retour[2].

Le duc de Noailles et lui ont toujours été en commerce de lettres, et le roi et la reine d'Espagne le savoient, et le trouvoient très mauvais, et toutefois les laissoient faire avec une sorte de mépris pour tous les deux. Le comte d'Aguilar étoit gendre du septième duc de Monteleon Pignatelli[3], qui, peu après l'arrivée de Philippe V en Espagne, s'étoit retiré à Naples, où il avoit pris le parti de la maison d'Autriche, à laquelle il étoit demeuré attaché le reste de sa vie[4].

Grandeur de la maison de Manrique de Lara.

La maison de Manrique de Lara ne cède à aucune autre en Espagne en ancienneté et en grandeur d'origine, en alliances, en possessions, en dignités et en emplois; elle

1. Je lui rendis sa visite. — 2. Il ne mourut qu'en 1733.

3. Il avait épousé le 12 novembre 1689 Rosalie-Marie Pignatelli d'Aragon, fille d'André-Fabrice, duc de Monteleon, tué en Catalogne en 1677.

4. C'est une erreur, puisque le duc de Monteleon était mort bien avant l'avènement de Philippe V et que le titre ducal de Monteleon avait été porté en mariage par sa fille aînée à son cousin Nicolas Pignatelli ; c'est celui-ci qui se retira à Naples et s'attacha à l'Empereur (ci-dessus, p. 114).

descend de mâle en mâle des comtes souverains de Castille, qui sortoient de même des rois des Asturies et de Galice. Ils ont donné des reines à la Navarre, à Léon et à la Castille, et ils en ont épousé des filles. Ils ont été vicomtes de Narbonne, de la branche desquels est sortie celle de ces derniers comtes d'Aguilar ; enfin ils sont immédiatement alliés de tout temps aux plus grands et aux plus puissants de tous les *ricos-hombres* du Portugal et de tous les royaumes particuliers qui composent aujourd'hui celui des Espagnes, dont le détail feroit un volume[1].

Comte d'Altamira ; sa famille, son caractère.

ALTAMIRA, Ossorio y Moscoso. Roderic de Moscoso, seigneur d'Altamire, perdit son fils unique tout jeune, et eut deux filles. Agnès, l'aînée, épousa Vasco Lopez d'Ulloa, dont un fils créé par Jean II, roi de Castille, comte d'Altamire, qui eut un fils mort jeune, à qui succéda la sœur cadette de sa mère, Urraque de Moscoso, femme de Pierre Alvarez Ossorio, fils puîné du premier comte de Trastamare, et frère du premier marquis d'Astorga[2]. C'est de ce mariage que descend de mâle en mâle le comte d'Altamire que j'ai vu en Espagne[3] ; il en est le neuvième comte, et cette grandesse, érigée pour son trisaïeul paternel de mâle en mâle, est vers 1610[4]. Son père mourut en 1698 à Rome[5], ambassadeur de Charles II, après avoir été vice-roi de Naples, et sa mère, fille du sixième duc de Segorbe et de Cardone, de la maison Folch, étoit de mon temps, et longuement depuis, camarera-mayor de la reine avec une très grande considération[6].

1. L. Salazar de Castro a publié en 1697 en deux volumes une *Historia de la Casa de Lara*, et Imhof en a donné la filiation dans ses *Genealogiæ XX in Hispania familiarum*, p. 133-174.
2. Imhof, *Grands d'Espagne*, p. 175-176.
3. Antoine Ossorio y Moscoso : tome XX, p. 301.
4. Les mots *vers 1610* sont en interligne, au-dessus *de 1622*, biffé.
5. Louis Ossorio y Moscoso mourut en effet à Rome le 24 août 1698 (*Gazette*, p. 432), et non pas le 23 août 1705, comme il a été dit par erreur dans le tome XXVI, p. 116, note 2.
6. Angèle Folch d'Aragon : ci-dessus, p. 177, note 8.

Ce comte d'Altamire, son fils, étoit fort jeune, et néanmoins fort considéré, lorsque j'étois en Espagne. Il étoit bien fait, appliqué, peu répandu, de l'esprit, de la conduite, fort grave, fort dévot, fort mesuré, fort espagnol, et regrettant toutes les étiquettes, fort homme d'honneur, l'air d'un grand seigneur, mais un air un peu embarrassé et très réservé, et une politesse qui sembloit vouloir bien faire à travers la crainte d'en trop faire. Il fut sommelier de corps du roi Louis, après l'abdication de Philippe V, son favori dans ce court règne, au point qu'il auroit tout gouverné. Il avoit déjà rétabli toutes les étiquettes espagnoles et aboli tout ce qui n'étoit pas des manières et des coutumes antiques. On pouvoit dire de lui que c'étoit un jeune seigneur qui n'avoit point vieilli depuis le temps de Philippe II. Il fut nommé chevalier du Saint-Esprit avant l'âge, et mourut bientôt après sans l'avoir encore reçu et sans avoir été marié[1]. On commençoit déjà de mon temps à le compter beaucoup ; il savoit, et s'appliquoit fort à la lecture, et je ne sais qui auroit pu l'apprivoiser.

Comte d'Aranda.

Aranda, Rocafull. Cette terre en Aragon[2] a été possédée premièrement en comté par Lope Ximenez de Urrea, et passa par sa fille dans la maison d'Heredia, dont le cinquième comte d'Aranda fut fait grand d'Espagne vers 1590. Cette grandesse est enfin tombée par des héritières, en 1696, à l'héritière Henriette-Françoise[3] d'Heredia et Urrea, qui la porta en mariage à Guillaume de Rocafull et Rocaberti, comte d'Albaterre. MM. de Roquefeuil, qui sont François et en France, et ont eu un grand maître de Malte[4], prétendent être de même maison que les Rocafull d'Espagne[5].

1. Le 3 janvier 1725, à trente-cinq ans.

2. Aranda de Moncayo, dans la province de Saragosse.

3. Imhof, *Grands d'Espagne,* p. 180, appelle cette héritière Antoinette-Françoise.

4. Raymond de Perellos y Rocafull, mort en 1720 : tome XXXVII, p. 216.

5. D'après le *Dictionnaire de la noblesse* de la Chenaye des Bois,

Comte de los Arcos.

Los Arcos, Figueroa y Laso de la Vega. Philippe III l'érigea en comté pour Pierre, quatrième fils de Gomez Suarez de Figueroa et d'Elvire Laso de la Vega, lequel Pierre avoit épousé Blanche de Sotomayor, dame de los Arcos : c'est le troisième comte de los Arcos, sorti de mâle en mâle du premier, qui fut fait grand d'Espagne, en 1697, par Charles II[1], et c'est son fils que j'ai vu[2], mais assez peu, en Espagne.

Comte d'Atarès.

Atarès, Villalpando, de Philippe V[3].

Comte de Baños.

Baños, Moncade. Gonzalve, marquis de Landrada, second fils de Jean, cinquième duc de Medina-Celi, et frère du sixième, des bâtards de Foix, eut un fils aîné[4] marié à Marie-Anne-Isabelle, héritière de Leyva et de Baños. Il en devint veuf, fut vice-roi du Mexique, et se fit carme en 1676. Son fils aîné[5], comte de Baños et marquis de Landrada, grand écuyer de Charles II, fut fait par lui grand

tome XVII, p. 636, un cadet de la branche languedocienne de la maison de Roquefeuil, originaire du Rouergue, s'établit en Espagne à la fin du treizième siècle et y forma la maison des comtes de Peiralada, dont le nom était en effet Rocaberti y Rocafull (ci-après, p. 204). Un peu avant l'époque à laquelle Saint-Simon écrit, Jacques-Aymar de Roquefeuil, lieutenant général naval fort estimé, était mort en mer à quatre-vingt-deux ans, le 9 mars 1744 ; c'est sans doute ce qui l'a engagé à citer cette famille ; il écrit *Roquefeuille* et *Roccafull*.

1. Joachim de Figueroa y la Vega, fait grand en octobre 1697, avant la mort de son père, et confirmé par Philippe V après une enquête en 1703 (*Gazette*, p. 222) ; il avait épousé en 1702 une fille du marquis de Montalègre.

2. Il semble que ce soit une erreur, le père vivant encore en 1722.

3. Ici Saint-Simon a réservé sur son manuscrit deux lignes de blanc, sans doute pour mettre une courte notice, qu'il n'a pas faite, de même plus loin aux articles *Castrillo*, *Parcen*, *Salvatierra*.

4. Jean de la Cerda.

5. Pierre de Leyva et la Cerda, capitaine au régiment des gardes en décembre 1669, premier écuyer du roi en avril 1682, gentilhomme de la chambre en décembre 1687, fait grand le 6 novembre 1691 (et non 1692), était une sorte de favori de Charles II (*Dangeau*, tome IV, p. 59) ; mais, s'étant mêlé à certaines intrigues de la reine, il fut disgracié et exilé en janvier 1695 ; il mourut en septembre 1705, à soixante-dix-huit ans (*Gazette*, p. 495).

d'Espagne en novembre 1692. Il ne laissa qu'une fille, qui apporta cette grandesse en mariage à Emmanuel de Moncade, comte de Baños par elle, frère du marquis d'Ayétone, duquel j'ai parlé au titre d'Ayétone[1]. Il avoit servi avec distinction, et avoit perdu une jambe, mais par accident. Il n'avoit qu'une fille non plus que son frère.

Comte de Benavente. Grandeur de la maison de Pimentel. Jésuites.

Benavente, Pimentel. Cette maison est des plus grandes et des plus illustres de Portugal. Jean-Alphonse Pimentel avoit épousé Jeanne Tellez de Menesez, qui lui avoit apporté la ville et terre de Bergança, laquelle étoit fille du comte de Barcellos, et sœur d'Éléonor, femme de Ferdinand, roi de Portugal. Ce Pimentel passa de Portugal en Castille avec l'infante Béatrix, femme de Jean Ier, roi de Castille. Henri III, roi de Castille, lui échangea Bergança pour Benavente en Léon, et l'érigea en comté en récompense de ses services, entre autres d'avoir défendu Bergança jusqu'à la dernière extrémité contre le roi Jean de Portugal. Cet échange et érection est de 1398, et c'est le titre de la grandesse, qui est toujours depuis demeurée dans sa postérité masculine[2].

J'ai fort parlé du douzième comte de Benavente, à l'occasion des seigneurs principaux qui étoient lors du testament de Charles II et de l'avénement de Philippe V à la couronne d'Espagne[3]. Celui-ci, qui étoit sommelier du corps de Charles II, et qui le demeura de Philippe V, fut de la junte de la régence par le testament, et dans la suite fut un des cinq premiers Espagnols à qui Louis XIV envoya le collier du Saint-Esprit. Il étoit gendre du comte d'Oñate Guevara[4], et mourut fort vieux et fort considéré,

1. Ci-dessus, p. 151, où il a été parlé de cette fille dans la note 3.

2. Paraphrase de l'article d'Imhof, *Grands d'Espagne*, p. 185-186.

3. François-Casimir-Antoine-Alphonse Pimentel: tome VII, p. 255-256, 263-264, etc.

4. Sa femme, Marie-Antoinette de Guevara, était morte en 1677, laissant deux filles ; il s'était remarié avec Emmanuelle de Zuniga y Sarmiento, fille du duc de Bejar, qui fut mère du fils qui va suivre.

et dans sa charge. Je n'ai point vu son fils, qui avoit épousé une sœur du duc de Gandie Borgia[1]. Il passoit sa vie reclus dans ses terres dans une extrême dévotion, affolé des jésuites, dont cinq ou six l'y assiégeoient toujours. Il y tenoit sa femme et ses enfants, auxquels il ne donnoit rien, ne vouloit voir personne, et désoloit sa famille et toute sa parenté, qui, avec tous leurs efforts, n'avoient pu le tirer de cette obscurité ni le persuader de marier pas un de ses enfants, quoique fort riche. Ce qui est étrange, c'est qu'ils disoient tous qu'il avoit de l'esprit et du savoir, et pestoient tous contre les jésuites, qu'ils prétendoient l'avoir ensorcelé. Ses sœurs[2] étoient les duchesses de Medina-Sidonia et d'Hijar.

Comte de Castrillo.

CASTRILLO, Crespi.

Comte d'Egmont.

EGMONT, Pignatelli. Egmont est en Hollande[3], d'où une des plus grandes et des plus illustres maisons des Pays-Bas a tiré son origine et son nom de cette seigneurie[4]. La souveraineté de Gueldre et de quelques autres pays a été un assez court espace de temps dans une branche de cette maison, qui s'éteignit après l'avoir perdue[5]. Ses autres branches s'attachèrent à la maison d'Autriche, et eurent de grands emplois, de grands honneurs, de grands biens, mais des honneurs par les dignités. Je n'ai pu démêler si leur grandesse est de Charles V, comme il est assez apparent, ou de Philippe II. La dernière branche de cette

1. Antoine-François Pimentel (tome XVII, p. 73), marié en 1695 à Ignacie de Borgia.

2. Ce sont les sœurs du père : Antoinette Pimentel, duchesse de Medina-Sidonia, morte en 1671, et Thérèse Pimentel, duchesse d'Hijar, morte jeune aussi.

3. Egmond-aan-Zee, dans la Nord-Hollande, a une lieue et demie Ouest d'Alkmaar.

4. Après ce mot, Saint-Simon a biffé en interligne *qui a eu peu de temps*.

5. Sur cette maison, voyez notre tome IV, p. 59, note 3. Bockenberg a publié à Leyde en 1589 *Egmondanorum potentissimæ Hollandiæ gentis historia et genealogia*.

maison s'éteignit[1] en la personne du dernier comte d'Egmont, en 1707, qui, à l'avénement de Philippe V à la couronne d'Espagne, suivit le sort des Pays-Bas, qui se soumirent à ce nouveau monarque[2]. Il servit en France et en Espagne avec beaucoup de valeur et de distinction, étoit lieutenant général et chevalier de la Toison d'or. Il avoit épousé en 1697, à Paris, Marie de Cosnac, nièce paternelle du célèbre archevêque d'Aix, commandeur du Saint-Esprit, et parente fort proche de la duchesse de Bracciano, si connue depuis sous le nom de princesse des Ursins, qui fit ce mariage, et qui logeoit Mlle de Cosnac chez elle, à Paris, où elle étoit alors. Le père de ce dernier comte d'Egmont mourut à Cagliari en 1682[3], vice-roi de Sardaigne; [il] étoit arrière-petit-fils du comte d'Egmont à qui le duc d'Albe fit couper la tête, et au comte d'Horn, à Bruxelles, 8 mai 1568[4]. Par la mort du dernier comte d'Egmont, sans enfants de Marie-Angélique de Cosnac, à Fraga, en Catalogne, 15 septembre 1707, dans l'armée d'Espagne, sa succession et sa grandesse vint à l'aînée de ses sœurs, mariée à Nicolas Pignatelli, duc de Bisaccia au royaume de Naples, et à leur postérité. Ce dernier comte d'Egmont mourut à trente-huit ans, et sa veuve à quarante-trois, à Paris, en 1717[5], et cette grande maison d'Egmont fut éteinte.

Nicolas Pignatelli, quatrième duc de Bisaccia, épousa en 1695 la sœur aînée du dernier comte d'Egmont, qui en devint en 1707 l'héritière[6]. Lui et le prince de Cellamare, dont il a été tant parlé ici, étoient amis intimes et enfants du frère et de la sœur, et le père de ce duc de

1. Après ce verbe, il a biffé *en 1682*, et, à la ligne suivante, après *qui*, il a biffé encore *avoit quitté le service d'Esp.*

2. Procope-François, dont nous avons vu le mariage avec Mlle de Cosnac : tome IV, p. 59-60.

3. Philippe II, comte d'Egmont, marié à une Croÿ.

4. Voyez notre tome XXXVII, p. 223 ; la vraie date est le 5 juin.

5. Il a noté la mort de celle-ci dans le tome XXXI, p. 180.

6. Tome XV, p. 275-276.

Bisaccia et le pape Innocent XII étoient enfants des issus de germains. Nicolas, duc de Bisaccia, mari de l'héritière d'Egmont, s'attacha au service de Philippe V, et s'y distingua fort. Il fut pris dans Gaëte, combattant aux côtés du marquis de Villena, et conduit avec lui dans les prisons de Pizzighettone. Il perdit sa femme en 1714, et vint s'établir à Paris, où il maria son fils unique à la seconde fille du feu duc de Duras[1], fils et frère aîné des deux maréchaux-ducs de Duras, qui a pris le nom et les armes de sa mère, avec ses biens et sa grandesse. Sa sœur a épousé le duc d'Arenberg, grand bailli et gouverneur de Mons et du Hainaut pour l'Empereur[2]. Ce comte d'Egmont, après la mort à Paris du duc de Bisaccia, son père, fit un voyage à Naples, où il mourut, laissant deux fils, dont l'aîné, comte d'Egmont et grand d'Espagne, a épousé la fille unique du duc de Villars[3], fils unique du maréchal-duc de Villars, dont il n'a point d'enfants; il a un frère[4]; tous deux dans le service du Roi. Leur branche est la cadette de toute la maison Pignatelli.

Comte de San-Estevan-de-Gormaz.

San-Estevan-de-Gormaz, Acuña y Pacheco. Fils aîné du marquis de Villena, dans l'article duquel on trouve tout ce qui regarde ce fils[5], fort distingué par sa valeur et ses

1. Procope-Charles-Nicolas Pignatelli et Henriette-Julie de Duras : tome XV, p. 275-276.

2. Léopold, prince d'Arenberg, et Marie-Françoise Pignatelli : tomes XV, p. 288, et XXII, p. 244.

3. Guy-Félix Pignatelli, né le 5 novembre 1720, comte d'Egmont en 1743 à la mort de son père, fut mestre-de-camp de dragons en février 1744 et brigadier en mars 1747 ; il mourut sans postérité le 5 février 1753 ; il avait épousé, le 5 février 1744, Amable-Angélique, fille d'Honoré-Armand, duc de Villars, née le 18 mars 1723 et qui, veuve, prit l'habit religieux au couvent du Calvaire du Luxembourg, le 18 juin 1754.

4. Casimir Pignatelli, né le 6 novembre 1727, titré marquis de Renty, puis duc de Bisaccia, enfin comte d'Egmont en 1753, eut un régiment de cavalerie en 1744, fut brigadier en 1748, maréchal de camp en 1756 et lieutenant général en 1762.

5. Ci-dessus, p. 174 et suivantes.

actions, et par sa probité, peu par ses talents, d'esprit assez court, et courtisan timide. Je l'ai fort vu et pratiqué en Espagne.

Comte de San-Estevan-del-Puerto.

San-Estevan-del-Puerto, Benavidès. On a vu ci-devant, à l'article de Santa-Cruz, quelle est la maison de Benavidès, et de quelle de ses branches sont issus les comtes de San-Estevan-del-Puerto, enfin l'origine du nom de San-Estevan-del-Puerto [1]. Je me contenterai donc de dire que le neuvième comte de San-Estevan-del-Puerto [2], frère de l'épouse du marquis de Villena, duc d'Escalone, fut un homme de beaucoup d'esprit, de traits plaisants, et en même temps de capacité. Il fut capitaine général du royaume de Grenade en 1672, et en 1678 vice-roi de Sicile, dont il éteignit et punit à Messine les restes de la révolte passée; vice-roi de Naples en 1687, qu'il quitta au duc de Medina-Celi en 1696, et en arrivant à Madrid il fut fait grand d'Espagne par Charles II, conseiller d'État et grand écuyer de la reine palatine. Il se conduisit si bien à la mort de Charles II, et à l'arrivée de Philippe V en Espagne, qu'il fut majordome-major de la reine sa première femme. Il mourut fort vieux et fort considéré, sans enfants. Son frère, appelé à sa grandesse, quitta force bénéfices, lui succéda, se maria [3] et eut un fils, qui est le

1. Ci-dessus, p. 161 et suivantes.

2. François de Benavidès, mort en 1716 : tome VII, p. 250.

3. Saint-Simon fait ici une grosse erreur. M. de San-Estevan eut plusieurs enfants (comme notre auteur l'avait dit lui-même dans le Portrait de la cour d'Espagne en 1701 : notre tome VII, p. 542), dont trois fils : l'aîné fut tué sans postérité à la bataille de la Marsaille, en 1693 ; le second, Louis de Benavidès, prit alors le nom de marquis de Solera, porté par son frère, et épousa même la fiancée de celui-ci, Marie-Anne de Borgia, fille du duc de Gandia (4 juillet 1694); il fut à la fin de 1702 gentilhomme de la chambre de Philippe V, mais mourut subitement à Pampelune, étant vice-roi de Navarre, en 1706, sans enfants. Leur troisième frère, Manuel-Dominique de Benavidès (notre tome VII, p. 258, note 2), chanoine de Tolède, archidiacre d'Alcaraz, titulaire d'une abbaye en Sicile, quitta alors ses bénéfices et releva le nom de marquis de Solera; il fut fait gentilhomme de la

comte de San-Estevan-del-Puerto qu'on a vu premier ambassadeur plénipotentiaire d'Espagne au congrès de Cambray[1], gouverneur et premier ministre de l'infant don Carlos en Toscane, enfin chevalier du Saint-Esprit, et grand écuyer du prince des Asturies. Je n'ai point vu son père ni lui en Espagne.

Comte de Fuensalida.

FUENSALIDA, Velasco, terre en Castille[2]. Henri IV, roi de Castille, la fit comté pour Pierre Lopez d'Ayala[3]. Bernardin de Velasco y Rojas et Cardenas, fils de la sœur et héritière du sixième comte de Fuensalida Ayala, mort sans enfants, lui succéda, et quitta le nom de Colmenar qu'il portoit pour prendre celui de comte de Fuensalida. Son fils[4] fut successivement vice-roi de Navarre, de Sardaigne, de Galice et gouverneur général de Milan. Il ne faut pas omettre qu'il avoit un frère aîné, mort sans enfants, à qui il succéda. Charles II le fit grand d'Espagne vers 1670. C'est son petit-fils de mâle en mâle que j'ai vu à Madrid[5], mais peu, et j'en ai encore ouï moins parler. C'étoit un grand garçon assez bien fait, de vingt-six ou vingt-sept ans. J'ai parlé de la maison de Velasco au titre des ducs de Frias, connétables de Castille[6].

chambre du prince des Asturies en mars 1715, épousa l'héritière d'Alagon et devint grand d'Espagne et marquis de San-Estevan-del-Puerto le 22 août 1716 à la mort de son père (et non le 4 janvier 1696, comme il a été dit par erreur dans notre tome VII, p. 258, note 2, ce qui est la date d'érection de la grandesse). L'abbé de Vayrac (*État présent de l'Espagne*, tome III, p. 227-228) expose clairement tout ceci.

1. C'est ce Manuel-Dominique, et non son fils, qui alla au congrès de Cambray et eut toutes les fonctions qui vont être énumérées. Dans le tome VII, p. 258, Saint-Simon avait bien indiqué ce plénipotentiaire comme fils du vieux comte de San-Estevan-del-Puerto.

2. Dans la province de Tolède, district de Torijos.

3. Saint-Simon écrit *Ajala* et tantôt *Ayala*.

4. Antoine de Velasco, mort en 1709 (tome VIII, p. 212).

5. Felix de Ayala et Velasco, comte de Fuensalida, né le 14 février 1696, marié à une fille du duc d'Atrisco en novembre 1712, devint gentilhomme de la chambre du roi en janvier 1729.

6. Ci-dessus, p. 86-87.

Comte de Lamonclova.

Lamonclova [1], Boccanegra y Portocarrero. Louis Boccanegra y Portocarrero, fait comte de Palma, en 1507, épousa 1° une Tellez Giron, fille du comte d'Ureña, en 1499, et en secondes noces Éléonor Laso de la Vega, fille du seigneur de los Arcos. Du premier lit, il eut un fils qui continua les comtes de Palma, et une fille religieuse; du second lit, il eut Antoine, seigneur de Lamonclova, duquel est sortie cette branche. Son petit-fils fut fait comte de Lamonclova, et eut Melchior, second comte de Lamonclova, que Charles II fit grand d'Espagne vers 1693, et l'envoya gouverneur de la Nouvelle-Espagne [2]. Il eut des fils d'une Urrea, fille du seigneur de [3] Berbedel, qu'il avoit épousée, qu'il emmena avec lui en Amérique, où il mourut, et qui y sont restés, tellement que, lorsque j'étois en Espagne, ils étoient encore aux Indes Occidentales; je ne sais si le comte de Lamonclova en est revenu depuis. Je remets à parler des maisons Boccanegra et Portocarrero à l'article de Palma [4].

Comte de Lemos. Son caractère et celui de la comtesse sa femme.

Lemos, Portugal y Castro. On a tâché d'expliquer, p. 249 et suivantes [5], les branches royales de Portugal, Oropesa, Lemos, Veragua, Cadaval, etc.; ainsi on n'en répétera rien. Lemos, en Galice, a passé dans plusieurs maisons par des héritières, et tomba par cette voie à Pierre Alvarez Ossorio, seigneur de Cabrera et Ribera, qui en fut fait comte en 1457, par Henri IV, roi de Cas-

1. Saint-Simon écrit *Lamonclava*. Ni Imhof ni l'abbé de Vayrac ne parlent de cette grandesse.

2. Melchior Portocarrero y Laso de la Vega, comte de Lamonclova, commandeur de l'ordre d'Alcantara, conseiller au conseil de guerre et à celui des Indes, fut envoyé comme vice-roi au Pérou et entra à Lima le 16 août 1689; il y mourut en 1706.

3. Les quatre derniers mots ont été ajoutés en interligne.

4. Ci-après, p. 200-201.

5. Saint-Simon a écrit *p. 247 et suiv.*, ce qui est une erreur. La digression sur les « Branches de la maison de Portugal établies en Espagne » commence avec la page 249 de son manuscrit: notre tome VIII, p. 108 et suivantes.

tille. Son fils mourut avant lui, qui ne laissa qu'un bâtard, lequel fut héritier de son grand-père. Ce bâtard, second comte de Lemos, ne laissa que deux filles; l'aînée hérita de Lemos et des biens de son père, et Denis de Portugal, fils puîné du troisième duc de Bragance, n'eut pas honte, à la morisque, de l'épouser. Aussi étoit-il lui-même de race bâtarde, quoique couronnée. C'est de lui que sont masculinement venus les comtes de Lemos, grands d'Espagne, jusqu'à présent[1]. J'ignore la date de cette grandesse, qu'on peut vraisemblablement attribuer à Charles V.

C'est le onzième comte de Lemos que j'ai vu en Espagne[2]; il avoit été vice-roi de Sardaigne, et capitaine général des galères de Naples sous Charles II, qui lui avoit donné aussi la Toison d'or. On peut voir dans l'article de l'Infantado ce qui est dit de sa conduite[3], et de celle de la comtesse sa femme, sœur du duc de l'Infantado[4], à l'égard de Philippe V. Ce comte de Lemos avoit de l'esprit et se faisoit craindre par la liberté de ses traits. D'ailleurs son extrême paresse et sa parfaite incurie l'empêchoit de faire usage de son esprit, et le tenoit renfermé à fumer sans cesse, chose fort extraordinaire pour un Espagnol[5]; aussi n'étoit-il compté pour rien. Sa femme l'étoit et fort considérée: sa figure étoit agréable, et sentoit extrêmement ce qu'elle étoit. Elle avoit de l'esprit, du sens, de la politesse, de l'intrigue, aimoit la conversation et le monde, et en voyoit chez elle plus que les autres dames espagnoles[6]. Je l'ai fort vue; souvent elle m'envoyoit ce qu'on appelle un *recado*[7], qui n'est qu'un compliment

1. Voyez notre tome VIII, p. 113-114.
2. Ginez Fernandez de Portugal-Castro : tomes VIII, p. 116, et XIII, p. 412.
3. Ci-dessus, p. 51-52.
4. Catherine-Marie de Silva-Mendoza : tome VIII, p. 116.
5. Déjà dit ci-dessus, p. 52.
6. Le mot *esp^les^* a été ajouté sur la marge, à la fin de la phrase.
7. Il sera parlé plus longuement du *recado* ci-après, p. 355.

par un gentilhomme, et savoir de mes nouvelles, et la coutume est d'y répondre par une visite. Elle avoit un beau palais à une extrémité de Madrid, qui donnoit sur la campagne, magnifiquement meublé. Son mari se tenoit dans son appartement. On ne le voyoit jamais dans celui de sa femme, qui s'en passoit très bien, quoique en grande et juste réputation de vertu. On fut surpris avec raison qu'elle eût accepté d'être camarera-mayor de Mlle de Beaujolois, destinée alors à l'infant don Carlos. On n'en pouvoit choisir une plus agréable par elle-même ni plus capable de former une princesse. Aussi y réussit-elle très bien, et s'en fit fort aimer.

Comte de Maceda. Son fils et sa belle-fille.

MACEDA, Lanzos. C'est une maison de Galice, ancienne, mais qui n'a rien d'illustre. Le comte de Maceda que j'ai vu à Madrid[1] étoit un très bon et très honnête homme, fort simple, fort modeste, peu répandu et d'un esprit médiocre. Il n'étoit jamais sorti de chez lui lorsque la guerre mit en feu toutes les provinces d'Espagne. Sa fidélité pour Philippe V se distingua dans la sienne par les efforts de sa bourse, quoique peu riche, de son crédit et de ses soins. Il se présenta à tout avec valeur et jugement, secondé du comte de Taboada son fils[2], qui avoit tout l'esprit, la valeur, le sens et l'activité possibles. La guerre finie, Philippe V, qui avoit beaucoup ouï parler de leurs services, s'en souvint; il fut surpris de ne les point voir à Madrid ; il leur fit dire d'y venir, et fort peu après, il fit le comte de Maceda grand d'Espagne, et tout le

1. Joseph-Benoît de Lanzos, comte de Maceda, fut créé grand en décembre 1709 (brevet du 25 janvier 1710) moyennant six mille pistoles qu'il versa à la caisse royale (*Gazette* de 1710, p. 8 et 30 ; *Gazette d'Amsterdam,* 1710, n°s II et VII ; notre tome IX, p. 145, note 1, et 238, note 3). Il avait épousé Marie-Thérèse de Taboada, héritière de ce comté, dont son fils prit le nom.

2. Antoine-Pierre de Lanzos, titré comte de Taboada, fut gentilhomme de la chambre du roi en janvier 1723, maréchal de camp en février 1724, et plus tard capitaine général, vice-roi de Navarre et gouverneur de Madrid. Il mourut le 16 février 1754.

monde y applaudit. Dans la suite, il fit la comtesse de Taboada, dame du palais[1], qui avoit aussi de l'esprit et du mérite, et ils étoient aimés et considérés à Madrid, où ils se fixèrent, et l'étoient fort en Galice. Le comte de Taboada étoit borgne d'accident; il en plaisantoit le premier; il étoit fort dans le monde, et desiré et estimé partout. Il étoit fort des amis des ducs de Veragua et de Liria, du prince de Masseran et de beaucoup d'autres. C'est un de ceux qui venoit le plus familièrement manger ou causer chez moi. Je n'ai point vu d'homme plus gai ni qui eût la repartie plus vive, plus fine, plus à la main. Ces trois amis que je viens de nommer l'attaquoient sans cesse. C'étoit entre eux des escarmouches ravissantes. Il étoit déjà lieutenant général[2], quoique jeune, et a toujours depuis continué à servir. Il a perdu son père depuis mon retour, et est devenu capitaine général avec beaucoup de réputation de valeur et de talent pour la guerre, et d'homme d'honneur et de probité. Il a pris le nom de comte de Maceda, et a fait sa couverture depuis la mort de son père.

Comte de Miranda.

Miranda, Chaves. Cette terre, qui est sur la Duère[3], fut érigée en comté par Henri II, roi de Castille, pour Pierre de Zuniga, second fils du premier comte de Ledesma[4]. Après avoir passé en diverses maisons par des filles héritières, la dernière fut Anne, fille unique de Ferdinand de Zuniga, comte de Miranda et duc de Peñaranda, qui porta l'un et l'autre avec beaucoup de grands biens en mariage à Jean de Chaves, comte de la Calçada et de Casa-

1. Marguerite de Silva, faite dame du palais en octobre 1716, morte le 15 avril 1739, à cinquante ans.

2. Il n'obtint ce grade que longtemps après le départ de Saint-Simon.

3. Saint-Simon, trompé par Imhof, confond la terre de Miranda avec la grande ville portugaise de Miranda-de-Duero. Le siège de la grandesse est Miranda-del-Castañar (c'est ce que dit Imhof, mais il la place sur le Duero) bourg de la province de Salamanque, district de Bejar, sur le rio Alagon.

4. Ledesma est aussi dans la province de Salamanque.

rubios, fils de Melchior de Chaves, et frère et héritier de Balthazar de Chaves, comte de la Calçada, et d'Isabelle-Josèphe Chacon y Mendoza, comtesse de Casarubios, et mourut en 1696, et laissa des fils et des filles. Cette maison de Chaves est ancienne et grandement alliée. Je ne vois point la date de la grandesse de Miranda ; mais la date de celle du duché de Peñaranda me persuade que l'autre est de même date ; car Miranda est certainement grandesse, et le Chaves que j'ai vu à Madrid, qui les possédoit toutes deux, s'appeloit comte de Miranda[1], ce qu'il n'eût pas fait étant duc de Peñaranda, qui est grandesse, si Miranda ne l'étoit pas. Disons donc un mot de Peñaranda, son érection en duché par Philippe III pour Jean de Zuniga y Avellaneda y Cardenas, vice-roi de Catalogne, puis de Naples, enfin président des conseils d'État et de guerre[2]. Il étoit fils puîné de François de Zuniga, quatrième comte de Miranda, et il avoit épousé la fille de son frère aîné, héritière de la maison de Mirande. Leur fils Diègue lui succéda, et fut père de François, troisième duc de Peñaranda, auquel Philippe IV accorda la grandesse de première classe en 1629 ; car ce n'est que depuis très peu d'années que tous les duchés sont peu à peu devenus grandesses, avant quoi ils ne donnoient qu'une dénomination distinguée, mais sans rang et sans honneurs. L'année suivante, il devint comte de Miranda par la mort de sa grand mère susdite. Sa postérité masculine défaillit, et ses biens et ses deux grandesses furent portées dans la maison de Chaves, comme il a été expliqué au commencement de cet article.

Comte de Montijo.

MONTIJO, Acuña y Portocarrero. On peut voir au titre d'Ossone ce qui est dit de la maison d'Acuña[3], et que les marquis de Villena, ducs d'Escalone, en sont les aînés. Pierre d'Acuña, second fils du premier duc d'Escalone et

1. Joachim-Joseph de Zuniga Chaves y Chacon, comte de Miranda depuis 1696, marié à une Ayala, veuve du marquis de los Velès.
2. Imhof, *Grands d'Espagne*, p. 91.
3. Ci-dessus, p. 116-117.

marquis de Villena, et de Marie, héritière de Portocarrero, en ajouta le nom au sien, et fit cette branche, qui souvent porta le nom seul de Portocarrero. Son fils fut seigneur de Montijo, et le fils de celui-là en fut fait comte par Charles II, en 1697[1]. C'est le cinquième comte de Montijo que j'ai vu en Espagne[2]. Il étoit fort jeune et fort bien fait, et avoit déjà la Toison d'or. Son père avoit été fait grand d'Espagne par Charles II[3], et avoit laissé son fils enfant, qui fut marié de fort bonne heure, servit dès qu'il le put dans la fin de la guerre, s'incommoda[4], et eut le bon sens de se retirer avec sa femme[5] dans ses terres pour raccommoder ses affaires. Il y avoit déjà longtemps qu'il vivoit dans cette retraite, qui n'étoit pas fort loin de Lerma, lorsqu'il y parut au mariage du prince des Asturies. Il y fut très bien reçu du roi, et de la reine, qui avoit pris de la bonté pour lui. Cette retraite lui avoit fait honneur, et il avoit montré de la valeur à la guerre. Toute la cour marqua de la joie et de l'empressement de le voir. Il retourna chez lui de Lerma, et ne vint à Madrid que peu avant mon départ, où il fut très bien reçu de tout le monde, et où je le vis assez. Il me parut de l'esprit, instruit, sage, et beaucoup de politesse et d'envie de faire. C'est lui qui, longtemps depuis, fut ambassadeur en Angleterre, et à Francfort pour l'élection de l'Empereur, électeur de Bavière. Il se plaignit fort de mon absence à la Ferté dans ses courts passages à Paris. Il fut grand écuyer de la reine après Cellamare, et son majordome-major après Santa-Cruz, qui enfin lui a procuré l'ordre du Saint-Esprit[6].

Comte d'Oñate.

OÑATE, Velez de Guevara. Terre en Biscaye[7], est possé-

1. Les cinq derniers mots ont été ajoutés en interligne.
2. Christophe-Grégoire Acuña y Portocarrero : tome VIII, p. 213.
3. Christophe Acuña, mort en 1704 : *ibidem*, p. 212.
4. S'incommoda dans ses affaires.
5. Monique Fernandez de Cordoue, dame de la princesse des Asturies en avril 1728, morte le 17 février 1748 à cinquante-quatre ans.
6. Voyez la note de notre tome VIII, p. 213.
7. Ou plus précisément en Guipuzcoa.

dée depuis plusieurs siècles par l'ancienne maison Velez de Guevara, illustre par ses possessions, ses alliances et ses emplois. Henri IV, roi de Castille, fit en 1469, Inigo Velez de Guevara comte d'Oñate, dans la postérité masculine duquel elle s'est toujours conservée de père en fils, ou deux seules fois par des héritières qui ont épousé de leurs parents du même nom, armes et maison qu'elles. Le huitième comte d'Oñate, dont la grand mère étoit Tassis ou Taxis, succéda à l'utile charge héréditaire de grand maître des postes d'Espagne[1] et au comté de Villamediana à Jean de Tassis, second comte de Villamediana, neveu de sa grand mère, qui fut tué d'un coup de pistolet, 21 août 1622, à Madrid étant dans son carrosse avec don Louis d'Haro, et on prétendit alors que Philippe IV l'avoit soupçonné d'être amoureux de la reine son épouse, Élisabeth de France, et avoit fait faire le coup[2]. Ce comte de Villamediana n'avoit point d'enfants, et ce huitième comte d'Oñate transmit ses biens et sa charge à sa postérité, laquelle, je crois, a eu le même sort que les charges héréditaires de connétable et d'amirante de Castille, supprimées par Philippe V, et que celle[3] de grand maître des postes, dont le profit étoit grand et les fonctions importantes et peu convenables à une succession héréditaire, aura changé de forme ; mais c'est de quoi je ne me suis pas avisé de m'informer. C'est le onzième comte d'Oñate que j'ai vu fort peu à Madrid[4], où il vivoit fort retiré, où peut-être l'avoit jeté la disgrâce de son puissant beau-père, le huitième duc de Medina-Celi, mort

1. On sait qu'en Allemagne la charge de grand maître des postes était également héréditaire dans la maison de Tour-et-Taxis.

2. Mme d'Aulnoy raconte aussi cette histoire : *Relation du voyage d'Espagne*, tome I, p. 179-181.

3. Et je crois que celle.

4. Diego-Gaspard Velez de Guevara et Tassis, comte d'Oñate, exerça jusqu'en 1706 la charge de grand maître des postes, qui fut alors supprimée (*Gazette* de 1707, p. 7) ; on lui donna en juin suivant le régiment de Tolède (*Gazette*, p. 319) ; il mourut en mars 1725.

en prison en 1711, à Fontarabie, comme on le peut voir à l'article de Medina-Celi[1].

Quant à la date de la grandesse, il paroit qu'elle est la même que l'érection en comté, c'est-à-dire qu'Inigo Velez de Guevara, premier comte d'Oñate en 1469, devint en même temps *rico-hombre,* et que de cette dignité les comtes d'Oñate passèrent sous Charles V à celle de grands d'Espagne, ayant toujours été grands d'Espagne depuis.

Comte d'Oropesa.

Oropesa, Portugal y Toledo. J'ai expliqué, ce me semble, p. 249 et suivantes[2], les branches royales de Portugal, Oropesa, Lemos, Veragua, Cadaval, etc., en sorte que je n'ai plus rien à y ajouter ici. J'ai de même exposé, lors de l'avénement de Philippe V à la couronne d'Espagne, ce qui regardoit le personnel du comte d'Oropesa d'alors[3], président du conseil de Castille sous Charles II, exilé par lui, rappelé tout à la fin de la vie de ce roi, exilé de nouveau peu après l'arrivée de Philippe V en Espagne, et mort dans cet exil[4]. Depuis mon retour, son fils[5] revint à Madrid, y épousa une fille du comte de San-Estevan de Gormaz[6], et fut après chevalier de la Toison, en même promotion avec son beau-père.

Comte de Palma.

Palma, Boccanegra y Portocarrero. Alphonse XI, roi de Castille, donna cette terre en 1342 à Gilles Boccanegra, qui s'étoit mis à son service, et étoit pour lui général de la mer[7]. Son frère étoit duc de la république de Gênes. Gilles avoit épousé Marie de Fiesque. Leur troisième petit-fils,

1. Ci-dessus, p. 105, et tome XX, p. 105 et 299. Le comte d'Oñate avait épousé le 4 août 1694 Marie-Nicole de la Cerda, qui mourut à Madrid le 15 mars 1732.

2. Tome VIII, p. 108 et suivantes.

3. Manuel-Joachim Alvarez de Tolède : tomes VII, p. 252, et VIII, p. 107-111.

4. En 1707 : tome XV, p. 392.

5. Vincent-Pierre-Ferdinand de Tolède : tome VIII, p. 111.

6. Erreur : le comte d'Oropesa épousa Marie-Catherine de Velasco, fille du connétable de Castille : *ibidem,* p. 112.

7. Imhof, *Grands d'Espagne,* p. 213-214

quatrième seigneur de Palme, épousa Françoise Portocarrero, et ses descendants s'honorèrent tellement de cette alliance qu'ils quittèrent leur nom de Boccanegra, et ne prirent plus que le nom de Portocarrero. Louis, arrière-petit-fils du Boccanegra et de la Portocarrero, et huitième seigneur de Palma, en fut fait comte par la reine Jeanne, mère de Charles V, en 1507, et son petit-fils, troisième comte de Palme, fut fait marquis d'Almenara en 1623, par Philippe IV. Le fils de ce troisième comte de Palme et premier marquis d'Almenara mourut avant son père, et laissa deux fils, dont le cadet fut le fameux cardinal Portocarrero[1], promu par Clément IX, en 1669, depuis archevêque de Tolède, dont il a été tant parlé ici à l'occasion du testament de Charles II, de l'arrivée de Philippe V en Espagne, et plusieurs fois depuis[2], Son frère aîné Louis-Antoine-Thomas Boccanegra y Portocarrero, cinquième comte de Palme[3], fut rétabli, en 1679, par Charles II, dans les rang et honneurs de grand d'Espagne, dont ses pères, *ricos-hombres* avant Charles V, avoient été laissés par cet empereur et roi d'Espagne dans l'état commun de ceux qu'il avoit comme dégradés, en abolissant cette dignité pour établir en la place celle de grand d'Espagne, où il n'avoit point admis les comtes de Palme, ni ses successeurs jusqu'à Charles II. Ce premier grand d'Espagne, comte de Palma, eut un fils qui fut persécuté par la princesse des Ursins, sous Philippe V[4], par haine pour sa femme, qui avoit beaucoup d'esprit[5], qui voyoit beaucoup de monde à Madrid, y étoit extrêmement considérée, et y tenoit une manière de tribunal, où tout étoit apprécié, où on ne pardonnoit pas à la princesse des Ursins sa conduite fort étrange à l'égard

1. Louis-Emmanuel Fernandez Boccanegra : tome VI, p. 113.
2. Voyez nos tomes VII à XI.
3. Tome VII, p. 249 ; celui-là n'était pas frère aîné du cardinal, mais son neveu.
4. C'est lui-même et non son fils.
5. Marie-Éléonore de Moscoso et Guzman, mariée au comte de Palma le 2 avril 1677, mourut le 8 février 1731, à soixante-dix ans.

du cardinal Portocarrero, dont on a parlé ici plus d'une fois[1]. A la fin même le comte et la comtesse de Palme furent exilés[2]; c'est leur fils qui leur avoit succédé du temps que j'étois en Espagne, mais que je n'y ai point vu[3], qui vivoit mécontent et fort retiré, qui venoit fort rarement à Madrid, et qui ne se présentoit point au Palais.

Comte de Parcen.

PARCEN, Sarcenio.

Comte de Paredès.

PAREDÈS, dit Tolède y la Cerda. En Castille[4], appartenante à Roderic Manrique, qu'Henri IV en fit comte et grand de Castille en 1452. De cette maison de Manrique de Lara elle passa en plusieurs autres par des filles héritières, puis à un cadet de la maison de Gonzague, dont l'héritière épousa Thomas; des bâtards de Foix, marquis de la Laguna, en 1675. Il étoit frère du huitième duc de Medina-Celi, et oncle du dernier duc de Medina-Celi, mort prisonnier à Fontarabie, dernier duc de Medina-Celi des bâtards de Foix[5]. Le marquis de la Laguna, devenu ainsi par sa femme comte de Paredès, fut capitaine général de la mer, vice-roi de la Nouvelle-Espagne, enfin majordome-major de la palatine, seconde femme de Charles II, qui en même temps le fit grand de la troisième classe, et seulement pour sa personne, en 1689 ; il mourut en 1692. Fort peu après, Charles II accorda la grandesse à sa

1. La comtesse de Palme se mêlait de beaucoup d'intrigues de cour ; c'est elle qui fut cause de l'affaire du duc de Monteleon en 1701 (notre tome VIII, p. 540 et 581) ; Mme des Ursins se plaint souvent dans ses lettres de sa duplicité et de ses médisances ; l'ambassadeur duc de Gramont l'appelait la plus méchante femme du monde (Geffroy, *Lettres de la princesse des Ursins*, p. 464).

2. En 1710, ils étaient passés au parti de l'Archiduc : notre tome XX, p. 128 ; en 1715, Philippe V les avait autorisés à rentrer en Espagne (*Gazette*, p. 569), mais exilés à Burgos, où le mari mourut en février 1723.

3. Ce fils, Joachim Portocarrero y Mendoza, né le 27 mars 1681, porta le titre de marquis d'Almenara jusqu'à la mort de son père.

4. Paredès-de-Nava, en Nouvelle-Castille, province de Palencia.

5. Frère de Jean-François-Thomas-Laurent (tome VIII, p. 203) et oncle de Louis-François (tome VII, p. 253).

veuve pour elle et pour ses héritiers à toujours, en considération de ce que les comtes de Paredès avoient été grands de Castille jusqu'à Charles V, c'est-à-dire *ricos hombres*, et n'avoient pas été compris parmi ceux qui de ce rang passèrent, sous Charles V, à celui de grands d'Espagne, et demeurèrent dégradés. Cette même dame[1] fut, en 1694, camarera-mayor de la reine, mère de Charles II, jusqu'à la mort de cette princesse, qui arriva en 1696. Elle laissa un fils né à Mexique en 1683, que j'ai vu à Madrid[2].

Comte de Peñaranda.

Peñaranda, Velasco. Terre qu'il ne faut pas confondre avec une autre de même nom qui est duché, dont il a été parlé en l'article de Miranda[3]. Celle-ci fut érigée en comté par Philippe III pour Alphonse de Bracamonte, gouverneur de l'infant Charles, son fils. Balthasar-Emmanuel, fils aîné d'Alphonse de Bracamonte, second comte de Peñaranda, n'eut que deux filles. L'aînée[4] porta le comté de Peñaranda en mariage à Gaspard de Bracamonte, frère de son père, qui fut conseiller d'État, président des conseils des ordres, des Indes et d'Italie, vice-roi de Naples, ensuite ambassadeur plénipotentiaire d'Espagne à la paix de Munster, enfin, à la mort de Philippe IV, un des gouverneurs de la monarchie. Il mourut à Madrid en 1676[5]. Son fils mourut tout à la fin de 1689 sans

1. Marie-Louise Manrique de Lara, comtesse de Paredès, mariée le 10 novembre 1675, suivit le parti de l'Archiduc et mourut à Vienne en septembre 1721.

2. Saint-Simon doit se tromper sur ce dernier point ; car le comte de Paredès, Joseph de la Cerda et Manrique (notre tome XX, p. 128), s'était retiré à Vienne avec sa mère et y mourut en 1728.

3. Ci-dessus, p. 197. Il y a en effet deux Peñaranda : l'un Peñaranda-de-Duero, duché, province de Burgos, district d'Aranda, l'autre, Peñaranda-de-Bracamonte, à quelques lieues à l'Est de Salamanque ; c'est de cette dernière terre qu'il s'agit ici.

4. Marie de Bracamonte.

5. C'est ce Gaspard de Bracamonte, comte de Peñaranda, dont M. H. Courteault a si spirituellement raconté le voyage à travers la France en pleine Fronde des princes (*Annuaire-Bulletin de la Société de l'histoire de France,* 1924, p. 109-136).

enfants[1]. Son héritière fut Antoinette de Bracamonte, seconde fille de Balthasar-Emmanuel, second comte de Peñaranda, dont la sœur aînée l'avoit porté en mariage au frère de leur père. Cette Antoinette avoit épousé Pierre Fernandez de Velasco, second marquis del Fresno[2], qui fut ambassadeur d'Espagne en Angleterre et conseiller d'État. Son père[3], né sourd et muet, avoit appris à se faire entendre, à lire, écrire, etc., avec le prince de Carignan, en 1638, à Madrid, par l'industrie d'un Espagnol, nommé Emmanuel Ramirez de Carrion[4]. Ce second marquis del Fresno, devenu comte de Peñaranda par sa femme, obtint de Charles II la grandesse à vie de troisième classe, puis de l'étendre à la vie de son fils, qui l'a enfin obtenue perpétuelle de Philippe V. On a parlé sous le titre de Frias de la maison de Velasco[5]. Ce comte de Peñaranda étoit à Madrid de mon temps[6].

Comte de Peiralada.

PEIRALADA, Rocaberti[7].

Comte de Priego ; son adresse à obtenir la grandesse ; son caractère.

PRIEGO, Cordoue. J'ai fort connu et pratiqué à Madrid le comte de Priego[8], qui étoit ami intime du duc de Bejar, avec lesquels j'ai eu en tiers plusieurs bonnes et sages conversations, et quelquefois assez instructives. Le comte

1. Grégoire-Janvier de Bracamonte, mort sans postérité (1689), quoique marié deux fois.

2. Notre tome VIII, p. 212.

3. Il s'appelait Louis de Velasco et mourut en 1664.

4. Ceci vient d'Imhof, *Grands d'Espagne*, p. 222-223. Sur l'infirmité du prince de Carignan, Emmanuel-Philibert-Amédée, et les moyens employés pour le guérir, voyez ce qui a été dit dans le tome XVII, p. 368-370.

5. Ci-dessus, p. 86-87.

6. Le père étant mort en 1713, c'est le fils que Saint-Simon dut connaître : il s'appelait Augustin de Velasco et Bracamonte, marquis del Fresno et comte de Peñaranda, et était gentilhomme de la chambre du roi.

7. Cet article est placé dans le manuscrit à la fin de la liste ; mais un signe de renvoi indique qu'il doit être remis ici, à sa place alphabétique.

8. Joseph de Cordoue : ci-dessus, p. 82.

de Priego étoit un petit homme noir, rougeaud[1], ventru, des yeux pétillants d'esprit et de feu, et qui ne trompoient pas, aussi avant dans le grand monde qu'un seigneur espagnol y pouvoit être, et qui se fit faire grand d'Espagne fort plaisamment.

Il avisa que la princesse des Ursins avoit fait venir d'Italie à Madrid le fils de sa défunte sœur de Lanti[2], qu'elle avoit fort aimée, qu'il étoit pauvre et qu'elle cherchoit à le marier richement; [il] lui fit accroire que sa fille unique seroit un fort grand parti[3]. Il [se] sut si bien conduire que tous les examens qu'elle en fit faire l'en persuadèrent, si bien qu'elle pensa tout de bon au mariage, et le lui fit proposer. Priego, en habile homme, se fit prier, et si bien qu'il déclara qu'il vouloit une condition sans laquelle il ne le feroit point, et avec laquelle il concluroit de tout son cœur; que cette condition étoit au pouvoir de la princesse des Ursins et à l'avantage de son neveu; qu'en un mot il vouloit être grand d'Espagne. Mme des Ursins, surprise de la sécheresse avec laquelle cette proposition se faisoit, fit la froide, se montra étonnée que quelqu'un prétendît lui faire la loi. Priego n'en fut pas la dupe, et laissa tomber la chose. Mme des Ursins, le voyant si résolu, ne voulut pourtant pas manquer une si bonne affaire, lui fit reparler, et proposer de faire donner la grandesse à son neveu en épousant sa fille. Priego répondit qu'on se moquoit de lui, qu'il savoit bien que Mme des Ursins ne manqueroit pas tôt ou tard de

1. Il écrit *roujeaut*. L'*Académie* de 1718 dit que cet adjectif s'applique aux gens qui ont le visage coloré.

2. Alexandre, prince Lanti (tome XXIV, p. 94), fils de Louise-Angélique de la Trémoïlle-Noirmoutier (tome III, p. 2).

3. Cette phrase est, dans le manuscrit très incorrectement rédigée : il y a un *qui* après le mot *Ursins*, que nous supprimons, et nous ajoutons un *il*, nécessaire pour la correction de la phrase. — Il a été parlé incidemment de ce mariage avec Marie ou Françoise-Fernande de Cordoue-Priego dans nos tomes XXIV, p. 95, et XXV, p. 159, note 5.

procurer la grandesse à son neveu ; que peu lui importoit à lui, qui avec ses grands biens ne seroit pas embarrassé de trouver un grand d'Espagne ou un fils aîné de grand pour sa fille, mais que, la voulant bien donner à un homme aussi peu riche qu'étoit Lanti, parce qu'il étoit neveu de la princesse des Ursins, qui le desiroit, et par respect et par attachement pour elle, c'étoit bien le moins qu'il en profitât et qu'il eût la grandesse, qui après lui, qui étoit déjà vieux, et il le paroissoit bien plus qu'il ne l'étoit, passeroit à sa fille et à son gendre. Mme des Ursins, qui vit bien qu'il n'en démordroit[1] pas, essaya de le résoudre à faire le mariage en lui promettant qu'elle prendroit après son temps pour lui faire obtenir ce qu'il desiroit. Mais Priego sentit bien que, s'il marioit sa fille sur ces belles promesses, on se moqueroit de lui après ; que Mme des Ursins feroit faire Lanti grand d'Espagne, et s'excuseroit sur ce qu'elle n'avoit pu obtenir qu'il le fût. Il renvoya donc la proposition bien loin, fit dire net à Mme des Ursins que, pouvant tout ce qu'elle vouloit, il ne comprenoit point tant de difficultés ; qu'en un mot, l'affaire étoit à prendre ou à laisser, et qu'elle pouvoit compter que le mariage ne se feroit point qu'il ne fût grand d'Espagne, qu'il n'en eût toutes les expéditions, et que de plus il n'eût fait sa couverture. Il y tint ferme, fut fait grand d'Espagne, eut toutes ses expéditions, fit sa couverture[2], après quoi le mariage suivit immédiatement. Il logea chez lui son gendre, et sa fille fut dame du palais. Mais Mme des Ursins et son neveu ne furent pas longtemps sans s'apercevoir que ce grand parti étoit et seroit en effet des plus médiocres, et que Priego les avoit joués pour être fait grand d'Espagne. Ils furent enragés de la duperie ; mais ils firent en gens sages : l'affaire étoit faite ;

1. Saint-Simon écrit *démorderoit.*

2. Ce n'est pas tout à fait exact : il fut déclaré grand en novembre 1714 (*Gazette*, p. 592), quelques jours avant le mariage de sa fille, mais ne se couvrit que le 25 août 1716 (*Gazette*, p. 449).

le gendre, qui étoit doux et honnête homme, n'en vécut pas moins bien avec sa femme et son beau-père. Pour Mme des Ursins, elle eut toujours une dent contre lui ; elle la cachoit ; mais on s'apercevoit aisément qu'elle ne pouvoit lui pardonner de l'avoir attrapée[1]. On ne convenoit pas trop en Espagne que ce comte de Priego fût de la maison de Cordoue.

Tous les matins en se levant, en toutes saisons, on lui versoit doucement une aiguière d'eau à la glace sur la tête, dont il ne tomboit pas une goutte à terre. Sa tête la consumoit toute à mesure. Il prétendoit que cela lui faisoit le plus grand bien du monde. L'abbé Testu, l'ami de Mme de Maintenon et de tant de gens considérables de la cour et de la ville, avec qui il a passé sa longue vie, et dont il a été parlé ici plus d'une fois[2], avoit la même pratique, et il n'en tomboit pas non plus une goutte à terre ; mais c'étoit de l'eau naturelle, ni chauffée, ni à la glace, en aucune saison. Depuis mon départ, Lanti perdit sa femme, longtemps avant son beau-père, et n'en avoit qu'une fille, en sorte qu'il ne pouvoit plus être grand, parce que la grandesse passoit par-dessus lui du grand-père à la petite fille immédiatement[3]. Il fut du temps en cet état ; à la fin il obtint de Philippe V une grandesse personnelle de troisième classe, et prit alors le nom de duc de Santo-Gemini[4]. Il perdit depuis son beau-père

1. Anecdote déjà brièvement racontée dans une Addition à Dangeau placée dans notre tome XXV, p. 364, n° 1170. Il faut remarquer que, le mariage étant de novembre 1714 et Mme des Ursins ayant été disgraciée dès le mois suivant, elle n'eut pas beaucoup de temps pour manifester sa mauvaise humeur d'avoir été jouée.

2. Tome XIII, p. 422-423.

3. Il y a ici quelque erreur : le comte de Priego mourut en 1724, et son gendre Lanti prit alors le titre de comte de Priego ; mais, ayant perdu sa femme, en 1728, il était menacé de perdre sa grandesse, qui passait à sa fille, quand celle-ci se marierait ; mais cela n'arriva que quatorze ans plus tard.

4. C'est seulement en mars 1742 qu'il obtint ce titre ; il mourut au mois d'août suivant.

et maria sa fille au second fils de la duchesse d'Havré, sa sœur, qui par là fut grand d'Espagne et comte de Priego, qui alla s'y établir[1].

Comte de Salvatierra. SALVATIERRA, Sarmiento y Sotomayor.

Comte de Tessé. TESSÉ, Froullay, françois, à Paris. Le maréchal de Tessé, premier écuyer de Mme la duchesse de Bourgogne, qui se piqua de l'aimer pour avoir fait la paix de Turin et traité son mariage. Elle lui procura la grandesse à bon marché, en 1704[2]; lorsqu'il maria son fils si richement à la fille unique de Bouchu, conseiller d'État[3], il fit accroire au Roi que, contre tout usage, le roi d'Espagne lui avoit permis de suivre l'usage de France et de se démettre, comme font les ducs depuis le dernier connétable de Montmorency, qui se démit le premier, et au roi d'Espagne que le Roi l'avoit voulu ainsi[4]. La tromperie fut découverte ; mais la belle-fille avoit eu le tabouret, et le garda.

Comte Visconti. VISCONTI, *idem*, génois. Ainsi, il y a deux Visconti grands d'Espagne, l'un avec titre de marquis, l'autre de comte[5].

On verra par cette liste[6] tous les grands d'Espagne, et de quelle maison ils sont, existants aujourd'hui, d'un seul coup d'œil, en même ordre qu'en détail ci-devant :

1. Jean-Just-Ferdinand-Joseph de Croÿ-Havré et Marie-Bethléem-Ferdinande Lanti-Priego (tome XXIV, p. 96, note 1), mariés seulement le 12 février 1742.

2. Les mots *en 1704* sont ajoutés en interligne. Tessé reçut la grandesse, lorsqu'il arriva pour commander en Espagne à la place de Berwick : tome XII, p. 281.

3. René-Mans de Froullay et Élisabeth-Claude-Pétronille Bouchu, mariés en avril 1706 : tome XIII, p. 184.

4. *Ibidem*, p. 302-303.

5. Voyez ci-dessus, p. 178. — Immédiatement après ce paragraphe et terminant la page 2656 du manuscrit, se trouvent les trois articles Peiralada, Pastrana et Linarès, avec les indications pour les reporter à leur place naturelle, ci-dessus, p. 204, 94 et 96, comme il a été fait.

6. La liste qui va suivre.

DUCS

Abrantès, *Alencastro*.
Albe, *Tolède*.
Alburquerque, *Bertrand y la Cueva*.
Del Arco, *Manrique de Lara*.
Arcos, *Ponce de Léon*.
Arenberg, *Ligne*.
Arion, *Sotomayor y Zuniga*.
Atri, *Acquaviva*.
Atrisco, *Sarmiento*.
Baños, *Ponce de Léon*.
Bejar, *Sotomayor y Zuniga*.
Berwick, *Fitzjames*.
Bournonville, *idem*.
Doria, *idem*.
Estrées, *idem*. Éteint.
Frias, *Velasco*, connétable de Castille.
Gandie, *Llançol y Borgia*.
Giovenazzo, *Giudice*.
Gravina, *des Ursins*.
Havré, *Croy*.
Hijar, *Silva*.
Del Infantado, *Silva*.
Licera, *y Aragon*[1].
Linarès, *Alencastro*.
Liria, *Fitzjames*.
Medina-Celi, *Figueroa y la Cerda*.
Medina-de-Rioseco, *Henriquez y Cabrera*, amirante de Castille.
Medina-Sidonia, *Guzman*.
Saint-Michel, *Gravina*.
La Mirandole, *Pico*.
Montellano, *Solis*.
Monteleone, *Pignatelli*.
Mortemart, *Rochechouart*. Éteint.
Najera, *Ossorio y Moscoso*.
Nevers, *Mancini*.
Noailles, *idem*.
Osuna, *Acuña y Tellez Giron*.
Saint-Pierre, *Spinola*.
Popoli, *Cantelmi*.
Sessa, *Folch y Cardona*.
Saint-Simon, *idem*.
Solferino, *Gonzague*.
Tursi, *Doria*.
Veragua, *Portugal y Colomb*.
Villars, *idem*.
Uceda, *Acuña y Pacheco y Tellez Giron*.

46, dont deux sont les mêmes que leurs fils conjointement, et deux éteints depuis ; ainsi, 44.

1. Blanc laissé ici comme ci-dessus, p. 95.

PRINCES DE

Bisignano, *Saint-Séverin.*
Santo-Buono, *Caraccioli.*
Butera, *Branciforte.*
Cariati, *Spinelli.*
Chalais, *Talleyrand.*
Chimay, *Hénin-Liétard.*
Castiglione, *Aquino.*
Colonne, *idem,* connétable de Naples.
Doria, *idem.*
Ligne, *idem.*
Masseran, *Ferreiro.*
Melphe, *Doria.*
Ottaïano, *Medicis.*
Palagonia, *Gravina.*
Robecq, *Montmorency.*
Sermonetta, *Gaetano.*
Sulmone, *Borghèse.*
Surmia, *Odescalchi.*
18.

MARQUIS

Arizza, *Palafox.*
Aytona, *Moncade.*
Los Balbasès, *Spinola.*
Bedmar, *Bertrand y la Cueva.*
Camaraça, *Los Cobos.*
Castel-dos-Rios, *Semmenat.*
Castel-Rodrigo, *Homodei, Pio.*
Castromonte, *Baesa.*
Clarafuente, *Grillo.*
Santa-Cruz, *Benavidès y Bazan.*
Laconi, *idem.*
Lede, *Bette.*
Mancera.
Mondejar, *Ibañez.*
Montalègre, *Guzman.*
Pescaire, *Avalos.*
Richebourg, *Melun.* Éteint.
Ruffec, *Saint-Simon.*
Torrecuso, *Caraccioli.*
Tavara, *Tolède.*
Villena, *Acuña y Pacheco.*
Villafranca, *Tolède.*
Visconti, *idem.*
23.

COMTES

Aguilar, *Manrique de Lara.*
Altamira, *Ossorio y Moscoso.*
Aranda, *Rocafull,*
Los Arcos, *Guzman.*
Atarès, *Villalpando.*
Baños, *Moncade y la Cerda.*
Benavente, *Pimentel.*
Castrillo, *Crespi.*
Egmont, *Pignatelli.*

San-Estevan-de-Gormaz, *Acuña y Pacheco.*
San-Estevan-del-Puerto, *Benavidès.*
Fuensalida, *Velasco.*
Lamonclova, *Boccanegra.*
Lemos, *Portugal y Castro.*
Maceda, *Lanzos.*
Miranda, *Chaves.*
Montijo. *Acuña y Portocarrero.*
[Oñate, *Velez de Guevara*[1]].
Oropesa, *Portugal y Tolède.*
Palma, *Boccanegra y Portocarrero.*
Parcen, *Sarcenio* ou *Sarterio.*
Paredès, dit *Tolède y la Cerda,* mais de *Medina-Celi* des bâtards de Foix.
Peñaranda, *Velasco.*
Priego, *Cordoue.*
Peiralada, *Rocaberti.*
Salvatierra, *Sarmiento.*
Tessé, *Froullay.*
Visconti, *idem.*
28.

Ainsi 112 grands[2].

On y compte les trois éteints depuis.

Mais Philippe V en a fait beaucoup depuis.

On n'y compte que pour deux les deux pères qui le sont conjointement avec leurs fils.

Ducs en Espagne. . .	32	Marquis en Espagne. .	18
en France. . .	5	en France. .	1
en Flandres.. .	1	en Flandres. .	0
en Italie. . . .	6	en Italie. . .	3
	44		22
Princes en Espagne. .	2	Comtes en Espagne. .	25
en France. .	3	en France. .	2
en Flandres. .	1	en Flandres. .	0
en Italie. . .	12	en Italie. . .	1
	18		28

1. Article oublié dans cette liste.
2. *112* corrige *110.* Ici et plus loin, nous reproduisons les chiffres du manuscrit, quoiqu'ils ne soient pas tous d'accord avec les listes.

	Espagnols.	François.	Flamands.	Italiens.	Anglois.
Ducs.	25	5	3	10	1
Princes..	0	1	3	14	»
Marquis.	14	1	2	5	»
Comtes..	23	1	0	4	»
	62	8	8	33	1

Grands en tous pays, 112.

Grands de tous pays, 112.

Grands d'Espagne par charge ou état, mais imperceptibles.

Outre ces grands, il y en a par charge ou état, qui sont :

Le majordome-major du roi.
Le grand prieur de Castille de Malte.
L'abbé de Cîteaux.
L'abbé de Clairvaux.
Le général de la Merci.
Le général des dominicains.
Le général des cordeliers.
Le général des capucins.

Mais ces grands sont imperceptibles. Rien de si rare qu'un majordome-major du roi d'Espagne ne soit pas pris d'entre les grands, et plus rare encore, s'il se peut, qu'il ne soit pas fait grand, s'il ne l'est pas, fort tôt après être fait majordome-major. Le grand prieuré de Castille de l'ordre de Malte, qui vaut cent mille écus de rente, est donné à un des infants, et, tant qu'il y aura de ces princes, il y a toute apparence que ce riche morceau demeurera entre leurs mains. A l'égard des moines, ce n'est que très improprement qu'on les dit être grands d'Espagne : ils n'ont jamais eu nulle part hors de l'Espagne aucune des distinctions, rangs ni honneurs des grands d'Espagne ; ils en reçoivent à titre de généraux d'ordre, et quoi que ce puisse être à titre de grandesse, et jusqu'à présent les choses ont toujours été ainsi en Espagne ; même quand ils y vont pour la visite de leurs couvents ou les affaires de leurs ordres, ils n'y sont pas autrement traités qu'à titre de généraux d'ordre. Tout ce qu'ils ont de particulier en

Espagne, et qu'ils n'ont nulle part ailleurs, c'est que la première fois seulement qu'ils vont saluer le roi d'Espagne, il les fait couvrir, et ils se couvrent en effet, et c'est de là qu'ils sont dits grands d'Espagne. Mais après cette première fois, s'ils reparoissent devant le roi d'Espagne, ils ne se couvrent point, et n'y ont aucune distinction différente de celles qu'y ont les autres généraux d'ordre qui ne sont point grands, c'est-à-dire qui ne se couvrent jamais devant le roi d'Espagne. Il en est de même en Espagne à leur égard partout, comme à l'égard de ces derniers, d'avec lesquels ils n'ont aucune différence. Depuis mon retour, le général des jésuites a été associé au même honneur, aussi imperceptible pour lui que pour les six autres.

Oubli.

Il faut maintenant réparer l'oubli que j'ai fait des marquis de Tavara et de Villafranca. Je veux me flatter qu'il n'y en a point d'autre dans ce qu'il y avoit de grands d'Espagne existants en avril 1722, que je suis parti de la cour d'Espagne pour revenir en celle de France. Je n'oserois toutefois m'en répondre, quelque soin que j'y aie pris, dans le peu de temps que j'ai pu y donner en Espagne, et en matière si étendue en tant de pays, et si diverse par tant de transmissions d'héritières. Cet oubli n'est pas dans la table des grands précédente.

Marquis de Tavara.

Tavara, Tolède. Emmanuel, par sa mère[1] Anne-Marie de Cordoue y Pimentel, dont la mère étoit Anne-Marie Pimentel, sixième marquise de Tavara[2]. Tavara m'a été donné pour grandesse par le duc de Veragua, et j'ai de sa main une liste des grands d'Espagne, à laquelle j'ai conformé celle que j'ai mise ici, dans laquelle Tavara est compris entre les marquis grands d'Espagne[3]. Mais je

1. Le mot *mere* est en interligne, au-dessus de *femme*, biffé.

2. Tavara, ou plutôt Tabara, dans la Vieille-Castille, province de Zamora.

3. Imhof, *Grands d'Espagne*, p. 23-24 et 168-169, parle du marquisat de Tavara dans les articles de Baena et de Villafranca. Le

n'ai pas eu, ou le temps de m'instruire de toutes les grandesses, ou d'en garder toutes les instructions en notes, ou de retenir tout ce que je n'ai pas eu par écrit. Il s'en faut donc beaucoup que je puisse rendre compte de toutes ces grandesses, et celle de Tavara est de ce nombre.

Marquis de Villafranca.

VILLAFRANCA, Tolède. Ce marquis et le précédent étoient enfants des deux frères. Cette terre, dans le royaume de Léon, fut érigée par les Rois Catholiques en marquisat, vers 1490, en faveur de Louis Pimentel, mort en 1497, avant son père, quatrième comte de Benavente[1]. Sa fille unique porta sa grandesse et ses biens en mariage à Pierre Alvarez de Tolède, second fils du second duc d'Albe, dans la maison duquel cette grandesse est demeurée jusqu'à celui que j'ai vu en Espagne, qui étoit petit-fils[2] du marquis de Villafranca duquel il a été tant parlé à l'occasion du testament de Charles II[3], de l'arrivée de Philippe V en Espagne, dont il fut majordome-major, et qui fut un des cinq premiers seigneurs espagnols à qui le feu Roi envoya l'ordre du Saint-Esprit. Son même petit-fils[4] fut par sa mère, héritière de Moncade y Aragon, duc de Montalte et de Vibonne, et par sa femme, marquis de los Velès[5], de sorte que je le laissai avec quatre grandesses. Il étoit jeune, et ne faisoit pas encore souvenir de son grand-père. Ces trois dernières sont en Aragon, en Sicile et au royaume de Naples, toutes trois

marquis de Tavara en 1722 était Emmanuel de Tolède, né le 20 février 1692, et qui aurait succédé à son père. D'après le *Mercure* de juillet 1705, p. 86-87, c'est seulement à cette époque que le marquis de Tavara fut élevé à la grandesse.

1. Imhof, *Grands*, p. 166-167.

2. Il faut lire *fils* et non *petit-fils*, et de même plus bas.

3. Frédéric de Tolède Ossorio : tome VII, p. 250.

4. Joseph-Frédéric de Tolède porta le nom de duc de Ferrandina jusqu'à la mort de son père en 1705 (et non son grand-père), et devint alors marquis de Villafranca.

5. D'après Imhof les trois grandesses lui venaient de sa mère, Catherine d'Aragon et Moncade, mariée le 29 septembre 1683.

de Ferdinand-le-Catholique ; les quatre rico-hombreries alors sont devenues grandesses sous Charles V, et n'ont fait que passer d'un état et d'un nom à un autre.

Mystère des classes et des dates des grandesses. Impossibilité sur les classes ; difficultés pour les dates. Comment reconnues pour la plupart.

On a vu, lorsque j'ai traité, p. [288[1]], des grands et de leur dignité, le soin qu'ils apportent de tout temps à faire un mystère de leur ancienneté et de leurs classes. Tous conspirent à vouloir cacher leurs différentes classes, qui en effet ne sont sensibles que dans leurs diplômes d'érection, dans leur couverture, et dans le style de chancellerie à leur égard, et, quant à l'ancienneté, à laisser croire, en l'étouffant parmi eux, qu'ils viennent tous de ces anciens *ricos-hombres* abolis par Charles V, et transformés en grands d'Espagne, dont il imagina la dignité destituée de la puissance de celle des *ricos-hombres,* qu'il abolit peu à peu en leur substituant la grandesse. J'ai tâché de pénétrer autant qu'il m'a été possible le secret de l'ancienneté. Il est vrai qu'il m'en est échappé une vingtaine sur cent douze grands existants en 1722 que j'ai quitté l'Espagne, et qu'il y en a plusieurs autres, dont je n'ai pu fixer l'érection qu'avec incertitude, en disant vers telle année. Dans ces cas, je me suis réglé aux générations ou aux emplois le plus vraisemblablement qu'il m'a été possible, sans reculer ni avancer trop celui qui le premier a eu la qualité de grand d'Espagne[2], et dont les pères ne l'avoient pas. Et comme ces grandesses, dont les héritières femelles sont presque toutes capables, tombent quelquefois par elles à des grands postérieurs aux grandesses qu'elles leur apportent, j'ai eu soin de les marquer quand cela est arrivé, ce qui s'est trouvé rare. Quant aux classes, je n'ai pu rien y démêler, sinon que Philippe II, comme je l'ai remarqué, p. [287[3]], en traitant de la grandesse, n'a fait de grands que de la seconde classe.

1. Chiffre laissé en blanc ; il correspond aux pages 129-131 du tome IX.
2. Ici Saint-Simon a répété par mégarde *le premier*.
3. Encore un chiffre laissé en blanc ; voyez notre tome IX, p. 127.

On voit assez au long, dans la première liste alphabétique des grandesses, ce qui regarde ceux qui les ont possédées. Je me contenterai, dans l'abrégé suivant, rangé, non plus par ordre alphabétique ni de titres, mais par l'ordre d'ancienneté que j'ai pu découvrir, [de dire[1]] pour qui érigées, et à qui tombées, sans m'y étendre davantage, ni rien répéter de[2] ce qui se trouve dans la première liste alphabétique, sinon quelques légers suppléments[3].

État des grands d'Espagne* suivant l'ancienneté entre eux qu'on a pu reconnoître, et, par règnes, de leurs érections, et les maisons pour qui elles ont été faites, et les maisons où elles se trouvent en 1722.

ÉTAT DES GRANDS D'ESPAGNE EXISTANTS EN AVRIL 1722, SUIVANT CE QU'ON A PU DÉCOUVRIR DE DATES DE LEUR ANCIENNETÉ RESPECTIVE.

RICOS-HOMBRES

dont l'ancienne dignité trop multipliée, abrogée par Charles V, et transmuée en celle de grands d'Espagne qu'il inventa, a passé sous ce prince en grandesse, sans nouvelle érection, les autres qui n'y passèrent pas étant demeurées abolies, et les grands d'Espagne de Charles V, et depuis[4].

HENRI II.

C'est le fameux comte de Trastamare, frère bâtard du roi Pierre le Cruel, qui le vainquit, le tua, et fut élu roi de Castille en sa place, dont la couronne passa à sa postérité.

Medina-Celi.

MEDINA-CELI, comté, 1368, duché, 1491, par les Rois Catholiques[5]. Il y a lieu de croire que cette érection en duché ne fut que pour une dénomination plus distinguée, parce qu'on ne peut pas douter que ce bâtard de Foix,

1. Il faut suppléer ici ces deux mots pour rendre la phrase correcte.
2. Avant *de* il a biffé *au-delà*.
3. Les quatre derniers mots ont été ajoutés à la fin du paragraphe.
4. Dans cette liste, Saint-Simon a commis quelques erreurs de noms de baptême ; nous les avons ordinairement rectifiés, sans toujours noter cette correction.
5. Ci-dessus, p. 98-108.
* Le mot *d'Esp.* a été ajouté après coup.

qui eut l'honneur d'épouser l'héritière de Medina-Celi, laquelle étoit vraiment la Cerda, et qui en fut fait comte, ne fût pas dès lors *rico-hombre*. De cette race des bâtards de Foix, ce duché passa par l'héritière dans la maison de Figueroa, en épousant le marquis de Priego, duc de Feria, deux fois grand d'Espagne, père du duc de Medina-Celi que j'ai vu en Espagne, dont elle fut mère, et apporta les grandesses de Medina-Celi, duché ; Ségorbe, duché ; Cardone, duché ; Alcala, duché ; Denia, marquisat ; Comarès, marquisat ; Cogolludo, marquisat ; Sainte-Gadée, comté. Ces Figueroa-Medina-Celi en ont encore accumulé plusieurs autres depuis.

HENRI III.

Benavente.

Benavente[1], comté, 1398, pour Jean-Alphonse Pimentel, d'où il n'est point sorti[2].

Amirante de Castille.

Amirante de Castille[3], charge héréditairement donnée par le même roi, vers 1400, à Alphonse Henriquez, fils puîné de Frédéric, maître de l'ordre de Saint-Jacques, et frère jumeau du roi Henri II, fils bâtards tous deux du roi Alphonse XI, et de sa maîtresse Éléonor de Guzman. On ne peut, ce me semble, contester la qualité de *rico-hombre* à ce premier amirante. Jean II le fit comte de Melgar vers 1438. Ces dignités ne sont point sorties de cette maison, non plus que celle de duc de Medina-di-Rioseco, ajoutée par Charles V, 1520.

JEAN II.

Arcos.

Arcos[4], comté, 1440, pour Pierre Ponce de Léon, marquis 1484, par les Rois Catholiques, duc par les mêmes, 1498, sans qu'Arcos soit jamais sorti de cette maison.

1. Ci-dessus, p. 187.
2. C'est-à-dire que cette grandesse n'est point sortie de la maison Pimentel.
3. Ci-dessus, p. 108. — 4. Ci-dessus, p. 79.

HENRI IV.

Lemos.

Lemos[1], comté, 1457, pour Pierre Alvarez Ossorio, dont le fils eut un bâtard, la fille duquel le porta en mariage, un peu à la morisque[2], à Denis de Portugal, second fils du troisième duc de Bragance, dans la postérité masculine duquel il est demeuré.

Medina-Sidonia.

Medina-Sidonia[3], duché, février 1460, pour Jean-Alphonse de Guzman. Jean II l'en avoit fait duc en 1445, mais pour sa vie seulement. Henri IV l'étendit à toute sa postérité légitime, et même à son défaut à l'illégitime, suivant les mœurs morisques. Il est demeuré dans sa postérité masculine et légitime.

Miranda.

Miranda, comté, vers 1460, pour Diego Lopez de Zuniga[4]. L'héritière de Zuniga le porta vers 1670 à Jean de Chaves y Chaçon avec Peñaranda, duché érigé, 1621, par Philippe III, pour Jean de Zuniga, devenu comte de Miranda par son mariage avec sa nièce héritière de Miranda. Ainsi, par soi et par elle, il fut deux fois grand d'Espagne. Mais ces doubles grands, soit de la maison de Zuniga, soit de celle de Chaves, ont toujours porté le nom et titre de comte de Miranda plus ancien, préférablement à celui de duc de Peñaranda, qui tous deux sont demeurés dans la maison de Chaves.

Alburquerque.

Alburquerque, duché, 1464, pour Bertrand de la Cueva[5]. Sa postérité masculine défaillit bientôt après, et l'héritière le porta en mariage à un François appelé Hugues Bertrand, qui prit le nom seul et les armes de la Cueva, et de ce mariage est issue toute la maison de la Cueva, d'où ce duché n'est point sorti.

Villena et Escalona.

Villena, marquisat, 1468, pour Jean d'Acuña y Pacheco[6], qu'il fit encore l'année suivante, 1469, duc d'Escalona. Henri IV étoit impuissant; Isabelle, sa sœur, le voulut

1. Ci-dessus, p. 193-195. — 2. Même expression que p. 194.
3. Ci-dessus, p. 108. — 4. Il l'a appelé Pierre ci-dessus, p. 196.
5. Ci-dessus, p. 73. — 6. Ci-dessus, p. 174-178.

faire déclarer tel et lui succéder. Cela causa de grands troubles et des partis. Celui d'Isabelle déposa Henri IV en 1465. Il se soutint tant qu'il put, et continua à faire des actes valides de royauté. Isabelle, pour s'appuyer sur le trône de Castille, épousa en 1469, Ferdinand, roi d'Aragon, son cousin issu de germain par mâles sortis du roi Henri II[1]. C'est eux qui sont appelés les Rois Catholiques du titre de roi Catholique que Ferdinand obtint à Rome[2]; et, comme chacun d'eux gouvernoit son propre royaume avec indépendance l'un de l'autre, on prit l'habitude en Espagne, en parlant d'eux, de dire *les Rois*. Cette façon de parler s'y est tellement établie qu'on y dit encore *les Rois*, quand on y parle du roi et de la reine ensemble[3], quoique depuis fort peu de règne de Jeanne, fille d'Isabelle et mère de Charles V, les reines d'Espagne n'ont rien gouverné que quand elles ont été veuves et régentes. Ce peu d'historique eût été mieux en sa place dans la précédente liste détaillée; j'ai mieux aimé en réparer ici l'oubli.

Origine de dire les Rois jusqu'à aujourd'hui, lorsqu'on a [à] dire le roi et la reine.

Henri IV étant mort en 1474, il y eut des prétentions du Portugal sur la Castille, et des troubles qui ne sont pas de mon sujet. Jean d'Acuña y Pacheco, qui avoit été favori d'Henri IV, et par conséquent peu attaché à Isabelle, sa sœur, qui de son vivant en vouloit à sa couronne, favorisa le Portugal, dont les efforts furent impuissants. La reine Isabelle l'en punit en lui ôtant le marquisat de

1. Jean Ier, roi de Castille de 1379 à 1390 et fils d'Henri II, eut deux fils : Henri III, qui lui succéda, et Ferdinand, élu roi d'Aragon en 1412 sous le nom de Ferdinand IV, et mort en 1416. Ferdinand V était le petit-fils de celui-ci, comme Isabelle était petite-fille d'Henri III.

2. C'est le pape Alexandre VI qui le donna à Ferdinand et Isabelle après la prise de Grenade sur les Maures en 1492, dans une bulle où il leur disait : *Vos vere catholici reges estis*; mais c'est Jules II qui, à partir de 1509, appliqua ce titre exclusivement aux rois d'Espagne.

3. Déjà dit dans le tome IX, p. 118.

Villena, qui est en Castille, et l'unit à sa couronne, où il est toujours demeuré réuni, sans que la postérité masculine de ce Jean d'Acuña y Pacheco en ait[1] quitté la prétention et le titre, qu'ils ont toujours porté de préférence à celui de duc d'Escalone. On en voit encore d'autres[2] à l'article de Villena dans la précédente liste détaillée. Cette même postérité masculine est encore en possession du duché d'Escalone, et du titre de Villena, sans le marquisat.

Albe. ALBE, duché, 1469, pour Garcias Alvarez de Tolède, et il est demeuré depuis dans cette maison. Jean II l'avoit donné en titre de comté, dès 1430, à Guttière Gomez de Tolède, qui, étant[3] évêque, comme on le voit en la présente liste détaillée[4], le légua à son neveu, père de celui qui fut fait duc. La distance en est si courte que je n'ai pas cru m'y devoir arrêter, d'autant que cela a commencé par un évêque qui n'étoit pas dans le cas des *ricos-hombres*, ni par conséquent d'en communiquer la dignité aux siens. Ainsi, je me suis fixé à l'érection d'Albe en duché.

Oñate. OÑATE, comté, 1469, pour Inigo Velez de Guevara[5]. Il est sorti, puis rentré par des filles héritières, et demeuré enfin dans cette maison.

ROIS CATHOLIQUES.

Infantado. INFANTADO, duché, 1475, pour Diego Hurtado de Mendoza[6]. Il passa enfin d'héritière en héritière par mariage, vers 1680, à Roderic de Silva, quatrième duc de Pastrana, prince d'Eboli, et est demeuré à leurs descendants masculins, qui ont tous porté le titre de ducs del Infantado préférablement à celui de ducs de Pastrana, comme plus ancien. On a vu, p. 2656[7], ce qui regarde Pastrana, omis

1. Le manuscrit portent *ayent*, par mégarde.
2. Il veut dire probablement : d'autres détails.
3. Il y a *estoit* dans le manuscrit.
4. Ci-dessus, p. 71. — 5. Ci-dessus, p. 198-200.
6. Ci-dessus, p. 94, où il n'a pas nommé le premier titulaire.
7. Cette page du manuscrit correspond à notre page 208 ; on a vu

ailleurs, parce que cette grandesse est sur la même tête que celle de l'Infantade.

Oropesa, comté, 1475, pour Ferdinand de Tolède[1]. Sa postérité masculine défaillit au cinquième comte d'Oropesa, dont la fille aînée porta ce comté avec d'autres biens en mariage à Édouard de Portugal, frère puîné de Théodose II de Portugal, père du duc de Bragance ou du roi Jean IV de Portugal, en 1640, par la révolution de Portugal en sa faveur, qui en chassa[2] les Espagnols. Ce comte d'Oropesa par sa femme s'alla établir en Espagne, où sa postérité masculine est demeurée avec le comté d'Oropesa[3]. Il falloit que cette rico-hombrerie, devenue tout de suite grandesse sous Charles V, n'eût pas été mise dans la première classe lorsque les classes furent inventées depuis et établies, puisqu'elle n'y fut mise que par Charles II, en août 1690, pour ce comte d'Oropesa qu'il exila depuis, qui, après être revenu à Madrid à l'arrivée de Philippe V, en fut bientôt après exilé, qui se déclara pour l'Archiduc en 1706, qui mourut un an après à Barcelone, dont il a été parlé ici en plusieurs occasions, et dont le fils, comte d'Oropesa, est revenu depuis mon retour[4], et a épousé à Madrid une fille du comte de San-Estevan-de-Gormaz[5]. Oropesa.

Najera, duché, 1482[6], pour Pierre Manrique de Lara. D'héritières en héritières, Anne de Guevara le porta en mariage à Joseph Ossorio y Moscoso, frère cadet du comte d'Altamire, pendant que j'étois en Espagne. Najera

Gandie, duché, 1485[7], pour Pierre-Louis Llançol, dit Gandie.

dans la note 4 de la page 94, que Saint-Simon, ayant oublié Pastrana, l'a ajouté à la fin de sa liste, avec indication d'en reporter la mention à la suite de l'article de l'Infantado.

1. Ci-dessus, p. 200. — 2. *Chasserent* corrigé en *chassa*.

3. Tout cela a été dit dans le tome VIII, p. 108-109.

4. Avant *retour*, il a biffé *depart*.

5. Répétition de l'article d'Oropesa, ci-dessus, p. 200.

6. Ci-dessus, p. 115. — 7. Ci-dessus, p. 87.

Borgia, second fils bâtard du pape Alexandre VI, et père de saint François de Borgia[1]. Ce duché s'est masculinement conservé dans cette maison.

Sessa. SESSA, duché, vers 1486[2], pour le Grand Capitaine, Gonzalve[3] de Cordoue. Françoise de Cordoue, héritière, fit cession de ce duché et de ses autres biens, n'ayant point d'enfants, au fils de sa sœur cadette et unique, Antoine Folch de Cardone, qui par là fut aussi duc de Baena, et qui par son père étoit aussi duc de Somme. Ces grandesses se sont masculinement conservées dans cette maison.

Bejar. BEJAR, duché, 1488[4], pour Alvare de Zuniga. Thérèse de Zuniga, héritière, porta ses biens et ce duché en mariage à François de Sotomayor, cinquième comte de Belalcazar, en la postérité masculine duquel il est demeuré.

Frias. FRIAS, duché[5], vers 1488, pour Bernardin Fernandez de Velasco, second connétable de Castille de sa maison. qui y rendit cette charge héréditaire. Son père avoit eu cette charge le premier de sa maison, en 1473, après six autres connétables; ainsi, n'ayant été qu'à vie jusqu'à son fils, j'ai cru ne devoir fixer son ancienneté qu'à l'érection du duché de Frias, qui est depuis masculinement demeuré à sa postérité.

Villafranca. VILLAFRANCA, marquisat, 1490[6], pour Louis Pimentel L'héritière de Pimentel porta ce marquisat et ses autres biens en mariage à Pierre Alvarez de Tolède, second fils du second duc d'Albe, dans la postérité masculine [duquel] il est demeuré, laquelle a depuis acquis par des héritières trois autres grandesses, qui sont les duchés de Montalte et de Vibonne, et le marquisat de los Velès. Il

1. Erreur : il a dit correctement plus haut que ce saint jésuite était petit-neveu de Pierre-Louis.

2. Ci-dessus, p. 127. — 3. Il a mis par erreur *Alphonse*.

4. Ci-dessus, p. 82.

5. Ci-dessus, p. 86. — 6. Voyez plus haut, p. 214.

étoit aussi duc de Ferrandine[1] ; mais, Villafranca étant plus ancien que ces autres titres, il leur a préféré, ainsi que ses pères, de porter le nom de marquis de Villafranca.

CHARLES V.

Egmont.

EGMONT, comté[2], est sûrement de ce prince ; je n'ai pu en découvrir la date. Il y a tout lieu de croire que ce roi des Espagnes n'oublia pas un aussi grand seigneur de ses sujets des Pays-Bas, lorsque, à l'occasion de son voyage d'Espagne en Allemagne pour y recevoir la couronne impériale, il prit son temps d'abolir l'ancienne dignité des *ricos-hombres*, d'imaginer et d'établir celle des grands d'Espagne, qu'il y substitua, d'en faire en même temps des anciens *ricos-hombres* par une simple conservation et transition d'une dignité à l'autre, en dégradant tacitement ceux d'entre eux qu'il ne conservoit pas par cette transition, et de leur associer en même temps des plus grands seigneurs à la nouvelle dignité de grands d'Espagne, qui n'avoient point été *ricos-hombres* ; des uns et des autres desquels, devenus grands d'Espagne, il se fit accompagner à son couronnement impérial, où il leur procura des distinctions, des rangs, et l'honneur de se couvrir en sa présence et au couronnement.

Cette grandesse est demeurée jusqu'à nos jours dans la maison d'Egmont, qui s'est entièrement éteinte. La sœur du dernier comte d'Egmont, et dernier mâle, mort sans enfants, hérita de ses biens et de sa grandesse. Elle avoit épousé le duc de Bisaccia de la maison Pignatelli, dont il a été parlé plus d'une fois ici, et dont le fils prit le nom et les armes d'Egmont, et s'est établi en France par son mariage avec la seconde fille du duc de Duras, fils aîné et frère des maréchaux-ducs de Duras[3].

1. Les fils aînés des marquis de Villafranca portaient ce titre.
2. Ci-dessus, p. 188.
3. Répétition de ce qui a été dit précédemment.

Veragua.

VERAGUA, duché, 1537[1], pour Diègue Colomb, fils du fameux Christophe. Ce duché passa par Isabelle Colomb, héritière, à son petit-fils Nuñez de Portugal, dans les descendants masculins duquel il est demeuré.

Pescaire.

PESCAIRE[2], marquisat 1537[3], pour Alphonse d'Avalos, dans la postérité masculine duquel cette grandesse est demeurée.

PHILIPPE II.

Ayétone.

AYÉTONE, marquisat[4], vers 1560, pour Jean de Moncade, dans la postérité masculine duquel cette grandesse est toujours demeurée.

Ossone.

OSUNA, duché, 1562[5], pour Pierre d'Acuña y Giron, dans la postérité masculine duquel cette grandesse est depuis demeurée.

Terranova et Monteleon.

TERRANOVA, duché, 1565[6], pour Charles Tagliavia. Jeanne Tagliavia, héritière, porta ses biens et cette grandesse en mariage à Hector Pignatelli en 1679. Leur fils aîné épousa la fille héritière du septième duc de Monteleon, Pignatelli aussi, dont la grandesse étoit de Philippe III, en 1613. Ces deux grandesses sont demeurées dans leur postérité masculine, et depuis, ces grands ont préféré de porter le nom de duc de Monteleone, comme venant de leur maison, à celui de duc de Terranova, plus ancien, mais leur venant par femme.

Santa-Cruz. Cause horrible de cette

SANTA-CRUZ, marquisat, 1582[7], pour Alvare Bazan, général de la mer, aussitôt après sa victoire navale et l'horrible massacre de sang-froid qu'il fit de tous les prison-

1. Ci-dessus, p. 130.

2. Ici commence le onzième et dernier portefeuille du manuscrit des Mémoires de Saint-Simon, avec la page 2 663.

3. Ci-dessus, p. 171. — 4. Ci-dessus, p. 150.

5. Ci-dessus, p. 116.

6. Saint-Simon n'a qu'incidemment parlé de ce duché dans l'article des ducs de Monteleone : ci-dessus, p. 113-114, et n'avait pas mentionné la famille bénéficiaire de l'érection.

7. Ci-dessus, p. 161-165.

niers françois dans l'île de Saint-Michel[1], juillet 1582. Cette grandesse, d'héritière en héritière, tomba enfin à François Diaz de Benavidès, mort en 1680[2], père de celui que j'ai vu en Espagne. érection.

Aranda

ARANDA, comté, 1590, pour Antoine Ximenez d'Urrea[3]. Cette grandesse passa par la maison d'Heredia, dont l'héritière la porta en mariage à Guillaume de Rocafull, dans la postérité masculine duquel elle est demeurée.

PHILIPPE III.

Uceda.

UCEDA, duché, vers 1610[4], pour François[5] Gomez de Sandoval, fils aîné du duc de Lerme premier ministre, et mort avant lui, dont l'héritière[6] après diverses générations, quoique cadette, et je n'ai pu découvrir la cause de ce partage, porta la grandesse d'Uceda en mariage à Gaspard d'Acuña y Tellez Giron, qu'on a vu ici, ambassadeur d'Espagne à Rome à la mort de Charles II, qui fit très bien à l'avénement de Philippe V, et qui, étant encore son ambassadeur à Rome, se jeta dans le parti de l'Archiduc, où il est mort, et a laissé un fils.

Peñaranda.

PEÑARANDA, comté, vers 1611[7], pour Alphonse de Bracamonte, qui, par l'héritière de Bracamonte, a été porté en mariage à Pierre Fernandez de Velasco, second marquis del Fresno. J'ignore par quelle difficulté en la transmission de cette grandesse ce même Pierre Fernandez de Velasco a été fait grand d'Espagne par Charles II, d'abord à vie, puis pour celle aussi de son fils. C'est une difficulté dont je n'ai pas été éclairci[8]; car les Bracamonte, comtes de Peñaranda, ont été certai-

1. Il n'a pas nommé cette île dans le premier récit. — La date *1582* corrige en interligne *1682*.
2. Imhof, *Grands d'Espagne*, p. 159.
3. Ci-dessus, p. 185, où il l'a nommé *Lope*.
4. Ci-dessus, p. 133.
5. Il l'a appelé précédemment *Christophe*, ce qui est le vrai nom.
6. Il avait d'abord écrit *d'héritière en héritière*.
7. Ci-dessus, p. 203. — 8. Il n'en a rien dit précédemment.

nement grands d'Espagne à ce titre, et de la date ci-dessus de Philippe III.

Mondejar. MONDEJAR, marquisat, vers 1612[1], pour Inigo Lopez de Mendoza. Cette grandesse passa en plusieurs maisons par des filles héritières. Celle de Cordoue la porta enfin en mariage à Gaspard Ibañez, comte de Tendilla, qui en prit le nom, fit sa couverture en 1678, et a laissé un fils, marquis de Mondejar, que j'ai vu à Madrid.

Hijar. HIJAR, duché, 1614[2], pour Jean-Christophe-Louis Fernandez de Hijar, arrière-petit-fils de mâle en mâle de Jean Fernandez, seigneur d'Hijar, en faveur duquel ce duché avoit été érigé en 1483, et n'avoit point passé en grandesse sous Charles V. De filles en filles héritières il tomba dans la maison de Silva, dont l'héritière le porta en mariage, à la fin de 1688, à Frédéric de Silva, marquis d'Orani, son cousin, de même maison, dans la postérité masculine duquel il est demeuré.

Havré. HAVRÉ, duché[3], vers 1616, pour Charles-Alexandre de Croÿ, de la branche d'Arschot. Sa fille unique porta ses biens et sa grandesse à Philippe-François de Croÿ, second fils de Philippe de Croÿ, comte de Solre, qui prit le nom de duc d'Havré, et cette grandesse est demeurée en sa postérité masculine.

Sulmone. SULMONE, principauté[4], vers 1621, pour un Borghèse, fils du frère du pape Paul V, à qui cette grandesse ne put être refusée, et qui est demeurée dans cette postérité masculine.

Los Balbasès. LOS BALBASÈS, marquisat, 1621[5], pour le fameux Ambroise Spinola, dans la postérité masculine duquel cette grandesse s'est conservée, avec celle de duc del Sesto, par le mariage de la fille héritière de Paul Doria, duc del Sesto;

1. Répétition de l'article ci-dessus, p. 169.
2. Ci-dessus, p. 93, où il n'a pas nommé le bénéficiaire de l'érection.
3. Ci-dessus, p. 91-93. — 4. Ci-dessus, p. 147.
5. Ci-dessus, p. 152. — Ici et à l'article précédent, il a écrit *1521*.

mais ils ont toujours préféré de porter le titre propre de leur maison à celui de duc del Sesto.

PHILIPPE IV.

Altamira.

ALTAMIRE, comté, 1621[1], pour Gaspard Ossorio y Moscoso, dans la postérité masculine duquel cette grandesse s'est conservée. Gaspard étoit pourtant le septième comte d'Altamire lorsqu'il obtint de Philippe IV la grandesse dont ses pères étoient déchus, qui l'avoient eue par l'héritière d'Ulloa y Moscoso. Cette rico-hombrerie, érigée pour Lopez d'Ulloa y Moscoso, dans les fins du règne de Jean II, vers 1452, n'étoit pas passée en grandesse sous Charles V, et étoit ainsi demeurée dégradée.

Abrantès et Linarès.

ABRANTÈS, duché[2], vers 1625, pour Alphonse d'Alencastro, issu par mâles de Georges, bâtard de Jean II, roi de Portugal, dans la postérité masculine duquel[3] cette grandesse est demeurée avec celle de Linarès, par le mariage du second duc d'Abrantès avec[4] l'héritière de Noronha y Silva, fille de Ferdinand, duc de Linarès.

Bisignano.

BISIGNANO, principauté, 1626[5], pour Louis de San-Severino, dans la postérité masculine duquel cette grandesse est demeurée.

Castel Rodrigo.

CASTEL-RODRIGO, comté[6], vers 1629, pour Christophe de Moura, qui avoit été premier vice-roi de Portugal, et c'est ce qui me fait craindre de m'être trompé, et qu'encore qu'il fût fort vieux quand il fut fait grand d'Espagne, il ne le soit de Philippe III[7]. Quoi qu'il en soit, son fils et son petit-fils lui succédèrent, et furent l'un après l'autre

1. Ci-dessus, p. 184.
2. Plus haut, p. 71, il n'a rien dit du duché d'Abrantès ; il a renvoyé à notre tome VIII, p. 130-140. Pour Liñarès, voyez plus loin, p. 231.
3. *Duquel,* oublié, est en interligne, et la même omission se rencontrait déjà à l'article précédent.
4. Après *avec,* il a biffé *la fille.*
5. Ci-dessus, p. 134. — 6. Ci-dessus, p. 158-160.
7. En effet, plus haut il l'a dit grand de Philippe III.

gouverneurs généraux des Pays-Bas. La fille héritière du dernier épousa, à la fin de 1678, Charles Homodei, marquis d'Almonacid, qui devint marquis de Castel-Rodrigo et en prit le nom, mais qui ne put faire sa couverture qu'un an après, sur les difficultés qu'il essuya, je n'ai point su sur quoi fondées. Il n'eut point d'enfants, et perdit sa femme, dont hérita la sœur cadette[1] qui avoit épousé Gilbert Pio, mère du prince Pio, que j'ai vu en Espagne, qui recueillit la grandesse après elle, sans préjudice du rang et des honneurs, restés personnellement au marquis d'Almonacid, avec, sa vie durant, le nom et titre de marquis de Castel-Rodrigo.

Torrecuso. TORRECUSO, marquisat[2], vers 1630, pour Charles-André Caraccioli, dont la grandesse est masculinement demeurée à sa postérité.

Colonne. COLONNE, principauté[3], connétable héréditaire du royaume de Naples, vers 1632, pour Laurent-Onuphre, septième connétable Colonne. Cette grandesse est demeurée dans sa postérité masculine.

Camaraça. CAMARAÇA, marquisat[4], vers 1635, pour Diego de los Cobos, dans la maison duquel cette grandesse s'est conservée.

Aguilar. AGUILAR, comté[5], janvier 1640, pour Jean Ramirez d'Arellano. Il épousa Anne-Marie, fille unique de Jean de Mendoza, premier marquis d'Hinojosa qu'elle lui apporta, et fut ainsi doublement grand d'Espagne, comme comte d'Aguilar et marquis d'Hinojosa. Lui et les siens ont préféré au titre d'Hinojosa celui d'Aguilar, dont il étoit huitième comte. Jean Ramirez d'Arellano eut Aguilar du roi Jean Ier, en 1381. Il étoit *rico-hombre* de Castille. Son petit-fils, Alphonse Ramirez d'Arellano, en fut fait comte, 1475, par les Rois Catholiques, et jouit des honneurs

1. *Cadette* est en interligne, au-dessus de *de son père*, biffé.
2. Ci-dessus, p. 173.
3. Ci-dessus, p. 140. — 4. Ci-dessus, p. 156.
5. Ci-dessus, p. 179-183.

de la grandesse ou rico-hombrerie d'alors. Mais n'ayant point passé en grandesse sous Charles V, elle demeura abrogée jusqu'au rétablissement qui vient d'être expliqué. Celui qui fut rétabli ne laissa qu'une fille, qui épousa, en 1670, Emmanuel Manrique de Lara, second marquis de Frigiliane, à qui elle apporta ces deux grandesses, et qui a laissé un fils, comte d'Aguilar, que j'ai vu à Paris, et depuis en Espagne. C'est de ce père et de ce fils qu'il est parlé ici à plusieurs reprises.

Arenberg.

Arenberg, duché[1], vers 1650, pour Philippe-François de Ligne, fils aîné de Philippe-Charles de Ligne, de la branche de Barbançon, prince d'Arenberg, chevalier de la Toison d'or, mort à Madrid en 1640, et de sa seconde femme, Isabelle de Berlaimont[2]. Philippe-François, premier duc d'Arenberg, et fait grand d'Espagne, fut chevalier de la Toison, général des mers des Pays-Bas espagnols, gouverneur du Hainaut et de Valenciennes, et capitaine des archers de la garde bourguignonne de Philippe IV et de Charles II en Flandres, où il mourut sans postérité en 1674[3]. Ses biens et sa grandesse passèrent à Charles-Eugène, son frère[4], dans la postérité masculine duquel elle est demeurée, mais passée et retournée au service de la maison d'Autriche, depuis que les Pays-Bas espagnols sont rentrés sous son obéissance. J'ai voulu suppléer ici à la négligence de cet article dans le précédent état détaillé[5].

1. Plus haut, p. 80, il n'a donné que le nom de ce duché, et supplée ici à cette négligence, comme il va le dire en finissant.

2. Ce Philippe-Charles fut grand fauconnier des Pays-Bas et chevalier de la Toison d'or. Il épousa Isabelle de Berlaimont (Saint-Simon écrit *Barlaymont*, comme le *Moréri*) en 1621 et en resta veuf en 1630.

3. Le 13 décembre ; il avait épousé une fille du duc de Gandia.

4. Né en 1633, il devint duc d'Arenberg en 1674, chevalier de la Toison en 1678, gouverneur de Mons, et mourut le 25 juin 1681.

5. A la suite de ce paragraphe Saint-Simon a écrit, avec un signe de renvoi : « Voyez Ligne p. suiv., oublié icy. » En effet à la page suivante, 2665 du manuscrit, à la fin des grands de Charles II, on trouve l'article Ligne, que nous remettons à son ordre.

Ligne oublié. LIGNE, principauté, 1660[1], pour Claude-Lamoral de Ligne, grand-père de celui qui existoit lorsque j'étois en Espagne[2], qui a postérité masculine, et est à Bruxelles au service de l'Empereur. Il est de Philippe IV[3].

CHARLES II.

Fuensalida. FUENSALIDA, comté, 1670[4], pour Bernardin de Velasco y Rojas et Cardenas[5]. Cette grandesse s'est conservée dans sa postérité masculine.

Saint-Pierre. SAINT-PIERRE, duché, 1675[6], pour François-Marie Spinola. Cette grandesse est demeurée dans sa postérité masculine.

Palma. PALMA, comté, 1679[7], pour Louis-Antoine-Thomas Boccanegra y Portocarrero, en juillet 1679[8]. Louis Boccanegra y Portocarrero avoit été fait comte de Palma par la reine Jeanne, 1507 ; mais cette rico-hombrerie, n'ayant point passé en grandesse sous Charles V, fils de cette reine, demeura abrogée. Depuis le rétablissement de cette grandesse, elle est demeurée dans la postérité masculine de celui qui l'a obtenu.

Nevers. NEVERS, 1680[9], pour Jean-Baptiste Spinola, dont la fille aînée l'a portée en mariage, en 1709, à Louis-Jules-François Mancini, dit Mazzarini, fait depuis duc et pair de Nevers.

Santo-Buono. SANTO-BUONO, principauté, 1684[10], pour Matthieu Carac-

1. Ci-dessus, p. 141. — Il écrit par erreur *Ch. Lamoral.*

2. Les sept derniers mots en interligne, au-dessus de *d'aujourd'huy*, biffé.

3. Cette dernière phrase est une rectification de la place où se trouve en fait cet article dans le manuscrit.

4. Ci-dessus, p. 192.

5. Il y a par erreur *Cardonne* dans le manuscrit.

6. Ci-dessus, p. 118-120. — 7. Ci-dessus, p. 200.

8. Ces mots *en juillet 1679* ont été ajoutés après coup sur la marge à la fin de la ligne.

9. Ci-dessus, p. 115. — 10. Ci-dessus, p. 135.

cioli. Cette grandesse est demeurée dans sa postérité masculine.

Surmia

SURMIA, principauté[1], vers 1686, pour [Livio[2]] Odescalchi, neveu du pape Innocent XI. Cette grandesse est encore dans les mâles de cette famille.

Giovenazzo.

GIOVENAZZO, duché, 1690[3], pour [Dominique] del Giudice, mais pour trois vies ou générations seulement. Cette troisième génération est la fille unique du prince de Cellamare, plus connu, et dont il a été tant parlé ici, sous ce nom. Elle étoit dans un couvent à Rome ; je ne sais qui elle a épousé[4].

Linarès.

LINARÈS[5], duché, vers 1692, pour [Antoine] de Noronha, dont la fille unique l'a porté au second duc d'Abrantès, qui, par un moyen ou grâce à moi inconnue, a divisé ces deux grandesses entre ses fils ou petits-fils.

Baños, comté.

BAÑOS, comté, 1692[6], pour Pierre dit de la Cerda y Leyva, mais branche cadette des ducs de Medina-Celi, bâtards de Foix, dont la fille héritière épousa, en 1693, Emmanuel de Moncade, frère du marquis d'Ayétone, dont ce comte de Baños n'a eu qu'une fille, point mariée lorsque j'étois en Espagne. Je n'ai point appris depuis à qui elle aura porté sa grandesse.

Paredès.

PAREDÈS, comté, 1692[7], pour Thomas, marquis de la Laguna, frère du huitième duc de Medina-Celi. En 1689, il avoit été fait grand à vie ; ce ne fut que trois ans après qu'il le fut fait à toujours, et cette grandesse est demeurée dans sa postérité masculine. C'est une rico-hombrerie érigée par Henri IV, 1452, pour Roderic Manrique, qui n'ayant point passé en grandesse sous Charles V, demeura

1. Ci-dessus, p. 148.

2. Ce prénom est resté en blanc dans le manuscrit, ainsi que plusieurs autres ci-après.

3. Ci-dessus, p. 89. — 4. Voyez la note 5 de la p. 90.

5. Cet article de Linarès, oublié, a été ajouté partie en interligne, partie sur la marge du manuscrit. — Voyez ci-dessus, p. 95-96, où ce même article avait déjà eu des malheurs.

6. Ci-dessus, p. 186. — 7. Ci-dessus, p. 202.

abrogée, et dont la terre passa par des héritières de maison en maison jusqu'à l'épouse de ce marquis de la Laguna qui obtint la grandesse, et prit le nom de comte de Paredès.

Lamonclova LAMONCLOVA, comté, vers 1693[1], pour Melchior Boccanegra y Portocarrero, dont la grandesse est demeurée dans sa postérité masculine.

San-Estevan-del-Puerto. SAN-ESTEVAN-DEL-PUERTO, comté, 1696[2], pour François de Benavidès, dont la grandesse est demeurée dans sa postérité masculine.

Montalègre. MONTALÈGRE[3], marquisat, octobre 1697[4], pour Martin-Dominique de Guzman, qui a des fils.

Los Arcos. LOS ARCOS, comté, octobre 1697[5], pour Joachim Figueroa y Laso de la Vega, qui a des fils.

Montijo. MONTIJO, comté, 1697[6], pour [Christophe] d'Acuña y Portocarrero. On a parlé ailleurs de son fils, que j'ai vu en Espagne, et qui a postérité masculine.

Baños, duché, BAÑOS, duché, 1698[7], pour [Gabriel] Ponce de Léon, frère du duc d'Arcos, établi depuis en Portugal dans ses biens maternels.

Castromonte. CASTROMONTE, marquisat, 1698[8], pour Jean Baesa; a postérité masculine.

Castiglione. CASTIGLIONE, principauté, 1699[9], pour Thomas d'Aquino, que nous prononçons d'Aquin.

Ottaïano. OTTAÏANO, principauté, 1700[10], pour Joseph de Médicis, qui a postérité masculine[11].

1. Ci-dessus, p. 193. — 2. Ci-dessus, p. 191.

3. Avant cet article, Saint-Simon avait commencé à écrire en interligne : « LIGNAREZ D. vers 1... p^r.... de Noroña dont la fille le porta au D. d'Abrantès; » puis il a biffé ces mots pour reporter l'article plus haut.

4. Ci-dessus, p. 170.

5. Ci-dessus, p. 186. — 6. Ci-dessus, p. 197.

7. Ci-dessus, p. 82. — 8. Ci-dessus, p. 160.

9. Ci-dessus, p. 140. — 10. Ci-dessus, p. 149.

11. A la suite de ce paragraphe, il y a dans le manuscrit l'article LIGNE, reporté plus haut.

PHILIPPE V.

Castel-dos-Rios, marquisat, 1700[1], avant partir de Versailles, pour [Manuel] de Semmenat, ambassadeur d'Espagne en France à la mort de Charles II. C'est le premier qui reconnut et baisa la main de Philippe V, qui, par le conseil du Roi son grand-père le fit grand de la première classe à Versailles, et l'y fit couvrir comme grand d'Espagne la première fois devant lui, pour lui tenir lieu d'avoir fait sa couverture. Sa grandesse subsiste dans sa postérité masculine. Castel-dos-Rios.

Mortemart, duché, 1701[2]. En arrivant à Madrid, une des premières choses que fit Philippe V, fut de faire grand de la première classe le duc de Beauvillier, son gouverneur. Cette grandesse passa au duc de Mortemart par le mariage de sa fille unique, et s'est éteinte depuis mon retour par la mort de la duchesse de Mortemart et de toute sa postérité. Mortemart, éteint.

Estrées, comté, 1702[3], pour [Victor-Marie], comte d'Estrées, qui passa le roi d'Espagne de Barcelone à Naples, étant vice-amiral de France. Longtemps depuis mon retour, il est mort duc, pair et maréchal de France, sans postérité, et sa grandesse est demeurée éteinte. Estrées, éteint.

Liria, duché, 1704[4], pour [Jacques] Fitz-James, duc de Berwick, à qui peu après son fils fut adjoint en la même grandesse, pour en jouir avec les même rangs, honneurs, etc., que lui. Il prit alors le nom de duc de Liria. Cette grandesse est dans sa postérité masculine établie en Espagne. Liria.

Gravina, duché, 1704[5], pour [Ferdinand-Bernard], chef de la maison des Ursins. Cette grandesse est demeurée dans sa postérité masculine. Gravina.

1. Ci-dessus, p. 157. — 2. Ci-dessus, p. 114.
3. Ci-dessus, p. 86.
4. Ci-dessus, p. 96. — 5. Ci-dessus, p. 91.

Bedmar. BEDMAR, marquisat, 1704[1], à la prière du Roi, pour [Isidore] Bertrand la Cueva, commandant général des Pays-Bas espagnols. Cette grandesse, faute de mâles, passe à son gendre, second fils du marquis de Villena, qui s'appelle le marquis de Moya, et qui prendra le nom de marquis de Bedmar.

Tessé. TESSÉ, comté, 1704[2], pour [René] de Froullay, comte de Tessé, maréchal de France. Cette grandesse est demeurée dans sa postérité masculine.

La Mirandole. LA MIRANDOLE, duché, 1705[3], pour [François-Marie] Pico. Cette grandesse est demeurée dans sa postérité masculine.

Atri. ATRI, duché, 1706[4], pour [Dominique] Acquaviva, frère du cardinal Acquaviva, chargé des affaires d'Espagne à Rome. Son fils l'étoit du temps que j'étois en Espagne, et[5] il étoit lors en Italie, et a postérité masculine.

Chimay. CHIMAY, principauté, 1706[6], pour [Charles de] Hénin-Liétard, chevalier de la Toison d'or de Charles II. Il a été mon gendre, est mort sans enfants. Sa grandesse a passé à son frère, mort aussi depuis[7], et au fils qu'il a laissé, et qui s'établit en France[8].

Montellano MONTELLANO, duché, 1707[9], pour [Joseph] de Solis. Cette grandesse est demeurée dans sa postérité masculine.

Priego. PRIEGO, comté, 1707[10], pour [Joseph] de Cordoue. Sa fille unique a épousé [Alexandre] Lanti, dit de la Rovere ; elle est morte devant son père, et n'a laissé qu'une fille. Le

1. Ci-dessus, p. 154. — 2. Ci-dessus, p. 208.
3. Ci-dessus, p. 110. — 4. Ci-dessus, p. 81.
5. Après *et*, Saint-Simon a biffé *cap^e de la*.
6. Ci-dessus, p. 139.
7. C'est Alexandre-Gabriel-Joseph de Hénin d'Alsace, rencontré sous le nom de marquis de la Vère, au tome XXIV, p. 94 ; il mourut en 1745.
8. Thomas-Alexandre-Marc de Hénin-Liétard, prince de Chimay après la mort de son père, marié le 25 avril 1754 à une Le Peletier de Saint-Fargeau, tué à la bataille de Minden le 1er août 1759.
9. Ci-dessus, p. 111. — 10. Ci-dessus, p. 204.

père déchu par là de cette grandesse que sa femme n'a point eue, a été fait grand à vie, sous le nom de duc de Santo-Gemini, et a marié sa fille, avec la grandesse, au second fils de la duchesse d'Havré, sa sœur, Croÿ, qui s'établit en Espagne et prend le nom de comte de Priego[1], tout cela longtemps depuis mon retour d'Espagne[2].

Noailles. NOAILLES, comté, 1711, pour le duc de Noailles, qui longtemps depuis a obtenu de faire passer sa grandesse à son second fils[3], qui en jouit et a postérité masculine.

Popoli. POPOLI, duché, 1711[4], pour [Rostaing] Cantelmi. Cette grandesse est demeurée dans sa postérité masculine.

Masseran. MASSERAN, principauté, 1712[5], pour [Victor-Amé] Ferreiro. Cette grandesse est demeurée dans sa postérité masculine.

Richebourg. RICHEBOURG, marquisat, 1712[6], pour [Guillaume] de Melun. Éteinte, n'ayant laissé que deux filles non mariées, qui n'ont point voulu l'être, et hors d'âge d'avoir postérité.

Chalais. CHALAIS, principauté, 1713[7], pour [Louis-Jean-Charles] de Talleyrand. Sa fille unique a épousé un fils de son frère.

Robecq. ROBECQ, principauté, 1713[8], pour [Charles] de Montmorency. Son frère, faute de postérité et appelé, a recueilli cette grandesse, et a laissé un fils, qui en jouit et a des garçons.

Maceda. MACEDA, comté, 1714[9], pour [Joseph] Lanzos. Cette grandesse est demeurée dans sa postérité masculine.

Solferino. SOLFERINO, duché, 1714[10], pour [François] Gonzague. Cette grandesse est demeurée dans sa postérité masculine.

San-Estevan de-Gormaz. SAN-ESTEVAN-DE-GORMAZ, comté, 1715[11], pour [Mercure]

1. Répétition de ce qui a été dit plus haut, p. 207-208.
2. La fin de cette phrase, depuis *tout cela,* a été ajouté après coup.
3. Philippe, comte de Noailles : tome IX, p. 277.
4. Ci-dessus, p. 120-127. — 5. Ci-dessus, p. 142-145.
6. Ci-dessus, p. 172. — 7. Ci-dessus, p. 137.
8. Ci-dessus, p. 145.
9. Ci-dessus, p. 195. L'érection n'est pas de 1714, mais de 1710.
10. Ci-dessus, p. 128. — 11. Ci-dessus, p. 190.

Acuña y Pacheco, fils aîné du marquis de Villena, duc d'Escalona, qui a postérité masculine.

Bournonville. BOURNONVILLE, duché, 1715[1], pour [Michel-Joseph] *idem*, non marié, a fait longtemps depuis passer sa grandesse et sa charge de capitaine de la compagnie des gardes du corps wallons au fils d'un de ses frères.

Villars. VILLARS, duché, 1716[2], pour le maréchal-duc de Villars. Son fils unique n'a qu'une fille unique, mariée au comte d'Egmont.

Lede. LEDE, marquisat, 1717[3], pour [Jean-François-Nicolas] Bette. Cette grandesse est demeurée dans sa postérité masculine.

Saint-Michel. SAINT-MICHEL, duché, 1718[4], pour N. Gravina. Il a des fils, et s'est fait depuis cardinal[5].

Del Arco. DEL ARCO, duché, 1718[6], sans enfants. Je ne sais à qui cette grandesse est allée.

Ruffec. SAINT-SIMON, comté, janvier 1722, pour le duc de Saint-Simon et le marquis de Ruffec, son second fils, conjointement[7].

Arion. ARION, duché, 1722[8], pour [Balthazar] Sotomayor y Zuniga. Je ne sais à qui cette grandesse est allée; car il n'a point été marié.

Il faut maintenant donner une liste toute simple des grands d'Espagne dont la date est ou nettement ou suffisamment reconnue, en marquant les anciennes rico-hombreries que Charles V fit passer tout de suite en grandesses, sans érection, et celles qui, ayant été abrogées par le même

1. Ci-dessus, p. 84-86. — 2. Ci-dessus, p. 132.

3. Ci-dessus, p. 168. — 4. Ci-dessus, p. 109.

5. Saint-Simon fait confusion avec Dominique Orsini, des ducs de Gravina de Naples, mais n'appartenant pas aux Gravina de Sicile, qui fut fait cardinal-diacre en 1743 : voyez notre tome IX, p. 146, note 3.

6. Ci-dessus, p. 77-79.

7. Ci-dessus, p. 128 et 173. Il est curieux qu'il désigne sa grandesse comme comté, quand il l'a classée précédemment parmi les duchés pour lui, parmi les marquisats pour son fils.

8. Ci-dessus, p. 80.

prince d'une manière facile, mais très réelle, en ne les faisant point passer en grandesses, ce qui de fait les dépouilla pour toujours de leurs rangs, honneurs et distinctions, sont redevenues grandesses, mais par des érections faites par les rois successeurs de Charles V, ce qui fixe leur ancienneté parmi les grands, sans la remonter à celle des rico-hombreries abrogées, mais les réduisant à la date de l'érection de leurs grandesses. Si on veut voir leurs dates et de quels rois, si on veut voir leurs maisons et si les possesseurs actuels sont héritiers de mâle en mâle, ou par des filles héritières, ou eux-mêmes impétrants de ces grandesses, c'est ce qui se trouve exactement et différemment détaillé dans les deux précédents états des grands d'Espagne. On fera suivre la liste qu'on va donner des grands suivant leur ancienneté connue ou justement présumée, d'une autre liste aussi toute nue, par titres et par ordre alphabétique, des grands dont on n'a pu connoître ni présumer les dates d'érection, non plus que de la plupart de ceux-là aucune autre chose, desquels le grand nombre est d'Italiens jamais sortis d'Italie.

Oubli sur Mancera, avec quelque éclaircissement.

Si, au lieu de cent douze grands d'Espagne, il s'en trouve cent treize dans ces deux listes jointes ensemble, c'est que le marquis de Mancera avoit été oublié[1]. Je l'ai dans la liste des marquis grands d'Espagne de la main du duc de Veragua. J'avouerai de plus que j'ai oublié quel il est. Le duc de Veragua a écrit Portocarrero à côté de son nom; mais je n'en suis pas plus avancé, parce que c'est peut-être le nom de l'héritière qui a apporté cette grandesse. Le marquis de Mancera, qui s'appeloit Antoine-Sébastien de Tolède, second marquis de Mancera, fut fait grand d'Espagne en mai 1692, par Charles II. Il fut ambassadeur à Venise et en Allemagne, vice-roi de la Nouvelle-Espagne, majordome-major de la reine mère de Charles II, enfin conseiller d'État. C'est lui dont il [a] été

1. On a dit plus haut, p. 169, que la mention toute nue MANCERA a été ajoutée en interligne à sa place alphabétique parmi les marquis.

parlé plus d'une fois par la fidélité et l'attachement qu'il signala pour Philippe V d'une façon si éclatante, et dont la singularité de ne manger jamais de pain, ni rien qui en tînt lieu, a été aussi expliquée[1]. Il mourut en 1715[2], à l'âge de cent sept ans, ayant jusqu'alors conservé sa tête entière et toute sa santé. Charles II l'avoit fait grand seulement à vie ; Philippe V le fit pour toujours, et je n'en sais pas la date. Il ne pouvoit moins faire pour lui. Il ne laissa qu'une fille[3], peut-être grand-mère lorsqu'il mourut. J'ai donc ignoré ou oublié le mariage de cette fille, et ce qui s'en est suivi. Je n'ai point vu de marquis de Mancera tant que j'ai été en Espagne, tellement que je réserve ce titre pour la liste des grands dont la date et souvent les personnes me sont demeurées inconnues[4].

LISTE SIMPLE DES GRANDS D'ESPAGNE SUIVANT LEUR ANCIENNETÉ, NETTEMENT OU SUFFISAMMENT RECONNUE, EN MARQUANT CEUX QUI D'ABORD OU DEPUIS SONT ISSUS DES ANCIENS *ricos-hombres*, ABROGÉS PAR CHARLES V, QUI SUBROGEA À CETTE ANCIENNE DIGNITÉ LA NOUVELLE DES GRANDS D'ESPAGNE, ET CEUX QUI ONT PLUSIEURS GRANDESSES[5].

GRANDESSES.

12 Le duc de Medina-Celi[6].

Le comte de Benavente.

2 L'amirante de Castille, comte de Melgar, duc de Medina-di-Rioseco.

6 Le duc d'Arcos.

1. Voyez nos tomes VII, p. 286-287, VIII, p. 195-196, XX, p. 118-123 et 130.

2. Saint-Simon a mis par erreur *1711*.

3. Marie-Louise de Tolède, mariée au marquis de Melgar, morte avant son père, laissant une fille, qui mourut aussi avant son grand-père, sans alliance (Abbé de Vayrac, *État présent de l'Espagne*, tome III, p. 149).

4. Dans le « Tableau de la cour d'Espagne » (ci-après, p. 431), il dira que le marquis de Mancera était Acuña y Pacheco et frère du duc d'Uceda; et en effet la *Gazette* de 1722 notait (p. 402) la mort en juillet de don Jean Pacheco Tellez Giron, marquis de Mancera et grand d'Espagne : notre tome VIII, p. 196, note 4.

5. Les mots *et ceux qui ont plusieurs grandesses* ont été ajoutés après coup à ce titre.

6. Les chiffres qui précèdent certains noms indiquent le nombre de grandesses possédées par le titulaire, ainsi que Saint-Simon l'a précisé plus haut, p. 68.

Le comte de Lemos.
2 Le duc de Medina-Sidonia.
2 Le comte de Miranda.
Le duc d'Alburquerque.
3 Le marquis de Villena, duc d'Escalona.
9 Le duc d'Albe.
Le comte d'Oñate.
5 Le duc del Infantado.
Le comte d'Oropesa.
Le duc de Najera.
Le duc de Gandie.
3 Le duc de Sessa.
Le duc de Bejar.
3 Le duc de Frias, connétable de Castille.

On voit ci-devant à leurs titres[1] pourquoi l'amirante et le connétable de Castille sont ici différemment qualifiées.

4 Le marquis de Villafranca.

Tous ces grands ont passé sous Charles V directement de la dignité de *ricos-hombres* à celle de grand d'Espagne sans érection.

Ceux dont la dignité de *ricos-hombres* est demeurée abrogée par le fait lors de ce changement de Charles V, et qui depuis ont été faits grands d'Espagne, seront marqués à côté de leur nom par ces deux lettres : R. H.

Le comte d'Egmont.
Le duc de Veragua.
2 Le marquis de Pescaire, R. H.
3 Le marquis d'Ayétone, R. H.
Le duc d'Ossone.
2 Le duc de Monteleon et de Terranova.
Le marquis de Santa-Cruz.
2 Le comte d'Aranda.
Le duc d'Uceda.
Le comte de Peñaranda.
Le marquis de Mondejar.
2 Le duc d'Hijar, R. H.
Le duc d'Havré.
Le prince de Sulmone.
3 Le marquis de los Balbasès.
5 Le comte d'Altamire, R. H.
Le duc d'Abrantès.
Le prince de Bisignano.
Le marquis de Castel-Rodrigo.
Le marquis de Torrecuso.
Le connétable Colonne.
Le marquis de Camaraça.
3 Le comte d'Aguilar, R. H.
2 Le duc d'Arenberg.

1. Ci-dessus, p. 86 et 108.

Le prince de Ligne.
Le comte de Fuensalida.
Le duc de Saint-Pierre.
Le comte de Palma, R. H.
Le duc de Nevers.
Le prince de Santo-Buono.
Le prince de Surmia.
Le duc de Giovenazzo.
Le duc de Linarès.
Le comte de Baños.
2 Le comte de Paredès, R. H.
Le comte de Lamonclova.
Le comte de San-Estevan-del-Puerto, R. H.
Le marquis de Montalègre.
Le comte de los Arcos.
Le comte de Montijo.
Le duc de Baños.
Le marquis de Castromonte.
Le prince de Castiglione.
Le prince d'Ottaïano.
Le marquis de Castel-dos-Rios.
Le duc de Mortemart, éteint.
Le maréchal d'Estrées, éteint.
Le duc de Liria.
Le duc de Gravina.
Le marquis de Bedmar.
Le maréchal de Tessé.
Le duc de la Mirandole.
Le duc d'Atri.
Le prince de Chimay.
Le duc de Montellano.
Le comte de Priego.
Le duc de Noailles.
Le duc de Popoli.
Le prince de Masseran.
Le marquis de Richebourg, éteint.
Le prince de Chalais.
Le prince de Robecq.
Le comte de Maceda.
Le duc de Solferino.
Le comte de San-Estevan-de-Gormaz.
Le duc de Bournonville.
Le maréchal-duc de Villars.
Le marquis de Lede.
Le duc de Saint-Michel.
Le duc del Arco.
Le marquis de Ruffec.
Le duc d'Arion.

LISTE SIMPLE DES GRANDS D'ESPAGNE DONT J'IGNORE LES DATES D'ÉRECTION ET BEAUCOUP D'AUTRES CONNOISSANCES, PAR ORDRE ALPHABÉTIQUE ET PAR TITRES.

Les ducs d'Atrisco.
Doria.
2 Licera.
Tursi.
Les princes de Butera.
Cariati.
Doria.
Melphe.
Palagonia.
Sermonetta.

Les marquis d'Arizza.	Les comtes d'Atarès.
Clarafuente.	Castrillo.
Laconi.	Parcen.
Mancera.	Peiralada.
Tavara.	Salvatierra.
Visconti.	Visconti.
	22

CHEVALIERS DE L'ORDRE DE LA TOISON D'OR EXISTANTS EN AVRIL 1722 [1].

DE CHARLES II.

L'Empereur.	Le comte de Lemos.
Le prince Jacques Sobieski.	Le prince de Chimay.
Le duc de Bejar.	Le marquis de Conflans-Watteville [2].
Le duc de Lorraine.	
Le duc de Bavière, électeur.	Le duc de Monteleon [3].

DE PHILIPPE V

Le prince des Asturies.	Le duc de Berwick.
Le duc d'Orléans, régent.	Le comte de Törring, premier ministre de Bavière [4].
Le duc de Noailles.	
Le comte de Toulouse.	Le duc d'Alburquerque.

1. Il y a dans le *Dictionnaire de Moréri* une liste générale des chevaliers de cet ordre. Saint-Simon donnera une seconde fois l'énumération qui va suivre lorsqu'il racontera la réception de son fils (suite des *Mémoires*, tome XVIII de 1873, p. 369-370).

2. C'est une erreur : le marquis de Conflans qui reçut la Toison d'or de Charles II et qui s'appelait Charles-Emmanuel de Watteville (notre tome III, p. 239) était mort depuis 1710.

3. Cette liste est incomplète : Saint-Simon oublie notamment le prince Eugène de Savoie, le comte de Windischgrätz, le prince de Vaudémont, qui vivaient encore en 1722, et aussi le marquis de Villena, qu'il insérera dans la seconde liste dont nous venons de parler comme chevalier de Charles II, tandis qu'il va le mettre ici comme nommé par Philippe V.

4. Maximilien-Cajětan, comte de Törring et Sufeld (Saint-Simon écrit *Thöring*), gentilhomme de la chambre de l'Électeur, lieutenant général, grand maréchal de la cour, ne devint son principal ministre qu'en 1725. Il n'est pas mentionné dans la liste du *Moréri*.

Le marquis de Villena [1].
Le duc de Popoli.
Le marquis de Richebourg[2].
Le prince Ragotzi [3].
Le prince de Masseran.
Le duc de Bournonville.
Le duc d'Atri [4].
Le prince de Robecq [5].
Le marquis de Bauffremont.
Le marquis d'Arpajon.
Le maréchal-duc de Villars.
Le marquis de Brancas, depuis maréchal de France [6].
Le comte de Montijo.
Le duc de Liria.
Le marquis de Béthune, depuis duc de Sully [7].
Le prince François de Nassau [8].
Le marquis, depuis maréchal d'Asfeld.
Le marquis de Caylus [9].
Don Lelio Caraffa [10].

1. La liste du *Moréri* l'indique comme ayant reçu la Toison sous Charles II.

2. Guillaume de Melun-Espinoy ; omis dans la seconde liste des *Mémoires*.

3. Il ne figure pas dans la liste du *Moréri*, non plus que le duc de Bournonville.

4. Dominique Acquaviva d'Aragon : ci-dessus, p. 81.

5. Anne-Auguste de Montmorency : ci-dessus, p. 146.

6. Nous avons vu la nomination des quatre derniers dans nos tomes XX, p. 296, XXII, p. 144, XXIV, p. 66, et XXIII, p. 265.

7. Louis-Pierre-Maximilien, marquis de Béthune-Orval, duc de Sully en 1730.

8. Saint-Simon met *Fred. de Nassau* ; c'est une erreur ; il faut lire *François*. Dangeau spécifie en effet (*Journal*, tome XV, p. 415) que le prince de Nassau à qui Philippe V donne la Toison en mai 1715 est le frère de celui dont la femme est à la Bastille. Or la princesse de Nassau enfermée cette année-là pour mauvaise conduite (notre tome XXVI, p. 211-213) est une Mailly, mariée à Emmanuel-Ignace, prince de Nassau-Siegen. Son frère aîné, François-Hugues, était lieutenant-général des armées du roi d'Espagne, et mourut en 1735. Le *Moréri* se trompe également en désignant Emmanuel-Ignace, lequel était passé au service de l'Empereur.

9. Les promotions de MM. d'Asfeld et de Caylus ont été rapportées à leur date dans nos tomes XXVI, p. 235, et XXXI, p. 4.

10. Lelio Caraffa, cadet d'une des nombreuses branches de la grande famille napolitaine de ce nom, s'était attaché au service d'Espagne et était parvenu au grade de lieutenant général ; nous ne savons pas la date de sa promotion ; mais il fut fait grand d'Espagne en

Le marquis Mari[1].
Le duc de Ruffec.
Le marquis, depuis maréchal de Maulévrier[2].
Le marquis, depuis maréchal de la Fare[3].

Rang observé toujours dans l'ordre de la Toison d'or.

Cet ordre[4], non plus que ceux de Saint-Jacques, de Calatrava et d'Alcantara[5], ne souffre de rang ni de préférence que par l'ancienneté de réception entre les chevaliers, sans exception quelconque que des têtes couronnées, mais d'aucuns autres souverains, ni en même promotion d'autre préférence que de l'âge, tellement que le prince des Asturies, fils aîné de Philippe V, est le premier exemple de chevalier qui ait précédé ses anciens, encore à la prière du roi, son père, en plein chapitre, accordée par les chevaliers, et sans conséquence pour tout ce qui

novembre 1731 (*Gazette*, p. 605), sous le titre de duc de Montenegro.

1. Étienne, marquis Mari, d'une famille génoise, avait traité en 1713 avec l'Espagne pour armer plusieurs vaisseaux de guerre (*Gazette* de 1713, p. 388, et de 1714, p. 72) ; il avait eu en septembre 1714 le grade de chef d'escadre ; il devint lieutenant général en juin 1721, puis fut nommé vice-amiral en 1723 (*Gazette*, p. 148). Il était venu en France comme envoyé extraordinaire de sa république en mai 1716 (*Gazette*, p. 239), et Philippe V lui avait donné la Toison en avril 1719 (*Gazette*, p. 248).

2. Au sujet de la Toison de M. de Maulévrier, voyez notre tome IX, p. 236, note 5, et la suite des *Mémoires*, tome XVIII de 1873, p. 370-373, 413 et 420.

3. Pour lui aussi, voir la suite des *Mémoires*, tome XVIII, p. 267, 370, 373 et 381. — Saint-Simon oublie dans la présente liste des chevaliers de Philippe V le marquis de Lede, nommé dès 1703, et qu'il fera figurer dans la liste de la suite des *Mémoires*.

4. Saint-Simon a dû être documenté à ce sujet par le duc de Liria ou quelque autre grand d'Espagne ; car, si on trouve dans le volume 51 de ses Papiers (aujourd'hui *France* 206), fol. 121, une liste de sa main des chevaliers français, il n'avait dans sa bibliothèque que l'*Histoire des ordres militaires* par André Favyn (1620), et deux armoriaux anciens de la Toison (n°s 539-540 du *Catalogue*). Pinedo y Salazar a publié en 1787, en trois volumes in-folio, une *Historia de la insigne orden del Toyson de oro* ; la meilleure est celle du baron de Reiffenberg, 1830, in-4°.

5. Sur ces trois ordres, voyez la page 175 de notre tome XIII, note 4.

ne seroit pas infant d'Espagne[1]. A cet exemple, nos princes du sang, et même légitimés, ont prétendu le même honneur, lorsqu'il y a eu depuis des colliers envoyés en France, et des chevaliers à recevoir. Ces princes y ont trouvé beaucoup de résistance, tellement qu'ils ne se trouvent point aux chapitres lorsqu'il y a des chevaliers à recevoir, et qu'eux-mêmes ont reçu le collier sans cérémonie. Je diffère à parler de cette cérémonie de réception, et de quelques autres choses qui regardent cet ordre, à l'occasion de la réception de mon fils aîné[2].

CAPITAINES GÉNÉRAUX DES ARMÉES.

Le duc d'Arcos.
Le comte d'Aguilar.
Le marquis d'Ayétone.
Le duc de Saint-Pierre.
Le marquis de Bedmar.
Le marquis de Richebourg.
Le prince Pio.
Le comte de San-Estevan-de-Gormaz.
Le marquis de Lede.
Ces neuf tous grands d'Espagne.
Le comte de las Torrès[3]; est enfin devenu grand d'Espagne[4].
Le marquis de Casafuerte[5].

1. C'est seulement le 1er mai 1717 que le prince des Asturies reçut la Toison (*Gazette*, p. 245). Pour son rang, Saint-Simon en a déjà parlé dans le tome IX, p. 235; mais il semble que la préséance des Infants sur les autres chevaliers fut plus ancienne; car, lors de la concession de l'Altesse au duc de Vendôme en 1712, Dangeau rapporte que, à la cérémonie qui suivit, il ne marcha pas à son rang de éception, mais à celui de prince de la maison royale (*Journal*, tome XIV, p. 119).

2. Dans notre prochain volume.

3. Christophe de Moscoso y Montemayor : tome XIII, p. 223.

4. Cette dernière phrase a été ajoutée après coup. C'est en 1728 que Philippe V lui donna la grandesse.

5. Jean d'Acuña, marquis de Casafuerte, ancien commandant à Mayorque, en Aragon et en Catalogne, avait été nommé capitaine général en août 1720 (*Gazette*, p. 438); il entra en même temps au conseil de la guerre, fut désigné pour la vice-royauté de la Nouvelle-Espagne en décembre 1721 (*Gazette* de 1722, p. 31), et mourut à Mexico le 17 mars 1734, à soixante-quinze ans (*Gazette*, p. 468).

Don François Manriquez [1].
Le marquis de Thouy [2].
Le depuis maréchal de Puységur [3].
M. de Seissan [4].

Le duc de Popoli, grand d'Espagne, que j'oubliois [5].

C'est tout ce qu'il existoit de capitaines généraux d'armées tandis que j'étois en Espagne.

Quel est l'état de capitaine général des armées d'Espagne.

Ces capitaines généraux sont, à l'égard du militaire, honneurs et commandement, semblables en tout à nos maréchaux de France, et prétendent rouler d'égal avec eux. Mais ils leur sont, au fond, totalement inférieurs, en ce qu'ils ne sont point officiers de la couronne, qu'ils ne sont ni juges de la noblesse sur le point d'honneur, ni supérieurs en rien à la noblesse, et qu'ils n'ont ni rang ni honneurs, hors les fonctions militaires, sinon l'Excellence, traitement qui se borne à ce mot, dont je parlerai ailleurs [6].

1. Jean-François Manriquez y Arana, chevalier de Saint-Jacques et commandeur d'Alcantara, envoyé extraordinaire en Bavière et en Saxe, avait été nommé gouverneur d'Oran et Ceuta en novembre 1704, puis capitaine général d'Andalousie en juin 1709 ; il mourut à Vitoria le 29 mai 1736, à quatre-vingt-deux ans (*Gazette*, p. 294), retiré depuis longtemps

2. Antoine-Balthazar de Longecombe ; Saint-Simon a mentionné sa promotion en 1710, en même temps que celle de plusieurs autres seigneurs espagnols : tome XX, p. 127.

3. Puységur dut recevoir le grade de capitaine général en 1705 ou 1706, lorsqu'il commandait sous Berwick les troupes françaises en Espagne ; mais l'état de ses services dans la *Chronologie militaire* de Pinard ne mentionne pas cette distinction. Il ne devint maréchal de France qu'en 1734, ce qui explique le *depuis* de Saint-Simon.

4. Nous avons rencontré déjà dans notre tome XX, p. 99, note 4, ce Gautier de Seissan, ancien colonel révoqué du régiment de Santerre, passé au service des Impériaux, puis employé par Alberoni, et à qui ce cardinal fit donner le grade de capitaine général en récompense des négociations secrètes où il l'avait utilisé pour proposer la paix à l'Angleterre.

5. Mention ajoutée après coup ici en interligne.

6. Voyez plus loin, p. 270.

MAISON DU ROI D'ESPAGNE LORSQUE J'Y ÉTOIS.

Majordome-major.

Le marquis de Villena, duc d'Escalona.

Majordomes de semaine.

Don Gaspar Giron[1]. Le comte de Casa-Real[3].
Le marquis de Villagarcia[2]. Le comte Cogorani[4].

Surnuméraires.

Le comte Saratelli. Le marquis d'Almodovar[5].

Introducteur des ambassadeurs.

Le marquis de Villafranca[6].

Premier médecin.

M. Higgens[7].

Premier chirurgien.

M. le Gendre.

Premier apothicaire.

M. Riqueur[8].

Sommelier du corps.

Le marquis de Montalègre.

1. Tome XIV, p. 406.
2. Antoine-Joseph : tome IX, p. 183, et ci-après, p. 257.
3. Nous n'avons aucun renseignement sur ce majordome.
4. Saint-Simon dira plus loin, p. 258, que c'était un italien gendre de la nourrice de la reine; il le nomme *Cucurani*; mais il signait COGORANI, et la *Gazette* de 1727 (p. 31) l'appelle ainsi.
5. Le comte Saratelli était aussi un italien. Quant au marquis d'Almodovar, il se nommait Ferdinand Luxan y Silva, était chevalier d'Alcantara, conseiller au conseil des Indes, et avait la charge de grand maréchal des logis, quand il mourut le 7 juillet 1736, à cinquante-quatre ans.
6. Tome XXXVIII, p. 359 ; son vrai titre est comte.
7. Ci-dessus, p. 63.
8. Il a été parlé de Jean-Baptiste le Gendre et de Louis Riqueur (Saint-Simon écrit *Ricœur*) dans le tome XXXII, p. 330 et 400.

Gentilshommes de la chambre[1].

Le comte de Peñaranda.
Le duc de Bejar.
Le duc de Veragua.
Le comte de Baños.
Le comte de San-Estevan-de-Gormaz.
Le marquis de Santa-Cruz.
Le duc del Arco.
Le duc de Gandie.
Le marquis de los Balbasès.
Le prince de Masseran.
Le marquis de Montalègre, fils du sommelier[2].
Le duc de Liria.
Le comte de Maceda.
Le duc de Solferino.
Le duc de Bournonville[3].
Le duc de Popoli.
Le duc de Montellano.
Le marquis de Cogolludo[4], fils aîné du duc de Medina-Celi.
Le marquis del Surco[5], Le marquis de Valouse, } non grands.

Guardaroba.

M. Hersent[6].

La grande et petite livrée du roi et de la reine d'Espagne, pages, valets de pied, gens d'écurie, valets de peine, sont en tout les mêmes que celles de France, même celle de garçons bleus du château et des tapissiers.

Grand écuyer.

Le duc del Arco.

Le duc de la Mirandole en conservoit les honneurs et les appointements, en cédant la charge qu'il avoit au duc del Arco.

1. La plupart de ces gentilshommes ont figuré dans la liste des grandesses d'Espagne donnée plus haut.

2. Il portait, du vivant de son père, le titre de marquis de Quintana : ci-dessus, p. 171.

3. Ce nom, oublié, a été ajouté à la fin de la liste ; mais Saint-Simon a indiqué par un signe de renvoi la place qu'il devait occuper.

4. Ci-dessus, p. 107.

5. Fernand de Figueroa : ci-dessus, p. 54.

6. C'est le fils de celui qui avait accompagné Philippe V en 1700 ; on aura son portrait plus loin, p. 265.

Premier écuyer.

Le marquis de Valouse.

Grand aumônier.

L'archevêque de Compostelle[1], par son siége, et qui effaceroit le patriarche des Indes, s'il se trouvoit à la cour. Mais les évêques résident toujours dans leurs diocèses, en sorte qu'il n'est rien de plus rare ni de plus court que d'en voir quelqu'un à Madrid, et toujours pour affaires très nécessaires. Les fonctions de grand aumônier sont suppléées en tout, et sans dépendance, en l'absence continuelle de l'archevêque, par :

Le patriarche des Indes, qui est sacré *in partibus* sous ce titre, qui ne lui donne quoi que ce soit aux Indes ni ailleurs, hors de la chapelle : le cardinal Borgia[2].

GARDE DU ROI D'ESPAGNE.

C'est Philippe V qui se l'est donnée à l'instar de la France. Ses prédécesseurs n'avoient que la compagnie des hallebardiers, qui répond en tout à celle de nos cent-suisses[3].

CAPITAINES DES GARDES DU CORPS.

Première compagnie, espagnole.

Le comte de San-Estevan-de-Gormaz.

Seconde compagnie, italienne.

Le duc de Popoli.

Troisième compagnie, wallonne.

Le duc de Bournonville.

Il n'y a point de quatrième compagnie.

1. C'était depuis 1716 Louis de Salcedo y Ascona, auparavant évêque de Coria. Il fut transféré sur le siège de Séville en janvier 1722 et y mourut le 3 mai 1741.

2. Charles Borgia : tome IX, p. 209.

3. Voyez nos tomes VIII, p. 168-169, et XI, p. 322-324.

Compagnie des hallebardiers.

Le marquis de Montalègre, sommelier.

Régiment des gardes espagnoles.

Colonel : le marquis d'Ayétone.

Régiment des gardes wallonnes.

Le marquis de Richebourg.

Ces six corps, officiers, gardes, hallebardiers, soldats, drapeaux, étendards, en tout et partout ont le pareil et tout semblable uniforme, hommes et chevaux, que les compagnies des gardes du corps, celle des cent-suisses, et les régiments des gardes françoises et suisses. Les capitaines et les officiers des gardes du corps et des hallebardiers portent des bâtons, comme en France, quand ils sont en quartier, et servent de même[1].

Ce qui suit auroit été ailleurs plus à sa place, mais ce seroit pis de l'oublier[2].

Médiannates et lanzas des grands. Appointements des maisons royales, des capitaines généraux et des conseils. Explication sur les serments. Quelles de ces

La médiannate que paye au roi d'Espagne un grand d'Espagne pour la première fois monte à huit mille ducats. Ses descendants en payent quatre mille à chaque mutation. Les frais pour la première fois vont bien à la moitié. Les *lanzas* que paye tous les ans un grand d'Espagne se montent à soixante pistoles quand sa grandesse est placée sur un titre de Castille[3].

Les fonctions des charges ont été, ce me semble, suffisamment expliquées, mais les appointements oubliés. Les voici, ils sont tous en pistoles :

1. Ici finit la page 2670 du manuscrit ; en marge de cette page Saint-Simon a écrit : « Nota. Que ce qui fait mal à propos cy après la page 2688 doit estre imediatement à la suitte de celle cy. » Et sur la marge de cette dernière page on lit : « Nota. Tout le contenu en cette page y est transposé par oubli et doit estre mis à la suitte de la page cy devant 2670. » Nous nous conformons à ces indications de l'auteur.

2. Cette phrase de début de la page 2688 s'accorde avec les mentions marginales relevées dans la note précédente.

3. Voyez ce qui a été dit sur les droits d'annate, médiannate et lanzas dans le tome IX, p. 144-147 et notes.

personnes n'en prêtent point ; quelles en prêtent, et entre quelles mains.

MAISON DU ROI[1].

Majordome-major.	1 800	pistoles.
Majordomes de semaine.	400	»
La médecine n'a rien de fixé.		
Introducteur des ambassadeurs. .	275	»
Sommelier du corps.	430	»
Gentilshommes de la chambre. . .	90	»
Guardaroba.	[*En blanc*.]	
Grand écuyer.	900	»
Premier écuyer.	300	»
Patriarche des Indes.	90	»
Capitaines des gardes du corps. .	1 000	»
Capitaine des hallebardiers. . . .	1 000	»
Colonels des régiments des gardes. .	1 000	»

MAISON DE LA REINE.

Majordome-major.	1 300	»
Majordomes de semaine.	200	»
Camarera-mayor.	800	»
Dames du palais.	834	»
Señoras de honor.	200	»
Grand écuyer.	300	»
Premier écuyer.	200	»

Grands officiers et autres officiers et domestiques du prince et de la princesse des Asturies, un quart moins que ceux du roi.

Gouverneur de l'infant don Ferdinand.	600	pistoles.
Capitaines généraux des provinces.	2 000	»
Présidents ou gouverneurs des conseils.	2 000	»
Secrétaires d'État.	2 000	»
Secrétaire de l'estampille.	[*En blanc*.]	

1. Toute l'énumération qui va suivre est disposée sur deux colonnes dans le manuscrit, la seconde colonne commençant avec le titre *Explication des serments*.

Conseillers d'État n'ont point d'appointements.

Nul emploi ni charge vénale en Espagne.

Il n'y a point de charge en Espagne qui réponde à notre grand prévôt ou prévôt de l'hôtel. Le majordome-major en certaines choses, et le corrégidor de Madrid en d'autres, y suppléent.

EXPLICATION DES SERMENTS.

Les trois charges chez le roi et chez la reine[1], reçoivent le serment de tous ceux et celles qui sont chacun sous leurs charges ;

Le patriarche aussi, et les capitaines des gardes du corps, celui des hallebardiers, et les colonels des deux régiments des gardes.

Le président ou gouverneur du conseil de Castille,
Les deux majordomes-majors,
Le capitaine des hallebardiers,
Les gouverneurs des infants

n'en prêtent point ;

Le sommelier du corps,
La camarera-mayor,
Les deux grands écuyers,
Le patriarche des Indes

le prêtent entre les mains de leur majordome-major.

Les seuls capitaines des gardes du corps et colonels des deux régiments des gardes, entre les mains du roi ;

Les présidents ou gouverneurs des conseils entre les mains de celui du conseil de Castille ;

Les conseillers et officiers de chaque conseil, entre les mains du président ou gouverneur de leur conseil.

Les secrétaires d'État le prêtoient dans le conseil d'État.

Le secrétaire de l'estampille entre les mains du sommelier du corps.

1. C'est-à-dire : majordome-major, sommelier du corps ou camarera-mayor, et grand écuyer.

Les conseillers d'État entre les mains du plus ancien secrétaire d'État.

Les gouverneurs des maisons royales entre les mains d'un conseiller de la junte des bâtiments.

Les vice-rois,
Gouverneurs de provinces,
Capitaines généraux des armées,
Capitaines généraux des provinces,
j'ignore s'ils prêtent serment, ou entre les mains de qui.

Pareillement le corrégidor de Madrid et des autres villes, comme le président ou gouverneur du conseil de Castille est leur supérieur, je croirois que ce seroit entre ses mains[1].

GOUVERNEURS DES MAISONS ROYALES.

Le comte d'Altamire, du Buen-Retiro.
Le duc de Medina-Celi, de la Casa-del-Campo.
Le Père prieur de l'Escurial, de l'Escurial.
. . . . d'Aranjuez[2].
Le duc del Arco, comme grand écuyer, est surintendant de toutes les chasses, et gouverneur par là
du Pardo,
de la Torre-di-Parada,
de la Zarzuela,
du Pardillo ;
et il est personnellement gouverneur
de Balsaïn et
de Saint-Ildefonse.

Disons ici un mot de ces maisons royales, puisque l'occasion s'en présente si naturellement, sans m'abandonner à des descriptions qui ne sont pas de mon sujet, et qu'il faut voir dans les différents voyageurs.

1. Ici finit la page 2688 du manuscrit reportée suivant les indications ci-dessus, p. 249, note 1, et commence la page 2671.

2. Saint-Simon dira plus loin qu'il ignore qui est gouverneur de ce petit château.

Le Buen-Retiro[1] est un vaste et magnifique palais, à une extrémité de Madrid, dont il est séparé par un espace large d'une portée de mousquet, et qui a un grand et fort beau parc. La cour y passoit, de mon temps, quelques mois de l'année, et s'y est fixée depuis l'incendie du palais de Madrid[2]. On voit par là que c'est un gouvernement fort agréable.

Buen-Retiro.

La Casa-del-Campo[3] est un bâtiment fort commun, vis-à-vis la place du palais de Madrid, le Mançanarès entre deux, et tout près dans la plaine. Il y a un parc, quelques pièces d'eau, quelque bois, mais de ceux des Castilles et fort peu de vrais arbres. C'est proprement une ménagerie, mais fort mal remplie et aussi mal entretenue. Je n'ai jamais vu personne s'y aller promener, ni Leurs Majestés Catholiques. Cela peut faire une maison de campagne au duc de Medina-Celi, où il peut aller en moins de demi-heure, et fournir sa table de bien des commodités, si les Espagnols connoissoient les tables, même les plus frugales.

Casa-del-Campo.

J'ai dit de l'Escurial tout ce que j'en pouvois dire[4]. Le roi est maître d'agréer ou non l'élection du prieur, d'en mettre un, de l'ôter quand il veut, et ce prieur, avec l'autorité que sa place lui donne sur ses moines et dans le monastère, a aussi celle de gouverneur sur les appartements de Leurs Majestés Catholiques, de leur cour et de toute leur suite.

L'Escurial.

Pour Aranjuez, je remettrai d'en parler au petit voyage que j'y ai fait pour le voir[5]. Je dirai en attendant que je n'y trouvai pas le gouverneur, chez qui pourtant je fus

Aranjuez.

1. Notre tome VIII, p. 101. — Voyez les descriptions de Mme d'Aulnoy, tome I, p. 328-330, du *Voyage d'Espagne* de 1699, p. 47-48, et de l'abbé de Vayrac, tome I, p. 493-500. Saint-Simon en parlera plus en détail dans la suite : tome XVIII de 1873, p. 336.
2. Dans la nuit de Noël 1734.
3. Ci-dessus, p. 14.
4. Ci-dessus, p. 56-62.
5. Suite des *Mémoires,* tome XVIII de 1873, p. 351 et suivantes.

logé. C'étoit un homme du commun, dont je n'ai pas retenu le nom, et que je n'ai jamais rencontré, ni ouï parler de lui à personne.

Le Pardo.

Le Pardo [1] est un bâtiment carré, fermé des quatre côtés, à peu près égaux et assez courts, dont la cour est triste, et les appartements de Leurs Majestés Catholiques des plus médiocres en tout, les autres des plus étroits et en fort petit nombre. Il n'y a ni avant-cour ni autre bâtiment, ni jardin, ni parc. La cour y va pourtant quelquefois, mais avec le plus étroit nécessaire. C'est une habitation entièrement esseulée, où je ne comprends pas qu'on puisse aller ; car rien du tout n'y appelle. Cela est au bord d'une plaine aride, peu éloigné d'une colline, au pied de laquelle on passe sur un très médiocre pont, au haut de laquelle est un couvent de capucins, tout seul [2] d'où on voit tant que la vue se peut étendre dans la plaine d'en haut et d'en bas, excepté la Torre-di-Parada, qui en est assez proche. Ce n'est, en effet, qu'une vieille tour, avec une espèce de cabaret joignant, bas et petit, où on met des relais, qui ont donné le nom di Parada à cette tour. Il y a de Madrid au Pardo deux lieues, c'est-à-dire au moins comme de Paris à Versailles. Le chemin est assez longtemps agréable le long du Mançanarès en le remontant, et par ce qui fait le Cours de Madrid [3].

La Zarzuela.

La Zarzuela est un peu plus éloignée de Madrid [4]. C'est une espèce de petit château, fort commun en dehors et en dedans, mais qui a une sorte de basse-cour et un jardin, mais dans un grand éloignement de toute autre habitation. La cour n'y alloit plus, mais Charles II quelquefois.

1. Tome XXXII, p. 140.

2. Après *tout seul* Saint-Simon a ajouté en interligne les mots *d'où on voit,* qui sont complètement inutiles et qui au contraire embrouillent la phrase.

3. C'est ce qu'on nomme le Prado : voyez la *Relation* de Mme d'Aulnoy, tome I, p. 332 et suivantes.

4. Voyez notre tome VIII, p. 227.

Le Pardillo est un pavillon tout seul au milieu du vaste parc de l'Escurial, bon pour aller faire une collation, ou pour s'aller rafraîchir une heure ou deux après la chasse dans ce vaste parc, qui a beaucoup de fauves, et de ces mauvais bois des Castilles. Le Pardillo.

De Balsaïn et de Saint-Ildefonse, je remets à en parler au voyage que j'y ait fait[1].

Pour varier et ne pas confondre, je placerai ici ce que je puis dire de quelques-uns de ceux qui viennent d'être nommés. Je dis quelques-uns, parce que tous n'en fournissent pas matière. J'ai parlé des grands d'Espagne à chacun de leurs articles, lorsqu'il s'est trouvé chose à en dire. Je viens maintenant à ceux qui ne le sont pas, et qui se trouvent dans la liste précédente de la Maison du roi, que j'ai tous rangés à la suite du grand officier, grands et autres, de la charge duquel ils dépendent et sont subordonnés.

Don Gaspard Giron; sa naissance, son caractère.

Don Gaspard Giron, le plus ancien des majordomes du roi de semaine, fut chargé de me recevoir, accompagner, faire servir par les officiers du roi, convier des seigneurs à dîner chez moi, et faire les honneurs de ma table et de ma maison tant que je fus traité à mon arrivée[2], et je me suis depuis adressé à lui quand j'ai eu besoin de quelqu'un du Palais pour ma curiosité particulière. Il étoit Acuña y Giron, c'est-à-dire de même maison que le marquis de Villena, duc d'Escalona, majordome-major, et de la branche du duc d'Ossone. C'étoit un grand homme sec, noir, vieux, qui avoit été bien fait et galant, vif, quoique grave, salé en reparties et en plaisanteries, gai et très poli, avec cela néanmoins la gravité du pays, et sentant en toutes ses manières sa haute naissance, mais avec aisance et sans rien de glorieux. Il faut cependant avouer que son premier aspect rappeloit tout à fait le souvenir de

1. Suite des *Mémoires*, tome XVIII de 1873, p. 400-403 et 407-411; il a été déjà parlé de Balsaïn dans notre tome XXXIV, p. 176.

2. Tome XXXVIII, p. 340-341.

don Quichotte. C'étoit l'homme le plus rompu à la cour, qui savoit le mieux les anciennes et les nouvelles étiquettes, les rangs, les droits, les règles, les cérémonies, les personnages distingués ou principaux, les ressorts des fortunes et des chutes, avec de l'esprit et de la lecture, qui, tout discret qu'il fût, le rendoient d'une très aimable et utile conversation. Il avoit passé sa vie dans un emploi qui le tenoit presque toujours dans le Palais, où il avoit été témoin de près d'une infinité de choses importantes et curieuses, toujours au milieu de la cour, en tous lieux, et parmi tous les changements de ministère, plus employé qu'aucun des majordomes à recevoir les ambassadeurs distingués, les princes et les personnes les plus considérables qui venoient à Madrid, et que le roi vouloit honorer, M. le duc d'Orléans en particulier, au-devant duquel il fut envoyé avec les équipages du roi, et qu'il reçut et accompagna toutes les fois qu'il alla à Madrid[1]. Ces fonctions continuelles lui avoient acquis une grande familiarité avec le roi et la reine, qui se plaisoient quelquefois à causer avec lui en particulier, et avec qui il étoit fort libre. Cela le faisoit compter par les courtisans les plus élevés, même par les ministres, et, comme il passoit sa vie au milieu de la cour par des fonctions continuelles, il vivoit avec tout le monde avec beaucoup d'aisance et de familiarité. C'étoit un homme tout fait pour l'emploi qu'il exerçoit, et un répertoire vivant auquel le roi, les ministres, les seigneurs avoient recours avec confiance sur les difficultés qui survenoient sur le cérémonial, ou d'autres matières que son expérience dans ses fonctions et dans les choses de la cour lui avoit[2] apprises. C'étoit d'ailleurs un fort honnête homme, homme d'honneur et de bien, d'une conduite sans reproche à l'égard de la cour, et, quoique assez pauvre, désintéressé et point du tout avide de grâces. Je me suis souvent étonné comment il

1. Tome XIV, p. 406-407.
2. Il y a *avoient* au pluriel, par mégarde, dans le manuscrit.

étoit demeuré ensablé[1] dans un emploi qui sert de passage aux fortunes de toute espèce. Il y étoit si propre et si commode au roi, aux ministres qui s'en servoient, et aux majordomes-majors pour l'exercice de leur charge, que j'ai toujours cru que c'est ce qui l'y avoit arrêté. Je l'ai donc beaucoup fréquenté, et j'en ai tiré des choses utiles et curieuses. Nous nous étions pris tous deux d'amitié.

Du marquis de Villagarcia.

Le marquis de Villagarcia étoit le second des majordomes. Il avoit moins d'esprit, de finesse dans l'esprit, mais un agrément, une bonté, une politesse extrême, et un desir d'obliger toujours prêt et prévenant. C'étoit aussi un homme de qualité, estimé et assez compté, qui avoit été destiné à l'ambassade de Portugal, qui n'eut pas lieu. Le duc de Linarès, mari de la camerara-mayor de la reine douairière à Bayonne, étoit mort au Mexique, dont il étoit vice-roi, quelque temps avant que j'arrivasse en Espagne[2], et, peu avant que j'en partisse, Villagarcia fut nommé pour lui succéder, ce qui fut pour lui une grande fortune, dont je remarquai que toute la cour fut bien aise[3].

1. Les lexiques ne donnent pas d'emploi de ce verbe au figuré ; on en trouve un autre exemple, appliqué au chevalier Bourk dans une lettre de notre auteur au cardinal Gualterio de janvier 1722 (tome XIX de l'édition des *Mémoires* de 1873, p. 314).

2. On ne sait au juste quand mourut ce duc de Linarès ; il est certain qu'il fut remplacé comme vice-roi de la Nouvelle-Espagne en 1715 par le marquis de Valero (*Gazette*, p. 376 et 592) ; mais est-ce par suite de sa mort ? Dangeau (tome XVI, p. 3) dit qu'il avait sollicité son rappel ; peut-être mourut-il avant de revenir : voyez notre tome XXVI, p. 177. D'autre part, ce n'était pas sa femme, Léonor de Silva, qui fut camarera-mayor de la reine douairière, puisqu'elle était morte en 1692, mais la vieille duchesse de Linarès, Lucrèce-Thérèse Ladron y Silva ; Saint-Simon répète l'erreur déjà commise dans le tome VIII, p. 139.

3. Saint-Simon doit encore se tromper ; il ne semble pas que M. de Villagarcia ait été désigné pour la vice-royauté du Mexique. Plus haut, p. 9, notre auteur disait qu'il avait été plus tard vice-roi du Pérou, ce qui arriva en effet en 1734.

De Cogorani.

Cogorani étoit un Italien raffiné, appliqué, instruit, glorieux, ambitieux, particulier, qui n'avoit la confiance de personne. Il étoit gendre de la nourrice de la reine, qui étoit aussi *azafata*, et il espéroit tout par là[1]. Il avoit de l'esprit et du manége. Depuis mon retour, assez tôt, il obtint une ambassade dans le Nord.

De Villafranca, introducteur des ambassadeurs.

Villafranca[2], si différent en tout du grand d'Espagne[3], et qui sans lui appartenir en rien portoit le même titre (j'expliquerai ce terme après[4]), étoit un vieil homme renfermé, qui ne paroissoit que pour ses fonctions, glorieux et ridicule. Je ne sais plus à quelle occasion de bonnes fêtes[5], de jour de naissance ou de baptême de l'infant don Philippe, les ambassadeurs qui étoient à Madrid allèrent ensemble complimenter le roi, la reine, le prince et la princesse des Asturies. Les ambassadeurs d'Angleterre, de Venise[6] et de Hollande, Maulévrier et moi, étions avec le nonce[7], qui portoit la parole, et ce que chacun avoit amené de principal de chez soi nous accompagnoit. Arrivés au Palais, l'introducteur se fit attendre une demi-heure au delà de l'heure qu'il avoit marquée ; car à ces

1. On est mal renseigné sur les filles de Laura Piscatori : Saint-Simon parle ici de la marquise Cogorani, sur laquelle nous ne savons rien ; un peu plus loin (ci-après, p. 280), il en nommera une autre mariée au fils du marquis de Campo-Florido : enfin dans les *Écrits inédits* (tome V, p. 202, notice du duché de Nevers), il a raconté que le fils de ce marquis de Monteleon que nous connaissons comme ambassadeur d'Espagne à Londres, était aussi gendre de la nourrice.

2. Joseph de Sobremonte, comte de Villafranca : tome XXXVIII, p. 359.

3. Qui était de la maison de Tolède : ci-dessus, p. 214.

4. Saint-Simon n'a pas tenu cette promesse.

5. Tome XVI, p. 140.

6. Les mots *de Venise* ont été ajoutés en interligne. — L'ambassadeur d'Angleterre était encore le colonel Stanhope, celui de Venise Daniel Bragadino ; celui de Hollande était depuis 1719 le sieur Colster (*Gazette* de 1719, p. 107, 156 et 256, et de 1722, p. 178). Saint-Simon fera le portrait des trois, plus loin, p. 306-308.

7. Alexandre Aldobrandini : tome XXXVIII, p. 374 ; voyez plus loin, p. 306.

sortes de compliments il n'y a que l'introducteur des ambassadeurs, à la différence de l'entrée et de la première audience de cérémonie. Le nonce fut choqué d'attendre, et lui en dit son avis. Sans prendre la peine de répondre, il alla gratter à la porte du cabinet des Miroirs, et nous introduisit tout de suite. En sortant, le nonce, encore plus choqué de ce procédé, lui en lâcha des lardons, auxquels l'introducteur répondit avec impertinence. Le nonce, pour lui marquer son mépris, dédaigna de se fâcher, et avec un sourire nous demanda ce que nous en pensions. Nous ne pûmes alors éviter d'en dire chacun notre mot. L'introducteur, piqué, voulut se rebéquer; le nonce alors se moqua de lui tout franchement, lui dit qu'il nous faisoit sentir qu'il étoit de méchante humeur, et le brocarda tant et si bien, chemin faisant, que l'introducteur lui répondit enfin, après avoir assez grommelé entre ses dents, qu'il voyoit bien qu'il feroit mieux de nous laisser faire nos visites, et nous quitta; on s'en moqua de lui un peu davantage. Nous continuâmes sans lui toute notre tournée; mais nous ne voulûmes pas en porter de plaintes. C'étoit un pauvre bonhomme très dépourvu d'esprit et de sens, fort incapable de son emploi, quoique des plus légers, et compté pour rien par tout le monde.

Higgens, premier médecin du roi d'Espagne; son caractère.

Higgens, premier médecin[1], étoit Irlandois, docteur en plusieurs universités et en celle de Montpellier, d'où il étoit passé en Espagne médecin des armées. On y fut si content de sa conduite et de sa capacité que le roi d'Espagne le fit son premier médecin, et avoit en lui beaucoup de confiance et plus que la reine n'auroit voulu, quoiqu'elle le traitât fort bien; mais elle ne souffroit pas volontiers d'autres gens que donnés de sa main pour cet intérieur si assidu et si intime, et auroit desiré cette place à son premier médecin Servi[2], qui étoit de son pays, de

1. Ci-dessus, p. 63.
2. Tome XXXII, p. 330.

son choix, et qui lui étoit entièrement livré. Elle en vint à bout, en effet, quelques années après mon retour, que Higgens mourut[1]. Cet Irlandois, qui parloit parfaitement françois, étoit un excellent médecin, qui, sans entêtement ni attachement de médecin, ne vouloit que guérir son malade avec une grande application. J'en fis une heureuse expérience à ma petite vérole, dont les détails, qui pourroient instruire des médecins de bonne foi, seroient ici étrangers[2]. Son caractère, ouvert mais discret, doux mais ferme, montroit sans la plus légère affectation une belle âme, toujours occupée du bien, sans nul autre intérêt quelconque, quoiqu'il aimât sa famille, qui étoit assez nombreuse, et de plus détaché de toute ambition, voyant de très près les intrigues, sans y vouloir jamais entrer, disant très nettement le vrai au roi sur sa santé, et le lui disant de même et à la reine, quand l'un ou l'autre l'en mettoient à portée, sur d'autres matières, mais sans s'avancer jamais sur aucune, et parlant toujours avec grande discrétion et grand éloignement de nuire à personne. Aussi étoit-il fort aimé et considéré. Il avoit l'esprit juste, agréable, modeste, avoit beaucoup de belles-lettres et savoit bien l'histoire; surtout il connoissoit bien les maîtres et la cour, et passoit pour un grand et sage médecin, et pour le seul même en Espagne qui méritât le nom de médecin. Il possédoit très bien la chirurgie, et avoit souvent fait d'heureuses opérations, bon botaniste, bon artiste[3], connoissoit bien les simples et les remèdes, dont il savoit faire usage, et la composition des médicaments comme le meilleur apothicaire et comme un bon chimiste. Tant de bonnes qualités étoient relevées par une piété sage, éclairée et vraie, qui n'étoit que pour lui, et qui n'incommodoit personne que par le frein qu'elle mettoit à sa

1. En octobre 1729.

2. Voyez plus haut, p. 63.

3. On a vu dans le tome XX, p. 232, que ce mot s'appliquait particulièrement aux gens qui s'occupaient de chimie.

langue, plus souvent que n'auroient voulu ceux qui étoient à portée avec lui de l'entretenir librement. Sa conversation m'a été d'un grand secours et m'a instruit de bien des choses. Il aimoit son pays, ses compatriotes avec tendresse, et avoit le plus vif attachement pour le roi Jacques et pour tout ce qui étoit de son parti. La sagesse le retenoit, à cet égard, dans les plus justes bornes, à l'extérieur; mais, quand il se trouvoit en liberté avec des amis, ce feu de patrie lui échappoit, et, bienfaisant pour tout le monde, il ne se possédoit pas d'aise quand il pouvoit rendre quelque service à quelque jacobite. J'eus tout loisir de le connoître pendant six semaines qu'il ne bougea d'auprès de moi. Sa candeur, sa probité, ses soins me gagnèrent; son esprit me plut; nous prîmes grande amitié l'un pour l'autre. Je dus la sienne, à ce que je crois, au penchant qu'il sonda et qu'il trouva en moi pour le roi Jacques. Je le trouvai si sage et si discret que je ne me cachois point de lui, sans toutefois lui rien dissimuler sur les liens de notre cour à cet égard, et sur mon impuissance. Je lui expliquai même les ordres précis que j'avois là-dessus, et d'éviter le duc d'Ormond, qu'il mouroit d'envie que j'entretinsse. J'y consentis, à condition que ce seroit sous le plus grand secret, à notre retour à Madrid; que le duc d'Ormond se rendroit chez lui, m'y attendroit sans pas un de ses gens dans la maison, se tiendroit dans un cabinet séparé; qu'averti par Higgens, j'irois à l'heure marquée lui faire visite, je le trouverois seul, et que, après que mes gens seroient retirés, je passerois dans le cabinet où seroit le duc d'Ormond; qu'après la conversation, je le laisserois dans ce cabinet et reviendrois dans la chambre d'Higgens, d'où je m'en irois comme ayant fini ma visite; que le duc d'Ormond ne se retireroit que quelque temps après; qu'au Palais ni ailleurs, nous ne nous approcherions point l'un de l'autre, et que nous nous saluerions avec la civilité que nous nous devions, mais avec froideur et indifférence marquée. Pour le dire tout de suite, cela

Higgens m'engage à conférer secrètement avec le duc d'Ormond; son caractère.

s'exécuta de la sorte plusieurs fois chez Higgens, sans que personne s'en soit jamais aperçu, et notre froideur, si marquée ailleurs, nous donnoit quelquefois envie de rire. Je trouvai dans le duc d'Ormond toute la grandeur d'âme que nul revers de fortune ne pouvoit altérer, la noblesse et le courage d'un grand seigneur, la fidélité la plus à toute épreuve et l'attachement le plus entier au roi Jacques et à son parti, malgré les traverses qu'il en avoit essuyées, et auxquelles il étoit tout prêt de s'exposer de nouveau[1] dès qu'il pourroit en espérer le plus léger succès pour les affaires d'un prince si malheureux. D'ailleurs, je trouvai si peu d'esprit et de ressources que j'en fus doublement affligé pour le roi Jacques et son parti, et pour le personnel d'un seigneur si brave, si affectionné et si parfaitement honnête homme. Je ne lui dissimulai, non plus que j'avois fait à Higgens, les chaînes de notre cour, et mon impuissance à cet égard, de sorte que nos entretiens, où il me confia aussi ses déplaisirs sur les méprises du roi Jacques et les divisions de son parti, n'aboutirent qu'à des regrets communs et à des espérances bien frêles et bien éloignées[2].

Le Gendre, premier chirurgien; son caractère.

Le Gendre[3] étoit très bon chirurgien; le roi l'aimoit, et la reine aussi, parce qu'elle n'avoit personne en main pour le remplacer. C'étoit d'ailleurs un drôle hardi, souple, intéressé, qui se faisoit compter, et qui, tant qu'il pouvoit, se mêloit de plus que de son métier, mais sagement et sans y paroître[4].

Riqueur, premier apothicaire: son caractère.

Riqueur étoit plus en sa place, aimé, estimé, bien avec le roi et la reine, capable dans son métier, obligeant, bienfaisant, fort françois, qui n'étoit pas sans intérêt et sans

1. Les mots *de nouveau* sont en interligne.

2. Voyez sur cette question, dans le livre d'Arm. Baschet, p. 435-437, et dans l'édition des *Mémoires* de 1873, tome XIX, p. 315-317, la lettre de Saint-Simon au cardinal Gualterio, du 20 janvier 1722.

3. Ci-dessus, p. 246, ainsi que Riqueur, qui va suivre.

4. Une requête de lui à Louis XV en 1729 est dans le vol. *Espagne* 365.

songer à ses affaires, mais sans intéresser l'honnête homme, et qui, longtemps après mon retour, voyant Higgens mort et la Roche aussi, auxquels il étoit fort attaché, Servi à la place d'Higgens, et le Gendre ayant l'estampille qu'avoit la Roche[1], obtint à toute peine de se retirer, et vint mourir en France[2], où il vécut, en effet, en homme de bien et fort dans la retraite. Je n'eus point de commerce que d'honnêteté avec ces deux derniers, qui ne pouvoient pas m'être d'un grand usage.

Marquis del Surco et sa femme, leur fortune, leur caractère.

Le marquis del Surco[3] étoit un Milanois de fortune, fin, délié, de beaucoup d'esprit et de jugement, grand et bien fait, qui avoit été à Milan capitaine des gardes du prince de Vaudémont, et depuis son espion en Espagne, par conséquent impérial fort dangereux, homme de beaucoup de manége et d'intrigue, et dont la corruption du cœur et de l'ambition avoit beaucoup profité à l'école d'un si bon maître, et si heureux en ce genre. Un extérieur froid, mesuré, cachoit ses sourdes menées ; toujours bas valet de qui pouvoit le plus, et ne faisant jamais sans vues le pas en apparence le plus indifférent. Sa souplesse, son intrigue, les voiles épais dont il savoit se couvrir, une ambition, en apparence tranquille, en effet la plus active et la plus infatigable, une dévotion de commande, une connoissance parfaite de ceux à qui il avoit affaire, une grande adresse à savoir leur plaire, les gagner, s'en servir, le porta à la place de sous-gouverneur du prince des Asturies, et, ce qui scandalisa toute la cour, à la clef de gentilhomme de la chambre du roi. Sa femme, faite exprès pour lui, grande, bien faite comme lui, et de bon air, qu'il avoit bien dressée, avoit aussi beaucoup d'esprit et d'intrigue,

1. Ce n'est pas le Gendre le chirurgien qui eut l'estampille à la mort de la Roche, en octobre 1733, mais son fils Louis-Joseph le Gendre, déjà secrétaire du cabinet (notre tome XXXII, p. 400). — Sur son manuscrit, avant *le Gendre,* Saint-Simon a biffé *la Roche*.

2. C'est par erreur que dans notre tome XXXIII, p. 400, dernière ligne, il a été dit que Riqueur mourut en Espagne.

3. Ci-dessus, p. 54.

et elle étoit ainsi arrivée par la cabale italienne, dont je parlerai en son temps, a être *señora de honor*[1] de la reine et assez bien avec elle, de façon qu'il se pouvoit dire qu'en gouverneur et en sous-gouverneur du prince des Asturies, quoique chacun en son genre, il eût été difficile de choisir deux plus insignes et plus dangereux fripons, et plus radicalement incapables de donner la moindre éducation à un prince, tous deux aussi malhonnêtes gens l'un que l'autre, tous deux pleins d'art, d'esprit et de vues, mais del Surco plus encore que le Popoli, et moins affiché que lui pour ce qu'ils étoient l'un et l'autre. Ils se connoissoient bien tous deux, par conséquent, ne s'aimoient ni ne s'estimoient; mais ils sentoient tous deux qu'il étoit de leur intérêt de ne se pas brouiller et d'avoir l'air de s'entendre, et leur intérêt étoit leur maître absolu. Je reçus peu de civilités du Surco, sous prétexte de l'attachement de sa charge, mais beaucoup de sa femme, dont les manières étoient très aimables, ce que n'avoit pas son mari, dont le dedans, à l'esprit près, et le dehors me rappelèrent souvent M. d'O, dont del Surco avoit aussi l'impertinente importance; car, pour le Saumery[2], il n'en avoit que la corruption, et d'ailleurs n'alloit pas à la cheville du pied du Surco.

Valouse ; sa fortune, son caractère.

Valouse, gentilhomme d'assez bon lieu du comtat d'Avignon[3], élevé page de la petite écurie, produit par du Mont au duc de Beauvillier pour être écuyer de M. le duc d'Anjou, parce qu'il étoit bon homme de cheval, sage et de bonnes mœurs, suivit ce prince en Espagne[4], et y devint un des fréquents exemples qu'avec de la sagesse et de la conduite on fait fortune dans les cours sans avoir

1. Saint-Simon écrit ici à l'italienne *signora di honnor.*

2. Sous-gouverneur de Louis XV.

3. La famille Boutin était originaire de Malaucène; les preuves de page de notre Valouse sont dans le ms. Franç. 32111, n° 42, à la Bibliothèque nationale; voyez aussi Pithon-Curt, *Histoire de la noblesse du comté Venaissin,* tome I, p. 183.

4. Notre tome VII, p. 345.

aucun esprit. Il fit son capital de s'attacher au roi, à ses supérieurs, de ne se mêler d'aucune intrigue, de ne donner d'ombrage à personne, d'être réservé en tout, et appliqué à son emploi, souple à qui gouvernoit, avec indifférence dans tous les changements, appliqué à plaire au roi, et aux deux reines l'une après l'autre, point répandu dans la cour, sous prétexte de l'assiduité de ses fonctions ; bien avec tout le monde, sans nulles liaisons particulières, et inutile à tout par le non-usage, de résolution prise, de sa faveur pour qui que ce fût ; d'ailleurs aussi ne nuisant à personne. Il fut bientôt majordome de semaine, puis premier écuyer après le duc del Arco[1], et totalement dans sa main, et vivant sous lui grand écuyer comme sous son maître, dont il étoit fort bien traité ; il poussa enfin, longtemps après mon retour, jusqu'à être chevalier de la Toison d'or[2], et mourut comme il avoit vécu sans s'être marié et sans avoir amassé beaucoup de bien, dont il ne se soucia pas[3]. Je l'avois connu dans la jeunesse des princes ; je le retrouvai tel que je l'avois laissé. J'en reçus toutes sortes de prévenances ; je lui fis aussi toutes sortes de politesses, mais sans particulier, sans liaison, qu'il ne souhaitoit pas et qui m'auroit été fort inutile. Il obtint aussi une clef de gentilhomme de la chambre, et fut préféré pour être de service au rare défaut du marquis de Santa-Cruz et du duc del Arco, mais cela longtemps aussi depuis mon retour.

Hersent ; son état,

Hersent étoit fils d'un homme de qui j'ai parlé à l'occasion du départ de Versailles de Philippe V[4]. Il ressem-

1. Tome XXVI, p. 173-174, et notes.

2. Il y fut nommé par Philippe V, au moment de son abdication (janvier 1724) et fut reçu peu après par le roi Louis (*Gazette*, p. 52 et 77) ; voyez notre tome XXXVIII, p. 302.

3. Voyez ci-après aux Additions et Corrections.

4. Nous connaissons le père, Gaspard Hersent (tome VII, p. 345), et Saint-Simon a parlé incidemment des deux fils dans le tome XXX, p. 35. Le père était mort depuis quelques années, et l'aîné de ses fils l'avait remplacé comme « guardaropa » du roi d'Espagne.

son caractère. bloit à son père pour l'honneur et la probité, mais non pour la liberté, la familiarité, la confiance du roi, et une sorte d'autorité qu'il avoit usurpée, que nul autre que les ministres ne lui envioit[1], parce qu'elle étoit utile au bien et à tous, et qu'il ne se méconnoissoit point. Le fils n'en avoit ni l'esprit, ni le crédit, ni la considération, quoique sur un pied d'estime, et mêlé et fort bien avec tout le monde, en se tenant pourtant assez dans les mesures de son état. J'en reçus toutes sortes d'attentions; mais je n'en tirai pas grand fruit.

Cardinal Borgia; son caractère.

Le cardinal Borgia revint de Rome à Lerma, pendant ma petite vérole[2], du conclave où le cardinal Conti[3] avoit été élu. C'étoit un grand homme de bonne mine, oncle paternel du duc de Gandie, et neveu d'un autre cardinal Borgia aussi patriarche des Indes[4]. Son adieu au cardinal de Conti, frère du Pape[5], le caractérisera mieux que tout ce que j'en pourrois dire. Parmi les compliments de regrets réciproques de leur séparation, Borgia dit à Conti que tout ce qui le consoloit étoit l'espérance du plaisir de le revoir bientôt, et que dans peu un autre conclave le rappelleroit à Rome. On peut juger comment le frère du Pape trouva ce compliment bien tourné. Borgia étoit un très bon homme qui n'avoit pas le sens commun, et dont sa famille et le défaut de sujets ecclésiastiques avoit fait la fortune. La difficulté de la main nous empêcha de nous visiter, mais force civilités au Palais et partout où nous nous rencontrions, et quelquefois des envois de compliments de l'un chez l'autre. Son rang et sa charge lui attiroient quelque sorte de considération; mais de sa personne il étoit compté pour rien. Le roi et la reine

1. Il y a *envioient* au pluriel, par inadvertance, dans le manuscrit.
2. *Gazette* de 1721, p. 634, et de 1722, p. 31.
3. Innocent XIII : tome XXXVIII, p. 156.
4. François Borgia (tome VII, p. 151), mort en 1702, qui fut archevêque de Burgos, mais non pas patriarche des Indes.
5. Bernard-Marie : tome XXXVIII, p. 207.

l'aimoient assez, et ne se contraignoient point de s'en moquer[1].

Garde et livrée.

On a vu en son lieu[2] le temps et la façon dont le roi d'Espagne se forma une garde, le premier de tous ses prédécesseurs, et ce qui se passa en cette occasion. La copie de celle du Roi, son grand-père, en fut si fidèle que ce seul mot instruit de sa composition, de son service, de son uniforme, en sorte qu'à voir cette garde on se croyoit à Versailles. Il en étoit de même dans les appartements à l'égard des garçons du palais et des garçons tapissiers[3], quoique en bien plus petit nombre que les garçons du château et les tapissiers à Versailles, où on s'y croyoit aussi à les voir et leur service. Il en étoit de même pour la livrée du roi, de la reine et de la princesse des Asturies; et tous les services des compagnies des gardes du corps et des régiments des gardes[4], de leurs capitaines, de leurs colonels, de leurs officiers entièrement semblables à ceux d'ici, sinon qu'il n'y a que trois compagnies des gardes du corps, dont les capitaines et le guet servent par quatre mois chacun, au lieu de trois ici, où il y a quatre compagnies.

Armendariz, lieutenant colonel du régiment des gardes espagnoles; son caractère.

Armendariz[5], lieutenant général assez distingué, étoit lieutenant-colonel du régiment des gardes espagnoles. C'étoit un homme d'esprit, remuant, insinuant, intrigant, impatient de l'état subalterne, qui avoit ses amis et son crédit, et que le marquis d'Ayétone étoit importuné de trouver assez souvent sur son chemin dans les détails et sur les grâces à répandre dans le régiment. Mais l'extérieur étoit gardé entre eux, et j'ai souvent trouvé Armen-

1. On en verra un exemple lors du mariage du prince des Asturies à Lerma, au début de notre prochain volume.

2. Tomes IX, p. 213-214, X, p. 386-388, XI, p. 322-324.

3. Déjà dit ci-dessus, p. 247 et 249.

4. Les mots *des gardes* sont en interligne.

5. C'est Joseph de Armendariz, déjà nommé dans notre tome XXV, p. 105; il portait depuis 1705 le titre de marquis de Castelfuerte, et non Casafuerte.

dariz chez le marquis d'Ayétone, d'un air assez libre quoique respectueux. Il étoit fort poli, agréable en conversation, bien reçu partout, assez souvent chez moi. Il avoit de la réputation à la guerre; on prétendoit qu'il ne falloit pas se fier à lui ailleurs. Avant mon départ, il fut nommé pour succéder au marquis de Valero, sur le point de revenir de sa vice-royauté du Pérou[1], qui se trouva fait duc d'Arion et grand d'Espagne en arrivant à Madrid[2].

Titulados. Il ne faut pas aller plus loin sans dire un mot de ce qui est connu en Espagne sous le nom de *titulados*[3]. Ce sont les marquis et les comtes qui ne sont point grands. La plaie françoise a gagné l'Espagne sur ce point, mais d'une manière encore plus fâcheuse, en ce que ce n'est pas simple licence comme ici, et, dès là, facile à réformer quand il plaira au Roi de le vouloir; mais, en Espagne, c'est concession du roi en lettres-patentes enregistrées au conseil de Castille ou d'Aragon sur une terre, et dès là érection, ou sans terre sur le simple nom de celui que le roi veut favoriser d'un titre de marquis ou de comte, tellement que, quelque infimes qu'ils soient en grand nombre, tels que le marchand Robin, directeur de la conduite de Maulévrier[4], et le directeur de la vente du

1. Saint-Simon fait ici une double erreur : c'est seulement en septembre 1723, dix-huit mois après son départ, que M. d'Armendariz fut nommé vice-roi du Pérou (*Gazette*, p. 487); d'autre part, il n'y remplaça pas Valero, qui était revenu en août (*Gazette*, p. 450) non pas du Pérou, mais du Mexique ou Nouvelle-Espagne, où il avait succédé en 1715 au duc de Linarès.

2. Voyez ci-dessus, p. 55 et 80-81.

3. Il a déjà été mention de ces *titulados,* ou gratifiés d'un titre de Castille, dans notre tome IX, p. 121, note 1, et 171. Joseph Berni y Catala a publié en 1769 *Creacion, antiguedad y privilegios de los titulos de Castilla,* continué en 1777 par Antonio Ramos. — Saint-Simon écrit *titolados.*

4. Il reçut un titre de comte à l'occasion du mariage de l'Infante, dès le mois de septembre 1721 (*Gazette*, p. 501). Les provisions de ce titre avec les lettres patentes confirmatives de Louis XV en faveur de

tabac à Madrid, [1], tous deux faits comtes peu avant mon arrivée en Espagne, et, comme quantité d'autres qui ne valent pas mieux, ces gens-là sont véritablement marquis et comtes, et, quels qu'ils soient d'eux-mêmes, ils y sont fondés en titre qui ne peut leur être disputé, au lieu que, en France, qui veut se faire annoncer marquis ou comte le devient aussitôt pour tout le monde, qui en rit, mais qui l'y appelle, sans autre droit ni titre que l'impudence de se l'être donné à soi-même. Ainsi en Espagne comme en France, tout est plein de marquis et de comtes les uns de qualité grande ou moindre, les autres, canailles ou peu s'en faut, pour la plupart, ceux d'ici, de pure usurpation de titre, ceux d'Espagne, de concession de titre. Mais cette concession ne les mène pas loin. Ces titres ne donnent aucun rang, et, depuis qu'il n'y a plus d'étiquette et de distinction de pièces chez le roi pour y attendre, ces *titulados* ne jouissent d'aucune distinction. Les marquis et les comtes de qualité sont honorés et considérés de tout le monde, selon leur naissance, leur âge, leur mérite, leurs emplois, comme le sont aussi les gens de qualité qui n'ont point ces titres et qu'on appelle don Diègue un tel, etc., et ces autres marquis et comtes en détrempe[2] sont méprisés autant et plus que s'ils ne l'étoient pas, et en cela, ils font mieux que nous ne faisons en France. Il faut pourtant dire que ces *titulados* peuvent avoir un dais chez eux, mais toujours avec un

Jean-Baptiste Robin et de sa descendance furent imprimées en 1723 en une plaquette in-4° (Bibliothèque nationale, Lm³ 773). Voyez ce qu'en dit Mathieu Marais (*Mémoires*, tome III, p. 172 et 320).

1. Ce nom est resté en blanc dans le manuscrit, et il est difficile de combler cette lacune. Selon Louville (*Mémoires*, tome II, p. 136), les tabacs avaient été affermés en 1704 à un certain Lopez de Castro, que Tessé dans une lettre à Chamillart du 8 décembre 1704 qualifiait de « couteau pendant d'Orry » et d'« antagoniste de Rivas ». Mais est-ce lui qui était directeur de la vente en 1721, et qui fut anobli ? L'ouvrage de Berni est muet à cet égard.

2. Comme dans le tome XXXVIII, p. 18.

grand portrait du roi d'Espagne dessous, qui est la différence du dais des grands d'Espagne, qui n'ont jamais de portrait du roi dessous, mais des ornements de broderie ou leurs armes, ou rien du tout dans la queue et toute unie, comme il leur plaît[1]. Ces dais avec le portrait du roi descendent, s'il se peut, encore davantage. Higgens en avoit un ainsi comme premier médecin, que j'y ai vu plusieurs fois, et j'y appris qu'il étoit commun à d'autres fort petites charges; mais toutefois n'a pas un dais avec le portrait du roi sans titre et droit de l'avoir, mais le portrait du roi qui veut, chez soi et comme il veut, sans dais.

L'Excellence. Cette matière me conduit à celle de l'*Excellence*. On ne se licencie plus de la refuser sous aucun prétexte, comme on faisoit autrefois sous prétexte de familiarité et de liberté, par des gens fâchés de ne l'avoir pas eux-mêmes. Je ne sais comment cet abus s'est enfin aboli ; mais, entre grands ou autres qui ont l'*Excellence*, il arrive quelquefois qu'ils se tutoient et s'appellent par leurs seuls noms de baptême, par familiarité, et non pour éviter ce qu'ils se doivent réciproquement. L'*Excellence*, autrefois réservée aux grands et aux ambassadeurs étrangers, s'est peu à peu infiniment étendue. Les fils aînés des grands, les successeurs immédiats à une grandesse, les vice-rois et les gouverneurs de provinces, les capitaines généraux et les conseillers d'État, les chevaliers de la Toison d'or, ceux que le roi d'Espagne nomme à une ambassade, même le cas arrivant qu'ils n'y aillent pas, et le marquis de Villagarcia dont j'ai parlé naguère[2] l'avoit acquise de cette sorte, à plus forte raison ceux qui ont été ambassadeurs, enfin le gouverneur du conseil de Castille, tous ceux-là, et leurs femmes, ont l'*Excellence*, tellement qu'il importe fort de savoir à qui on parle pour ne pas offenser ceux qui l'ont à qui on ne la donneroit pas, et peut-être davantage ceux à qui on la donneroit et à qui on ne

1. Comparez ce qui a été dit dans le tome IX, p. 171.
2. Ci-dessus, p. 257.

la devroit pas. C'est la méprise qui m'arriva, dont je fus fâché après, mais qui auroit pu être plus désagréable. Ce fut à Lerma, au sortir de la cérémonie du mariage du prince et de la princesse des Asturies, à la fin de laquelle je venois d'être déclaré grand d'Espagne de la première classe, conjointement avec mon second fils, et l'aîné déclaré chevalier de la Toison d'or[1]. Je venois d'être accablé des compliments de toute la cour; ma journée, qui avoit commencé de bon matin, étoit loin d'être finie, et moi sortant de maladie, fort fatigué. Je profitai donc d'un tabouret qui se rencontra dans une des premières salles, ayant autour de moi ce que j'avois mené de plus considérable. Je me reposois de la sorte, lorsqu'un jeune [homme] bien fait, un peu noir, s'en vint me faire des compliments empressés et fort polis, avec un air de respect et de déférence. Je crus le connoître parfaitement; je me levai, lui répondis sur le même ton; je multipliai mes remerciements, et je l'accablai d'*Excellence*. Il eut beau me témoigner sa honte de me voir debout pour lui, je pris cela pour un raffinement de politesse; je n'avois garde de me rasseoir, n'ayant pas d'autre siége à lui présenter; enfin il s'en alla pour me[2] laisser rasseoir. Dès qu'il fut retiré, l'abbé de Saint-Simon me demanda quel plaisir je prenois à confondre ce pauvre garçon qui me venoit marquer son respect et sa joie, et à l'accabler d'*Excellence* et de moqueries. Surpris à mon tour, je lui demandai si je pouvois en user autrement avec le marquis de Cogolludo, fils aîné du duc de Medina-Celi[3]. « Le marquis de Cogolludo ! reprit l'abbé; mais vous n'y songez pas, c'est [Baye][4], le fils de Mme de Plénœuf,

1. Dans notre prochain volume.

2. Saint-Simon a écrit *le* pour *me*.

3. Ci-dessus, p. 107.

4. Ce nom est resté en blanc dans le manuscrit. Nous croyons qu'il s'agit de François Berthelot, titré baron de Baye, fils aîné du mariage d'Étienne Berthelot de Pléneuf avec Agnès Rioult de Douilly, sa seconde femme. Il n'avait pas dix-neuf ans, étant né le 29 août 1703. Par la suite, il entra au service et parvint en 1762 au grade de lieute-

dont l'embarras nous a fait pitié. » En effet, c'étoit lui-même. La Fare l'avoit amené avec lui, comme je partois de Madrid pour Lerma. Je n'avois fait qu'entrevoir ce jeune homme lorsqu'il me le présenta, et je ne l'avois ni vu ni rencontré depuis, séparé jusqu'à la veille de ce jour-là par la petite vérole. Ils se mirent tous à rire et à se moquer de moi ; mais ils convinrent tous qu'il ressembloit beaucoup au marquis de Cogolludo. De lui faire des excuses de l'avoir trop bien traité, il n'y avoit pas moyen ; de lui laisser penser que je m'étois moqué de lui, étoit encore pis : l'expédient fut d'en faire le conte à la Fare.

Venons maintenant à la maison de la reine d'Espagne.

MAISON DE LA REINE.

Majordome-major.

Le marquis de Santa-Cruz.

Je ne parlerai point des trois majordomes de semaine, dont Magny en étoit un[1].

Premier médecin.

M. Servi. J'ai parlé de lui il n'y a pas longtemps[2].

Camarera-mayor.

La comtesse douairière d'Altamire, Angela Folch de Cardone et Aragon.

Dames du palais.

La princesse de Robecq.

La duchesse de Saint-Pierre.

La princesse de Pettorano[3].

La comtesse de Taboada[4].

nant général ; de 1753 à 1766, il commanda les deux compagnies de cadets du roi Stanislas, duc de Lorraine.

1. Réfugié en Espagne depuis la découverte de la conspiration de Cellamare.

2. Ci-dessus, p. 259-260.

3. Catherine-Berthe de Boufflers : tome XXXI, p. 184-185.

4. Ci-dessus, p. 196.

Señoras de honor.

Mmes Rodrigo.	Albiville.
Carillo.	Monteher.
Niévès.	O'Calogan.
Del Surco.	Cogorani[1].
Riscal d'Alègre.	

Azafata.

Doña Laura Piscatori, nourrice de la reine.

Confesseur.

Don Domingo Guerra.

Grand écuyer.

Le duc de Giovenazzo, c'est-à-dire notre prince de Cellamare.

Premier écuyer.

Marquis de Saint-Jean, et son fils en survivance.

Comtesse d'Altamire; son caractère.

La comtesse d'Altamire étoit fille du sixième duc de Ségorbe et de Cardone[2]. Son mari mourut en 1698, étant ambassadeur d'Espagne à Rome[3]. Elle étoit mère du comte d'Altamire et du duc de Najera[4], et belle-mère du comte de San-Estevan-de-Gormaz[5]. On a vu ailleurs dans quelle union elle, le marquis de Villena et le marquis de Bedmar et leurs enfants vivoient ensemble[6], ce qui redoubloit leur considération. Cette comtesse d'Altamire étoit une des plus grandes dames d'Espagne en tout genre, d'une

1. Saint-Simon va parler plus loin de quelques-unes de ces señoras de honor. Nous ne savons rien sur Mmes Carillo, Monteher et O'Calogan. Mme Rodrigo est peut-être la femme du secrétaire d'État.

2. Louis Folch d'Aragon et Cordoue, qui eut quatre fils morts avant lui et huit filles, dont elle était la dernière.

3. Louis de Moscoso y Ossorio : tome XXVI, p. 116.

4. Antoine Ossorio y Moscoso (tome XX, p. 301) et Joseph, duc de Najera par sa femme (ci-dessus, p. 115).

5. Marié à Catherine de Sandoval y Moscoso : tome XXII, p. 188.

6. Ci-dessus, p. 178.

grande vertu et de beaucoup de piété. Avec un esprit qui n'étoit pas supérieur, elle avoit toujours su se faire respecter par sa conduite et son maintien, et personne n'étoit plus comptée qu'elle par la cour, par les ministres successifs, par le roi et la reine mêmes. Elle fut d'abord camarera-mayor, après l'expulsion de la princesse des Ursins, et toujours également bien avec la reine, et sur un grand pied de considération. Elle faisoit fort assidûment sa charge et fort absolument, toutefois poliment avec les dames, mais dont pas une n'eût osé lui manquer, ni branler seulement devant elle. Elle étoit petite, laide, mal faite, avoit environ soixante ans et en paroissoit bien soixante-quinze[1]; avec cela, un air de grandeur et une gravité qui imposoit. J'allois quelquefois la voir. Elle étoit toujours sur un carreau, au fond de sa chambre; des dames sur des carreaux ou des siéges, comme elles vouloient; on me donnoit un fauteuil vis-à-vis d'elle. Je la trouvai une fois seule; elle ne savoit pas un mot de françois ni moi d'espagnol, de manière que nous nous parlâmes toujours sans nous entendre que par les gestes; elle en sourioit parfois et moi aussi. J'abrégeai fort cette visite.

J'ai parlé ailleurs de la princesse de Robecq, de la duchesse de Saint-Pierre et de la princesse de Pettorano. La comtesse de Taboada n'étoit point laide, et ne manquoit pas d'esprit ni de vivacité; j'ai parlé de son mari et de son beau-père le comte de Maceda, grand d'Espagne[2].

Caractère de quelques *señoras de honor.*

Parmi les *señoras de honor*, il y en avoit plusieurs qui avoient de l'esprit et du mérite. La femme de Sartine[3], qui avoit été caméristе et bien avec la reine, la devint à la fin. Mme de Niévès[4], très bien avec la reine, étoit

1. Elle mourut le 16 novembre 1737, à soixante et onze ans (*Gazette*, p. 592).
2. Ci-dessus, p. 195-196.
3. Catherine Wilts: tome XXXVIII, p. 292.
4. Ci-dessus, p. 55.

gouvernante de l'Infante, et vint et demeura à Paris avec elle, et s'en retourna aussi avec elle. On lui trouva en ce pays de l'esprit, du sens et de la raison ; je ne sais si cela fut réciproque. Mme de Riscal d'Alègre[1] étoit une femme bien faite, qui avoit beaucoup de mérite, qui étoit considérée, et qui auroit été fort propre à bien élever une princesse. Mme d'Albiville[2] étoit une Irlandoise âgée, qui méritoit aussi sa considération. Le mérite de Mme de Cogorani étoit d'être fille de *l'azafata*, qui étoit Parmesane, nourrice de la reine[3], et qui, toute grossière paysanne qu'elle étoit née et qu'elle étoit encore, conservoit un grand ascendant sur la reine, étoit la seule qui, par l'économie des journées, pouvoit chaque jour lui dire quelque mot tête à tête, et qui avoit assez d'esprit pour avoir des vues et les savoir conduire. Enfin ce fut elle qui fit chasser le cardinal Alberoni, dont on ne seroit jamais venu à bout sans elle[4]. Comme elle étoit extraordinairement intéressée, il y avoit des moyens sûrs de s'en servir. D'ailleurs elle n'étoit point méchante. Pour son mari, ce n'étoit qu'un paysan enrichi, dont on ne pouvoit rien faire, et qui n'étoit souffert que par l'appui de sa femme[5]; mais

1. Lorsque cette dame mourut à Madrid le 14 janvier 1746, à soixante-quatorze ans, la *Gazette* (p. 76) la nommait « Suzanne Chaubirey de Belbaux, marquise de Riscaldealegre, dame d'honneur de la reine, ancienne gouvernante de l'infante Marie-Antoinette » ; c'était probablement une savoyarde venue avec la première reine.

2. Elle était la mère de Mme de Sartine. Son mari, Charles Wilts, comte d'Alby et marquis d'Albiville, avait le titre de secrétaire d'État du Prétendant pour le royaume d'Irlande (Bibliothèque nationale, Nouveau d'Hozier, vol. 301, p. 6933). Un certain comte d'Alby, irlandais, en faveur de qui écrit un marquis d'Albiville, était employé vers 1676 en France comme espion par la cour d'Angleterre ; il fut arrêté et resta à la Bastille de 1678 à 1686 (Archives de la Bastille, dossiers 10363 et 10436 ; Ravaisson, *Archives de la Bastille*, tome VIII, p. 171-173 ; Archives nationales, reg. O¹ 28, fol. 95).

3. Ci-dessus, p. 258.

4. Tomes XXX, p. 241 et 276, et XXXVII, p. 90.

5. Raconté dans le tome XXXVII, p. 90-92.

celle-ci étoit redoutée et ménagée par les ministres et par toute la cour.

Don Domingo Guerra, confesseur de la reine ; son caractère.

Don Domingo Guerra, confesseur de la reine, n'étoit rien ni de rien lorsque j'étois en Espagne[1]. Il étoit frère de don Michel Guerra, de qui je parlerai bientôt[2], et n'en tenoit pas la moindre chose. Le plus plat habitué de paroisse[3] auroit paru un aigle en comparaison de ce confesseur[4]. Il n'est pas de mon sujet de parler d'un peu de crédit qu'il eut assez longtemps depuis mon retour, qui n'en fit qu'un abbé commendataire de Saint-Ildefonse et un évêque *in partibus,* quoiqu'il l'eût enflé jusqu' [à] penser au cardinalat, et à se croire un personnage, mais avec qui personne n'eut à compter.

MM. de Saint-Jean père et fils ; leur fortune et leur caractère.

Les deux Saint-Jean, père et fils[5], étoient d'espèce à donner de la surprise de les voir premiers écuyers de la reine. Je n'ai point su par où elle les prit en si grande amitié, qui, du temps que j'étois en Espagne, étoit déjà fort marquée. C'étoient des gens cachés, mesurés, respectueux avec tout le monde, qui se produisoient peu, qui ne faisoient nulle montre de leur faveur, qui ne vouloient être mal avec personne, ni liés avec aucun. Sages

1. Dominique-Valentin Guerra était chanoine de Ségovie lorsqu'il fut choisi en septembre 1714 comme confesseur de la nouvelle reine; Philippe V lui donna en juillet 1725 la place d'abbé commendataire de la collégiale de Saint-Ildefonse; à la fin de la même année, le pape le nomma archevêque d'Amida, en Diarbékir, et il fut sacré le 31 mars 1726 (*Gazette*, p. 32 et 184); nommé évêque de Ségovie en janvier 1728 (*Gazette,* p. 78), il semble qu'il résigna pour infirmités dans le courant de 1731, mais qu'il vivait encore en 1738.

2. Ci-après, p. 284.

3. *Académie,* 1718 : « *Habitué* se dit aussi d'un ecclésiastique qui n'a point de charge ni de dignité dans une église, mais qui assiste à l'office divin et qui est employé aux fonctions d'une paroisse : *prêtre habitué.* Il se met aussi substantivement : *un habitué de paroisse.* »

4. Comparez ce qui est dit de lui dans les instructions du marquis de Brancas en 1728 (*Recueil des instructions aux ambassadeurs en Espagne,* tome III, p. 162), et voyez ci-après aux Additions et Corrections.

5. Ci-dessus, p. 55-56.

dans leur conduite, ils ne donnoient aucune prise. Comme ils ne vouloient faire que pour eux et rien pour personne, pour mieux ménager leur crédit pour eux, éviter l'envie et cacher leurs vues, ils s'enveloppoient de modestie et d'impuissance, et ne servoient et ne desservoient personne. Le père avoit bien commencé; le fils avoit[1] plus d'esprit et de montant, et, longtemps depuis mon retour, on fut subitement épouvanté de le voir tout d'un coup grand écuyer de la reine et grand d'Espagne.

Capitaines des gardes du corps et colonels des régiments des gardes prêtent seuls serment entre les mains du roi d'Espagne.

J'ai expliqué avec assez de détail les fonctions de toutes ces charges, p. [255-256[2]], [pour] que je n'ai[e] rien à y ajouter, sinon que les trois capitaines des gardes du corps et les colonels des deux régiments des gardes prêtent serment entre les mains du roi. Ce sont les seuls dont le roi même le reçoit, et ces charges et ces gardes sont aussi d'établissement nouveau.

On a vu plus haut[3] de quelles personnes furent formées les maisons du prince et de la princesse des Asturies, lorsque j'ai parlé de cet établissement. Je n'ai donc rien à y ajouter, sinon que leurs fonctions chez le prince et la princesse sont pareilles à celles que les mêmes charges ont chez le roi et chez la reine. L'âge alors si tendre des Infants me dispensera de parler des personnes employées auprès d'eux. Del Surco et Salazar, major des gardes du corps, lieutenant général et homme d'esprit et de qualité[4], furent dans la suite gouverneurs chacun d'un[5]. Je le dis

Salazar ; sa fortune et sa réputation.

1. Avant ce verbe, il y a dans le manuscrit un *qui* inutile.

2. Notre tome VIII, p. 171-177. — 3. Ci-dessus, p. 54-56.

4. Jean de Idiaquez, comte de Salazar. Quand il mourut à Saint-Ildefonse, le 9 septembre 1736, à soixante-douze ans, notre *Gazette* (p. 473) le qualifia de duc de Grenade de Ega, grand de première classe, commandeur de Saint-Jacques, capitaine général des armées, sergent-major des trois compagnies des gardes du corps, grand échanson et ancien gouverneur du prince des Asturies. C'est en octobre 1725 qu'il avait été nommé sommelier du corps de l'infant Ferdinand, devenu prince des Asturies à l'avènement de Louis Ier.

5. C'est au début de 1724 que le marquis del Surco fut choisi par

pour la singularité de cette fortune pour un homme tel que le Surco, et pour celle du soupçon, peut-être mal fondé, mais reçu comme certain par tout le monde, que le Salazar avoit empoisonné sa femme, comme le duc de Popoli avoit fait la sienne, ce qui fit dire à la cour qu'avoir empoisonné sa femme étoit une condition nécessaire pour arriver à l'honneur et à la confiance d'être gouverneur des Infants.

Venons maintenant aux conseils, que je trouvai et que je laissai dans un grand délabrement pour ce qui regardoit les conseils particuliers.

Miraval, gouverneur du conseil de Castille ; son caractère. [*Add. St-S. 1712*]

Le marquis de Miraval[1] étoit gouverneur du conseil de Castille. C'étoit un homme de médiocre naissance, qui avoit été ambassadeur d'Espagne en Hollande, et qui en fut rappelé pour occuper cette grande place, dont il n'étoit pas incapable. Il étoit doux, poli, accessible, équitable. Son esprit toutefois n'étoit pas transcendant, et son inclination étoit autrichienne. La cabale italienne, à laquelle il étoit étroitement lié, l'avoit porté par la reine à cette grande place. C'étoit un grand homme fort bien fait, qui avoit l'attention polie de n'aller presque jamais en carrosse que ses rideaux à demi tirés, pour ne faire arrêter personne[2].

Caractère du grand inquisiteur.

Don François Camargo[3], ancien évêque de Pampelune, étoit inquisiteur général ou grand inquisiteur. Je n'ai jamais vu homme si maigre ni de visage si affilé. Il ne manquoit point d'esprit ; il étoit doux et modeste. On eût beaucoup gagné que l'Inquisition eût été comme lui.

Conseils.

Le comte de Campo-Florido[4] étoit président du conseil

Philippe V, avant son abdication, pour gouverneur de l'infant don Philippe (*Gazette*, p. 113).

1. Louis de Miraval y Spinola : tome XXIX, p. 286.

2. Il a expliqué dans le tome VIII, p. 149-150, ce que c'est que ce cérémonial.

3. Tome XXXVIII, p. 336 ; c'est par erreur qu'il est nommé ici François ; il s'appelait Jean.

4. Jean del Rio Gonzalez : tome XXXI, p. 101.

des finances, où il ne faisoit rien depuis longtemps qu'une longue maladie le conduisit au tombeau depuis mon arrivée en Espagne[1] : l'ancien de ce conseil le gouverna pendant tout mon séjour, avec le trésorier général, desquels je n'entendis point parler.

La présidence du conseil des Indes et de celui de la marine vaquoit pendant que j'étois en Espagne[2]; les doyens obscurs de ces conseils les conduisoient. La présidence de celui des Indes fut donnée, après mon départ, au marquis de Valero, à son arrivée de la vice-royauté du Pérou[3], avec la grandesse et le titre de duc d'Arion[4].

Le marquis de Bedmar étoit président du conseil des ordres et du conseil de guerre. La première[5] étoit sérieuse, donnoit quelque travail, du crédit et de la considération. L'autre étoit tombée à n'être plus qu'un nom.

A l'égard du conseil d'Italie et de celui des Pays-Bas, ils étoient tombés par le démembrement de ces pays de la domination d'Espagne, et passés sous celle de l'Empereur.

Deux marquis de Campo-Florido

J'ai oublié d'avertir qu'il ne faut pas confondre le Campo-Florido, dont je viens de parler, avec le marquis de Campo-Florido[6], capitaine général du royaume de Valence,

1. Saint-Simon doit se tromper, quant au décès; car le marquis de Campo-Florido ne mourut que le 5 mars 1726.

2. Cela est-il encore bien exact? D'après Garma, *Teatro universal de España*, tome IV, p. 356, c'était don André-Mathias de Pez (appelé *don André Paëz* dans notre tome XXXI, p. 101-102). Amiral et général de toutes les escadres d'Espagne et conseiller au conseil de guerre (1715), il fut appelé en janvier 1717 à la présidence du conseil des Indes, démissionna en septembre 1718, mais fut remis en place par le roi en 1721, et nommé secrétaire d'État pour la marine et les Indes; il mourut le 7 mars 1723. La *Gazette* le qualifie de président du conseil des Indes en février 1723 (p. 138).

3. Il veut dire du Mexique.

4. Ci-dessus, p. 55 et 81.

5. La première de ces deux présidences.

6. Louis de Reggio-Blanciforte-Colonna : tome XXXI, p. 101, note 4.

extrêmement différents, à ne pas les confondre.

lorsque j'étois en Espagne[1]. Celui-ci étoit un fin et adroit Sicilien qui s'étoit acquis la protection de la reine par le mariage de son fils avec la fille aînée de doña Laura Piscatori, nourrice et *azafata* de la reine[2], qui, contre tous les usages d'Espagne, le maintint quinze ou seize ans dans la place de capitaine général du royaume de Valence[3], qu'il gouverna en effet fort sagement. Il en sortit par être fait grand d'Espagne, et vint après ici ambassadeur[4]

1. Erreur ; voyez ci-dessous la note 3.

2. D'après Potier de Courcy, Continuation de l'*Histoire généalogique* du P. Anselme, tome IX, première partie, p. 740-741, et deuxième partie, p. 536, Laura Piscatori, devenue veuve, se serait remariée à N. de Moncade, des princes de Calvaruso, et en eut une fille, qui épousa, au plus tôt en 1744, Michel ou Étienne de Reggio-Saladino, titré prince d'Yaci ou Iacchi, fils de Louis, prince de Campo-Florido. Cet Yaci était veuf depuis le 3 décembre 1743 de Jeanne-Romaine de la Chastre de Nançay : voyez aussi la Chenaye des Bois, *Dictionnaire de la noblesse,* tome V, p. 346. Mais tout cela semble bien incertain. Quant au second mariage de Laura, c'est une fable : elle s'appelait de son propre nom Laura-Julie Mentagaci, et avait épousé à Parme N. Piscatori, qu'elle fit venir en Espagne et auquel Philippe V donna une place de conseiller de « hacienda » ou des finances et le titre de courtoisie de marquis de Saint-André. L'*azafata* est qualifiée de ce titre dans une liste des officiers de la cour, écrite de la main de Saint-Simon (vol. *Espagne*, Mémoires et documents 92, fol. 14) et qui est au moins de 1725, quoiqu'une main moderne y ait inscrit à tort la date de 1701, puisque le marquis de la Paz y est indiqué comme principal secrétaire d'Etat. Elle ne perdit son mari qu'en 1733, et en août de cette même année Philippe V donna à son fils, Louis Piscatori, la place de conseiller des finances qu'avait son père avec les mêmes appointements et lui confirma le titre de marquis de Saint-André, dont il fit un titre de Castille (*Gazette*, p. 413 ; Jos. Berni y Ayala, *Creacion, etc. de los titulos de Castilla,* p. 452). Laura mourut à Saint-Ildefonse le 15 septembre 1748 à quatre-vingt-un ans, qualifiée alors veuve, marquise de Saint-André et camériste de la reine douairière (*Gazette*, p. 493), et cela exclut tout remariage.

3. M. de Campo-Florido était déjà vice-roi de Valence en août 1723 (*Gazette,* p. 424), où il remplaça le duc de Saint-Pierre. En avril 1737, il fut envoyé comme ministre plénipotentiaire près des princes d'Italie et remplacé à Valence par M. de Caylus (*Gazette*, p. 234 et 416-417).

4. D'avril 1740 jusqu'en 1746.

d'Espagne, où chacun a pu juger de son esprit, et qu'il a été peut-être le seul bon ambassadeur qu'on ait vu ici envoyé par l'Espagne, depuis don Patricio Laulès.

Archevêque de Tolède. Constitution, Inquisition.

Il y avoit déjà plus d'un règne que les archevêques de Tolède, chanceliers de Castille par leur siége, en avoient perdu toute fonction et toute mémoire, et qu'ils étoient réduits au pur ecclésiastique, sans plus avoir aucune autre prétention. Diego d'Astorga y Cespedès[1] l'étoit pendant que j'étois en Espagne. Né en 1666, il fut inquisiteur de Murcie, évêque de Barcelone en décembre 1715, grand inquisiteur d'Espagne en 1720, et en mars suivant archevêque de Tolède, en quittant la place de grand inquisiteur, enfin cardinal par la nomination du roi d'Espagne, en novembre 1727. On a vu ici, p. [2120-2121[2]], ce que j'ai dit de ce prélat, et la confiance avec laquelle il me parla contre la constitution *Unigenitus*, le despotisme des papes et de l'Inquisition en Espagne et dans tous les pays d'Inquisition, qui ne laissoient aucune autorité ni liberté aux évêques, qu'ils faisoient trembler, qui étoient réduits aux simples fonctions manuelles, et qui, bien loin d'oser juger de la foi, n'auroient pas même hasardé de recevoir la constitution *Unigenitus* sans risquer d'être envoyés par l'Inquisition pieds et poings liés à Rome, pour avoir osé se croire en droit de pouvoir donner une approbation à ce qui émanoit de Rome, qu'ils sont obligés de recevoir à genoux, les yeux fermés, sans s'informer de ce que c'est, si dans cette conjoncture le Pape ne leur avoit pas permis et ordonné de la recevoir; combien il déplora avec moi l'anéantissement de l'épiscopat en Espagne et autres pays d'Inquisition, où ce tribunal d'une part, celui du nonce de l'autre, avoit entièrement dépouillé les évêques, qui n'étoient plus les ordinaires de leurs diocèses, mais de simples grands vicaires, sacrés

1. Déjà rencontré comme évêque de Barcelone : tome XXVI, p. 228.

2. Notre tome XXXII, p. 316-320.

pour le caractère épiscopal et donner la confirmation et l'ordination et rien de plus, destitués même des pouvoirs que les évêques des autres pays donnent à leurs grands vicaires; enfin combien il me remontra l'importance extrême que nos évêques ne tombassent pas dans cet anéantissement, sous lequel ceux d'Espagne et de tous les pays d'Inquisition gémissoient, et combien les nôtres se devoient souvenir de ce que c'est que d'être évêques, soutenir les droits divins de l'épiscopat, et résister avec toute la sagacité et la fermeté possible des[1] ruses et des violences de Rome, dont le but continuel est d'anéantir partout l'épiscopat pour rendre les papes évêques seuls et uniques, et ordinaires immédiats de tous les diocèses, pour être les seuls maîtres dans l'Église, et par là de revenir à la domination temporelle qu'ils ont si longtemps essayé d'exercer partout, et de ne pouvoir enfin y être contredits par personne de leur communion. Ce prélat, éclairé et si judicieux, en vénération à toute l'Espagne par sa modestie, sa frugalité, ses mœurs, ses aumônes, sa vie retirée et studieuse, sa douceur et son éloignement de toute ambition, tel que les dignités le vinrent toutes chercher sans en avoir jamais brigué aucune, ce que ce prélat, dis-je, crut m'apprendre sur l'esclavage et le néant de l'épiscopat dans les pays d'Inquisition, et qui met en si grande évidence le cas qu'on doit faire de l'acceptation faite de la Constitution par tous les évêques et les docteurs de ces pays, que nos boute-feux d'ici ont tant sollicitée et tant fait retentir pour faire accroire de force et de ruse que l'Église avoit parlé, etc., cela même on l'a vu, dans ce qui a été donné ici de M. [de] Torcy[2], par les dures réprimandes et ce qu'il arriva à Aldrovandi, nonce en Espagne, pour avoir fait accepter la Constitution par des évêques, licence prise par eux, qui fut trouvée si mauvaise à Rome, quoique à la sollicitation d'Aldrovandi, que ce nonce en

1. Il veut dire contre les ruses.
2. Tomes XXXII, p. 287, 314-316, et XXXIII, p. 205-206.

fut perdu, et eut toutes les peines qu'on a vues à s'en relever, et que le Pape, pour couvrir cet étrange excès des évêques d'Espagne, leur commanda à tous de recevoir sa constitution *Unigenitus*, afin qu'il ne fût pas dit qu'ils eussent osé le faire sans ses ordres précis, et, en même temps, les évêques, qui l'avoient acceptée à la réquisition du nonce, furent fort blâmés et menacés de Rome, comme ceux qui n'avoient osé déférer là-dessus aux instances du nonce furent loués et approuvés.

Le nonce ni les évêques n'ont point l'Excellence; premier et unique exemple en faveur de l'archevêque de Tolède de mon temps*.

Cet archevêque de Tolède est le premier et l'unique prélat à qui l'*Excellence* ait été accordée, pour lui et pour les archevêques ses successeurs. Aucun autre n'a ce traitement, non pas même le nonce du Pape, quoique si puissant en Espagne, et le premier de tous les ambassadeurs, qui l'ont tous. Les nonces, comme tous les autres archevêques et évêques d'Espagne, se contentent de la *Seigneurie Illustrissime,* et ne prétendent point l'*Excellence,* même depuis que l'archevêque de Tolède l'a obtenue, fort peu avant que j'arrivasse en Espagne[1]. C'est aussi la seule distinction qu'il ait par-dessus les autres archevêques et évêques.

CONSEILLERS D'ÉTAT :

Le duc d'Arcos, le duc de Veragua, le marquis de Bedmar, le comte d'Aguilar, le prince de Santo-Buono, le duc de Giovenazzo, tous grands d'Espagne, don Michel Guerra, le marquis Grimaldo, secrétaire d'État.

Conseillers et conseil d'État nuls; ce qu'ils étoient.

On l'a déjà dit[2], les conseillers d'État sont, ou plutôt étoient en Espagne ce que nous appelons ici ministres d'État; aussi étoit-ce le dernier et le suprême but de la fortune et de la faveur. Mais, depuis que la princesse des Ursins eut fait quitter prise aux cardinaux Portocarrero

1. C'est en septembre 1721 que cette grâce lui fut accordée : *Gazette,* p. 490.

2. Particulièrement dans le tome VIII, p. 152-154.

* Les trois derniers mots ont été ajoutés après coup.

et d'Estrées, et à tous ceux qui avoient eu part au testament de Charles II qui avoit mis Philippe V sur le trône, renfermé le roi d'Espagne avec la reine et elle, et changé toute la forme de la cour et du gouvernement, les fonctions des conseillers d'État tombèrent tellement en désuétude qu'il ne leur en demeura que le titre vain et oisif, sans rang ni fonctions quelconques, et sans autre distinction que de pouvoir aller en chaise à porteurs dans les rues de Madrid, avec un carrosse à leur suite, et l'*Excellence*. Aussi fut-ce uniquement pour donner l'Excellence à Grimaldo qu'il reçut le titre de conseiller d'État pendant que j'étois à Madrid. Je le lui donnois[1] souvent avant qu'il l'eût par cette voie. Cela le flattoit, parce qu'il étoit glorieux et qu'il étoit peiné de traiter continuellement avec des ambassadeurs et avec des grands et d'autres qu'il falloit bien qu'il traitât d'*Excellence*, et dont il ne recevoit que la *Seigneurie*. Il m'en reprenoit quelquefois en souriant; je répondois que je ne me corrigerois point, parce que je ne pouvois me mettre dans la tête qu'il ne l'eût pas. Nous reviendrons à lui tout à l'heure[2]. Je passe les grands, parce que j'en ai parlé sous leurs titres.

Don Michel et don Domingo Guerra; leur fortune et leur caractère.

Don Michel Guerra[3] étoit une manière de demi-ecclésiastique sans ordres, mais qui avoit des bénéfices, qui étoit vieux et qui n'avoit jamais été marié. C'étoit une des meilleures têtes d'Espagne, pour ne pas dire la meilleure de tout ce que j'y ai connu; instruit, laborieux, parlant bien et assez franchement. Aussi, quoique tout à fait hors de toutes places[4], étoit-il fort aimé et considéré. Il étoit chancelier de Milan et à Milan lors de l'avénement de Philippe à la couronne d'Espagne; il se conduisit bien dans cette conjoncture. Sa place étoit également impor-

1. Je lui donnais l'Excellence. — 2. Ci-après, p. 286.

3. Michel-François Guerra : tome XXII. p. 143 et note 12.

4. Gouverneur du conseil de Castille en 1711, il n'avait gardé cette place que peu d'années, et il ne fut fait conseiller d'État que dans le courant de 1722.

tante et considérable, et faisoit compter les gouverneurs généraux du Milanois avec elle. Il y étoit fort estimé et fort autorisé. Peu après l'avénement de Philippe V à la couronne, il quitta Milan, passa quelque temps à Paris[1], où il fut traité avec beaucoup de distinction par le Roi et les ministres, et fort accueilli des seigneurs principaux. C'étoit un homme fort rompu au grand monde et aux affaires, qui ne se trouva ni ébloui ni embarrassé parmi ce monde nouveau pour lui. Il repassa d'ici en Espagne, après avoir vu le Roi en particulier, et conféré avec quelques-uns de nos ministres, dont il remporta l'estime et de toute la cour. Il eut son tour à être gouverneur du conseil de Castille; mais il ne l'accepta qu'à condition de n'être pas tenu d'en garder le rang, s'il venoit à quitter cette grande place, parce que, disoit-il, il ne prétendoit pas mourir d'ennui pour y avoir passé[2]. En effet, il ne la conserva pas longtemps. Ce n'étoit pas un homme à ployer bassement, et, quand il l'eut quittée, il reprit, en effet, son genre de vie accoutumé, sans aucun rang et libre dans sa taille, fort visité et considéré, assez souvent même consulté. Je le voyois assez souvent chez lui et chez moi. Quoiqu'il n'aimât pas les François, il s'entretenoit fort familièrement avec moi, et, outre que sa conversation étoit gaie et agréable, j'y trouvois toujours de quoi profiter et m'instruire.

Il avoit dans une forte santé une incommodité étrange : sa tête se tournoit convulsivement du côté gauche. Dans l'ordinaire cela étoit léger, mais presque continuel, par petites saccades. Il étoit déjà dans cet état quand il passa à Paris, retournant de Milan en Espagne. Depuis, cela avoit augmenté, et la violence en étoit quelquefois si grande que son menton dépassoit son épaule, pour

1. Dangeau signale sa présence en octobre 1711 : *Journal,* tome XIV, p. 14.

2. Voyez dans le tome VIII, p. 151-152, ce qui a été dit de cette place.

quelques instants, plusieurs fois de suite. Je l'ai vu chez lui, le coude sur sa table, tenant sa tête avec la main pour la contenir, d'autres fois au lit pour la contenir davantage. Il m'en parloit librement, et cela n'empêchoit point la conversation. Il avoit fait inutilement plusieurs remèdes en Italie et en Espagne, et avoit consulté son mal ici[1]. Il n'avoit trouvé de soulagement considérable et long que par les bains de Baréges, et il étoit sur le point d'y retourner quand je partis d'Espagne.

On admiroit à Madrid comment je l'avois pu si bien apprivoiser avec moi : avec tout son agrément et son usage du grand monde, il avoit du rustre naturellement, et les grands emplois par lesquels il avoit passé ne l'en avoient pas corrigé. Ainsi ses propos avoient souvent une nuance brusque, sans que lui-même le voulût, ni s'en aperçût par l'habitude. Je sentis bien qu'il ne faisoit pas grand cas du gouvernement d'Espagne, ni beaucoup plus de celui du cardinal Dubois. Ce n'étoient pas matières même à effleurer pesamment de part ni d'autre, mais qui ne laissoient pas de se laisser entendre. Il étoit frère du confesseur de la reine[2] ; ils logeoient ensemble ; il le méprisoit parfaitement. Don Michel étoit grand, gros, noir, de fort bonne mine, et la physionomie de beaucoup d'esprit.

Fortune et caractère du marquis de Grimaldo et de sa femme.

Le marquis de Grimaldo, secrétaire d'État des affaires étrangères, étoit le seul véritable ministre. Je l'ai fait connoître p. 2593[3], par sa figure singulière et par son caractère. C'étoit un homme de si peu, et qui avoit si peu de fortune que le duc de Berwick m'a conté que, la première fois qu'il fut envoyé en Espagne, il lui fut présenté

1. A propos de cette « incommodité », il a paru dans *la France médicale* du 10 novembre 1904, p. 404-405, une note de Remy Touche intitulée *Saint-Simon et le torticolis mental.*

2. Don Domingo Guerra : ci-dessus, p. 276.

3. Tome XXXVIII, p. 347-348 ; voyez anssi au tome XXXVII, p. 162-165.

pour être son secrétaire pour l'espagnol ; qu'il ne le prit point, parce qu'il ne savoit pas un mot de françois, et qu'ensuite il entra sous-commis dans les bureaux d'Orry. Des hasards d'expéditions le firent connoître et goûter à Orry ; il en fit son secrétaire particulier, et il y plut à Orry de plus en plus. Il lui donna sa confiance sur bien des choses, le fit connoître à Mme des Ursins et à la reine ; il se servit peu à peu de lui pour l'envoyer porter au roi des papiers, et en recevoir des ordres sur des affaires, quand ses occupations lui faisoient ménager son temps. Ces messages se multiplièrent ; il avoit la princesse des Ursins et la reine pour lui ; il fut donc tout à fait au gré du roi, tellement qu'Orry, à qui son travail avec le roi n'étoit qu'importun, parce que, un avec Mme de Ursins, par conséquent maître de l'État, il n'avoit pas besoin de particuliers avec le roi pour soutenir sa puissance et son autorité particulière, il se déchargea de plus en plus de tout le travail que Grimaldo pouvoit faire pour lui avec le roi, et des suites de ce travail, comme ordres, arrangements, etc., dont Grimaldo faisoit le détail, et lui en rendoit un compte sommaire, ce qui le tira bientôt de la classe des premiers commis et en fit une manière de petit sous-ministre de confiance. Le roi s'y accoutuma si bien que la chute d'Orry, celle de Mme des Ursins, l'ascendant que prit la nouvelle reine sur son esprit presque aussitôt qu'elle fut arrivée, ne purent changer le goût que le roi avoit pris pour lui, ni sa confiance. Alberoni et la reine le chassèrent pourtant de toute affaire et de toute entrée au Palais ; mais ils ne purent venir à bout de l'exiler de Madrid.

Grimaldo, pendant la durée de son petit ministère, s'en étoit servi pour se lier avec la Roche, avec les valets intérieurs et pour gagner les bonnes grâces du duc del Arco et du marquis de Santa-Cruz, ami intimes l'un de l'autre, l'un favori du roi, l'autre de la reine, et par leur faveur et leurs charges dans l'intérieur du Palais. Il s'étoit fait aussi des amis considérables au dehors du Palais, bien voulu en général et mal voulu de personne que d'Alberoni et de ses esclaves. Plus ce premier ministre se faisoit craindre et haïr, plus on souhaitoit sa chute, plus on plaignoit le malheur de Grimaldo, plus on s'intéressoit à lui. L'Arco n'avoit jamais ployé sous Alberoni d'une seule ligne; Alberoni n'avoit pu le gagner, et n'avoit osé l'attaquer[1]. Santa-Cruz, plus en mesure avec lui par rapport à la reine, ne l'en aimoit pas mieux. Il étoit, comme et pourquoi je l'ai dit ailleurs[2], ami intime du duc de Liria, auquel Grimaldo s'étoit attaché dans ses petits commencements, parce qu'il avoit cultivé la protection du duc de Berwick, dont il avoit pensé être secrétaire, et Liria et Grimaldo furent toujours depuis dans la même liaison, dans laquelle Sartine se glissa. Santa-Cruz et l'Arco faisoient ainsi passer bien des avis de l'intérieur à Grimaldo par Liria, quelquefois l'Arco par le même ou par Sartine, et peu à peu il arriva bien des fois que, sous quelque prétexte de quitter la reine quelques moments, ou pendant sa confession, ou entre le déshabillé du roi et son coucher, où il n'y avoit jamais que Santa-Cruz et l'Arco et deux valets françois intérieurs, le roi faisoit entrer Grimaldo par les derrières, conduit par la Roche, et l'entretenoit d'affaires et de bien d'autres choses. La difficulté de le voir en augmenta le desir, le goût, la confiance, tellement que la chute d'Alberoni fit[3] le rappel subit de Grimaldo au Palais et aux affaires.

Il fut fait secrétaire d'État avec le département des affaires étrangères, et bientôt après, sans être chargé des autres départements des secrétaires d'État, il travailla seul sur tous avec le roi, à leur exclusion. Le roi, toujours

1. Déjà dit aux tomes XXVI, p. 175, XXX, p. 24, et encore depuis.

2. Ci-dessus, p. 166.

3. *Fit* est en interligne, au-dessus de *devint*, surchargé en *fit* et biffé.

peiné de multiplier les visages dans son intérieur, accoutuma bientôt les autres secrétaires d'État, et ceux qui, en vacance de présidents ou de gouverneurs des conseils des Indes, des finances, etc., [1] d'envoyer à Grimaldo ce qu'ils auroient porté eux-mêmes au travail avec le roi, en sorte que Grimaldo lui rendoit compte tout seul de ces différentes affaires de tous les départements, recevoit ses ordres, et les envoyoit avec les papiers à ceux de qui il les avoit reçus. On voit par cette mécanique qu'elle rendoit Grimaldo maître, ou peu s'en falloit, de toutes les affaires, et les autres secrétaires d'État, ou conducteurs à temps des conseils, impuissants sans le concours de Grimaldo, par conséquent ne voyant jamais le roi, et dès là fort subalternes. De là vint que pas un d'eux ne suivit plus le roi en ses voyages, qui [2], dans Madrid ne les voyant jamais, où ils étoient tous, et ne travaillant sur les affaires de tous les départements qu'avec le seul Grimaldo, le roi les accoutuma bientôt à demeurer à Madrid, et à envoyer chaque jour, s'il en étoit besoin, ou plusieurs fois la semaine, à Grimaldo, dans le lieu où le roi étoit, tout ce qui avoit à passer sous ses yeux, et à recevoir par Grimaldo la réponse et les ordres du roi sur chaque affaire de chaque département.

Quoique Grimaldo fût glorieux, et qu'une situation si brillante lui fît élever ses vues bien haut pour ennoblir et élever sa fortune, il eut grand soin de conserver ses anciens amis, de s'en faire de nouveaux, d'avoir un accès doux et facile pour tout le monde, d'expédier de façon que rien ne demeurât en arrière par sa négligence, de tenir ses commis en règle et assidus au travail, de ne les laisser maîtres de rien, et en les traitant tous fort bien, d'empêcher qu'aucun prît ascendant sur lui. Par cette

1. Tel est bien le texte du manuscrit; il faut suppléer ici *en faisoient les fonctions*, ou quelque chose d'analogue.

2. Encore une phrase incorrecte ; pour qu'elle le soit, il suffirait de supprimer les mots *le roi*, trois lignes plus loin.

conduite, il fit que tout le monde étoit content de lui, et que, dans l'impossibilité d'espérer que le roi sortît jamais de la prison où Mme des Ursins l'avoit accoutumé, et qu'Alberoni avoit soigneusement entretenue, et à laquelle ce prince s'étoit si fortement accoutumé, il n'y avoit personne de la cour ni d'ailleurs qui n'aimât mieux Grimaldo pour geôlier, et avoir affaire à lui qu'à tout autre. A l'égard de ceux dont il portoit le travail au roi à leur exclusion, il adoucissoit cette peine par les manières les plus polies et les plus considérées. Il ne se mêloit immédiatement d'aucun de leurs départements, c'est-à-dire qu'il n'écoutoit point ceux qui y avoient des affaires; c'étoit à eux de s'en démêler avec les ministres naturels du département dont étoient leurs affaires, et lui, il n'en entendoit parler que par l'envoi que lui faisoient ces ministres des papiers qu'ils auroient portés devant le roi, et du compte qu'ils lui en [auroient] rendu, s'ils eussent travaillé avec Sa Majesté. Quelquefois alors Grimaldo écoutoit ceux que ces affaires regardoient; je dis quelquefois, selon que l'importance de l'affaire le demandoit, ou que la considération des personnes l'exigeoit; car d'ordinaire il s'en tenoit à ce que les ministres lui envoyoient, formoit son avis là-dessus, en conformité du leur ou non, mais rapportant toujours au roi leur avis et sur[1] quoi ils le fondoient, accompagnoit le renvoi qu'il faisoit des papiers et de la décision du roi avec célérité et politesse. Bien étoit vrai qu'il prenoit plus de connoissances de certaines affaires; mais ce n'étoit qu'avec beaucoup de choix pour suffire à son propre travail, et ne se pas noyer dans celui de tous les autres. Malgré ces attentions, il étoit impossible que les autres secrétaires d'État, etc., ne sentissent le poids de ce joug qui les séparoit du roi comme de simples commis, et qui leur donnoit un censeur tête à tête avec le roi, en lui rappor-

1. Les mots *et sur* sont répétés deux fois, à la fin d'une ligne et au commencement de la suivante.

tant toutes leurs affaires. J'expliquerai plus bas cette façon de travailler, et la jalousie qui en résulta[1], mais qui fut impuissante jusque longtemps après mon retour, et qui n'en mit pas les autres ministres plus à portée du roi, trop accoutumé de si longue main à ne travailler qu'avec un seul, toujours le même. Je me contente de raconter ce que j'ai vu, sans ni louer ni blâmer ici cette manière de gouverner une si vaste monarchie.

Grimaldo étoit chancelier de l'ordre de la Toison d'or, sans en porter sur soi ni à ses armes aucune marque. Il avoit bien envie d'en devenir chevalier, et il y parvint enfin à la longue[2]. Par lui-même, j'ai eu lieu de croire qu'il eût été plus modeste ; mais il avoit une femme[3] qui pouvoit beaucoup sur lui, qui avoit de l'esprit, des vues, du monde, qui crevoit d'orgueil et d'ambition, qui ne prétendoit à rien moins qu'à voir son mari grand d'Espagne, qui ne cessoit de le presser d'user de sa faveur. Il en avoit un fils[4] et une fille fort gentils : c'étoient des enfants de huit ou dix ans, qui paroissoient fort bien élevés. Son frère, l'abbé Grimaldo[5], fort uni avec eux, l'étoit parfaitement d'ambition avec sa belle-sœur, et le poussoient de toutes leurs forces. Mais, outre que cette femme étoit ambitieuse pour son mari, elle étoit haute et altière avec

1. Ci-après, p. 295-296.

2. En 1724, lors de l'abdication de Philippe V.

3. Nous ne savons qui était Mme Grimaldo ; M. Morel-Fatio, dans son *Recueil des instructions aux ambassadeurs de France en Espagne*, n'a pas réussi à l'identifier, et la nouvelle *Enciclopedia universal* espagnole ne parle pas d'elle.

4. Le fils s'appelait Bernard-Marie Grimaldo. Son père lui avait obtenu en 1720 la survivance de sa charge de chancelier de la Toison d'or (*Gazette*, 1720, p. 305-306 et 317) ; quand le père reçut la croix de chevalier, le fils devint titulaire de la charge ; mais, à cause de l'âge du jeune homme, son oncle l'abbé exerça à sa place jusqu'à sa majorité (*Gazette* de 1724, p. 77).

5. François, abbé Grimaldo, était chanoine de Tolède ; il fut reçu chancelier intérimaire de la Toison d'or le 30 janvier 1724 (*Mercure* de février, p. 371).

le monde, et se faisoit haïr par ses airs et ses manières[1], et ce fut en effet cela qui le perdit à la fin. L'abbé Grimaldo imitoit un peu sa belle-sœur dans ce dangereux défaut. Il étoit craint et considéré, mais point du tout aimé, même de la plupart des amis de son frère.

J'étois instruit de ces détails, mais des plus intérieurs, par le duc de Liria, et surtout par Sartine, véritablement intéressé et attaché à Grimaldo, et par le chevalier Bourk[2], dont je parlerai dans la suite[3]. Je voyois assez souvent Mme Grimaldo chez elle et son beau-frère, et il est vrai que, à travers la politesse et la bonne réception, l'orgueil de cette femme transpiroit et révoltoit, non pas moi, qui aimois son mari, et qui n'en faisois que rire en moi-même, ou en dire tout au plus quelque petit mot, et encore rare et mesuré, à Sartine ou au duc de Liria. Je pense que ce fut elle qui se servit de Sartine et de Bourk pour me pressentir sur la grandesse ; je raconte ceci de suite, quoique après le retour de Lerma à Madrid, et pour sonder si je voudrois y servir Grimaldo. Rappelé à sa charge de secrétaire d'État, au moment de la chute d'Alberoni, il avoit été témoin de bien près de la rapidité de la fortune de Ripperda devenu comme en un clin d'œil premier ministre aussi absolu que le fut jamais son pré-

1. Elle ne dédaignait pas les présents en bijoux des ambassadeurs étrangers, et préférait recevoir de cette façon la valeur des pensions qu'on lui offrait pour son mari (*Recueil des instructions*, *Espagne*, tomes II, p. 343, et III, p. 108-109). Dubois écrivait à Sartine le 30 décembre 1721 (vol. *Espagne* 309, fol. 83) : « Ce matin.... parmi des bijoux qu'un joaillier m'a montrés, j'en ai trouvé un, de ceux que les dames mettent dans leur coiffure, qu'on appelle un papillon, qui m'a paru si singulier par la coupe d'un assez grand nombre de pierres de la même espèce, que je l'ai retenu... Je vous l'envoie, et je vous prie de le présenter de ma part à Mme la marquise de Grimaldo comme un petit bouquet de violettes que je viendrois de cueillir dans un bois, ce qui ne peut pas être réputé un présent. »

2. Toby, chevalier Bourke ou de Bourk : tome XII, p. 444 et suivantes.

3. Ci-après, p. 300-305.

décesseur Alberoni, et en même temps grand d'Espagne[1], dans le premier engouement de ce beau traité de Vienne qu'il y avoit conclu[2], fruit amer du renvoi de l'Infante en Espagne.

Ripperda, gentilhomme hollandois et ambassadeur d'Hollande en Espagne, à qui il s'étoit attaché depuis son rappel, et dont il a été tant parlé ici d'après Torcy[3], étoit étranger à l'Espagne, devenu une espèce d'aventurier. Grimaldo, qui, en jouant sur le mot et de sa terminaison en *o* ou en *i*, avoit franchement arboré les armes pleines de Grimaldi, se prétendoit d'être de cette maison[4] depuis qu'il étoit secrétaire d'État, par conséquent de bien meilleure maison que Ripperda. Il n'y avoit aucun Grimaldi en Espagne pour lui contester cette prétention. Le règne de Ripperda avoit été court, et sa chute bien méritée, mais affreuse. Sa gestion, à la suite de celle d'Alberoni, avoit dégoûté le roi et la reine des premiers ministres, sans les détacher de ne travailler qu'avec un seul ministre, et ce seul ministre fut encore Grimaldo. Il succéda donc à Ripperda, non au titre ni au pouvoir, mais au moins à l'accès unique, et à rapporter seul au roi les affaires de tous les départements, comme il avoit fait auparavant[5]. C'en étoit bien assez pour mettre la grandesse dans la tête de sa femme et de son frère, et pour le tenter lui-même, quoique plus sage et plus clairvoyant qu'eux.

Ripperda.

1. Saint-Simon fait ici une digression sur des faits très postérieurs ; car ce n'est qu'en 1725 que Ripperda fut chargé d'une mission à Vienne et, à son retour, occupa pendant quelques mois seulement la place de premier ministre. Il fut créé grand de troisième classe dans l'été de 1725, à la suite de sa mission à Vienne.

2. Traités du 30 avril 1725, publiés avec commentaires en 1894 dans la *Revue historique*, tome LIV, par G. Syveton.

3. Voyez nos tomes XXXI à XXXIV.

4. Déjà dit au tome XXXVII, p. 165.

5. Saint-Simon a ajouté en interligne ces cinq derniers mots de la phrase.

Pour revenir sur mes pas à mon temps, le[1] servir dans cette ambition n'avoit rien de contraire au service ni à l'intérêt de la France : c'étoit, au contraire lui attacher de plus en plus l'unique ministre qui approchât du roi et de la reine d'Espagne, et qui avoit toujours bien mérité de la France. Ces raisons et mon inclination m'y portoient par tout ce que je devois, comme on verra bientôt[2], à l'amitié de Grimaldo ; mais je sentois aussi combien je devois éviter de me mêler des choses purement intérieures de la cour d'Espagne, et quoique, pour l'importance et la conduite des affaires, les ministères et les dignités n'aient rien de commun et soient choses entièrement séparées, je m'étois fait là-dessus à moi-même une leçon générale, quand je refusai au P. Daubenton d'entrer dans ses vues et dans ce que le roi d'Espagne voudroit faire par mon ministère pour faire rendre aux jésuites le confessionnal du Roi[3]. Il étoit néanmoins plus que délicat d'éconduire Sartine et Bourk sur une proposition que je sentois bien qu'ils ne me faisoient pas d'eux-mêmes. Je pris donc le parti de leur montrer que je la goûtois, que je me prêterois avec empressement à procurer cette élévation à Grimaldo ; mais, tant pour lui-même que pour moi, il s'y falloit garder de faux pas, et que c'étoit à lui à me conduire dans un terrain qu'il connoissoit si bien, et dont l'écorce m'étoit à peine connue. Par cette réponse, qui me vint sur-le-champ dans l'esprit, j'espérai des mesures de Grimaldo, de sa crainte de se perdre en voulant voler trop haut, de son embarras à se servir d'un étranger qui, quelque bien qu'il fût et qu'il parût auprès de Leurs Majestés Catholiques, ne les voyoit pourtant jamais seul que par audiences, dont les occasions désormais ne pouvoient être fréquentes,

1. Notre auteur avait commencé sa phrase sans faire d'alinéa par les mots *Le servir dans cette ambition* ; en se relisant, il a mis en interligne *P^r revenir sur mes pas à mon temps*.

2. Voyez plus loin, p. 359-366. — 3. Ci-dessus, p. 43-45.

tiendroient Grimaldo[1] en des délais continuels qui me feroient gagner le temps de mon départ, et ne me concilieroient pas moins sa reconnoissance de mes offres et de ma bonne volonté. En effet tout cela arriva comme je l'avois prévu.

Fortune et caractère du marquis de Castelar et de sa femme.

Le marquis de Castelar[2], secrétaire d'État de la guerre, étoit un grand homme fort bien fait, avec un œil pourtant un peu en campagne[3], et jeune[4]. Il étoit frère de Patiño, qui étoit alors intendant de marine à Cadix[5], qui ne vint point à Madrid de mon temps, et qui longtemps après devint premier ministre avec plus de pouvoir qu'aucun autre qui l'eût été, qui se fit à la fin grand d'Espagne, et qui mourut dans toute cette autorité. Il a été parlé de lui ici plus d'une fois[6]. Ils étoient Espagnols d'assez bon lieu, établis à Milan depuis quelques générations, et revenus enfin en Espagne. Patiño avoit été jésuite. Lui et son frère se haïssoient parfaitement, et se sont haïs toute leur vie.

Castelar aimoit fort son plaisir, paroissoit très rarement à la cour, étoit autant qu'il pouvoit dans le monde, fort paresseux avec de l'esprit, de la capacité, une grande facilité de travail, qui expédioit en deux heures avec justesse plus qu'autre en sept ou huit heures. Il portoit avec la dernière impatience d'envoyer ses papiers à Grimaldo, et de n'en recevoir que par lui les réponses et les ordres du roi. Toutefois il fit tant, qu'il parvint, pendant que j'étois à Madrid, à travailler avec le roi deux fois assez près à près, et cela fit nouvelle et mouvement dans la cour. Grimaldo ne s'en émut pas, et il eut raison. Castelar ne put se contenir de témoigner au roi

1. Phrase incorrecte : il faudrait, six lignes plus haut, « j'espérai *que les* mesures de Grimaldo *et* sa crainte ».
2. Balthazar Patiño : tome VIII, p. 156. Il signait CASTELAR.
3. Cela veut dire sans doute qu'il louchait un peu.
4. Il avait cinquante et un ans environ en 1721.
5. Joseph Patiño : tome VIII, p. 157.
6. Notamment dans le tome XXXII, comme confident d'Alberoni.

que tout se perdoit par cette façon de faire passer toutes leurs affaires par Grimaldo, et de ne travailler qu'avec lui. Cette représentation, peut-être trop forte, et qui put aussi être un peu aigre, déplut au roi, qui depuis ne voulut plus travailler avec lui, et il en arriva autant à celui qui étoit par intérim en premier aux finances, qu'au premier travail de Castelar avec le roi il y avoit poulié[1]. Ainsi Grimaldo, sans se remuer le moins du monde, continua tranquillement à faire seul avec le roi la besogne de tous. Ce mauvais succès de Castelar acheva de le piquer. Sa femme[2] n'étoit pas moins haute que celle de Grimaldo, et personnellement ne se pouvoient souffrir l'une l'autre. Le feu s'alluma donc tout à fait entre elles et entre leurs maris. Castelar se lâcha indiscrètement sur Grimaldo, qu'il força, malgré lui, à se fâcher. Cela fit du bruit et des partis; mais celui de Castelar n'étoit rien en comparaison de celui de Grimaldo, qui avoit pour lui la faveur et la confiance privative de toutes les affaires. Castelar me voyoit assez; sa conversation étoit fort agréable; on me voyoit bien avec lui, et beaucoup mieux encore avec Grimaldo, et sur un pied d'amitié et de confiance. Leurs amis me pressèrent de travailler à les raccommoder, Sartine, Bourk, les ducs de Liria et de Veragua, le prince de Masseran et d'autres. C'étoit une bonne œuvre qui ne pouvoit qu'être bonne au service du roi et utile à tous les deux. J'aurois réussi, si je n'avois eu affaire qu'aux deux maris; mais les deux femmes, qui

1. Dans l'édition de 1873 des *Mémoires*, on a imprimé *pouillé*, ce qui est un non-sens, pouiller quelqu'un signifiant le réprimander, lui chercher querelle (notre tome XIII, p. 460); mais il y a dans le manuscrit *poullié*, pour *poulié*; or *poulier* signifie élever quelque chose au moyen d'une poulie, et au figuré aider à l'élévation de quelqu'un. Castellar, dès son premier travail avec le roi, avait procuré au secrétaire des finances la faveur d'y travailler aussi.

2. Elle s'appelait Hippolyte Artendola-Bolonnina-Visconti, et mourut à Madrid le 24 mars 1735, âgée de cinquante-cinq ans (*Gazette*, p. 188). Balthazar Patiño l'avait épousée en Italie en 1699.

vouloient se manger, et périr ou culbuter le secrétaire d'État opposé, se mirent tellement à la traverse que je m'aperçus bientôt que je n'y gagnerois rien que de me mettre peut-être mal avec l'un ou l'autre, tellement que je me retirai doucement de cette entremise, sans y laisser rien du mien. Quand ils se furent bien aboyés[1], ils se turent, mais ne se pardonnèrent pas. De ce moment Castelar, à qui sa place devenoit tous les jours plus insupportable, mais qui ne pouvoit la quitter pour demeurer rien, tourna toutes ses vues sur l'ambassade de France, et m'en parla plusieurs fois. Je lui représentai toujours que, pour mon particulier, rien ne me pouvoit être plus agréable, mais qu'il prît garde à quitter le réel qu'il tenoit, et qui le pouvoit devenir davantage, et plus agréable par des choses que le temps amenoit, et qu'on ne pouvoit prévoir, ce que j'accompagnois de choses flatteuses sur son mérite, sa capacité, sa réputation, et en tout cela je lui disois vrai, et je l'entretins toujours de la sorte, sans entrer en aucun engagement; c'est que je sentois combien cette ambassade seroit désagréable à Grimaldo, que par toute raison j'aimois mieux que l'autre, et que je voyois bien aussi que la correspondance étroite, si desirable entre les deux cours, courroit risque d'être mal servie entre un ambassadeur d'Espagne et le ministre unique d'Espagne, et spécialement des affaires étrangères, aussi ennemis l'un de l'autre que l'étoient ces deux hommes. Castelar enfin y réussit, mais longtemps après[2], et eut entre deux une attaque d'apoplexie, qui, d'un homme gai, léger, de la conversation la plus fine, la plus leste, la plus aimable, mais aussi la plus solide et la plus suivie quand cela étoit à propos, en fit un homme triste, pesant jusqu'à en être lourd et massif, qui ne produisoit rien, qui ne suivoit pas, qui travailloit même pour com-

1. Le *Dictionnaire de l'Académie* de 1718 ne donnait pas *s'aboyer*.

2. En octobre 1730; voyez sur son ambassade l'ouvrage de Rodriguez Villa, *Patiño y Campillo*.

prendre. Je m'étois fait un grand plaisir de le revoir ici ambassadeur. A son premier aspect ma surprise fut grande, et mon étonnement encore plus dès la première conversation. C'étoit une apoplexie ambulante : aussi le tua-t-elle bientôt. Il mourut à Paris[1], et laissa un fils à qui son oncle fit épouser l'héritière d'une grandesse. Il étoit fort jeune et fort fou du temps que j'étois en Espagne. Il s'est depuis appliqué au service ; il y a acquis de la réputation ; il s'est soutenu après la mort de son oncle, dont il a eu aussi la grandesse. Il trouva le moyen de s'attirer la protection de la reine ; il eut des commandements en chef, qui l'ont conduit à être capitaine général[2].

Jalousie du Père Daubenton, du Père de Laubrussel. Caractère de ce dernier.

J'ai parlé p. [256] et p. [258][3] de la Roche et du P. Daubenton assez pour n'avoir rien à y ajouter : seulement dirai-je que ce maître jésuite vieillissoit, et qu'il commençoit à perdre la mémoire. Je m'en aperçus dans les conversations fréquentes que j'avois avec lui chez moi, ou au Collège impérial[4], où il étoit fort bien logé. Mais cette foiblesse de mémoire me fit découvrir plus d'une friponnerie de sa part par lui-même, sur des affaires où d'abord il m'avoit promis merveilles, et dès le lendemain me venoit conter celles qu'il avoit opérées là-dessus avec le roi, puis quelques jours après me disoit tout le contraire, oubliant ce qu'il m'avoit raconté. C'est que ce qu'il m'avoit dit d'abord étoit une fable, et ce qu'il me

1. Le 19 octobre 1733, à soixante-trois ans, et il fut enterré à Saint-Sulpice (*Gazette*, p. 516).

2. N. Patiño, second marquis de Castelar, parvint en juin 1734 au grade de lieutenant général, et commanda l'armée espagnole en Italie en 1746, mais dut évacuer Parme en mai, ce qui ne l'empêcha pas d'être fait capitaine général le mois suivant ; mais il fut rappelé en Espagne en août (*Mémoires de Luynes*, tome VII, p. 258, 307, 329, 331 et 392 ; *Mercure* de juin 1746, première partie, p. 181-183). Nous ne savons quelle fut sa femme.

3. Pages 182-183 et 228-233 de notre tome VIII ; voyez aussi tome XXXVIII, p. 302.

4. C'était le nom que portait le collège des Jésuites à Madrid, parce qu'il avait été fondé par Charles-Quint.

rendoit après étoit ce qu'il avoit exécuté. Je n'en fus ni surpris ni n'en fis pas semblant. Je connoissois trop le personnage pour m'y fier en rien; mais je ne fus pas fâché de jouir du défaut de sa mémoire, et de m'amuser à lui en tendre des panneaux. Mais ce qui m'importuna de lui à l'excès fut sa jalousie du P. de Laubrussel, jésuite françois[1], demeurant aussi au Collège impérial, et précepteur des Infants. C'étoit un homme d'esprit, de savoir, fort instruit des choses d'Espagne et de l'intérieur du Palais, aimé et estimé généralement, et d'une conversation agréable, sage, discrète, mais toutefois instructive. Daubenton, qui craignoit toujours pour sa place, et pour la confiance et l'autorité qu'elle lui donnoit, se sentoit vieux et connu. L'expérience qu'il avoit faite de pouvoir être congédié, le rendoit soupçonneux sur tous ceux qui lui pouvoient succéder. Il voyoit bien que Laubrussel étoit le plus apparent et le plus naturel; la bienveillance générale et la réputation qu'il avoit acquise en Espagne le blessoit; tout lui étoit suspect de ce côté-là, à tel point que Laubrussel m'en avertit, me pria d'éloigner mes visites, surtout de n'aller point chez lui les jours que j'irois voir Daubenton, et de ne trouver pas mauvais qu'il vînt peu chez moi. Je m'informai d'ailleurs de cette jalousie, et par ce que j'en appris je vis que le P. de Laubrussel ne m'en avoit pas tout dit. Il craignoit encore ses relations en France, et même à Rome, quelque vendu qu'il fût à cette dernière cour. En un mot, tout lui faisoit ombrage, et plus sa tête vieillissoit, moins il étoit capable de se contenir là-dessus, sans succomber à des échappées, quelque seconde nature qu'il se fût faite de la dissimulation la plus profonde et de la plus naturelle fausseté. Cela fit que Laubrussel et moi eûmes moins de commerce ensemble que lui et moi n'eussions voulu.

Puisque je parle de jésuites, il faut achever ici ce qui les regarde. Je ne les trouvai pas en Espagne moins puis-

Jésuites tout puissants, mais tous

1. Ignace de Laubrussel : tome XXX, p. 27.

ignorants en Espagne, et pourquoi.

sants qu'ils se le sont rendus partout ailleurs, pénétrant partout, imposant partout, et d'amour ou de crainte se mêlant [de] tout. Les dominicains, autrefois si puissants en Espagne, y étoient devenus de petits compagnons auprès d'eux[1], et dans l'Inquisition même, où les jésuites s'étoient saisis de la pluralité des places, et des plus importantes. Mais quels pays que ceux d'Inquisition ! Les jésuites, savants partout et en tout genre de science, ce qui ne leur est pas même disputé par leurs ennemis, les jésuites, dis-je, sont ignorants en Espagne, mais d'une ignorance à surprendre. Ce sont les PP. Daubenton et de Laubrussel qui me l'ont dit, et plusieurs fois, qui ne pouvoient s'accoutumer en ce qu'ils en voyoient. C'est que l'Inquisition furette tout, s'alarme de tout, sévit sur tout avec la dernière attention et cruauté[2]. Elle éteint toute instruction, tout fruit d'étude, toute liberté d'esprit, la plus religieuse même et la plus mesurée. Elle veut régner et dominer sur les esprits ; elle veut régner et dominer sans mesure, encore moins sans contradiction, et sans même de plaintes ; elle veut une obéissance aveugle sans oser réfléchir ni raisonner sur rien ; par conséquent elle abhorre toute lumière, toute science, tout usage de son esprit ; elle ne veut que l'ignorance, et l'ignorance la plus grossière ; la stupidité dans les chrétiens est sa qualité favorite, et celle qu'elle s'applique le plus soigneusement d'établir partout, comme la plus sûre voie du salut, la plus essentielle, parce qu'[elle] est le fondement le plus solide de son règne et de la tranquillité de sa domination.

Fortune et caractère du chevalier Bourk.

Le chevalier Bourk étoit un gentilhomme irlandois, qui avoit été quelque temps au cardinal de Bouillon, à Rome,

1. Voyez ce qui a déjà été dit à ce propos dans le tome VIII, p. 231.

2. Alfred Morel-Fatio dans ses *Études sur l'Espagne,* 1888, p. 57-58 et 75-76, blâme Saint-Simon d'avoir méconnu une institution qui avait eu sa raison d'être ; Beaumarchais lui-même est beaucoup plus juste à cet égard.

et qui n'aimoit pas qu'on le sût; car il étoit pauvre, glorieux et important. Son maître, qui ne pouvoit tenir dans sa peau et qui toujours étoit plein d'un monde de vues obliques et folles, lui reconnut de l'esprit, et un esprit de manége et d'intrigue, qui en effet étoient le centre et la vie de Bourk[1], et l'employa à des messages et à de petites négociations dans Rome et au dehors. Il fut chargé d'une autre vers les princes d'Italie, que le cardinal de Bouillon avoit imaginée pour leur faire agréer une augmentation de cérémonial en faveur des cardinaux[2]. Bourk, domestique pour son pain, parce qu'il n'en avoit pas, mais blessé de l'être, tira sur le temps et sur la foiblesse de son maître pour lui persuader qu'il réussiroit beaucoup mieux s'il étoit l'homme du sacré collége, dont le nom imposeroit bien plus aux princes avec qui il traiteroit, que s'il n'agissoit qu'au nom d'un cardinal particulier, quelque considérable qu'il fût. Bouillon, fanatique d'orgueil en tout genre, qui s'étoit mis en tête cette augmentation de cérémonial, et pour le succès duquel tout lui étoit bon, goûta la proposition, et obtint de la complaisance des cardinaux de charger Bourk de cette négociation en leur nom, mais toutefois sans se commettre au cas qu'elle ne réussit pas. Ce point gagné, Bourk, admis chez les principaux cardinaux pour recevoir leurs ordres et voir avec eux les moyens d'agir en leur nom, mais d'une manière secrète et qui ne les commît point s'il ne réussissoit pas, comme presque tous se doutoient bien qu'il échoueroit, et ne s'étoient laissés aller que par foiblesse pour l'impétuosité du cardinal de Bouillon, qui, dans la plus haute faveur du Roi, étoit chargé de ses affaires à Rome et y

1. « Homme de beaucoup d'esprit, entièrement tourné à l'intrigue », a-t-il dit dans notre tome XII, p. 445.

2. Saint-Simon s'était contenté précédemment (*ibidem*) de noter que le cardinal de Bouillon avait employé Bourk à beaucoup de choses secrètes ; il est impossible de contrôler le récit qui va suivre.

faisoit un personnage principal, et le premier pour la splendeur de sa magnificence, Bourk, dis-je, leur insinua que l'homme chargé par le sacré collége ne pouvoit, avec décence pour ce grand corps, être payé que par lui, et qu'il seroit trop indécent que ce même homme pût être reconnu par les princes avec qui il traiteroit pour être domestique d'un cardinal particulier. Avec cette adresse, il se tira de sa condition, sans perdre les bonnes grâces de son maître, et tira du sacré collége plus qu'il ne tiroit du cardinal de Bouillon. Le voilà donc à Parme, à Modène, sans éclat et sourdement. La négociation traîna le plus longtemps qu'il put; elle eût fini d'abord; car ces princes se moquèrent de ses propositions au premier mot qu'il leur en dit; mais Bourk vouloit se faire valoir et faire durer la commission. Elle échoua enfin, et il eut encore l'adresse de se faire donner une petite pension par le sacré collége, dont il a toujours joui, pour le récompenser tant de ses peines et de ses dépenses prétendues, que pour le dédommager de ce qu'il perdoit à n'être plus au cardinal de Bouillon. Je n'entreprendrai pas de le suivre, il me mèneroit trop loin. Je me contenterai de dire qu'il fit plusieurs voyages par inquiétude d'esprit, et peut-être moins pour chercher fortune que chercher à se mêler; car se mêler, négocier, intriguer, étoit son élément et sa vie.

A la fin il se fixa en Espagne [1], où il fut assez bien voulu de la princesse des Ursins, dont il avoit fréquenté les antichambres à Rome, à la mode du pays. Elle lui confia même plusieurs choses, et le mit tout à fait bien auprès du roi et de la reine, qui lui parloient souvent familièrement en particulier, et lui, à l'en croire, leur donnoit souvent de fort bons conseils, et à Mme des Ursins, et leur parloit fort hardiment. Cette posture, et un naturel vif, entreprenant, haut, souvent même audacieux et très libre,

1. C'est en 1702 qu'il vint en Espagne à la suite du nouveau nonce que le Pape y envoyait.

soutenu d'esprit et de connoissances, le faisoit ménager, mais craindre, par les ministres, et le mêla fort avec le monde et avec la cour, où il s'étoit fait des amis. L'arrivée d'une nouvelle reine, et la chute subite de Mme des Ursins, diminua fort ses accès et sa considération. Néanmoins il se soutint, et ne laissa pas d'être encore de quelque chose sous Alberoni. C'étoit un homme qui ne s'abandonnoit point, et qui savoit toujours s'introduire par quelque coin. Il avoit toujours ménagé Grimaldo, en sorte que, après le ministère d'Alberoni[1], il espéra tout de la protection de Grimaldo. Mais Grimaldo, qui le connoissoit, le traita toujours avec une distinction qui l'empêcha de s'écarter de lui, mais qui le tint toujours en panne[2], parce qu'en effet ce ministre craignoit son caractère et profita de l'éloignement que la reine avoit pris de lui pour l'empêcher de se rapprocher d'elle et du roi.

C'est dans cette situation que je le trouvai en arrivant à Madrid. On me l'avoit donné pour un homme fort attaché à la France, et dont je pourrois tirer beaucoup de lumières. J'en tirai en effet, mais souvent aussi bien des visions. Il étoit ami de plusieurs personnes distinguées ; le pays et le jacobisme l'avoient lié avec le duc de Liria, Higgens, le duc d'Ormond, et plusieurs autres ; il étoit aussi ami de Sartine ; mais tous connoissoient bien son caractère. Il étoit en effet fort instruit d'événements intérieurs du Palais fort curieux, et de beaucoup de choses et d'affaires où il étoit entré, et d'autres où il s'étoit fourré. Il parloit bien, mais beaucoup, et on pouvoit dire qu'il étoit malade de politique[3]. Il y revenoit toujours de quelque extrémité opposée que se trouvât la conversation. Il possédoit seul, à son avis, tous les intérêts des diffé-

1. Les mots *d'Alberoni* sont en interligne, au-dessus de *de Riperda*, biffé.

2. Locution rencontrée dans nos tomes VIII, p. 219, XXXII, p. 311, etc.

3. « Malade de politique et de raisonnement » : tome XII, p. 445.

rentes grandes et médiocres puissances de l'Europe, et il en accabloit sans cesse ceux qu'il fréquentoit, avec un ton d'autorité de ministre en place. Je ne laissai pas d'en tirer assez de bonnes choses, et de m'en amuser d'ailleurs. Je dois dire aussi que je n'en ai vu ni ouï dire rien de mauvais. Il n'étoit point intéressé d'argent, et a passé toujours pour honnête homme[1].

Désespéré de ne pouvoir rattraper d'accès auprès du roi et de la reine, il tourna ses pensées vers l'ambassade d'Espagne à Turin. De son premier état à y représenter le roi d'Espagne il y avoit un peu loin ; mais on n'épluche pas toujours ce que les ambassadeurs ont été, et je crois qu'il se seroit utilement acquitté de cette ambassade délicate. Il me pria fort de m'y employer. J'en parlai à Grimaldo, qui me répondit en ministre fort rompu au métier. Quoiqu'il n'oubliât rien pour me marquer son empressement de servir Bourk, et qu'il me pressât même de tâcher de pressentir le roi et la reine sur lui en général, sans néanmoins rien particulariser, je sentis bien qu'il n'avoit aucune envie d'employer Bourk, ni de le mettre en aucune passe. Son caractère ferme, impérieux, libre, arrêté à son sens, avoit fait peur à tous les ministres, à ceux mêmes dans la confiance de qui il étoit entré, et qui tous le craignirent et jugèrent le devoir écarter de tout pour n'avoir point à compter avec lui. C'est aussi ce qui arriva en cette occasion. Je trouvai moyen de parler de Bourk dans une audience. Comme j'évitois de traiter toute affaire qui auroit pu me retenir en Espagne plus que je n'aurois voulu, ces audiences se tournoient bientôt en conversation. Je reconnus de l'éloignement dans le roi pour Bourk, et un air de secrète moquerie dans la reine[2]. Il ne m'en

1. En réalité, il était un des agents du Prétendant en Espagne, et un correspondant secret de Torcy et de Chamillart, auxquels il envoyait chaque semaine une lettre de nouvelles : voyez la note 3 de la page 446 dans notre tome XII.

2. La répulsion de la reine s'explique facilement si elle eut connais-

allut pas davantage pour m'arrêter sur un homme en faveur duquel rien ne m'engageoit à me prodiguer, et auquel je voyois tout contraire. Je rendis foiblement à Grimaldo ce qui s'étoit passé là-dessus, qui sourit et n'en parut ni fâché ni surpris. A Bourk, je ne lui dis que des choses générales, et je me gardai bien d'en reparler depuis. Il se lassa enfin de vains projets et d'espérances aussi vaines. Il quitta l'Espagne peu après mon retour, et s'en vint à Paris, où je le vis assez souvent, et où il ne put s'agripper[1] à rien. Sept ou huit mois le lassèrent[2]. Il s'en alla mourir à Rome entre le roi Jacques et la princesse des Ursins[3], dans un âge fort avancé, après y être demeuré quelques années à y tracasser[4] comme il put. J'ai parlé ailleurs des malheurs singuliers de sa famille[5].

sance de l'anecdote que rapporte le président Hénault (*Mémoires*, édition Rousseau, p. 179) : « Un jour qu'il (Bourk) étoit à la table de Mme des Ursins avec bien du monde, il jeta quelques propos qui embarrassèrent Mme des Ursins et qui paroissoient une critique du mariage qu'elle projetoit (de Philippe V avec Élisabeth Farnèse). Mme des Ursins laissa tomber cette conversation ; mais, dès que l'on eût dîné, elle demanda à du Bourk ce qu'il avoit voulu lui faire entendre. Du Bourk lui dit franchement qu'elle alloit faire pour elle la plus grande sottise du monde, que la princesse de Parme étoit un esprit aigre et dangereux, qu'elle ne gouverneroit pas comme elle l'imaginoit, et qu'elle pourroit fort bien lui ôter la confiance du Roi, si elle ne faisoit pis. »

1. *L'Académie* en 1718 ne donnait le verbe *agripper* que dans les Additions du tome I, p. 919, et seulement au mode actif, au sens de prendre, saisir avidement, et en ajoutant : « il est bas ».

2. C'est en octobre 1725 qu'il revint en France et s'attacha à la veuve de Louis Ier ; mais, s'étant mêlé à diverses intrigues auprès d'elle, il dut quitter Paris au début de 1728 et se retira alors à Rome.

3. Mme des Ursins était morte depuis plus de cinq ans (septembre 1722), quand Bourk revint à Rome. On ignore la date de sa mort, qui est sûrement antérieure à 1735.

4. Au sens neutre, ce verbe signifiait s'agiter (*Académie*, 1718).

5. Il a parlé en quelques mots, dans le tome XII, p. 447, des aventures de Mme de Bourk et de sa fille prises par des corsaires marocains, la mère noyée et la fille emmenée au Maroc, où elle finit par être rachetée par les Trinitaires. Dans le registre U 363 des Archives

Caractère et fortune du nonce Aldobrandini en Espagne.

Il faut dire aussi un mot des ministres étrangers qui étoient lors à Madrid. Le nonce Aldobrandin, jeune, grand, fort bien fait, montroit un prélat romain, c'est-à-dire un ecclésiastique qui ne l'est que pour la fortune, sans néanmoins rien d'indécent. Il étoit gai, vif, plaisant, ouvert avec de l'esprit et beaucoup de monde, fort à travers du meilleur de Madrid et des dames, l'air galand, familier avec le roi et la reine, et n'aimant point du tout les François, mais m'accablant de recherches et de politesse[1]. J'y répondois avec grande attention, sans aller une ligne au delà, et je le charmois sans le convertir en lui parlant souvent de ce que la France devoit à la mémoire de Clément VIII[2], et de la gloire et de la sagesse de son pontificat. Il fut cardinal au sortir de sa nonciature, un peu plus tôt qu'il n'auroit voulu, car elle lui valoit fort gros, et il étoit pauvre. Quoiqu'il eût l'air fort sain, il ne jouit pas longtemps de sa pourpre[3], et la France ni l'Espagne n'y perdirent rien.

Caractère et fortune du colonel Stanhope, ambassadeur d'Angleterre en Espagne.

Le colonel Stanhope étoit ambassadeur d'Angleterre. C'est le même qui y étoit depuis longtemps, en deux fois, et dont il a été tant parlé ici dans ce qui est donné de M. de Torcy[4]. C'étoit parfaitement un Anglois. Savant et amoureux de ses livres et de l'étude des sciences abstraites, versé dans l'histoire, fort au fait des intérêts de sa nation et des détails de sa cour et du parlement d'Angleterre,

nationales, il y a, à la suite du programme de la procession des esclaves rachetés, 13 mai 1720, une curieuse relation du naufrage, de la captivité et de la délivrance de Mlle de Bourk.

1. Quand Aldobrandini fut nommé légat de Ferrare en 1731, Saint-Simon écrivait à l'abbé Gualterio (tome XXI de 1873, p. 315) : « Je vous trouve heureux d'être avec lui, au moins s'il est tel que je l'ai vu en Espagne : de la douceur, de la politesse, de la gaieté, et bien de l'esprit. J'étois ravi de le voir souvent, et, quand vous l'aurez à Ferrare, je vous prierai de le faire souvenir de moi. »

2. Hippolyte Aldobrandini ; il reçut la conversion de Henri IV.

3. Promu cardinal en 1730, il mourut en 1734.

4. Voyez nos tomes XXXII à XXXIV.

parlant bien les langues, sérieux, parlant peu, sans cesse aux écoutes, instruit à fond de la cour du pays, du commerce, des intérêts généraux et particuliers de la nation chez qui il résidoit, avec cela peu répandu, aimant la solitude, naturellement triste, rêveur, réfléchissant, une maison honnête, une bonne table assez peu et assez mal fréquentée, poli mais froid, fermé et je ne sais quoi de repoussant, occupé à pomper[1] et à parler sans rien dire, et ne laissant pas de trouver ses plaisirs au fond ténébreux de son appartement, mais secrètement autant qu'il étoit possible, et sans indécence, et ne sortant de chez lui que par raison et point du tout par goût.

J'avois des ordres très exprès et très réitérés de le voir souvent et avec confiance[2]. J'en fis assez pour éviter tout reproche; mais j'usai de sobriété avec un homme dont le goût particulier et de solitude m'en offroit le moyen, et pour la confiance je m'en tins à l'écorce. C'étoit un homme de beaucoup d'esprit, de conduite, de sens, mais tout en dedans, sans rien qui attirât à lui. D'ailleurs je ne fus jamais affolé de l'Angleterre; j'en laissois l'enthousiasme au cardinal Dubois, qui le porta où il avoit prétendu et qui le maintint où il étoit arrivé.

Stanhope avoit ramassé je ne sais où un prêtre italien qu'on appeloit l'abbé Tito Livio[3], qui se fourroit partout, ramassoit tout, intriguoit partout. C'étoit un drôle d'esprit, de savoir, de fort bonne compagnie, plaisant même avec sel et jugement, dangereux au dernier point. Il étoit reçu en beaucoup d'endroits, où il amusoit; mais il étoit craint, et au fond méprisé comme un espion qu'il étoit, et fort débauché. Il tâcha fort de s'introduire chez moi, mais inutilement, sans toutefois rien qui pût être trouvé

1. Tâcher de faire parler, comme dans le tome XVII, p. 162.
2. Voyez les Instructions de Saint-Simon, p. 423 du *Recueil.*
3. Nous n'avons découvert aucun renseignement sur ce personnage ; *Tito Livio* ne doit être que deux prénoms ; mais quel était le nom de famille ?

mauvais par Stanhope. Cet ambassadeur demeura encore longtemps en Espagne, figura depuis dans les charges et le ministère d'Angleterre, et finit par la vice-royauté d'Irlande[1].

Bragadino, ambassadeur de Venise en Espagne.

Bragadino, d'une des premières maisons de Venise, et ce n'est pas peu dire, étoit ambassadeur de cette république[2]. Lui et sa femme étoient de fort aimables gens et d'un fort bon commerce.

L'ambassadeur d'Hollande.

L'ambassadeur d'Hollande[3] mangeoit son pain et son fromage dans sa poche. C'étoit un homme qu'on ne voyoit et qu'on ne rencontroit jamais.

Ambassadeurs de Malte traités en sujets en Espagne.

L'ambassadeur de Malte étoit un chevalier espagnol[4], qui, avec le caractère et les immunités d'ambassadeur, ne jouissoit d'aucun des honneurs de la cour qui y sont attachés, parce que Malte a été donnée à la Religion[5] comme un fief de Sicile dont les rois d'Espagne avoient toujours

1. Nous complétons la notice biographique donnée sur cet ambassadeur dans le tome XVIII, p. 49. Il quitta l'Espagne en mars 1727 et fut nommé à son retour membre du conseil privé ; plénipotentiaire anglais aux congrès d'Aix-la-Chapelle et de Soissons, il retourna temporairement à Madrid pour conclure le traité de novembre 1729, et fut créé en récompense baron Harrington le 6 janvier 1730. Il remplaça Townshend comme secrétaire d'État en mai de la même année et conserva ce poste jusqu'en 1741 ; le 9 février 1742, il reçut le titre de comte, et redevint pour quelque temps secrétaire d'État en novembre 1744. Nommé lord lieutenant d'Irlande en octobre 1746, il conserva ses fonctions jusqu'en 1751 ; il quitta alors les affaires et mourut le 8 décembre 1756. De ce que Guillaume Stanhope ne remplaça Chesterfield en Irlande que le 29 octobre 1746, il faut conclure que Saint-Simon écrivait le présent passage au plus tôt en novembre de cette année, et probablement en 1747 seulement.

2. Daniel Bragadino, sage de terre-ferme, choisi comme ambassadeur en avril 1721, était tout récemment arrivé à Madrid.

3. N. Colster : ci-dessus, p. 258. Retourné en Hollande en mai 1722, il fut remplacé par son secrétaire Ham, qui fut assassiné en août 1723.

4. Il s'appelait Pierre d'Avila et Guzman, bailli de Nuève ; il mourut en fonctions le 4 janvier 1738 à soixante-dix ans.

5. C'était le titre officiel de l'ordre de Malte.

été en possession, quoique alors Philippe V n'y fût plus. J'ai vu cet ambassadeur avoir une audience en cérémonie, en présence de tous les grands avertis, et moi comme les autres, car les ambassadeurs ne se trouvent point à ces fonctions, le roi debout, sous son dais, couvert, les grands couverts, appuyés à la muraille, les gens de qualité vis-à-vis, découverts. L'ambassadeur de Malte ne se couvrit point, complimenta le roi d'Espagne, et lui présenta de fort beaux faucons de la part du grand maître et de la Religion[1]. Comme c'étoit une espèce d'hommage, je m'informai si cet ambassadeur ne se couvroit point en arrivant en sa première audience de cérémonie. Il me fut répondu que non, et qu'elles se passoient toutes comme celle que je voyois, excepté les faucons. Ce qui me surprit le plus, c'est que les grands ne se découvrirent pas un seul moment, et il se retira comme il étoit entré, le roi et tous les grands présents et couverts[2].

Guzman, envoyé de Portugal.

Un Guzman étoit envoyé de Portugal[3], qui voyoit fort le monde, vivoit fort noblement et se faisoit aimer et estimer. Il me donna un grand, magnifique et excellent repas la veille de mon départ, avec toute sorte d'aisance et de politesse.

Caractère de Maulévrier.

Après avoir différé, et parlé de tous les ministres étrangers, il faut enfin venir à M. de Maulévrier. De ma vie je ne l'avois vu qu'à Madrid, ni n'avois eu occasion de rien[4], directe ni indirecte, à son égard, ni avec personne qui lui touchât en rien. Le seul des siens que j'avois vu et connu étoit l'abbé de Maulévrier, son oncle, aumônier du feu Roi, dont il a été parlé ici quelquefois[5], et

1. Voyez notre tome IX, p. 163 et note 1. — 2. *Ibidem*, p. 162-163.

3. D'après la *Gazette* de 1720 (p. 510 et 547), cet envoyé s'appelait Antonio Guedez Pereira et était arrivé à Madrid à la fin d'octobre. Saint-Simon doit faire confusion avec le nom de l'ambassadeur de Malte.

4. Les mots *de rien* ont été ajoutés sur la marge, à la fin d'une ligne.

5. Charles Andrault de Langeron : tomes XV, p. 367, XVI, p. 144-146, etc.

avec lequel j'avois toujours été fort bien. J'ignore donc en quoi je pus déplaire à un homme entièrement inconnu, et qui sans mon consentement n'auroit pas eu l'honneur de recevoir le caractère d'ambassadeur du Roi[1]. Dès Paris, je savois qu'il avoit trouvé fort mauvais que je vinsse en Espagne, et, comme je l'ai déjà dit[2], qu'on n'eût pas choisi le duc de Villeroy ou la Feuillade. Je résolus d'ignorer cette impertinence, et de vivre avec lui comme si j'eusse été content de lui. Je trouvai un homme fort respectueux, fort silencieux, fort réservé, et je m'aperçus bientôt qu'il n'y avoit rien dans cette épaisse bouteille que de l'humeur, de la grossièreté et des sottises. Je ne sais où l'abbé Dubois avoit pris un animal si mal peigné[3].

Il l'avoit fait accompagner par un marchand devenu petit financier, qui s'appeloit Robin[4], et qui en portoit tout à fait la mine. C'étoit pour le diriger dans les affaires du commerce; mais il se trouva qu'il le dirigeoit dans toutes, et que sans Robin aucune n'eût marché. Aussi Robin, qui avoit de l'esprit et du sens, ayant envie d'être dépêché au Roi pour lui porter son contrat de mariage, je n'osai priver Maulévrier de son Mentor, quoiqu'ils m'en priassent tous deux. Je me contentai de mander le refus au cardinal Dubois, sans m'expliquer de la raison. Le cardinal ne fut pas si réservé dans sa réponse à cet article: il me remercia de l'avoir refusé, et ajouta plaisamment que Robin étoit l'Apollon sans lequel Maulévrier ne pouvoit faire des vers[5].

1. Il veut dire, ou que, étant membre du conseil de régence, il aurait pu s'opposer à la nomination de M. de Maulévrier, ou qu'on lui avait demandé son agrément pour désigner Maulévrier avec lui.

2. Tome XXXVIII, p. 333, et note 2.

3. Ce n'est point le sens de « malpropre, mal vêtu », que donnent seul les lexiques; mais le sens figuré de difficultueux, tatillon, mal embouché. Le *Littré* n'a pas relevé le présent exemple.

4. Jean-Baptiste Robin : tome XXXVIII, p. 71.

5. Lettre de Dubois du 16 décembre, dans le tome XXXVIII, p. 456.

Peu de jours après mon arrivée, je l'allai voir en cérémonie[1]. Je ne sais si ce fut ignorance ou panneau : il voulut donner la main à mes enfants. Je m'en aperçus assez tôt pour l'empêcher. Sa bêtise l'avoit mis à merveilles avec Grimaldo, parce que, sans autre façon, il lui montroit toutes les dépêches qu'il recevoit de la cour. Rien n'étoit plus commode au ministre d'Espagne. J'en avertis le cardinal Dubois, mais sans aucun commentaire, qui me manda qu'il n'étoit pas à le savoir, et que tout le remède qu'il y avoit trouvé, c'étoit d'être fort attentif à ne rien écrire à Maulévrier que Grimaldo ne pût voir[2].

J'ai expliqué ailleurs[3] la conduite qu'il eut avec moi à la signature du contrat de mariage. Si je m'amusois à marquer toutes ses sottises, je serois bien long et bien ennuyeux. Malgré tout cela, je lui montrai toujours le même visage, et à son caractère les mêmes égards. Il venoit presque tous les jours chez moi le plus librement du monde et très souvent dîner, fort souvent aussi au Palais ensemble. Le monde, qui avoit ou vu ou su ce qui s'étoit passé à la signature du contrat de mariage, et qui le haïssoit et le méprisoit, admiroit ou mon tranquille mépris ou ma patience. Comme j'avois résolu de ne me point fâcher, et surtout de ne point divertir le monde à nos dépens, je tournois toujours ce qu'on me disoit de lui en plaisanterie, et disois qu'il étoit le meilleur homme du monde. Sa grossièreté, son humeur et sa bêtise lui avoient acquis une haine peu commune et générale. Il ne voyoit personne, et disoit franchement au Palais, à tous ces seigneurs, qu'il aimoit mieux être tout seul que voir des Espagnols. Cette brutalité, qu'ils m'ont tous rapportée,

1. C'est Maulévrier que Saint-Simon alla voir, et non pas Robin.

2. « C'est une étrange et dangereuse contrainte que celle d'être réduit à montrer les dépêches que l'on reçoit. Il y a longtemps que je la déplore ; mais le seul remède est de n'y mettre que ce qui peut être lu par ceux qui ne devroient jamais les voir » (même lettre du 16 décembre). Saint-Simon en a déjà parlé ci-dessus, p. 24.

3. Tome XXXVIII, p. 372-373 et 382-383.

qu'il leur répétoit souvent, est inconcevable. Il blâmoit devant eux leurs mœurs, leurs coutumes, leurs manières, leur disoit qu'elles étoient ridicules, n'en approuvoit aucune, et même[1] ce qu'il y avoit de plus beau, édifices, fêtes, etc., il le trouvoit vilain, et se plaisoit à le leur dire, jusque-là qu'il n'avoit pas honte de leur témoigner nettement et souvent qu'il ne pouvoit souffrir l'Espagne ni les Espagnols. La plupart des seigneurs lui tournoient le dos au Palais : je l'y trouvois isolé seul au milieu de la cour.

Quoique ces brutalités me revinssent de toutes parts, je les aurois crues exagérées, sans une des plus fortes dont je fus témoin et bien honteux. C'étoit à Lerma, la veille du mariage, et la première fois que je fis la révérence au roi et à la reine après ma petite vérole. J'attendois, pour avoir cet honneur, dans une petite pièce devant leur appartement intérieur avec Maulévrier et cinq ou six grands d'Espagne, avec lesquels je causois. Un homme étoit dans la même pièce, au haut d'une fort longue échelle, qui rattachoit une tapisserie. Tout d'un coup voilà Maulévrier qui se met à dire en faisant la grimace : « Voyez-vous cet animal là-haut, combien il est maladroit; aussi est-ce un Espagnol ! » et tout de suite à lui dire des injures. Moi, bien étonné, à rompre les chiens, et ces seigneurs à me regarder. Pour tout cela, Maulévrier ne démordit point. « B... d'Espagnol, dit-il, je voudrois te voir tomber de là-haut pour ta peine, et te rompre le col; tu le mériterois bien ; j'en donnerois deux pistoles. » Véritablement je fus si effarouché, que je n'eus pas le mot à dire pour détourner ces beaux propos : « Eh ! le sot b... d'Espagnol ! hé le sot ! hé le maladroit ! mais voyez donc comme il est gauche. » J'écoutai tout comme ne sachant plus ce que j'entendois ni où j'étois. Ces seigneurs, à force d'excès, s'en mirent à rire et à me dire : « M. le

1. *Mesme* est en interligne au-dessus de *jusq.* biffé, et plus loin le mot *festes* a été ajouté de même en interligne.

marquis de Maulévrier nous loue toujours. » J'eusse voulu être en mon village[1]. Ce mot n'arrêta point Maulévrier; il soutint son dire. Enfin je fus appelé pour entrer où étoient le roi et la reine. Je pense que, après les avoir quittés[2], ces seigneurs ne tinrent pas longue compagnie à cet ambassadeur si bien appris; outre qu'avec la haine cette rusticité lui concilia le mépris, et sa vie mesquine, en table nulle et en équipages pauvres et courts, l'acheva. Il me donna pourtant une fois, et même deux, un assez grand et bon repas. Il s'en falloit bien que je me crusse à portée de lui parler d'adoucir et de modérer ses manières. Quelque peu d'intérêt que je prisse en lui, je ne pouvois me détacher de celui de la nation, et ce déshonneur du choix d'un pareil ministre. Je n'en parlai point non plus à son conducteur Robin, que je jugeai bien qui sentoit les mêmes choses, et qu'il ne pouvoit retenir cette étrange humeur. J'ignore quel mérite il avoit à la guerre, ni comment il ensorcela M. le prince de Conti de se piquer d'honneur d'arracher pour lui un bâton de maréchal de France[3]; ce que je sais, c'est que ce fut à l'étonnement général, pour n'en pas dire davantage.

Duc d'Ormond; son caractère, sa situation en Espagne.

Le duc d'Ormond étoit à Madrid sur un grand pied de considération de tout le monde et des ministres. Il en étoit fort visité et tenoit une table abondante et délicate, où il y avoit toujours quelques seigneurs et beaucoup d'officiers. Il tiroit gros du roi d'Espagne. Il alloit presque tous les jours au Palais, où il étoit fort accueilli, et je ne l'ai point vu à portée du roi et de la reine qu'ils ne lui parlassent, et quelquefois même en s'arrêtant à lui avec un air de considération et de bonté[4]. Il portoit publique-

1. Être bien loin. Aucun lexique ne donne cette locution familière.

2. Après que je les eus quittés.

3. M. de Maulévrier fut nommé maréchal de France dans la promotion de mai 1745.

4. On a vu plus haut, p. 261-262, que Saint-Simon avait eu avec lui une entrevue secrète chez Higgens.

ment la Jarretière et le nom de duc d'Ormond. Il ne se trouvoit point où on se couvroit; mais d'ailleurs il étoit traité en tout et partout comme les grands. Il étoit petit, gros, engoncé, et toutefois de la grâce à tout, et l'air d'un fort grand seigneur, avec beaucoup de politesse et de noblesse. Il[1] étoit fort attaché à sa religion anglicane, et refusa constamment les établissements solides qui lui furent souvent offerts en Espagne pour la quitter.

Marquis de Rivas, jadis Ubilla; sa triste situation en Espagne; je le visite*.

Ubilla[2], ou le marquis de Rivas, secrétaire de la dépêche universelle sous Charles II[3], qui eut tant de part à son testament, qu'il écrivit sous ce prince, avoit eu le sort commun à tous ceux à qui Philippe V avoit obligation de sa couronne, que la princesse des Ursins fit chasser. Il languissoit depuis obscurément et avec peu de bien, dans le conseil de Castille, où on lui avoit donné une place, comme dans un vieux sérail, et, avec les années et l'infortune, il vivoit fort seul, fort abandonné, se présentant rarement, toujours très inutilement, au Palais, où il étoit fort peu accueilli. Louville m'avoit conseillé à Paris de rendre une visite à cet illustre malheureux[4], comme chose fort convenable au service qu'il avoit rendu à la France. Je m'en souvins au retour de Lerma, et, quoique je n'eusse pas ouï parler de lui[5], je l'allai voir avec plus de suite que je n'avois coutume de mener dans mes visites. Jamais homme si surpris ni si aise, et je le fus beaucoup de lui avoir fait tant de plaisir. C'étoit un petit homme mince, et sur l'âge[6], dont la mine n'imposoit pas, mais

1. Phrase ajoutée après coup dans le blanc resté à la fin du paragraphe.
2. Avant *Ubilla,* Saint-Simon a biffé *Rivas ou le M.*
3. Antonio de Ubilla : tome VII, p. 252.
4. Il n'en est pas parlé dans le « Mémoire instructif » du marquis de Louville, inséré dans notre tome XXXVIII, p. 424.
5. Les dix mots qui précèdent ont été ajoutés en interligne.
6. « *Age* se prend absolument pour vieillesse, pour un âge fort avancé : *c'est un homme d'âge, être sur l'âge* » (*Académie,* 1718).

* Ces trois derniers mots ont été ajoutés plus tard.

plein d'esprit, de sens et de mémoire, et avec qui je me serois extrêmement plu et instruit, s'il avoit parlé moins difficilement françois. Il se montra avec moi fort mesuré sur sa disgrâce, à laquelle pourtant on sentoit qu'il n'étoit pas accoutumé. Ce n'étoit pas comme nos ministres renvoyés, dont les restes enrichiroient plusieurs seigneurs et les logeroient magnifiquement à la ville et à la campagne. Celui-ci, qui avoit exercé plusieurs années une charge qui comprend les quatre charges de nos secrétaires d'État, étoit logé plus que médiocrement, presque sans meubles, et les plus simples, avec fort peu de valets. Il revint me voir, et me fit présent d'un beau livre espagnol qu'il avoit composé des voyages et des campagnes de Philippe V[1]. Cette visite me fit honneur à Madrid, et ne déplut pas aux ministres[2].

Situation de la cour d'Espagne. Goût et conduite de la reine. Elle hait les Espagnols, qui la haïssent publiquement.

Outre[3] les inimitiés particulières et les divisions que l'ambition et les différents intérêts forment et entretiennent toujours dans les cours, il y en avoit de nationales dans celle de Madrid. La reine étoit d'un poids très principal dans les affaires de toute espèce, dans les choix, dans les grâces. Si elle n'étoit pas sûre de l'inclusion, elle l'étoit au moins de l'exclusion. Le comment on l'expliquera bientôt, et son crédit certain et invulnérable étoit

1. C'est le fameux *Diario*, dont le titre exact a été indiqué dans notre tome VII, p. 347, note 2, et auquel nous nous sommes référés si souvent, depuis la page 252 du même tome, pour tout ce qui concernait la succession de Charles II, l'avènement de Philippe V et les deux premières années de son règne. Il avait paru en 1704, à Madrid, en un volume petit in-folio. L'exemplaire dont Ubilla-Rivas fit présent à Saint-Simon existait encore à la mort de celui-ci dans sa bibliothèque ; il est inscrit au *Catalogue* de vente sous le n° 909 et avec le titre *Succession de Dom Philippe V* ; quoique relié en maroquin rouge, il ne fut vendu que 4 livres 11 sous.

2. Toute cette dernière phrase a été ajoutée dans le blanc resté à la fin du paragraphe, et termine la page 2687 du manuscrit.

3. C'est ici que se trouve la page 2688 du manuscrit, dont le contenu a été reporté plus haut, p. 249-252, selon les indications de Saint Simon ; la page 2689 commence avec le présent paragraphe.

universellement reconnu au dedans et au dehors. Elle étoit Italienne ; Alberoni l'étoit aussi ; tous deux régnèrent conjointement comme avoit fait la feue reine avec la princesse des Ursins, et avoient tous attiré des Italiens à la cour et dans le service militaire. Les besoins de ménager la nation espagnole, et la reconnoissance due à sa fidélité singulière dans les revers les plus désespérés, et les signalés services qui avoient par deux fois remis la couronne sur la tête de Philippe V, avoient duré presque jusqu'à la mort de cette reine, qui n'avoit cessé de s'attacher les Espagnols par le solide et par le charme de ses manières, qui l'en avoit fait pour ainsi dire adorer. Après sa mort, le roi, enfermé dans l'hôtel de Medina-Celi avec la princesse des Ursins, n'y voyoit qu'elle dans tous les moments de la journée, et par-ci par-là quelques-uns[1] des sept ou huit personnes qu'elle avoit choisies pour se relayer les uns les autres, à toute autre exception, pour accompagner le roi à la chasse et à la promenade, desquels elle étoit parfaitement assurée[2]. Les dangers étoient passés ; elle gouvernoit seule, en plein et publiquement, sans contradiction de personne.

Le traitement d'Altesse, qu'on a vu ailleurs qu'elle avoit fait donner au duc de Vendôme et à elle[3], avoit mis les Espagnols au désespoir contre elle, et leur haine éclatoit de toutes parts, malgré toute sa puissance. La nécessité des ménagements étoit passée avec la guerre ; elle tenoit le roi au point de ne craindre rien, pas même le feu Roi, qu'elle offensa, et qui la perdit. Elle rendit donc aux Espagnols haine pour haine, mais toute-puissante de sa part. Le second mariage du roi d'Espagne fut son ouvrage ; personne en Espagne ni ailleurs n'en douta ; elle en étoit

1. Il y a bien *quelques-uns* et plus loin *les uns les autres*, au masculin, quoique ces mots s'appliquent au substantif féminin *personnes*.

2. Voyez notre tome XXIV, p. 177-181 et 215-218.

3. Tome XXIII, p. 24-25, 28 et 81.

même bien aise. Mais la conséquence fut que ce second mariage ne fut pas du goût des Espagnols, et pour d'autres raisons encore peu agréables à l'état, à la maison, au personnel de la nouvelle reine, au point que la chute si précipitée de la princesse des Ursins par l'arrivée de cette reine, ne put la réconcilier avec les Espagnols, beaucoup moins les Espagnols avec elle, à qui elle ne pardonna jamais leur éloignement de son mariage. On a vu ailleurs comment elle s'empara du roi d'Espagne, tout en arrivant, et par elle et avec elle bientôt après Alberoni[1]. Entre son introduction et le comble de sa puissance[2], il y eut assez d'intervalle pour laisser aux Espagnols la liberté de se répandre sur un champignon poussé de si bas par une main qui leur étoit déjà odieuse. Ce fut bien pis pour les sentiments quand le poids du joug les empêcha de parler. Ils s'exhalèrent à la vérité à sa chute; mais cette chute même étoit l'ouvrage de la reine, qui n'en demeuroit que plus absolue et plus régnante[3]. Ainsi ils ne l'en aimèrent pas mieux, ni elle eux, jusque-là qu'elle dédaigna de profiter d'une conjoncture si favorable pour se les rapprocher. Aussi est-il incroyable jusqu'où alla cette réciproque aversion. Quand elle sortoit avec le roi pour aller à l'Atoche ou à la chasse, le peuple crioit sans cesse, ainsi que les bourgeois dans leurs boutiques : *Viva el Rey y la Savoyana, y la Savoyana!* et répétoient sans cesse *la Savoyana* à gorge déployée, qui est la feue reine, pour qu'on ne s'y méprît pas, sans qu'aucune voix criât jamais : *Viva la Reina!* La reine faisoit semblant de mépriser cela; mais elle rageoit en elle-même; on le voyoit; elle ne pouvoit s'y accoutumer. Aussi disoit-elle fort librement, et me l'a dit à moi plus d'une fois: « Les Espagnols ne m'aiment pas; mais je les hais bien aussi, » avec un air de pique et de

1. Tomes XXIX, p. 267-268, et XXX, p. 23-25.
2. C'est d'Alberoni qu'il parle.
3. Avant *régnante,* il a biffé *mai[stresse]*.

colère. Ce n'étoit pas qu'il n'y en eût quelques-uns, mais en plus que très petit nombre, qu'elle aimoit, comme Santa-Cruz, la comtesse d'Altamire, Montijo, et quelque peu d'autres, et quelques-uns encore qu'elle traitoit bien à cause de leurs places, de leur état, même familièrement et avec un air de bonté, comme le duc del Arco, à cause du goût du roi. Par la même raison du roi, et par la conjoncture d'alors, elle traitoit bien les François; mais au fond elle ne les aimoit pas. Son goût étoit déclaré pour les Italiens, qui se rassembloient entre eux en cabale contre les Espagnols, sous la protection de la reine. Les Flamands s'accrochoient à eux pour plaire à la reine et par ancienne aversion de leur nation pour l'espagnole, et ce qu'il y avoir d'Irlandois aussi en officiers et en *señoras de honor* et en caméristes, quoique le duc d'Ormond et le marquis de Lede, auxquels chacune des deux nations se rallioit, se maintinssent bien avec la reine et avec les Espagnols. Des Espagnols aussi, mais en petit nombre, se joignoient à la cabale italienne, comme Montijo, tout jeune qu'il étoit encore, comme Miraval, gouverneur du conseil de Castille, ami intime du duc de Popoli, et quelques autres, ou pour des vues de fortune, ou par avoir encore secrètement la maison d'Autriche dans le cœur. Les Espagnols payoient de haine, de hauteur, de mépris, et ne détestoient rien tant au monde que les Italiens, et après eux les Flamands. Ils souffroient les Irlandois, et la considération du roi, qui aimoit fort les François, les retenoit à leur égard. Ce qui faisoit encore cette différence, c'est qu'ils trouvoient beaucoup de seigneurs en leur chemin des deux premières nations pour les fortunes, les distinctions, les charges, les grandes places, ce qui ne se rencontroit pas dans les deux autres, où il n'y avoit personne à pouvoir s'égaler à eux, et d'ailleurs les François établis à demeure n'étoient rien pour le nombre.

Cabales nationales à la cour d'Espagne.

Fortune de Caylus.

Caylus étoit le seul qui pointât vers la fortune[1] ; il étoit militaire plus que courtisan, et point marié. Toutefois il avoit la Toison[2], et visoit à être capitaine général d'une province et d'armée. Il y arriva en effet, et, longtemps depuis mon retour, à la grandesse et à la vice-royauté du Pérou[3]. Mais ce n'étoit qu'un seul homme. A l'égard du duc de Liria, il avoit su se maintenir avec les uns et les autres, et il en étoit regardé comme naturel Espagnol, à cause de sa femme héritière en Espagne ; car tous ces seigneurs italiens et flamands n'y avoient que leurs titres, leurs charges et leurs emplois, et pas un pouce de terre, au lieu que le Liria n'avoit ni terres, ni espérance, ni établissement qu'en Espagne.

Ces deux cabales, l'espagnole sur son palier[4], l'étrangère sous la bannière de la reine, n'éclatoient ni ne se montroient au dehors, mais en dessous se guettoient sans cesse, et par leur haine, leur envie, leur jalousie, faisoient des mouvements intérieurs. La reine, à la vie qu'elle menoit, ne pouvoit pas toujours être avertie, et tout le menu lui échappoit, parce que tous les secrétaires d'État et tous les membres des conseils et des juntes, pour ce qui en subsistoit, étoient tous Espagnols, et par ce encore que les grands seigneurs espagnols ne laissoient pas de trouver des accès auprès du roi, quelque enfermé qu'il fût, et qui au fond les considéroit, et donnoit dans son cœur et dans son

1. Claude-Abraham de Thubières de Grimoard, passé en Espagne depuis longtemps à la suite d'un duel (tome IV, p. 17-19).

2. Il figure en effet dans la liste donnée p. 242.

3. Vice-roi du Pérou et capitaine général en 1734, grand d'Espagne en 1742.

4. Saint-Simon écrit *pallier*, et l'*Académie* (1696 et 1718), *paillier*, mot qui désigne aussi bien la cour d'une ferme pleine de paille que la petite plate-forme qui interrompt un escalier ; Cotgrave et Richelet ne distinguent pas *palier* de *paillier* ; d'autre part, le proverbe « un homme est bien fort sur son palier », c'est-à-dire chez soi, se dit aussi bien « sur son paillier ». Il est donc « probable que *palier* est une altération de *paillier*, qui aura été ainsi nommé à cause de la paille, du paillasson, qui se trouve d'ordinaire au palier » (*Littré*).

goût une grande préférence aux Espagnols sur toute autre nation, excepté la françoise, mais sur laquelle il tenoit son goût de fort court, en considération des Espagnols ; laquelle considération étoit bien connue à la reine et la contraignoit beaucoup et souvent. Toutes ces choses, invisibles en détail au gros du monde, même de la cour, étoient un spectacle fort intéressant, ou fort amusant et curieux, pour qui étoit au fait des personnages de l'intérieur du Palais et des événements.

Importance du mécanique journalier.

Ceci conduit naturellement à donner le mécanique[1] extérieur du journalier du roi et de la reine d'Espagne, parce que rien n'influe tant sur le grand et sur le petit que cette mécanique des souverains. C'est ce qu'une expérience continuelle apprend à ceux qui sont initiés dans l'intérieur par la faveur ou par les affaires, et à ceux des dehors assez en confiance avec ces initiés pour qu'ils leur parlent librement. Je dirai, en passant, par l'expérience que j'ai faite, vingt ans durant et plus, en l'une et en l'autre manière, que cette connoissance est une des meilleures clefs de toutes les autres, et qu'elle manque toujours aux Histoires, souvent aux Mémoires, dont les plus intéressants et les plus instructifs le seroient bien davantage s'ils avoient moins négligé cette partie, que qui n'en connoît pas le prix regarde comme une bagatelle indigne d'entrer dans un récit. Toutefois suis-je bien assuré qu'il n'est point de ministre d'État, de favori, de ce peu de gens qui de tous étages se trouvent initiés dans l'intérieur des souverains par le service nécessaire de leurs emplois ou de leurs charges, qui ne soit en tout de mon sentiment là-dessus.

Plan de la reine arrivant à Madrid. Sa conduite, fortune d'Alberoni,

La reine, arrivant en Espagne, ne songea qu'à remplir seule auprès du roi le vuide qu'y laissoit l'expulsion qu'elle venoit de faire de la princesse des Ursins, et le roi, impatient par tempérament d'avoir une épouse, retenu qu'il

1. Saint-Simon fait ce mot tantôt féminin, tantôt masculin : voyez tome XXXV, p. 97, et trois lignes plus loin.

étoit par sa conscience de trouver ailleurs, lui donna là-dessus tout le jeu qu'elle pouvoit desirer; mais, accoutumé au tête-à-tête continuel[1], tout au plus au tiers, la reine n'eut pas à choisir. Son peu de connoissance lui fit bientôt admettre entre eux deux Alberoni, qui étoit le seul homme qu'elle connût, et qui, uni de même intérêt qu'elle par être Parmesan et ambitieux, étoit son conseil unique depuis leur départ de Parme, et le seul qu'elle pût avoir en Espagne, au moins dans les commencements. Il devint donc bientôt avec le roi et cette reine ce que Mme des Ursins avoit été avec l'autre reine, avec la différence du sexe, qui en ôta le ridicule, et qui le rendit capable du nom comme du pouvoir de premier ministre, et enfin de la dignité de cardinal. Pour arriver à ces grandes choses, il suivit le plan dont la princesse des Ursins s'étoit si bien trouvée, et dont les gens avisés qui peuvent tout sur les rois font tous, d'une façon ou d'une autre, un usage si utile pour eux, mais si détestable pour leurs maîtres et si pernicieux pour leurs États, leurs sujets, leur gouvernement. Alberoni n'eut, pour cela, rien à faire qu'à suivre le goût funeste que le roi avoit pris pour la prison où Mme des Ursins avoit su le renfermer peu à peu avec la reine, puis avec elle seule lorsqu'il devint veuf. La nouvelle reine et Alberoni suivirent la même route; ils renfermèrent le roi entre eux deux seuls et le rendirent inaccessible à tout le reste de la nature. Alberoni chassé, la reine, lassée d'avoir été si longtemps prisonnière, victime de sa propre ambition et de celle de cet Italien, tenta plusieurs fois d'élargir son esclavage, sans jamais y avoir pu réussir. L'habitude du roi étoit trop enracinée; elle avoit passé en lui en seconde nature, et la reine désespéra bientôt d'adoucir ses fers. Voici donc quelle étoit leur vie en tous lieux, en tout temps, en toute saison[2].

son règne, sa chute.

1. C'est le roi qui était accoutumé.

2. Comparez ci-après, p. 386 et suivantes, le récit du « Tableau ».

Vie journalière du roi et de la reine d'Espagne. Déjeuner *, prière, travail avec Grimaldo, lever.

Le roi et la reine n'eurent jamais qu'un seul et même appartement et qu'un lit, tel que je l'ai décrit, lorsque je fus admis avec Maulévrier à les y voir, lorsque nous leur portâmes la nouvelle du départ de Paris de la future princesse des Asturies[1]. Fièvres, maladie, telle qu'elle pût être de part ou d'autre, couches enfin, jamais une seule nuit de séparation ; et, la feue reine pourrie d'écrouelles, le roi ne découcha d'avec elle que peu de jours avant sa mort. Sur les neuf heures du matin, le rideau étoit tiré par l'*azafata*[2], suivie d'un seul valet intérieur françois[3] portant un couvert et une écuelle qui étoit pleine d'un chaudeau[4]. Higgens, dans la convalescence de ma petite vérole, m'expliqua ce que c'est, et m'en fit faire un lui-même pour m'en faire goûter. C'est une mixtion légère de bouillon, de lait, de vin qui domine, d'un ou deux jaunes d'œufs, de sucre, de cannelle et d'un peu de girofle[5]. Cela est blanc, a le goût très fort avec un mélange de douceur.

1. Ci-dessus, p. 23 ; voyez ci-après, p. 387.

2. Première femme de chambre : tome VIII, p. 177 et 521. Saint-Simon écrit ordinairement *assafeta*.

3. Dans le « Tableau », il dira qu'il s'appelait Valois.

4. Saint-Simon va expliquer ce que c'est. Dans le « Tableau de la cour d'Espagne », ci-après, p. 387 et 389, il ne parlera pas du chaudeau du matin, mais de celui du dîner. — C'était un vieux mot, qu'on trouve sous la forme *chaudel* dans les chansons de geste et sous celle de *chaudeille* dans Froissart ; le *Littré* en cite des exemples d'Ambroise Paré et d'Étienne Pasquier. « Sorte de brouet ou de bouillon chaud qu'on porte quelquefois aux mariés le lendemain de leurs noces », disait le *Dictionnaire de l'Académie* de 1718, et cette définition explique la phrase que Saint-Simon va écrire pour terminer le présent paragraphe.

5. Saint-Simon écrit *géroffle,* et l'on disait au dix-huitième siècle *girofle* et *gérofle*. Le clou de girofle, fruit aromatique du giroflier appelé ainsi à cause de sa forme, était, avec le poivre, la cannelle et la muscade, une des quatre épices le plus fréquemment employées pour la cuisine et la pâtisserie : voyez Savary, *Dictionnaire du commerce*.

* Le mot *Déjeuner* a été ajouté après coup à la place de *Lever et affaire, chaudeau,* biffé

Je n'en ferois pas volontiers mon mets; mais il est pourtant vrai que cela n'est pas désagréable. On y met, quand on veut, des croûtes de pain, et quelquefois grillé, et alors c'est une espèce de potage; autrement cela s'avale comme un bouillon, et, pour l'ordinaire, cette dernière façon de le prendre étoit celle du roi d'Espagne. Cela est onctueux, mais fort chaud, et un restaurant[1] singulièrement bon à réparer la nuit passée, et à préparer la prochaine.

Pendant[2] que le roi faisoit ce court déjeuner, l'*azafata* apportoit à la reine de quoi travailler en tapisserie, passoit des manteaux de lit à Leurs Majestés, et mettoit sur le lit partie des papiers qui se trouvoient sur les siéges prochains, puis se retiroit avec le valet et ce qu'il avoit apporté. Leurs Majestés faisoient alors leurs prières du matin. Grimaldo, sûr de l'heure, mais qui de plus étoit averti dans sa *covachuela* au Palais, montoit chez Leurs Majestés, et entroit. Quelquefois ils lui faisoient signe d'attendre en entrant, puis l'appeloient quand leur prière étoit finie, car il n'y avoit personne autre, et la chambre du lit étoit fort petite. Là Grimaldo étaloit ses papiers, tiroit de sa poche une écritoire et travailloit avec le roi et la reine, que sa tapisserie n'empêchoit pas de dire son avis. Ce travail duroit plus ou moins, selon les affaires ou quelque conversation. Grimaldo, en sortant avec ses papiers, trouvoit la pièce joignante vide, et un valet dans celle d'après, qui, le voyant passer, entroit dans la pièce vide, la traversoit et avertissoit l'*azafata*, qui sur-le-champ venoit présenter au roi ses mules et sa robe de chambre, qui tout de suite passoit seul la pièce vide, et entroit dans un cabinet où il s'habilloit,

1. « On appelle plus particulièrement *restaurant* un consommé fort succulent, un pressis de viande » (*Académie*, 1718); un réconfortant.

2. On remarquera que tout ce récit du réveil, du lever et de la matinée des souverains est beaucoup plus développé dans les *Mémoires* que dans le « Tableau de la cour d'Espagne en 1722 » que nous reproduisons à l'Appendice, ci-après, p. 387-388.

servi par trois valets françois intérieurs, toujours les mêmes, et par le duc del Arco[1] ou le marquis de Santa-Cruz, et souvent par tous les deux, sans que jamais qui que ce soit autre entrât à ce lever. Lorsqu'il étoit tout à fait à sa fin, un de ces valets alloit appeler le P. Daubenton dans le salon des Miroirs, qui venoit trouver le roi dans ce cabinet, d'où sur-le-champ les valets susdits emportoient à la fois les débris du lever, et ne rentroient plus. Si le roi faisoit un signe de la tête à ces deux seigneurs, après la sortie des valets, ils sortoient aussi; mais cela n'arrivoit que quelquefois, et ils restoient se tenant vers la porte, et le roi parloit dans la fenêtre au P. Daubenton.

Toilette. La reine, dès que le roi étoit passé à son lever, se chaussoit seule avec l'*azafata*, qui lui donnoit sa robe de chambre. C'étoit le seul moment où elle pouvoit parler seule à la reine, et la reine à elle ; mais ce moment alloit au plus, et non toujours, à un demi-quart d'heure. Plus long, le roi l'auroit su, et auroit voulu savoir ce qui l'auroit allongé. La reine passoit cette pièce vide, et entroit dans un beau et grand cabinet, où sa toilette l'attendoit. La camarera-mayor, deux dames du palais, deux *señoras de honor* tour à tour par semaine, et les caméristes étoient autour, quelquefois quelque dame du palais ou quelque *señora de honor* qui n'étoient pas en semaine, mais rarement. Quand le roi avoit fini avec le P. Daubenton, et d'ordinaire cela étoit court, il alloit à la toilette de la reine, suivi des deux seigneurs, qui, pendant sa conversation avec le P. Daubenton, l'attendoient à la porte du cabinet, soit en dedans, soit en dehors. Les Infants venoient aussi à la toilette, où il n'entroit avec eux que leurs gouverneurs, et, depuis le mariage du prince des Asturies, la princesse des Asturies, le duc de Popoli et la duchesse de Montellano, quelquefois une dame du

1. Saint-Simon a écrit ici *de Larco,* comme cela lui arrive quelquefois.

palais aussi de la princesse. Le cardinal Borgia avoit cette privance, et s'en servoit souvent. Le marquis de Villena l'avoit aussi ; mais, fâché d'être réduit à celle-là et d'être privé de toutes celles que de droit lui donnoit sa charge, il n'en usoit presque jamais. La chasse, les voyages, les beaux habits du roi et des Infants étoient la matière de la conversation. Par-ci, par-là, quelque petit avis de réprimande de la reine à ses dames sur l'assiduité de leur service, ou sur leurs commerces, ou sur la dévotion ; car elle les tenoit fort de court pour ne pas voir grand monde et sur le choix de leur commerce, et, pour être bien avec elle, il falloit accoucher souvent, n'être pas trop longtemps en couche ni souvent incommodée, surtout faire ses dévotions tous les huit jours. Souvent aussi le cardinal Borgia défrayoit la toilette par les plaisanteries qu'on lui faisoit, et auxquelles il donnoit lieu. Cette toilette duroit bien trois quarts d'heure, le roi debout, et tout ce qui y étoit. Tandis qu'on en sortoit, le roi venoit entre-bâiller la porte du salon des Miroirs dans le salon qui est entre celui-là et le salon des Grands, où la cour se rassembloit, et là donnoit l'ordre à ceux qui, en très petit nombre, avoient à le prendre, puis alloit retrouver la reine dans cette pièce que j'ai tout à l'heure appelée si souvent vide.

Heures des audiences particulières des seigneurs, des ministres étrangers, de l'audience publique, et sa description, de l'audience du conseil de Castille, des audiences publiques des

C'étoit là l'heure des audiences particulières des ministres étrangers et des seigneurs ou autres sujets qui l'obtenoient[1]. Ministres étrangers et sujets s'adressoient à la Roche pour la demander ; il prenoit l'ordre du roi, les faisoit avertir, et les introduisoit l'un après l'autre, sans demeurer avec eux, dans le salon des Miroirs, où le roi la donnoit toujours.

Une fois la semaine, le lundi, il y avoit audience publique, qui est une pratique qu'on ne peut trop louer quand on ne la corrompt pas. Le roi, au lieu d'entre-bâiller la porte dont je viens de parler, l'ouvroit, donnoit

1. Voyez le « Tableau de la cour », ci-après, p. 388 et 396-400.

ambassadeurs, et de la couverture des grands.

l'ordre sur le pas de la porte, et tout de suite traversoit tous ses appartements au milieu de sa cour, ces jours-là assez nombreuse, jusqu'à la pièce de l'audience publique des ambassadeurs et de la couverture des grands. Tous s'y rangent comme en ces occasions dont j'ai décrit l'assiette et la cérémonie ailleurs[1] ; mais en celle-ci le roi s'assit[2] dans un fauteuil avec une table, une écritoire et du papier à sa droite. Il se couvre, et tous les grands. Alors la Roche, qui a une liste à la main, ouvre la porte opposée à celle par où le roi et sa cour est entrée[3], et appelle à haute voix le premier qui se trouve sur sa liste. Celui-là entre, fait au roi une profonde révérence en entrant, une au milieu, puis se met à genoux devant le roi, excepté les prêtres, qui ôtent leur calotte, et font une génuflexion en abordant le roi et en se retirant, et parlent debout, mais baissés ; c'est le roi qui à leur génuflexion les fait relever ; tout autre demeure et parle à genoux, jusqu'à ce qu'il se retire. On parle au roi tant qu'on veut, de qui on veut et comme on veut, et on lui donne par écrit ce qu'on veut. Mais les Espagnols ne ressemblent en rien aux François ; ils sont mesurés, discrets, respectueux, courts. Celui-là ayant fini[4], se relève, baise la main au roi, fait une profonde révérence, et se retire, sans en faire d'autre, par où il est entré. Alors la Roche appelle le second, et ainsi tant qu'il y en a.

Lorsque quelqu'un veut parler au roi tête à tête, et qu'il est bien connu, cela ne se refuse point, et, après avoir été appelé, la Roche se tourne, sans bouger, vers les grands, et dit du même ton qu'il a appelé : « C'est une audience secrète. » Alors les grands se découvrent, passent promptement devant le roi avec une révérence, et se retirent

1. Tome IX, p. 181 et suivantes.

2. Pour *s'assied* ; nous avons eu déjà *se rassit* dans le tome IX, p. 192.

3. Ainsi dans le manuscrit.

4. Les mots *ayant fini* sont en interligne, au-dessus de *retiré*, biffé

par la porte par où ils sont entrés, dans la pièce voisine. Le capitaine des gardes tient cette porte, la tête un peu en dehors pour voir toujours le roi et celui qui lui parle, qui est seul dans la pièce, où il ne reste personne que le roi et lui. Dès qu'il se lève, le capitaine des gardes le voit, rentre, et tous aussi comme ils étoient sortis, et se remettent où ils étoient. Je n'ai point vu d'audiences publiques sans audiences secrètes, et quelquefois deux ou trois. Dans le peu que je fus à Madrid avant le mariage, les grands me prièrent de m'y trouver comme duc et ayant les mêmes honneurs qu'eux, et j'y fus. Au retour du mariage, j'y eus double droit, comme duc et pair de France et comme grand d'Espagne. Mon second fils s'y trouva aussi avec moi, après sa couverture. Quand tout est fini, on reconduit le roi comme on l'avoit accompagné. Venant et retournant dans le Palais, en quelque temps ou occasion que ce fût, le roi ne se couvroit jamais. C'étoit[1] aussi le temps des audiences publiques des ambassadeurs et de la couverture des grands.

Cette même heure est aussi celle où le conseil de Castille vient au Palais rendre compte au roi des jugements qu'il a rendus dans la semaine. Je crois avoir expliqué ce qui s'y passe, et comment[2] ; ainsi je ne le répéterai pas. Ce temps, avec le court travail qui le suit, dans une des autres pièces, entre le roi et le gouverneur du conseil de Castille dure au plus une heure et demie, mais rarement, et l'audience publique rarement trois quarts d'heure. Ce sont des temps d'autant plus précieux pour la reine qu'elle n'avoit que ceux-là dans la semaine, encore quand le roi étoit au Palais ou au Retire[3] ; car, hors de Madrid, il n'y avoit jamais d'audience du conseil de Castille ni d'au-

1. Phrase ajoutée dans le blanc resté à la fin du paragraphe et sur la marge.
2. Tome XIV, p. 438-441.
3. Saint-Simon emploie fréquemment cette forme francisée de Buen-Retiro.

dience publique. Ainsi à l'Escurial, à Balsaïn de mon temps, à Saint-Ildefonse depuis, au Pardo, à Aranjuez, la reine n'avoit exactement et précisément à elle que le temps de sa chaussure en sortant du lit.

J'oubliois d'ajouter que tout ce qui n'est pas ce qu'on appeloit autrefois en France, mais non à présent, gens de qualité ou militaire fort distingué, vont tous à ces audiences publiques. Il s'y amasse des placets et des mémoires que le roi reçoit et jette à mesure sur la table, et que la Roche porte après lui dans l'appartement intérieur; mais il y en a toujours quelques-uns que le roi mettoit dans sa poche ou emportoit dans sa main. C'est ce qu'étoient nos placets dans l'origine, qui sont tombés, comme on les voit, et comme je ne les ai jamais vus autrement que pendant la Régence [1].

La messe, et confession et communion.

Le roi, rentré tout droit auprès de la reine, ou après s'être amusé avec elle seule, s'il n'y a point d'audience, alloit à la messe avec elle, ce même intérieur de la toilette, et le capitaine des gardes en quartier de plus. Le chemin se faisoit tout dans l'intérieur jusque dans la tribune, dans laquelle il y avoit un autel [2], où on leur disoit la messe, et où ils communioient tous deux ensemble et jamais séparément, ordinairement tous les huit jours, et alors ils y entendoient une seconde messe. Quand le roi se confessoit, c'étoit après son lever, avant d'aller à la toilette de la reine [3]. S'il étoit jour de tenir chapelle, c'étoit à la même heure; la reine alloit par l'intérieur dans la tribune, et le roi avec sa cour à travers les appartements. Le marquis de Santa-Cruz et le duc del Arco avoient tant d'assiduité, qu'ils n'alloient guères ni à la

1. Voyez ce qu'il a dit du service des placets en France à cette époque dans le tome XXIX, p. 129 et suivantes.

2. Le « Tableau de la cour » (ci-après, p. 388) donne des indications plus précises sur la disposition de cette tribune, qui n'en était pas une en réalité.

3. Dans le « Tableau », il dira au contraire que le roi se confessait l'après-midi, après la collation. : ci-après, p. 391.

tribune ni aux chapelles[1], mais quelquefois le marquis de Villena à la tribune, quand il n'y avoit pas chapelle, et qu'il vouloit parler au roi, comme sa charge, toute mutilée qu'elle étoit, l'y obligeoit assez souvent.

Au retour de la messe, ou fort peu après, on servoit le dîner. J'en ai expliqué les différents services des dames de la reine[2]. Nul n'y entroit que ce qui entroit à la toilette. Le dîner étoit toujours de chez la reine, ainsi que le souper, et cela partout ; mais le roi et la reine avoient chacun leurs plats ; le roi peu, la reine beaucoup ; c'est qu'elle aimoit à manger, et qu'elle mangeoit de tout, et le roi toujours des mêmes choses : un potage uni, des chapons, poulets, pigeons, bouillis et rôtis, et toujours une longe de veau rôtie ; ni fruit, ni salade, ni fromage, rarement quelque pâtisserie ; jamais maigre, souvent des œufs, ou frais ou en diverses façons, et ne buvoit que du vin de Champagne, ainsi que la reine[3]. Le dîner fini, ils prioient Dieu ensemble. S'il arrivoit quelque chose de pressé, Grimaldo venoit leur en rendre un compte sommaire. Dîner

Environ une heure après le dîner, ils sortoient par un endroit public de l'appartement, mais court, et par un petit escalier alloient monter en carrosse, et au retour revenoient par le même chemin. Les seigneurs qui fréquentoient un peu familièrement la cour se trouvoient, tantôt les uns, tantôt les autres, à ce passage, ou les suivoient à leur carrosse. Très souvent je les voyois à ces Sortie et rentrée de la chasse.

1. Ceci n'est guère clair. Si ces deux seigneurs étaient si assidus, ils n'auraient dû manquer ni tribune ni chapelle ; ou bien l'auteur veut-il dire qu'ils se dispensaient de ces deux cérémonies à cause de leur assiduité pour tout le reste ?

2. Tome VIII, p. 176.

3. Comparez dans le « Tableau », ci-après, p. 389, ce qu'il dit du dîner, où son exposé est loin d'être conforme à celui des *Mémoires*, par exemple : que le roi mange beaucoup et la reine moins que lui, que le potage du roi est toujours un chaudeau, que le roi boit du Bourgogne et la reine du Champagne, etc.

passages allant ou revenant. La reine y disoit toujours quelque mot honnête à ce qui s'y trouvoit. Je parlerai ailleurs de la chasse, toujours la même, où ils alloient tous les jours, et du Mail et de l'Atoche[1], certains dimanches ou fêtes qu'ils y alloient sans cérémonie.

Collation, et travail de Grimaldo.

Au retour de la chasse, le roi donnoit l'ordre en rentrant[2]. S'ils n'avoient pas fait collation dans leur carrosse, ils la faisoient en arrivant. C'étoit, pour le roi, un morceau de pain, un grand biscuit, de l'eau et du vin, et pour la reine, de la pâtisserie, et des fruits dans la saison, quelquefois du fromage. Le prince et la princesse des Asturies, et les Infants, suivis comme à la toilette, les attendoient dans l'appartement intérieur. Cette compagnie se retiroit en moins de demi-quart d'heure. Grimaldo montoit et travailloit, ordinairement longtemps; c'étoit le temps du vrai travail. Quand la reine avoit à se confesser, c'étoit là l'heure. Outre ce qui regardoit la confession, elle et son confesseur n'avoient pas le temps de se parler. Le cabinet où elle étoit avec lui étoit contigu à la pièce où étoit le roi, qui, quand il trouvoit la confession trop longue, venoit ouvrir la porte et l'appeloit[3]. Grimaldo sorti, ils se mettoient ensemble en prières, ou quelquefois en lecture spirituelle jusqu'au souper. Il étoit en tout servi comme le dîner. Il y avoit à l'un et à l'autre beaucoup plus de plats à la françoise qu'à l'espagnole ni même qu'à l'italienne. Après souper, la conversation ou la prière tête à tête les conduisoit à l'heure du coucher[4], où tout se passoit comme au lever, excepté qu'à la toilette de la reine le prince ni la princesse des Asturies, ni les Infants, ni le cardinal Borgia n'y alloient point. Enfin Leurs Majestés Catholiques n'avoient jamais partout que la même garde-robe, et leurs deux chaises per-

Temps de la confession de la reine; sa contrainte.

Souper et coucher.

1. Voyez plus loin, p. 347-354.
2. Les sept derniers mots ont été ajoutés en interligne.
3. Ces détails de « contrainte » ne sont pas dans le « Tableau »
4. Entre minuit et deux heures : ci-après, p. 391.

cées étoient à côté l'une de l'autre dans toutes leurs maisons[1].

Voyages.

Ces journées si uniformes étoient les mêmes dans tous les lieux, et même dans les voyages, et le même tête-à-tête partout. Les journées des voyages étoient si petites que le temps qui se donnoit à la chasse de tous les jours suffisoit pour aller d'un lieu dans un autre, et tout le reste se passoit, dans les maisons où Leurs Majestés Catholiques logeoient sur la route, tout comme si elles étoient dans leur palais. Je parle ici du voyage de Lerma et de ceux qui se sont faits depuis mon retour. A l'égard de ceux de l'Escurial, de Balsaïn, d'Aranjuez, tous à peu près de la même longueur, mais trop courte pour coucher en chemin, tout s'avançoit peu à peu dans la matinée l'un sur l'autre d'une heure. Le départ étoit au sortir de table, et l'arrivée quelque temps avant l'heure de souper. En carrosse, soit pour la chasse, soit en voyage, toujours Leurs Majestés tête à tête dans un grand carrosse de la reine à sept glaces, et la housse de velours rouge clouée comme ici.

Pour ne rien omettre, il faut ajouter que la reine avoit encore à elle seule les premières et dernières audiences de cérémonie des ambassadeurs, et les couvertures des grands. Mais, comme ces ambassadeurs et ces grands alloient toujours de chez le roi immédiatement chez elle, elle s'y préparoit, en les attendant au milieu de ses dames et des autres dames qui n'avoient que ces occasions de venir au Palais et de lui faire leur cour; car pour les bals publics et les comédies, il n'y en avoit point au Palais sans des occasions extraordinaires et fort rares.

A l'égard des audiences particulières des ministres étrangers ou des seigneurs, elles ne se donnoient jamais qu'en présence de la reine, soit qu'elle y demeurât à côté du roi, soit qu'elle se retirât un peu à l'écart dans la

1. Le « Tableau » dit de même (p. 387); voyez le curieux récit de l'Addition à Dangeau nº 366, dans notre tome VIII, p. 394-395.

La reine présente à toutes les audiences particulières des ministres étrangers et des sujets.

même pièce. Aussi n'arrivoit-il guères que ceux qui avoient ces audiences laissassent écarter la reine[1]. On connoissoit quel étoit son pouvoir sur le roi et son influence dans toutes les affaires et les grâces, et ils étoient bien certains que, si la reine s'étoit écartée lorsqu'ils parloient au roi, ils étoient cependant bien examinés par la reine, et qu'ils n'étoient pas plus tôt retirés, qu'elle apprenoit du roi tout ce qu'ils lui avoient dit, et ce qu'il leur avoit répondu, qui n'étoit jamais rien de précis sur quoi que ce fût, parce qu'il vouloit toujours avoir le temps de consulter la reine et Grimaldo.

Raisons de l'explication du détail des journées.

Si ce détail des journées paroît long et petit, c'est qu'il est incroyable à qui ne l'a vu dans sa précision et son unisson, toujours et partout les mêmes; c'est qu'un tête-à-tête jour et nuit si continuel, et si momentanément et rarement interrompu, semble avec raison insoutenable; c'est l'influence entière que ce tête-à-tête immuable portoit sur toutes les affaires de l'État et sur celles des particuliers; c'est la démonstration nécessaire de ne pouvoir jamais, quel que l'on fût, parler au roi sans la reine, ni pareillement à la reine sans le roi, dont tous deux avoient réciproquement une jalousie extrême l'un à l'égard de l'autre; c'est enfin ce qui rendoit l'*azafata* si nécessaire pour faire passer à la reine seule ce qu'on vouloit dans le moment de sa chaussure, et dans les temps de l'audience publique et de l'audience du conseil de Castille, qui n'étoit jamais que dans Madrid, et qui étoient les seuls où la reine pouvoit parler à quelqu'un du dehors, qui, en prenant bien juste ses mesures, pouvoit être secrètement introduit par l'*azafata* en lieu où la reine pût venir. C'est à quoi elle-même ne se jouoit guères, dans la frayeur de la découverte et des suites. Mais au moins pouvoit-elle, dans ces courts, rares et précieux moments, recevoir et lire des lettres et des mémoires, et en écrire elle-même; mais on peut juger

Jalousie réciproque du roi et de la reine. Difficulté extrême de la voir en particulier et de tout commerce d'affaires avec elle seule.

1. Comparez ce qu'il a raconté ci-dessus, p. 1-2 et 12-13, au sujet de l'audience particulière qu'il obtint pour lui-même.

avec quelle précipitation, et avec quel soin de ne garder aucun papier.

Caractère de Philippe V.

Philippe V[1] n'étoit pas né avec des lumières supérieures, ni avec rien de ce qu'on appelle de l'imagination. Il étoit froid, silencieux, triste, sobre, touché d'aucun plaisir que de la chasse, craignant le monde, se craignant soi-même, [se] produisant peu, solitaire et enfermé par goût et par habitude, rarement touché d'autrui, du bon sens néanmoins et droit, et comprenant assez bien les choses, opiniâtre quand il s'y mettoit, et souvent alors sans pouvoir être ramené, et néanmoins parfaitement facile à être entraîné et gouverné[2].

Il sentoit peu. Dans ses campagnes, il se laissoit mettre où on le plaçoit: sous un feu vif, sans en être ébranlé le moins du monde, et s'y amusant à examiner si quelqu'un avoit peur; à couvert et en éloignement du danger, tout de même, sans penser que sa gloire en pouvoit souffrir[3]. En tout il aimoit à faire la guerre, avec la même indifférence d'y aller ou de n'y aller pas, et, présent ou absent, laissoit tout faire aux généraux, sans y mettre rien du sien. Il étoit extrêmement glorieux, ne pouvoit souffrir de résistance dans aucune de ses entreprises, et

1. Il faut rapprocher le portrait qui va suivre de ce que notre auteur a déja dit du caractère de Philippe V, particulièrement dans nos tomes VIII, p. 103, XI, p. 229-232, et XXXIV, p. 288-289. En tête du « Tableau de la cour d'Espagne », que nous donnerons plus loin en appendice, Saint-Simon avait fait, dès 1722, une première rédaction de ce portrait (voyez ci-après, p. 380-382); on en remarquera la forme entièrement différente et aussi une certaine discordance avec la rédaction des *Mémoires* écrite vingt-cinq ans plus tard. Quoique Saint-Simon ne dise pas qu'il écrive après la mort de Philippe (9 juillet 1746), la forme au passé le montre suffisamment; mais il est surprenant qu'il n'ait fait aucune allusion à cette mort assez récente.

2. Louville, dès 1703, constatait cette faiblesse de caractère: « Dieu lui a donné un esprit subalterne et subjugué, qui le fera toujours dépendre de quelqu'un » (notre tome XI, p. 526).

3. Comparez ce que dit Madame (*Correspondance*, recueil Jæglé, tome II, p. 137).

ce qui me fit juger qu'il aimoit les louanges, c'est que la reine le louoit sans cesse et jusqu'à sa figure, et à me demander un jour, à la fin d'une audience qui s'étoit tournée en conversation, si je ne le trouvois pas fort beau et plus beau que tout ce que je connoissois. Sa piété n'étoit que coutume, scrupules, frayeurs, petites observances, sans connoître du tout la religion, le Pape une divinité quand il ne le choquoit pas, enfin la douce écorce des jésuites, pour lesquels il étoit passionné. Quoique sa santé fût très bonne, il se tâtoit toujours, il craignoit toujours pour elle. Un médecin tel que celui que Louis XI enrichit tant à la fin de sa vie, un maître Coctier[1], auroit fait auprès de lui un riche et puissant personnage ; heureusement le sien étoit solidement homme de bien et d'honneur, et celui qui lui succéda depuis tout à la reine et tenu de court par elle.

Philippe V avoit moins de peine à bien parler que de paresse et de défiance de lui même. C'est ce qui le rendoit si retenu et si rare à entrer le moins du monde dans la conversation, qu'il laissoit tenir à la reine avec ce qui les suivoit au Mail ou dans les audiences particulières, et qu'il la laissoit aussi parler aux uns et aux autres en passant, sans presque jamais leur rien dire ; d'ailleurs c'étoit l'homme du monde qui remarquoit mieux les défauts et les ridicules, et qui en faisoit un conte le mieux dit et le plus plaisant. J'en dirai peut-être bientôt quelque chose. On a vu avec quelle dignité et quelle justesse il me répondit à mon audience solennelle[2], et avec quel discernement de paroles et de ton sur l'un et l'autre mariage, et cela seul montre bien qu'il savoit s'énoncer parfaitement, mais qu'il n'en vouloit presque jamais prendre la peine. A la fin, je l'avois un peu appri-

1. Jacques Coctier, ou plutôt Coitier, originaire de Poligny, mort en 1505 ; Louis XI le combla de biens et notamment lui donna en 1482 une charge de président en la Chambre des comptes.

2. Tome XXXVIII, p. 362-363.

voisé, et, dans mes audiences, qui se tournoient toujours en conversation, je l'ai plusieurs fois ouï parler et raisonner bien ; mais où il y avoit du monde, ordinairement il ne me disoit qu'un mot, qui étoit une question courte ou quelque chose de semblable, et n'entroit jamais dans aucune conversation.

Il étoit bon[1], facile à servir, familier avec l'intérieur, quelquefois même au dehors avec quelques seigneurs. L'amour de la France lui sortoit de partout. Il conservoit une grande reconnoissance et vénération pour le feu Roi, et de la tendresse pour feu Monseigneur, surtout pour feu Monseigneur le Dauphin, son frère, de la perte duquel il ne pouvoit se consoler. Je ne lui ai rien remarqué sur pas un autre de la famille royale que pour le Roi, et ne s'est jamais informé à moi de qui que ce soit de la cour que de la seule duchesse de Beauvillier[2], et avec amitié.

On a peine à comprendre ses scrupules sur sa couronne, et de les concilier avec cet esprit de retour, en cas de malheur, à la couronne de ses pères, à laquelle il avoit si solennellement renoncé, et plus d'une fois. C'est qu'il ne pouvoit s'ôter de la tête la force des renonciations de la Reine[3] en épousant le feu Roi, et de toutes les précautions possibles dont on les avoit affermies, et en même temps il ne pouvoit comprendre que Charles II eût été en droit et en pouvoir de disposer par son testament d'une monarchie dont il n'étoit qu'usufruitier, et non pas propriétaire, comme l'est un particulier de ses acquêts, dont il est libre de disposer. Voilà sur quoi le P. Daubenton avoit eu sans cesse à le combattre : il se croyoit usurpateur. Dans cette pensée, il nourrissoit cet esprit de retour en France, et par en préférer la couronne et le séjour, et peut-être plus encore pour finir ses scrupules en aban-

1. Avant *bon*, il a biffé *fort glorieux*, déjà dit précédemment.
2. Veuve de son ancien gouverneur.
3. Marie-Thérèse

donnant l'Espagne. On ne peut pas se cacher que tout cela ne fût mal arrangé dans sa tête ; mais le fait est que cela l'étoit ainsi, et que l'impossibilité seule s'est opposée à un abandon auquel il croyoit être obligé, et qui eut une part très principale en l'abdication qu'il fit, et qu'il méditoit dès avant que j'allasse en Espagne, quoiqu'il laissât sa couronne à son fils. C'étoit bien la même usurpation à ses yeux ; mais enfin, ne pouvant là-dessus ce qu'il eût voulu par scrupule, il se contentoit au moins en faisant de soi ce qu'il pouvoit en l'abdiquant. Ce fut encore ce qui lui fit tant de peine à la reprendre à la mort de son fils, malgré l'ennui qu'il avoit essuyé, et le dépit fréquent de n'être pas assez consulté et ses avis suivis par son fils et par ses ministres. On peut bien croire que ce prince ne m'a jamais parlé de cette délicate matière ; mais je n'en ai pas été moins bien informé d'ailleurs. Pour entre Grimaldo et moi, il ne s'est jamais dit une seule parole qui pût y avoir le moindre rapport[1]. La reine n'avoit pas moins de desir d'abandonner l'Espagne, qu'elle haïssoit, et de venir régner en France, si malheur y fût arrivé, où elle espéroit mener une vie moins enfermée et bien plus agréable. Cela s'est bien vu d'elle surtout et de son Alberoni, dans les morceaux d'affaires étrangères que j'ai donnés ici de M. de Torcy[2]. Parmi tout ce que je viens de dire, il ne laisse pas d'être très vrai que Philippe V étoit peu peiné des guerres qu'il faisoit, qu'il aimoit les entreprises, et que sa passion étoit d'être respecté et redouté, et de figurer grandement en Europe.

Éducation et

La reine[3] avoit été élevée fort durement dans un gre-

1. Dans le portrait du « Tableau », il n'est point question de ces scrupules. Saint-Simon n'insiste pas ici sur la conscience timorée de Philippe V : Alberoni raconta au chevalier de Marcieu (sa Relation, dans *Espagne* 294) que le roi se jetait à genoux devant les figures des tapisseries de sa chambre et leur demandait en pleurant l'absolution de ses péchés.

2. Voyez tomes XXX, p. 280, XXXIII, p. 23, XXXIV, p. 128 et 262.

3. Comparez tome XXXIV, p. 289, et ci-après, p. 382-384, le por-

nier du palais de Parme par la duchesse sa mère, qui ne lui avoit pas laissé voir le jour, et qui, depuis la conclusion de son prodigieux mariage, ne l'avoit laissé voir que le moins qu'elle avoit pu, et jamais que sous ses yeux. Cette extrême sévérité n'avoit pas réussi auprès de la reine, dont le mariage ne réconcilia pas son cœur avec une mère, sœur de l'impératrice veuve de l'empereur Léopold, et Autrichienne elle-même jusque dans les moelles. Ainsi il ne resta entre la fille et la mère que des dehors de bienséance, souvent assaisonnés d'aigreurs[1]. Il n'en étoit pas de même entre la reine et le duc de Parme, frère et successeur de son père, et second mari de sa mère. Ce prince l'avoit toujours traitée avec amitié et considération, et tâché d'adoucir à son égard l'humeur farouche de sa mère. Aussi la reine aima toujours tendrement le duc de Parme, dont elle porta sans cesse les intérêts et même les desirs avec la plus grande chaleur, et le crédit de ce prince auprès d'elle étoit le plus sûr et le plus fort qu'on y pût employer. Elle aimoit, protégeoit et avançoit tant qu'il lui étoit possible les Parmesans; elle avoit un foible pour eux bien connu d'Alberoni, et qu'il redoutoit sur toutes choses, comme on l'a vu dans ce qui a été donné ici de M. de Torcy[2]. Scotti, d'une des premières maisons de Parme, car il y a d'autres Scotti qui n'en sont pas et qui sont peu de chose, étoit venu à Madrid chargé des affaires du duc de Parme[3], lorsque Alberoni s'en défit et devint premier ministre. Scotti étoit toujours demeuré à Madrid sous la protection de la reine, qui se moquoit de lui la première, et qui, une fois ou deux, me laissa très bien entendre le peu de cas qu'elle en faisoit, en quoi elle étoit imitée de toute

Sentiments de la reine d'Espagne pour sa famille et pour son pays.

Fortune de Scotti.

trait du « Tableau », où l'on rencontre les mêmes discordances que pour le portrait du Roi.

1. Tomes XXX, p. 370-371, et XXXI, p. 105 et 111.
2. Tome XXX, p. 131, 241 et 276.
3. Annibal, marquis Scotti : *ibidem*, p. 119-120.

la cour, qui néanmoins lui témoignoit des égards à cause de l'affection sans estime de la reine. En effet, c'étoit un grand et gros homme fort lourd, dont l'épaisseur se montroit en tout ce qu'il disoit et faisoit ; bon homme et honnête homme d'ailleurs, mais parfaitement incapable. Personne n'en étoit si persuadée[1] que la reine ; mais il étoit Parmesan, et d'une des premières maisons sujettes du duc de Parme, et cela lui suffit pour faire à la longue, et faute de concurrents de même pays, la haute fortune où il est à la fin parvenu par la bienveillance de la reine, sans néanmoins qu'elle ait jamais fait de lui le moindre cas. Elle l'a fait gouverneur du dernier des Infants[2], lui a valu la Toison d'or, enfin la grandesse, et pour couronner tout, après l'avoir extrêmement enrichi de fort pauvre qu'il étoit, l'ordre du Saint-Esprit[3].

Caractère, vie, vues, art, manèges, conduite, pouvoir, contrainte de la reine d'Espagne.

Après l'explication préalable sur la tendresse de la reine pour son oncle et pour sa patrie, et sa façon d'être avec la duchesse sa mère, il faut venir à quelque chose de plus particulier. Cette princesse étoit née avec beaucoup d'esprit et avec toutes les grâces naturelles que l'esprit savoit gouverner. Le sens, la réflexion, la conduite savoient se servir de son esprit et l'employer à propos, et tirer de ses grâces tout le parti possible. Qui l'a connue est toujours dans le dernier étonnement comment l'esprit et le sens ont pu suppléer autant qu'ils ont

1. Cet adjectif est bien au féminin dans le manuscrit.

2. Louis-Antoine-Jacques, né le 25 juillet 1727, pourvu en commande de l'archevêché de Tolède en février 1735, auquel il joignit celui de Séville en janvier 1742, avait été créé cardinal en décembre 1735, ce qui le fit nommer l'Infant-cardinal ; il se démit de ses dignités ecclésiastiques en décembre 1754, se maria morganatiquement en 1776 et mourut le 7 août 1785.

3. C'est en 1745 que le marquis Scotti reçut cette dernière distinction ; il est curieux que notre auteur ne parle pas de sa disgrâce en septembre 1746, à l'avènement de Ferdinand VI ; car le présent passage est écrit certainement à une époque postérieure. Le marquis Scotti mourut à Madrid le 8 février 1752 à soixante-seize ans (*Gazette*, p. 124).

fait en elle à la connoissance du monde, des affaires et des personnes, dont le grenier de Parme et le perpétuel tête-à-tête d'Espagne l'ont toujours empêchée de pouvoir s'instruire véritablement. Aussi ne peut-on disconvenir de la perspicacité qui étoit en elle, qui lui faisoit saisir du vrai côté tout ce qu'elle pouvoit apercevoir en gens et en choses, et ce don singulier auroit eu en elle toute sa perfection, si l'humeur ne s'en fût jamais mêlée ; mais elle en avoit, et il faut avouer qu'à la vie qu'elle menoit on en auroit eu à moins. Elle sentoit ses talents et ses forces, mais sans cette fatuité d'étalage et d'orgueil qui les affoiblit et les rend ridicules. Son courant étoit simple, uni, même avec une gaieté naturelle qui étinceloit à travers la gêne éternelle de sa vie, et, quoique avec l'humeur, et quelquefois l'aigreur, que cette contrainte sans relâche lui donnoit, c'étoit une femme qui ne prétendoit à rien plus dans le courant ordinaire, et qui y étoit véritablement charmante. Arrivée en Espagne, sûre d'en chasser d'abord la princesse des Ursins, et avec le projet de la remplacer dans le gouvernement, elle le saisit d'abord et s'en empara si bien, ainsi que de l'esprit du roi, qu'elle disposa bientôt de l'un et de l'autre. Sur les affaires, rien ne lui pouvoit être caché ; le roi ne travailloit jamais qu'en sa présence ; tout ce qu'il voyoit seul, elle le lisoit et en raisonnoit avec lui ; elle étoit toujours présente à toutes les audiences particulières qu'il donnoit, soit à ses sujets, soit aux ministres étrangers, comme on l'a déjà expliqué ci-dessus[1], en sorte que rien ne pouvoit lui échapper du côté des affaires ni des grâces. De celui du roi, ce tête-à-tête éternel que jour et nuit elle avoit avec lui lui donnoit tout lieu de le connoître, et, pour ainsi dire, de le savoir par cœur. Elle voyoit donc à revers les temps des insinuations préparatoires, leur succès, les résistances lorsqu'il s'en trouvoit, leurs causes et les façons de les exténuer, les moments de ployer pour

1. Ci-dessus, p. 332.

revenir après, ceux de tenir ferme et d'emporter de force. Tous ces manéges lui étoient nécessaires, quelque crédit qu'elle eût, et, si on l'ose dire, le tempérament du roi étoit pour elle la pièce la plus forte, et elle y avoit quelquefois recours. Alors les refus nocturnes excitoient des tempêtes[1] ; le roi crioit et menaçoit, par-ci par-là passoit outre ; elle tenoit ferme, pleuroit et quelquefois se défendoit. Le matin tout étoit en orage ; le très petit et intime intérieur agissoit envers l'un et envers l'autre sans pénétrer souvent ce qui l'avoit excité. La paix se consommoit la nuit suivante, et il étoit rare que ce ne fût à l'avantage de la reine, qui emportoit sur le roi ce qu'elle avoit voulu. Il arriva une querelle de cette sorte pendant que j'étois à Madrid, qui fut même poussée fort loin. J'en fus instruit par le chevalier Bourk et par Sartine, qui l'étoient eux-mêmes par l'*azafata*, et dans un détail que je n'ai pas oublié, mais que je ne rendrai pas. Ils me voulurent persuader de m'en mêler, et que l'*azafata* les avoit chargés de m'en presser. Je me mis à rire et les assurai que je me garderois bien de suivre ce conseil, et même de laisser apercevoir à personne que j'eusse la moindre connoissance de ce qu'ils venoient de me raconter[2].

Ainsi la vie de la reine étoit également contrainte et agitée au delà de tout ce qui s'en peut imaginer, et, quelque grand que fût son pouvoir, elle le devoit à tant d'art, de souplesses, de manèges, de patiences, que ce n'est point trop dire, quelque étendu qu'il fût, qu'elle payoit beaucoup trop chèrement; mais elle étoit si vive, si active, si décidée, si arrêtée, si véhémente dans ses volontés, et ses intérêts lui étoient si chers et lui paroissoient si grands, que rien ne lui coûtoit pour arriver où elle ten-

1. Voyez ce que raconte Madame (*Correspondance*, recueil Brunet, tome I, p. 372) sur le lit à roulettes de la première reine, Marie-Louise de Savoie, qui facilitait les mêmes refus.

2. Il faut remarquer que ces détails de la vie intime des souverains ne sont pas dans la première rédaction du « Tableau » ci-après.

doit. Son premier objet fut de se mettre à couvert par tous les moyens possibles du dénuement et de [la] tristesse de la vie d'une reine d'Espagne veuve, et de ce qui lui pourroit arriver de la part du fils et successeur du roi, qui n'étoit pas le sien.

D'autres objets ne tardèrent pas à se joindre à celui-là, et à le rendre moins difficile. Elle eut plusieurs princes, et dès lors elle tourna toutes ses pensées à en faire un souverain indépendant pendant la vie du roi, chez qui, après sa mort, elle pût se retirer et commander. Pour arriver à ce but que jour et nuit elle méditoit, il falloit tourner les affaires de manière à le faciliter, se faire des créatures, et leur procurer des places dont les fonctions et l'autorité la pussent aider. Ce fut aussi à quoi elle se tourna toute entière, et ce fut par les ouvertures vraies ou fausses que l'adroit Alberoni sut lui présenter qu'il se rendit tout à fait maître de son esprit, ce que ses successeurs Ripperda et Patiño imitèrent depuis avec le même succès pour eux-mêmes. Dans l'entre-deux d'Alberoni et de Ripperda, que j'étois à Madrid, et que Grimaldo étoit le seul qui travailloit avec le roi, elle n'avoit point de secours, parce [que] les impressions qu'Alberoni lui avoit données contre Grimaldo subsistoient dans son esprit, de façon qu'elle ne pouvoit lui confier son secret et se servir de lui. Ce secret toutefois étoit pénétré ; Alberoni en furie de sa chute ne le lui avoit pas gardé ; mais elle se flattoit qu'un premier ministre chassé, et de la réputation que celui-là s'étoit si justement acquise partout, au dedans et dehors, n'en seroit pas cru à ses discours pleins de rage et de fiel. Mais elle étoit étrangement embarrassée, abandonnée ainsi à sa seule conduite. C'étoit aussi ce qui l'attachoit plus fortement à la cabale italienne, et qui, par cela même, donnoit aux Italiens plus de force, de vigueur et de crédit. Elle se piquoit d'avoir beaucoup d'égards pour le prince et la princesse des Asturies, et de marquer des soins et de l'amitié aux enfants de la feue reine, ce qui changea bien quelque temps après mon retour ici. Enfin ces desseins de souveraineté pour ses enfants, qui, du temps même d'Alberoni, étoient publics par tout ce qui s'étoit proposé et même traité là-dessus, malgré tout ce secret que la reine vouloit encore prétendre, ont été le pivot constant sur lequel ont roulé depuis toutes les affaires avec l'Espagne, ou qui y ont eu un rapport[1]. Mais ce qui les gâta sans cesse, et à tous égards, fut la contrainte continuelle des ministres étrangers et de ceux du roi d'Espagne, dont les premiers ne pouvoient lui parler, ni les autres travailler avec lui qu'en présence de la reine. Quoique en usage de tout voir et de tout entendre, elle ne pouvoit en avoir assez appris par là pour discerner avec justesse ce qui l'éloignoit ou l'approchoit de son but, ou ce qui y étoit étranger et indifférent, de sorte que ses méprises traversoient les propositions, les plans, les avis les plus raisonnables, et en soutenoient de tout contraires avec une âcreté[2] qui imposoit absolument aux ministres espagnols, et qui faisoit perdre terre aux ministres étrangers, parce qu'ils sentoient bien que rien ne pouvoit réussir malgré elle.

Rien aussi n'a été plus funeste à l'Espagne que cette forcenerie[3] d'établissements souverains pour les fils de la reine, et que cette impossibilité de traiter de rien qu'avec le roi et la reine ensemble. Elle avoit une telle peur de

1. Tout ceci, sur l'ambition d'Élisabeth Farnèse pour ses enfants et ce qui va suivre sur les erreurs politiques que lui firent commettre ces vues exclusives, n'était point dans la rédaction du « Tableau », et en effet se réfère en grande partie à un temps postérieur à l'ambassade de Saint-Simon.

2. L'*Académie* de 1718 ne donnait ce substantif qu'au sens propre.

3. « Acte de forcené », dit le *Littré*. C'était un vieux mot que l'*Académie* n'admettait pas; on peut en citer des exemples de Régnier (*Satires*), de Charles de Sévigné (*Lettres de Mme de Sévigné*, tome IX, p. 350), de Scarron (*Correspondance générale de Mme de Maintenon*, tome I, p. 42); notre auteur l'a employé dans une Addition au *Journal de Dangeau*, tome VIII, p. 353.

tout ce qui pouvoit croiser ses projets, et avoit une teinture d'affaires si superficielle, que tout ce qui se proposoit lui étoit suspect dès qu'il n'entroit pas dans son sens[1]. Dès lors, elle le barroit, et, si quelquefois on la faisoit revenir, ce ne pouvoit être qu'avec des circuits, des ménagements, des longueurs qui gâtoient et bien souvent perdoient les affaires, en faisant manquer de précieuses occasions. Que si on eût pu l'entretenir seule avec un peu de loisir, elle avoit de l'esprit et du sens de reste pour bien entendre et discuter avec jugement, et on auroit été en état de la combattre avec succès, ce qui étoit impossible le roi présent, parce qu'elle avoit tant de peur qu'il ne prît les impressions qu'on lui présentoit, et qui lui entroient à elle dans la tête comme l'éloignant de son but, qu'elle ne laissoit lieu à aucune explication, et barroit tout, et jusqu'à des choses qui facilitoient ses vues, parce qu'elle n'en comprenoit pas d'abord les suites et les conséquences, tellement que les ministres espagnols demeuroient tout court, dans la crainte de s'attirer sa disgrâce et de perdre leurs places, et les ministres étrangers enrayoient aussi, dans la certitude de l'inutilité de pousser plus avant. C'est ce qui a fait un tort extrême et continuel aux affaires d'Espagne[2].

1. Un passage d'une lettre du cardinal de Fleury au cardinal de Tencin, du 5 décembre 1740, que le baron de Vigan a donnée en appendice à son édition des *Mémoires du président Hénault* (1855), p. 345, confirme amplement les dires de notre auteur : « Il n'y a rien que la reine d'Espagne ne sacrifiât pour l'élévation de l'infant don Philippe. La raison et la possibilité même de ses vues n'influent point sur son esprit, et la passion en est le seul mobile. Un moment d'impétuosité décide de ses résolutions, sans en examiner les suites. Elle songe au chevalier de Saint-Georges comme à ce qui se passe à la Chine et n'est occupée que de son objet favori. Je ne répondrois pas même entre nous qu'on ne la vît s'accommoder tout à coup avec l'Angleterre, aux dépens de l'Espagne et aux nôtres, s'il lui paroissoit que nous n'entrons point d'une certaine façon dans tout ce que son ambition lui fait imaginer. »

2. Dans d'autres lettres du 26 mars et du 8 mai 1742 (*ibidem*, p. 387 et

A l'égard des choses intérieures d'Espagne et des grâces, elle n'étoit pas toujours maîtresse de les faire tourner comme elle vouloit, surtout les grâces, quoiqu'elle en emportât la plus nombreuse partie; mais, pour l'exclusion, elle ne la manquoit guères, quand elle la vouloit donner, et, à force d'exclusions, elle arrivoit quelquefois à faire tomber la grâce sur qui elle ne l'avoit pu d'abord. Rien n'égaloit la finesse et le tour qu'elle savoit donner aux choses, et les adresses avec lesquelles elle savoit prendre le roi, et peu à peu l'affecter de ses goûts à elle et de ses aversions. Rarement alloit-elle de front, mais par des préparations éloignées, des contours et retours qu'elle poussoit ou retenoit à la boussole de l'air, des réponses, de l'humeur du roi, qu'elle avoit eu tout le temps de connoître sans s'y pouvoir tromper. Ses louanges, ses flatteries, ses complaisances étoient continuelles; jamais l'ennui, jamais la pesanteur du fardeau ne se laissoit apercevoir. Dans ce qui étoit étranger à ses projets, le roi avoit toujours raison, quoi qu'il pût dire ou vouloir, et alloit sans cesse au-devant de tout ce qui pouvoit lui plaire, avec un air si naturel qu'il sembloit que ce fût son goût à elle-même. La chaîne toutefois étoit si fortement tendue qu'elle ne quittoit jamais le côté gauche du roi. Je l'ai vue plusieurs fois au Mail, emportée des instants par un récit ou par la conversation, marcher un peu plus lentement que le roi, et se trouver à quatre ou cinq pas en arrière, le roi se retourner, elle, à l'instant même, regagner son côté en deux sauts, et y continuer la conversation ou le récit commencé avec le peu de seigneurs qui la suivoient, et qui comme elle, et moi avec eux, regagnoient promptement aussi ce si peu de terrain qu'on avoit laissé perdre. Je parlerai du Mail à part tout à l'heure[1].

391), le cardinal de Fleury se plaint amèrement de la politique égoïste de l'Espagne et des dommages de tous genres que l'alliance avec cette puissance et le soutien de ses prétentions en Italie causent à la France.

1. Ci-après, p. 353.

Extinction par la princesse des Ursins des étiquettes, des conseils où le roi se trouvoit, des fonctions des charges principales, qui a toujours duré depuis.

On voit aisément, par le détail des journées du roi et de la reine d'Espagne, qu'il ne restoit pas même vestige des anciennes étiquettes de cette cour, qu'elle étoit tombée à rien, que les seigneurs n'avoient plus que des instants de passages à pouvoir se montrer, mais qu'[il] n'y en avoit plus aucun pour les dames, de conseil et de travail qu'avec un seul ministre, et que presque toutes les charges de la cour étoient anéanties, ainsi que la distinction des pièces par degrés de dignité, où chacun connoissoit et se tenoit dans sa mesure, et attendoit avec ses pareils à voir le roi. La charge de sommelier du corps, l'une des trois charges par excellence, et celles des gentilshommes de la chambre, sans autorité et sans fonction quelconque, n'étoient plus que des noms vains, et leurs clefs une montre entièrement inutile. Aussi plusieurs d'eux ne venoient guères au Palais, et, quoique le marquis de Montalègre, sommelier du corps, fût aussi capitaine des hallebardiers, rien n'étoit plus rare que de l'y rencontrer. Il ne restoit au majordome-major que l'honorifique de cette grande charge, encore borné à sa place auprès du roi, ou aux chapelles à la tête des grands, et l'autorité sur les provisions de bois, de charbon, des caves et des cuisines, ces dernières encore fort diminuées, parce que le roi mangeoit toujours de chez la reine, et jamais de chez lui[1] ; et il lui restoit encore quelques débris à l'égard des ordres pour les fêtes, encore assez bornées, quelques rares cérémonies, et sur les logements dans les voyages, ce qui étoit encore plus rare, enfin sur la réception des ambassadeurs et des autres étrangers distingués à qui le roi en vouloit faire. Les majordomes de semaine étoient sous lui dans les mêmes privations. Le grand écuyer, seul des trois charges, n'avoit presque rien perdu, parce que toutes ses fonctions n'étoient que dans le dehors, et le premier écuyer de même. Le patriarche des Indes non plus, dont les fonc-

1. Déjà dit ci-dessus, p. 329.

tions ne s'étendoient que sur la chapelle, et à dire le *Benedicite* ou les *grâces* quand, sans contrainte[1], il se trouvoit au dîner du roi. Le capitaine des hallebardiers n'avoit jamais eu de fonction personnelle, comme a ici le capitaine des cent-suisses, sinon de prendre l'ordre, quand, sans contrainte, il se trouve quand le roi le donne. Les capitaines des gardes du corps et leurs compagnies, et les deux colonels des régiments des gardes, créés en même temps, eurent toujours le même service qu'ils ont ici.

Ce fut la princesse des Ursins qui peu [à peu] abolit les conseils où le roi assistoit, les étiquettes du Palais et les fonctions des charges, pour tenir le roi enfermé avec la feue reine et elle, et ôter tout moyen de lui pouvoir parler et d'en approcher, et pareillement aux dames à l'égard de la reine[2]. Aussi prit-elle toujours bien garde au choix qu'elle faisoit des dames du palais, des *señoras de honor* et des caméristes, et, ces deux dernières classes, elle les avoit remplies tant qu'elle avoit pu d'Irlandoises et d'autres étrangères[3]. Depuis Mme des Ursins, l'enfermerie[4] du roi et [de] la nouvelle reine continua également, et les étiquettes et les charges ne se relevèrent plus. La camarera-mayor qui lui succéda n'eut plus aucun particulier avec la reine, toujours enfermée avec le roi, et fut réduite comme le majordome-major de la reine à la toilette et aux repas.

Oubli réparé d'une fonction du grand et du premier écuyer.

Mais puisque je reparle ici des charges, je crois devoir réparer un oubli que je crois m'être échappé sur le grand et le premier écuyer. C'est que, dès que le roi est dehors, s'il mange sur l'herbe ou dans un village, non pas en voyage, mais chasse ou promenade, s'il boit même seule-

1. C'est-à-dire, sans obligation ; voyez encore quatre lignes plus bas.
2. La politique de la princesse des Ursins a été exposée souvent, et en premier lieu dans le tome XI, p. 223-252 et 320-322 ; pour les conseils, dans le tome XVIII, p. 98-99.
3. La liste donnée plus haut, p. 273, le montre clairement.
4. Mot déjà relevé dans le tome XXI, p. 94.

ment un coup, s'il veut se laver les mains, s'il prend un manteau ou un surtout, ou le quitte, si même il change de chemise, et par conséquent se déshabille et se rhabille, le grand écuyer le sert et le premier écuyer, et celui-là ôte au sommelier du corps toutes ses fonctions, même en sa présence, et celui-ci de même aux gentilhommes de la chambre, non au sommelier[1], ce qui fait que le sommelier et les gentilshommes de la chambre ne sont pas curieux de suivre le roi dehors.

Parlons maintenant de la chasse, de l'Atoche et du Mail.

Chasse.

La chasse étoit le plaisir du roi de tous les jours, et il falloit qu'il fût celui de la reine; mais cette chasse étoit toujours la même[2]. Leurs Majestés Catholiques me firent l'honneur, fort singulier, de m'ordonner de m'y trouver une fois[3], et j'y allai dans mon carrosse. Ainsi je l'ai bien vue, et qui en a vu une les a vues toutes. Les bêtes noires et rousses[4] ne se rencontrent point dans les plaines; il faut donc les chercher vers les montagnes, et ces pays sont trop âpres pour y courre le cerf, le sanglier et d'autres bêtes, comme on fait ici et ailleurs. Les plaines mêmes sont si sèches, si dures, si pleines de crevasses profondes qu'on n'aperçoit que de dessus le bord, que les meilleurs chiens courants ou lévriers seroient bientôt rendus après les lièvres, et auroient les pieds écorchés, même estropiés pour longtemps. D'ailleurs, tout y est si plein d'herbes fortes[5] que les chiens courants ne tireroient pas grand secours de leur nez. Tirer en volant, il y avoit longtemps

1. Ces trois mots sont en interligne. — Saint-Simon avait déjà mentionné ce privilège de fonctions « en dehors » dans le tome VIII, p. 165 et 168.

2. Comparez, pour les chasses, le « Tableau », ci-après, p. 392-394.

3. Dans la première rédaction du « Tableau », il dit « deux fois ».

4. Les bêtes noires ne sont que les sangliers et les loups; toutes les autres, cerfs, chevreuils, renards, lièvres, etc. sont des bêtes rousses.

5. Dans le « Tableau » il disait : « la quantité et la force des aromates et des herbes odorantes. »

que le roi avoit quitté cette chasse et qu'il ne montoit plus à cheval ; ainsi les chasses se bornoient à des battues.

Le duc del Arco, qui par sa charge de grand écuyer avoit l'intendance de toutes les chasses, choisissoit le lieu où le roi et la reine devoient aller. On y dressoit deux grandes feuillées[1], adossées l'une à l'autre, presque fermées, avec force espèces de fenêtres larges et ouvertes presque à hauteur d'appui. Le roi, la reine, le capitaine des gardes en quartier, le grand écuyer, et quatre chargeurs de fusils, étoient seuls dans la première avec une vingtaine de fusils et de quoi les charger. Dans l'autre feuillée, le jour que je fus à la chasse, étoient le prince des Asturies venu dans son carrosse à part avec le duc de Popoli et le marquis del Surco, aussi dans cette feuillée le marquis de Santa-Cruz, le duc de Giovenazzo, majordome-major et grand écuyer de la reine, Valouse[2], deux ou trois officiers des gardes du corps, et moi, force fusils, et quelques hommes pour les charger. Une seule dame du palais de jour suivoit tour à tour la reine dans un autre carrosse, toute seule, duquel elle ne sortoit point, et y portoit pour sa consolation un livre et quelque ouvrage ; car personne de la suite n'en approchoit. Leurs Majestés et cette suite faisoient le chemin à toutes jambes, avec des relais de gardes et de chevaux de[3] carrosses, parce qu'il y avoit au moins trois ou quatre lieues à faire, qui valent au moins le double de celles de Paris à Versailles[4]. On mettoit pied à terre aux feuillées, et aussitôt on emmenoit les carrosses, la pauvre dame du palais et tous les chevaux hors de toute vue, fort loin, de peur que ces équipages n'effarouchassent les animaux. Deux,

1. « *Feuillée,* un couvert fait de branches d'arbres qu'on a coupées » (*Académie,* 1718).
2. Saint-Simon a ajouté après coup ce nom propre.
3. Les mots *chevaux de* ont été ajoutés en interligne.
4. Sur les lieues d'Espagne, voyez nos tomes XII, p. 532, et XIII, p. 174.

trois, quatre cents paysans commandés avoient fait dès la nuit[1] des enceintes, et des huées dès le grand matin, au loin, pour effrayer les animaux, les faire lever, les rassembler autant qu'il étoit possible, et les pousser doucement du côté des feuillées. Dans ces feuillées, il ne falloit pas remuer ni parler le moins du monde, ni qu'il y eût aucun habit voyant, et chacun y demeuroit debout en silence. Cela dura bien une heure et demie d'attente, et ne me parut pas fort amusant. Enfin nous entendîmes de loin de grandes huées, et bientôt après nous vîmes des troupes d'animaux passer à reprises à la portée et à demi-portée de fusil de nous, et tout aussi[tôt] le roi et la reine faire beau feu. Ce plaisir ou cette espèce de boucherie dura plus de demi-heure à voir passer, tuer, estropier cerfs, biches, chevreuils, sangliers, lièvres, loups, blaireaux[2], renards, fouines, sans nombre. Il falloit laisser tirer le roi et la reine, qui assez souvent permettoient au grand écuyer et au capitaine des gardes de tirer, et, comme nous ne savions de quelle main partoit le feu, il falloit attendre que celui de la feuillée du roi se fût tu, puis laisser tirer le prince, qui souvent n'avoit plus sur quoi, et nous encore moins. Je tuai pourtant un renard, à la vérité un peu plus tôt qu'il n'étoit à propos, dont, un peu honteux, je fis des excuses au prince des Asturies, qui s'en mit à rire, et la compagnie aussi, moi après à leur exemple, et tout cela fort poliment. A mesure que les paysans s'approchent et se resserrent, la chasse s'avance, et elle finit quand ils viennent tout près des feuillées, huant toujours, parce qu'ils n'y a plus rien derrière eux. Alors les équipages reviennent; les deux feuillées sortent et se joignent; on apporte les bêtes tuées devant le roi; on les charge après derrière les carrosses. Pendant tout cela, la conversation se fait, qui roule sur la chasse. On emporta ce jour-là une douzaine de bêtes et plus, et quelques lièvres, renards et fouines.

1. *La nuit* corrige en interligne *le grd matin*.
2. Écrit *blereaux*.

La nuit nous prit peu après être partis des feuillées. Voilà le plaisir de Leurs Majestés Catholiques tous les jours ouvriers. Les paysans employés sont payés, et le roi leur fait donner[1] encore quelque chose, assez souvent en montant en carrosse[2].

L'Atoche. Notre-Dame d'Atocha[3], ou l'Atoche, comme on l'appelle le plus ordinairement pour abréger, est une image miraculeuse de la sainte Vierge, dans la riche chapelle d'une église, d'ailleurs assez ordinaire, d'un vaste et superbe couvent de dominicains hors de Madrid, mais à moins d'une portée de fusil des dernières maisons, et joignant le bout du parc du palais du Buen-Retiro, qui enferme aussi un beau et grand monastère de Hiéronymites, dont l'église sert de chapelle à ce palais, d'où on y va, à couvert, de partout, ainsi que dans le monastère. L'Atoche est tellement la grande dévotion de Madrid et de toute la Castille, que c'est devant cette image que s'offrent les vœux, les prières, les remerciements publics pour les nécessités et les prospérités[4] du royaume, et dans les cas de maladie périlleuse du roi et de sa guérison[5]. Le roi n'entreprend jamais de vrai voyage, et cela depuis un temps immémorial, qu'il n'aille en cérémonie faire ses prières devant cette image, ce qui ne s'appelle point autrement qu'aller prendre congé de Notre-Dame d'Atocha, [*Add. St-S. 1713*] et y va de même dès qu'il est de retour. Les richesses de cette image en or, en pierreries, en dentelles, en étoffes

1. *Fait donner* corrige *donna*, et les six derniers mots de la phrase ont été écrits après coup à la fin du paragraphe.

2. Dans le « Tableau », il est encore parlé de la chasse aux palombes et de celle aux perdrix, qui n'avaient lieu que rarement.

3. Tome VIII, p. 177, et ci-dessus, p. 16-19.

4. Il y a *des prospérités* dans le manuscrit.

5. En avril 1643, Philippe IV l'avait déclarée officiellement patronne de l'Espagne (*Gazette*, p. 517). Les reines y allaient remercier de leur grossesse et faire leurs relevailles (*Gazette* de 1707, p. 103-104, 474, 509-510, de 1716, p. 136 et 547). En 1707, on y déposa les drapeaux ennemis pris à la bataille d'Almanza (*Gazette*, p. 319).

somptueuses, sont prodigieuses. C'est toujours une des plus grandes et des plus riches dames qui a le titre de sa dame d'atour, et c'est un honneur fort recherché, quoique très cher, car il lui en coûte quarante mille livres et quelquefois cinquante mille livres tous les ans pour la fournir de dentelles et d'étoffes, qui reviennent bientôt au profit du couvent. Je ne m'arrêterai pas aux réflexions sur ces dévotions. La duchesse d'Albe, qu'on a vue à Paris ambassadrice d'Espagne, l'étoit alors; je ne sais qui lui succéda dans cet emploi; elle mourut peu de jours après mon arrivée à Madrid.

Il y a plusieurs jours, dimanches ou fêtes, quelquefois même des jours ouvriers de fêtes non fêtées, où il y a sur le soir un salut à l'Atoche, qui est fort fréquenté, et où le roi et la reine alloient souvent sans cérémonie par les dehors de Madrid, et sans entrer dans l'église ni dans le couvent. Il y a au dehors un médiocre corps de logis sans cour. On monte en dedans une quinzaine de marches, et on trouve trois pièces, dont celle du milieu est la plus grande. Une longue tribune règne sur l'église, dans laquelle on entre des deux secondes pièces. Celle du roi est séparée dans la même longueur par une cloison; la famille royale et le service le plus indispensable s'y met; dans l'autre toute leur suite; ce qui est en charge médiocre demeure dans la pièce du milieu, et le bas domestique dans celle d'entrée, desquels tout va qui veut dans l'église, en sorte que, dans la tribune de la suite, il n'y entre qu'elle et le peu de seigneurs ou principaux courtisans, qui, les uns ou les autres, y viennent faire leur cour, dont la plupart même ne sont pas dans cet usage[1]. J'y allois presque toujours attendre Leurs Majestés un moment avant qu'elles arrivassent. Je n'y ai jamais vu qu'une douzaine, toujours les mêmes, de ceux qui n'y étoient pas obligés par leurs fonctions, et jamais plus de

1. Tout ceci est mieux expliqué dans le « Tableau », ci-après, p. 390-391.

trois ou quatre à la fois. Les dames du palais et les *señoras d'honor* y suivoient la reine, plusieurs, mais non pas toutes, et, si la reine alloit de là au Mail, il n'en restoit qu'une dame du palais; toutes les autres dames et la camarera-mayor s'en retournoient. Trois ou quatre dominicains, des premiers du couvent, y recevoient Leurs Majestés et les voyoient partir, qui leur disoient toujours quelque chose en s'arrêtant à eux, et à ceux qu'elles trouvoient dans ces pièces, avant d'entrer dans la tribune et en en sortant.

Impudence monacale.

Je ne vis jamais moines si gros, si grands, si grossiers, si rogues. L'orgueil leur sortoit par les yeux et de toute leur contenance. La présence de Leurs Majestés ne l'affoiblissoit point, même en leur parlant; je dis pour l'air, les manières, le ton; car ils ne parloient qu'espagnol, que je n'entendois pas. Ce qui me surprit, à n'en pas croire mes yeux la première fois que je le vis, fut l'arrogance et l'effronterie jusqu'à la brutalité avec laquelle ces maîtres moines poussoient leurs coudes dans le nez de ces dames, et dans celui de la camarera-mayor comme des autres, qui toutes à ce signal leur faisoient une profonde révérence, baisoient humblement leur manche[1], redoubloient après leur révérence, sans que le moine branlât le moins du monde, qui rarement après leur disoit quelque mot d'un air audacieux, et sans marquer la civilité la plus légère, à quoi, lorsque cela arrivoit, ces dames répondoient le plus respectueusement du monde, à leur ton et à toute leur contenance. J'ai vu quelquefois quelque seigneur leur baiser aussi la manche, mais comme à la dérobée, d'un air honteux et pressé, mais jamais les moines la présenter à pas un d'eux. Quoique cette rare cérémonie se renouvelât toutes les fois que le roi alloit à l'Atoche, elle me surprit toujours, et je ne pus m'y accoutumer[2].

1. Sur cette coutume, voyez l'abbé de Vayrac, *État présent de l'Espagne*, tome I, p. 55-56.

2. Il avait été moins prolixe dans la première rédaction, où il se

La tribune donnoit également en face de la chapelle de Notre-Dame et du grand autel ; le saint-sacrement étoit dans le tabernacle de l'un et de l'autre, et, si alors il étoit exposé, ce qui n'arrivoit pas toujours, c'étoit à l'autel de Notre-Dame, très magnifiquement et avec une infinité de lumières. Il l'étoit fort haut, et pour donner la bénédiction il descendoit et remontoit après par une machine cachée derrière l'autel. Cela me parut un peu machine d'opéra bien déplacée. Quand le saint-sacrement n'étoit pas exposé, il n'y avoit point de bénédiction ; les moines chantoient dans leur chœur, qu'on ne pouvoit voir, les litanies de la Vierge et d'autres prières d'un ton lent, triste et très lugubre, et cela duroit demi-heure ou trois quarts d'heure. Ce salut étoit très commode pour voir Leurs Majestés et leur faire sa cour.

Le Mail.

De l'Atoche il étoit fort ordinaire que le roi entrât dans le parc du Retire, et il y étoit suivi par les mêmes qui s'étoient trouvés au salut. On mettoit pied à terre au Mail, beau, large, extrêmement long[1]. Le roi y jouoit avec le grand et le premier écuyer, le marquis de Santa-Cruz ou quelque autre seigneur, et y jouoit toujours trois tours complets d'aller et venir, la reine toujours à son côté, et, quand il le falloit, changeoit de place, pour être toujours à sa gauche. Ce Mail étoit extrêmement agréable par les charmes qu'elle y répandoit. Il n'y avoit que des seigneurs dans le Mail, et la dame du palais qui la suivoit ; tout le reste se tenoit des deux côtés sans y entrer. On suivoit le roi et la reine, qui faisoit la conversation avec les uns et les autres avec une aimable familiarité, et amusoit de temps [en temps] le roi par les plaisanteries qu'elle faisoit, dont Valouse s'embarrassoit fort ordinairement et en augmentoit la gaieté. Elle attaquoit fort aussi le duc del

contente de dire : « Quelques principaux Révérends présents font baiser leur manche à qui ils peuvent, et surtout à la camarera-mayor. »

1. Comparez tout ce qui va suivre avec le récit du « Tableau », plus loin, p. 394-395.

Arco, prenoit plaisir à le mettre aux mains avec Santa-Cruz, et faisoit en sorte qu'ils s'en disoient souvent de bonnes. Le grand écuyer ne laissoit pas de se rebéquer quelquefois contre la reine, librement, et plaisamment quelquefois. Si quelque joueur faisoit une pirouette ou quelque mauvais coup, c'étoit de rire et de lui tomber sur le corps, en sorte que ce temps du Mail paroissoit toujours trop court. Le roi, toujours grave, sourioit ; quelquefois un mot tout court et rare. Il jouoit très bien et de bonne grâce, et la reine l'admiroit fort[1]. A la fin du dernier tour, les carrosses venoient au bout du Mail, et on s'en retournoit. De la mi-février à la mi-avril on laissoit reposer et repeupler les animaux ; il n'y avoit point de chasse, et le Mail, allongé d'un peu de promenade dans le même parc quelquefois, en remplissoit un peu le vuide, presque tous les jours.

Vie ordinaire de Madrid.

La vie de Madrid étoit de deux sortes pour les personnes sans occupation : celle des Espagnols, et celle des étrangers ; je dis étrangers établis en Espagne. Les Espagnols ne mangeoient point, paressoient chez eux, et avoient entre eux peu de commerce, encore moins avec les étrangers ; quelques conversations, par espèce de sociétés de cinq ou six chez l'un d'eux, mais à porte ouverte, s'il y venoit de hasard quelque autre. J'en ai trouvé quelquefois en faisant des visites. Ils demeuroient là trois heures ensemble à causer, presque jamais à jouer. On leur apportoit du chocolat, des biscuits, de la mousse de sucre[2], des eaux glacées, le tout à la main[3]. Les dames espagnoles vivoient de même entre elles[4]. Dans les beaux jours, le Cours étoit assez fréquenté dans la belle rue qui conduit

1. Ces six derniers mots ont été ajoutés en interligne.
2. C'est ce que les pâtissiers appelaient aussi le sucre soufflé.
3. C'est-à-dire, à portée de la main. Chacun prenait lui-même ce qu'il voulait, sans qu'aucun domestique vînt servir ou présenter.
4. Mme d'Aulnoy (*Relation*, tome I, p. 439) confirme la frugalité et la paresse des Espagnols.

au Retire[1], où en bas sous des arbres, entre quelques fontaines, le long du Mançanarès[2]. Ils voyoient, et rarement, les étrangers en visite, et ne se mêloient point avec eux. A l'égard de ceux-ci, hommes et femmes mangeoient et vivoient à la françoise, en liberté, et se rassembloient fort entre eux en diverses maisons. La cour montroit quelquefois que cela n'étoit pas de son goût, et s'en lassa à la fin, parce qu'il n'en étoit autre chose. De paroisses ni d'office canonial, c'est ce qui ne se fréquentoit point; mais des saluts, des processions, et la messe basse dans les couvents. On rencontre par les rues beaucoup moins de prêtres et de moines qu'à Paris, quoique Madrid soit plein de couvents des deux sexes.

Recado, ce que c'est. Usages dans les visites.

L'usage est que les dames envoient de loin à loin savoir des nouvelles des seigneurs fort distingués; cela s'appelle un *recado*[3], et le même usage veut que le lendemain, au moins très peu après, celui qui a reçu ce *recado* aille en remercier la dame. Cela m'est souvent arrivé, et souvent aussi je trouvois la dame seule. Je voyois souvent, indépendamment des *recado*, la comtesse de Lemos[4] et la duchesse douairière d'Ossone[5]: la première, sœur du duc de Medina-Sidonia, l'autre, fille du dernier connétable de Castille, toutes deux magnifiquement logées et superbement meublées. Cette dernière aimoit fort M. le duc d'Orléans, qui l'avoit beaucoup vue à Madrid. Il me l'avoit fort recommandée, et m'avoit chargé de lui faire ses compliments. Elle avoit chez elle une salle d'opéra complète, moins large, un peu moins longue, mais bien autrement belle que celle de Paris, et singulièrement commode pour les communications des loges, de l'amphithéâtre et

1. Le *paseo de Atocha*.
2. Le Prado (ci-dessus, p. 254, note 3).
3. Saint-Simon, qui ne sait pas l'espagnol, écrit *recao*. C'est *recado*, qui signifie un message, un compliment d'amitié et de civilité que s'envoient les personnes qui se connaissent.
4. Catherine-Marie de Silva Mendoza ; ci-dessus, p. 51.
5. Marie-Remigilde de Velasco y Benavidès : tome VIII, p. 190.

du parterre[1]. Ces deux dames n'auroient point paru désagréables ici, parloient bien françois, et avoient, surtout la dernière, une conversation extrêmement agréable, et toutes deux l'air de très grandes dames, ainsi qu'elles l'étoient en effet. Je voyois aussi plusieurs autres dames.

La première que je visitai en arrivant à Madrid fut la marquise de Grimaldo[2]. On ne m'avoit point averti de la façon de recevoir en usage pour les dames. Je la trouvai au fond d'un cabinet en face de la porte, avec quelque compagnie d'hommes et de femmes des deux côtés. Elle se leva dès qu'elle me vit entrer, mais sans démarrer[3] d'un pas, et s'inclina, lorsque j'approchai, comme font les religieuses, qui est leur révérence. Quand je me retirai, elle en fit autant, sans avancer d'une ligne, ni aucune excuse de ce qu'elle n'en faisoit pas davantage : c'est l'usage du pays. Pour les hommes, ils viennent plus ou moins loin au-devant, et reconduisent de même suivant les conditions des gens, car tout est réglé et certain, et néanmoins n'ôte pas l'importunité des compliments. De part et d'autre on s'en fait bien plus qu'ici, pour empêcher ou pour prolonger la conduite. Chacun des deux sait bien jusqu'où elle doit aller, que rien ne l'abrégera ni ne l'étendra, que tout ce qui se dit de part et d'autre est parfaitement inutile, que l'un seroit blâmé, l'autre justement offensé, si la conduite ne s'accomplissoit pas en entier telle qu'elle doit être ; tout cela n'empêche point qu'on ne s'arrête à tous moments, et que ces compliments ne durent la moitié du temps de la visite. Cela est insupportable : on parle ici des visites de cérémonie ! Mais, quand la familiarité est établie, on vit ensemble à peu près comme on fait ici. En aucun cas les femmes ne vont voir les hommes ; mais elles

1. Mme des Ursins parle à Mme de Maintenon, dans une lettre publiée dans le recueil Bossange, tome IV, p. 376, de ce théâtre d'opéra du duc d'Ossone mort en 1716.

2. Ci-dessus, p. 291-292.

3. L'*Académie* disait de ce verbe : « Il est bas ».

vont chez eux lorsqu'elles en sont priées pour une musique, ou un bal, ou un feu d'artifice, ou quelque chose de semblable, et, si alors, outre les rafraîchissements, il y a un souper, elles se mettent à table et mangent avec la compagnie.

Vie des gens employés dans les affaires.

Les gens employés sont tout à fait séquestrés du commerce, et dispensés de faire des visites, hors certains cas particuliers, ou de gens fort distingués. J'en excepte les visites de cérémonie aux ambassadeurs et autres telles personnes, par exemple cardinaux, voyageurs distingués, que le roi fait recevoir par un de ses majordomes, un vice-roi ou un général d'armée de retour, ou celui qui revient d'une des premières ambassades ; mais ces visites ne se redoublent pas sans nécessité d'affaires, si l'amitié ou une considération supérieure n'y donne occasion. Aussi ne les va-t-on guères voir que pour affaires ou occasions semblables, et leur rendre leurs visites, excepté leurs amis particuliers ou leurs familiers. Ces derniers les voient quelquefois chez eux, mais pas toujours, jamais les autres, quand ce sont des secrétaires d'État, parce qu'ils ne sont chez eux que pour le moment du dîner, et le soir pour celui du souper, après lequel ils se retirent avec leur femme et leurs enfants, jusqu'à ce qu'ils se couchent. Leurs journées se passent chacun dans leur *covachuela* [1], et c'est où on les va trouver. De la cour du Palais on voit des portes à rez-de-chaussée. On y descend plusieurs marches, au bas desquelles on entre en des lieux spacieux, bas, voûtés, dont la plupart n'ont point de fenêtres. Ces lieux sont remplis de longues tables et d'autres petites, autour desquelles un grand nombre de commis écrivent et travaillent sans se dire un seul mot. Les petites sont pour les commis principaux qui chacun travaillent seuls sur leurs tables. Ces tables ont des lumières d'espace en espace, assez pour éclairer dessus, mais qui laissent ces lieux fort

1. Voyez tome XXXVIII, p. 348.

obscurs. Au bout de ces espèces de caves est une manière de cabinet un peu orné, qui a des fenêtres sur le Mançanarès et sur la campagne, avec un bureau pour travailler, des armoires, quelques tables et quelques sièges. C'est la *covachuela* particulière du secrétaire d'État, où il se tient toute la journée, et où on le trouve toujours. Celle de Grimaldo étoit gaie par la vue de deux fenêtres, assez petite, et voûtée comme les autres, dont il n'étoit séparé que par la porte, en sorte qu'il n'avoit qu'à sonner, un commis entroit, et il donnoit ses ordres sans attendre et sans interrompre son travail, et, comme il étoit toujours dans sa *covachuela*, les commis demeuroient aussi assidûment dans les leurs, sous les yeux des premiers commis, et n'en sortoient pour dîner, et le soir pour se retirer, qu'en même temps que le secrétaire d'État, qui les voyoit en passant, et les y retrouvoit en venant de dîner. Que le roi fût au Palais ou hors de Madrid, même des temps considérables, c'étoit toujours la même assiduité dans les *covachuelas*. Grimaldo, qui suivoit toujours le roi, demeura à Madrid pendant un voyage de Balsaïn de huit ou dix jours. J'eus affaire à lui pendant cette absence ; je dirai ailleurs de quoi il s'agissoit[1]. Je le trouvai dans sa *covachuela*, comme si le roi eût été dans le Palais. Grimaldo ne laissoit pas de venir assez souvent chez moi-même sans aucune affaire, et d'y venir dîner familièrement aussi sans prier, amenant ou amené par le duc de Liria ou le prince de Masseran, ou le marquis de Lede, ou quelque autre de ses amis, quelquefois le duc del Arco, quelque dimanche que ce seigneur en avoit le temps. Si on proposoit de mener cette vie à nos secrétaires d'État, même à leurs commis, ils seroient bien étonnés, et je pense aussi bien indignés. A l'égard de ceux qui étoient des différents conseils qui subsistoient, on les voyoit chez eux lorsqu'on y avoit affaire ; ils y travailloient, et les

1. Suite des *Mémoires*, tome XVIII de 1873, p. 398, notre prochain volume.

covachuelas n'étoient que pour les secrétaires d'État et leurs commis.

Politesse et dignité des Espagnols.

Il faut dire ici que rien n'égale la civilité, la politesse noble et la prévenance attentive des Espagnols, lorsqu'on le mérite par les manières qu'on a avec eux ; comme il n'y a personne aussi nulle part qui se sente davantage, et qui le fasse mieux et plus dédaigneusement sentir, quand ils ont lieu de croire qu'on n'en use pas à leur égard comme on doit. Je dis quand ils ont lieu, car ils sont par grandeur éloignés de la pointille et de la vétille[1], et passent aisément mille choses aux étrangers qui ignorent et qui n'ont point l'air de gloire et de prétendre. C'est ce que Maulévrier et moi avons sans cesse expérimenté d'eux, depuis le plus grand seigneur jusqu'aux moindres personnes, mais en deux manières en tout extrêmement différentes.

Mesures pour la grandesse et la Toison.

Il est temps enfin de reprendre le fil que tant de descriptions et d'explications peu connues jusqu'à présent, mais curieuses, ont interrompu. On a vu en son ordre le motif qui m'avoit fait souhaiter l'ambassade d'Espagne[2] : c'étoit la grandesse pour mon second fils, et brancher[3] ainsi ma maison. Ce qui ne m'eût jamais conduit en Espagne, mais concomitance[4] que je ne voulois pas négliger sans en faire le principal, étoit une Toison d'or pour mon fils aîné, afin qu'il remportât de ce voyage un agrément qui, à son âge, étoit une décoration. J'étois parti de Paris en toute liberté de m'aider de tout ce que je pourrois à ces égards, et avec promesse de la demande expresse de la grandesse au roi d'Espagne par M. le duc d'Orléans, d'y interposer même le nom du Roi, et des lettres les plus fortes du cardinal Dubois au marquis de Grimaldo

1. L'*Académie* de 1718 définissait ces deux mots : « *Pointille,* contestation, dispute sur un sujet fort léger », et « *Vétille,* bagatelle, chose de rien ou de peu de conséquence. »
2. Tome XXXVIII, p. 196.
3. Verbe déjà employé en ce sens dans le tome VII, p. 273.
4. Tome XXI, p. 238.

et au P. Daubenton. J'en parlai à l'un et à l'autre une fois à Madrid, au milieu du tourbillon d'affaires, de cérémonial et de réjouissances, et j'en avois été reçu à souhait. Sur tout ce qui n'étoit point Constitution, les jésuites se louoient de moi, et ils en avoient très bien informé le P. Daubenton. Ils avoient encore à compter avec moi pour longtemps, suivant toutes apparences. Au fond, peu leur importoit d'un grand d'Espagne françois; mais il ne leur étoit pas indifférent que j'eusse lieu de croire qu'ils eussent contribué à me faire obtenir ce que je desirois. Grimaldo étoit droit et vrai; il s'affectionna à moi de très bonne foi; il m'en donna toutes sortes de preuves dès ce premier séjour à Madrid, comme j'en ai rapporté quelques-unes. Il voyoit aussi une union des deux cours par des mariages qui pouvoient influer sur les ministres. Son seul point d'appui étoit le roi d'Espagne pour se maintenir dans le poste unique qu'il occupoit, si brillant et si envié. Il ne pouvoit pas faire de fondement solide sur la reine, comme on l'a vu ci-devant[1]; il vouloit donc s'appuyer de la France, tout au moins ne l'avoir pas contraire, et il connoissoit parfaitement la duplicité et les caprices du cardinal Dubois. La cour d'Espagne, de tout temps si attentive sur M. le duc d'Orléans, par tout ce qui s'étoit passé du temps de la princesse des Ursins, et depuis pendant la Régence, n'ignoroit pas la confiance intime et non interrompue que de tout temps ce prince avoit en moi, ni ma façon d'être avec lui. Ces sortes d'objets se grossissent de loin plus que d'autres, et le choix qui avoit été fait de moi pour cette singulière ambassade y confirmoit encore. Grimaldo put donc penser à s'assurer de mon amitié et de mes services auprès de M. le duc d'Orléans dans les occasions fortuites, et je ne crois pas me tromper en lui prêtant cette politique pour me favoriser sur une grâce, au fond assez naturelle, qui, par l'occasion unique de me la faire, ne tiroit à nulle

1. Ci-dessus, p. 341.

conséquence, et qui, à son égard particulier, n'avoit aucun inconvénient.

Je m'ouvris aussi à Sartine, que mes égards pour lui, si opposés aux brutalités qu'il essuyoit souvent de Maulévrier, et les bons offices que je tâchois de lui rendre auprès de M. le duc d'Orléans et du cardinal Dubois, m'avoient entièrement dévoué. On a vu qu'il étoit ami particulier et familier de Grimaldo[1], et je me servis utilement de ce canal pour faire passer à ce ministre ce qui eût été moins convenable de lui dire moi-même. Je touchai encore un mot de cette grandesse et de la Toison au P. Daubenton, la veille qu'il partit pour Lerma, et fis pressentir en même temps Grimaldo sur la Toison par Sartine, et l'un et l'autre avec succès.

Je regardois l'instant de la célébration du mariage comme l'époque d'obtenir ce que je desirois, et je considérois que, étant passée sans avoir obtenu, tout se refroidiroit et deviendroit incertain fort désagréable[2]. Je n'avois rien oublié, dans ce court et premier séjour à Madrid pour y plaire à tout le monde, et j'ose dire que j'y avois d'autant mieux réussi, que j'avois tâché de donner du poids et du mérite à ma politesse, en gardant tout le milieu possible aux degrés et aux mesures qu'elle devoit avoir à l'égard de chacun, sans prostitution et sans avarice, et c'est ce qui me fit hâter de connoître tout ce que je pus de la naissance, des dignités, des emplois, des alliances, de la réputation, pour y proportionner ma façon de me conduire avec tant de diverses personnes. Mais il me falloit le véhicule de la demande de M. le duc d'Orléans et des lettres du cardinal Dubois. Je ne doutois pas de la volonté du Régent, mais beaucoup de celle de son ministre, et on a vu avec combien de raison. Ces lettres, qui devoient au plus tard arriver à Madrid en même temps que moi, se faisoient attendre inutilement d'ordinaire en ordinaire.

1. Ci-dessus, p. 288 et 292-294.

2. Un incertain.

Ce qui redoubloit mon impatience étoit que je les lisois d'avance, et que je voulois avoir le temps de réfléchir et de me tourner pour en tirer, malgré elles, tout le secours que je pourrois. Je comptois parfaitement sur toute l'écorce d'empressement du cardinal Dubois, qui, avec sa fausseté et sa mauvaise volonté, n'enfanteroit que des demi-choses, souvent plus nuisibles que rien du tout, et qui, ne pouvant empêcher M. le duc d'Orléans d'écrire au roi d'Espagne, se chargeroit de faire la lettre, et la feroit au plus foible et au plus mal, sans que M. le duc d'Orléans, livré à lui, sans appui contre lui, moi absent, osât y rien changer. Cette opinion que j'eus toujours de ces lettres fut ce qui me porta le plus à fortifier mes batteries en Espagne, tant auprès du ministre et du confesseur qu'auprès de Leurs Majestés Catholiques et de toute leur cour, pour me rendre assez agréable au roi et à la reine pour leur inspirer le penchant de me faire ces grâces, et à leur cour, sinon le desir, du moins une véritable approbation qui pût revenir à leurs oreilles, et fortifier ce penchant que je tâchois muettement de leur faire naître, d'autant qu'il étoit difficile qu'on ne pensât à la cour, et par conséquent qu'il ne s'y parlât, d'une grandesse pour moi dans une occasion si faite exprès, pour ainsi dire, et à toutes les bontés et toutes les distinctions que l'emploi dont j'étois honoré auprès de Leurs Majestés Catholiques attiroit sur moi de leur part.

Peu de jours avant d'aller à Lerma, je reçus des lettres du cardinal Dubois sur mon affaire. Rien de plus vif ni de plus empressé, jusqu'à me donner des conseils pour parvenir à mon but[1], et à me presser de l'aviser de tout ce en quoi il y pourroit contribuer, et m'assurant que les lettres de M. le duc d'Orléans et les siennes arriveroient à temps. A travers le parfum de tant de fleurs, l'odeur du faux perçoit par sa nature. J'y avois compté, j'avois fait tout ce que la sagesse et la mesure la plus honnête m'avoit

1. Voyez dans l'appendice VI du précédent volume la seconde lettre de Dubois du 9 décembre.

permis pour y suppléer. Je pris pour bon toutes les merveilles que le cardinal m'écrivoit, et je partis pour Lerma bien résolu de cultiver de plus en plus mon affaire, sans me reposer sur les lettres qu'on me promettoit, mais dans le dessein d'en tirer tout le parti que je pourrois.

En arrivant à mon quartier près de Lerma, je tombai malade, comme on l'a vu ailleurs[1], et la petite vérole m'y retint quarante jours en exil. Le roi et la reine, non contents de m'avoir envoyé M. Higgens, comme je l'ai dit ailleurs, pour ne me point quitter jour et nuit, voulurent être informés deux fois par jour de mes nouvelles, et, quand je fus mieux, me firent témoigner sans cesse mille bontés, en quoi toute la cour les imita. Je rends d'autant plus librement hommage à des bontés si continuelles et si marquées, que je n'ai jamais pensé à les devoir qu'au personnage que j'avois l'honneur de représenter, et dans des moments si agréables. Pendant ce long intervalle, l'abbé de Saint-Simon entretint commerce avec le cardinal Dubois, d'autant plus aisément que je n'avois voulu me charger que de très peu d'affaires, et d'aucunes qui eussent des queues capables de me retenir en Espagne plus que je n'aurois voulu. En même temps, il n'oublia pas d'entretenir aussi commerce avec le marquis de Grimaldo et avec Sartine, qui vint à Lerma, et de suivre mon affaire[2].

Lettres de M. le duc d'Orléans au roi d'Espagne et du cardinal Dubois à Grimaldo, pour ma grandesse, d'une telle foiblesse que Grimaldo

Ces lettres tant promises se firent attendre jusque vers la fin de ma quarantaine. A la fin elles arrivèrent, mais telles que je les avois prévues. Le cardinal Dubois ne s'expliquoit à Grimaldo que par contours et circonlocutions, et, si une phrase témoignoit de l'empressement et du desir, la suivante la détruisoit par un air de respect et de ménagement, protestant de ne vouloir que ce que le roi d'Espagne voudroit lui-même, avec tous les assaisonnements nécessaires pour anéantir ses offices sous le

1. Ci-dessus, p. 62-64.
2. Déjà dit plus haut, p. 64.

ne voulut pas remettre au roi celle de M. le duc d'Orléans, ni lui parler de celle du cardinal Dubois.

voile de ne pas se proposer de le presser de rien, ni de l'importuner d'aucune chose. Il en disoit autant à Grimaldo pour lui, de sorte que ce bégaiement par écrit sentoit fort le galimatias d'un homme qui n'avoit nulle envie de me servir, mais qui, n'osant aussi manquer à sa promesse, mettoit tout son esprit à tortiller et à énerver le peu qu'il ne pouvoit s'empêcher de dire. Cette lettre n'étoit que pour Grimaldo, comme celle de M. le duc d'Orléans n'étoit que pour le roi d'Espagne. Celle-ci fut encore plus foible que l'autre: c'étoit comme un dessin en crayon que la pluie auroit presque effacé, et où il ne paroissoit plus d'ensemble. Elle osoit à peine mettre le doigt sur la lettre, et se confondoit aussitôt en respects, en retenue, en mesure, à ne vouloir et à ne se proposer là-dessus que ce qui seroit le plus du goût du roi d'Espagne; en un mot, qui se retiroit beaucoup plus qu'elle ne s'avançoit, et qui ne présentoit qu'une sorte de manière d'acquit, qui ne se pouvoit refuser, mais dont le succès étoit fort indifférent[1]. Il est aisé de comprendre que ces lettres me déplurent beaucoup. Quoique j'y eusse prévu toute la malice du cardinal Dubois, je la trouvai au delà et bien plus à découvert que je ne l'avois imaginé.

Telles qu'elles fussent, si fallut-il s'en servir. L'abbé de Saint-Simon écrivit à Grimaldo et à Sartine, et les envoya à ce dernier pour remettre sa lettre et celles de la cour à Grimaldo[2]; car je n'osois encore écrire moi-même dans le ménagement qu'il falloit garder pour le mauvais

1. Voyez le texte de ces deux lettres, celle du cardinal Dubois à Grimaldo et celle du Régent pour le roi d'Espagne, dans l'appendice VI de notre précédent volume, au 29 décembre.

2. Les originaux des deux lettres furent envoyées de Paris, non pas à Saint-Simon ou à son cousin l'abbé, mais à Sartine, afin que celui-ci vît ce qu'il convenait de faire à ce sujet; Saint-Simon n'en reçut que des copies : voyez la lettre de Dubois à Sartine du 29 décembre dans le même appendice. C'était peut-être une mesure de prudence à cause de la maladie du duc.

air. Sartine, à qui je n'avois pas fait confidence, encore moins à Grimaldo, de la foiblesse à laquelle je m'attendois de ces recommandations, tombèrent dans la dernière surprise à leur lecture. Ils raisonnèrent ensemble, ils s'indignèrent, ils cherchèrent des biais pour fortifier ce qui en avoit tant de besoin ; mais, ces biais ne se trouvant point, ils se consultèrent, et Grimaldo prit un parti hardi, qui m'étonna au dernier point, et qui aussi me mit fort en peine : il conçut que ces lettres me nuiroient sûrement plus qu'elles ne me serviroient ; qu'il falloit les supprimer, n'en jamais parler au roi d'Espagne, le confirmer dans la pensée qu'il feroit, en m'accordant ces grâces, un plaisir à M. le duc d'Orléans[1] d'autant plus grand qu'il voyoit jusqu'où alloit sa retenue de ne lui en point parler, et la mienne de ne point les lui faire demander par Son Altesse Royale, quoiqu'il y eût tout lieu de s'y attendre ; tirer de là toute la force qu'auroient eue les lettres, si leur style en avoit eu ; et que, avec ce qu'il sauroit y mettre du sien, il me répondoit de la grandesse et de la Toison, sans faire mention aucune des lettres de M. le duc d'Orléans au roi d'Espagne, et du cardinal Dubois à lui. Sartine, par son ordre, le fit savoir à l'abbé de Saint-Simon, qui me le rendit, et, après en avoir raisonné ensemble avec Higgens, qui connoissoit le terrain aussi bien qu'eux, et qui s'étoit vraiment livré à moi, je m'abandonnai aveuglément à la conduite et à l'amitié de Grimaldo, dont on verra bientôt le plein succès[2].

1. Ces six derniers mots ont été ajoutés en interligne.

2. Dans le prochain volume. — Dans une lettre du 14 janvier 1722 (même appendice), Sartine écrit à Dubois qu'il a cru devoir différer la remise des lettres et qu'il se demande même s'il y aura lieu de s'en servir, le roi d'Espagne paraissant très disposé à accorder spontanément les deux grâces ; cela laisserait au Régent la liberté de faire une autre demande dans une autre occasion. En effet, l'affaire était arrangée bien avant l'arrivée des lettres officielles de demande : le 29 décembre, l'abbé de Saint-Simon faisait savoir au cardinal Dubois (vol. *Espagne* 309, fol. 123) que Sartine ayant questionné Grimaldo et le

En racontant ici la façon très singulière par laquelle mon affaire réussit, je suis bien éloigné d'en soustraire à M. le duc d'Orléans toute la reconnoissance. S'il ne m'avoit pas confié le double mariage à l'insu de Dubois et malgré le secret qu'il lui avoit demandé précisément pour moi, et cela dès qu'ils furent conclus, je n'aurois pas été à portée de lui demander l'ambassade. Je la lui demandai sur-le-champ, en lui en déclarant le seul but, qui étoit la grandesse pour mon second fils, et sur-le-champ il me l'accorda, et me l'accorda pour ce but, et pour m'aider de sa recommandation à y parvenir, et sous le dernier secret, par rapport au dépit qu'en auroit Dubois, et se donner du temps pour se tourner avec lui et lui faire avaler la pilule. Si je n'avois pas eu l'ambassade de la sorte, elle m'auroit sûrement échappé, et alors tomboit de soi-même toute idée de grandesse, dont il n'y auroit plus eu ni occasion, ni raison, ni moyen. L'amitié et la confiance de ce prince prévalut donc à l'ensorcellement que son misérable précepteur avoit jeté sur lui, et, s'il céda depuis aux fourbes, aux manéges, aux folies que Dubois employa dans la suite de cette ambassade pour me perdre et me ruiner, et pour me faire manquer le seul objet qui m'avoit fait la desirer, il ne s'en faut prendre qu'à sa scélératesse, et à la déplorable foiblesse de M. le duc d'Orléans, qui m'ont causé bien de fâcheux embarras, et m'ont fait bien du mal, mais qui ont fait bien pis à l'État et au prince lui-même. C'est par cette triste, mais trop vraie réflexion, que je finirai cette année 1721.

P. Daubenton au sujet des désirs de Saint-Simon, ceux-ci, après s'être assurés des intentions de LL. MM. Catholiques, avaient « répondu mot pour mot que la grandesse étoit une chose résolue, qu'une Toison feroit peu de difficulté,... qu'à l'égard de la seconde Toison il n'y avoit pas d'apparence pour le présent. »

APPENDICE

PREMIÈRE PARTIE

ADDITIONS DE SAINT-SIMON
AU *JOURNAL DE DANGEAU*

1699. *Le duché d'Arcos et la famille Ponce de Léon.*
(Page 79.)

16 février 1715. — .... Arcos[1] est en Andalousie, et fut donné en comté, en 1440, à don Pierre Ponce de Léon par Jean II. Cette ligne ayant manqué, l'héritière épousa un autre Ponce de Léon par mâles, de sorte que cela n'est point sorti de la maison. Ils eurent le duché de Cadix, que les Rois Catholiques leur retirèrent, à cause de la commodité du commerce, avec l'île de Léon, pour le duché de Zara, en quoi ils ont, et alors et depuis encore, beaucoup perdu par d'autres dépouillements. Ils descendent par mâles de Pierre Ponce, qui épousa une bâtarde du roi Alphonse IX, et ce Pierre étoit petit-fils, à ce que quelques-uns prétendent, d'un comte Ponce de Mincora, puîné du comte de Tripoli, frère d'Alméric VIII, comte de Toulouse. D'autres prétendent que ce Pierre Ponce étoit fils du fils de don Vela Guttierez Ossorio et de Sancha Ponce de Cabrera, sa femme. Ce qui en résulte, c'est que ce sont d'anciens et de fort grands seigneurs, mais qui, à la morisque, ont joint le nom de Léon au leur, depuis la bâtarde d'Alphonse IX, dont ils sont descendus de père en fils. Ils ont mieux aimé se priver des grands et riches établissements qu'ils ont en Portugal que de reconnoître le roi de Portugal, et en mourant ont fait jurer à leurs enfants de soutenir la même conduite. A la fin, le duc de Baños, dont on vient de parler, et qui avec le duc d'Arcos, son frère, avoit été obligé par son père de prêter le même serment, a cru pouvoir s'en dispenser, et depuis la paix d'Utrecht il a fait la sienne

1. Le commencement de cette Addition a été placé dans notre tome VIII, en regard de la page 134, Addition n° 360.

avec le roi de Portugal, et a quitté l'Espagne, sans être marié, pour aller jouir en Portugal des biens de sa maison. Le duc d'Arcos, son frère aîné, est mort depuis peu et a laissé des fils et des filles de sa femme, une des mieux faites et des plus spirituelles de la cour de Madrid, fille du marquis de los Balbasès Spinola, et sœur de celui-ci qui est grand écuyer de la princesse des Asturies. Le duc d'Arcos n'avoit point d'enfants de sa première femme Henriquez, fille de l'Amirante de Castille.

1700 et 1701. *Le pseudo-duc d'Atri.*

(Page 81.)

21 février 1694. — Ce duc d'Atri, sans rang ni droit, étoit un Anglure-Bourlémont qui avoit des prétentions sur le duché d'Atri au royaume de Naples, dont il n'a jamais eu aucune jouissance.

1er novembre 1707. — Ces Mémoires [1], on l'a déjà dit, sont affables et libéraux. Atri est dans le royaume de Naples et appartient à la maison Acquaviva ; il a plu à ce frère de l'abbé de Bourlémont, sur je ne sais quelle généalogie tirée aux cheveux, d'y fonder une prétention en l'air, et sur cette prétention de se faire appeler le duc d'Atri, sans rang ni rien qui en approche ; homme d'ailleurs de soi fort obscur, quoique homme de qualité et de la maison d'Anglure.

1702. *Le duc de Béjar.*

(Page 82.)

20 décembre 1710. — .... Le [2] duc de Béjar, son frère [3], est enfin devenu majordome-major du prince des Asturies d'aujourd'hui ; c'est un des plus riches et des plus aisés seigneurs d'Espagne, un des plus honnêtes hommes et des meilleurs aussi, qui a marié son fils aîné à une Lorraine, fille du prince de Pons, qui, en attendant la mort de son père, a été fait grand à vie et sa femme dame du palais. Le nom de cette maison est Sotomayor, qui est grand et ancien.

1703. *Les titres de connétable et d'amiral de Castille.*

(Page 87.)

19 novembre 1696. — Les Mémoires se trompent ici : les titres de connétable et d'amiral de Castille étoient héréditaires, et l'ont toujours été jusqu'à ce que Philippe V les ait entièrement abolis ; mais il est vrai aussi que ces titres n'étoient que de vains noms sans quoi que ce soit en aucun genre, car, pour la grandesse, ceux qui les portoient en

1. Le *Journal de Dangeau.*
2. Le commencement de cette Addition a été placée plus haut, dans notre tome XX, en regard de la page 146, Addition n° 954.
3. Frère de don Gaspard de Zuniga.

étoient par eux-mêmes revêtus, et leurs titres et leurs grandesses, quoique séparés, suivoient le même ordre de succession dans leurs familles.

1704. *Mademoiselle Lanti épouse le duc d'Havré.*

(Page 92.)

9 août 1711. — Jamais Mlle Lanti n'eut les honneurs de la grandesse. Son père n'étoit ni grand d'Espagne ni près de là, et a vécu et est mort à Rome chevalier du Saint-Esprit; sa mère étoit sœur de Mme des Ursins. Le duc d'Havré, à qui elle la maria, étoit grand d'Espagne et de la maison de Croÿ.

1705. *Les ducs de Medina-Celi.*

(Page 98-99.)

5 février 1711. — Le duc de Medina-Celi étoit le dernier de sa maison. Le comte Gaston-Phébus de Foix, si célèbre dans Froissart, dont la grande succession passa à son cousin de même maison, comte de Castelbon, c'est-à-dire de Cerdagne, et de celui-là par une héritière dans la maison de Grailly, dont le dernier duc de Foix, beau-frère de M. de Roquelaure, a été le dernier; ce comte de Foix, dis-je, ne laissa que deux bâtards: l'un périt à cette fameuse et infortunée mascarade des sauvages de Charles VI; l'autre passa en Espagne, et eut le bonheur d'y épouser Isabelle de la Cerda, héritière de cette déplorable maison sortie du fils aîné d'Alphonse X l'Astronome, roi de Castille et de Léon, par la négligence duquel Rodolphe d'Habsbourg fut empereur et fondateur de la maison d'Autriche. Alphonse perdit ce fils aîné, gendre de saint Louis, et préféra aux enfants qu'il laissa son puîné, leur oncle, don Sanche le Brave, qui après le dépossédа, s'ennuyant de sa trop longue vie. Les infortunes de ces enfants déshérités et de leur postérité, connue quelquefois sous le nom d'Espagne, plus ordinairement sous celui de la Cerda, nous mèneroient trop loin. Tout finit en Isabelle, qui épousa d'abord Roderic Perez Ponce, et en secondes noces ce bâtard de Foix. Henri II, roi de Castille, le fit, en 1368, comte de Medina-Celi, en considération de ce mariage. Les Rois Catholiques, Ferdinand et Isabelle, firent duc de Medina-Celi en 1491 son quatrième descendant de mâle en mâle, et le duc dont on parle ici sortoit de celui-là de mâle en mâle aussi, et, par divers mariages de ses pères qui avoient recueilli de grandes successions, il se trouvoit sept fois grand, et ces ducs de Medina-Celi avoient toujours fait les premières figures en Espagne. Quoique une de ses sœurs eût épousé l'Amirante de Castille, don Juan-Thomas Henriquez Cabrera, duc de Medina-de-Riosecco, comte de Melgar, qui, de vice-roi de Milan et de grand écuyer de Charles II, se sauva en Portugal venant ambassadeur

en France et y mourut assez méprisé en 1705, Mme des Ursins fit merveilles au duc de Medina-Celi[1].... Sa sœur aînée avoit épousé le marquis de Priego. Celui-ci descend de mâle en mâle de Laurent Suarez de Figueroa, maître de l'ordre de Saint-Jacques, mort en 1409, qui acquit Feria, dont son petit-fils fut fait comte en 1467, par Henri IV, roi de Castille. Le troisième comte de Priego, petit-fils du premier de mâle en mâle, étoit fils de Catherine, fille et héritière de Pierre Fernandez de Cordoue, marquis de Priego. Il hérita de son frère aîné en épousant sa fille unique, qui avoit recueilli le duché de Feria de sa même maison, et de ces ducs de Feria qui firent tant de mal à la France, pendant la Ligue et depuis, étant gouverneurs du Milanois. De ce troisième marquis de Priego et duc de Feria vint un fils que Philippe IV fit grand de la première classe, et c'est le grand-père paternel du marquis de Priego qui, par sa femme, sœur aînée du duc de Medina-Celi, mort prisonnier sans postérité, a recueilli toutes ses grandesses et sa vaste succession pour son fils; car le père étoit mort dès 1690. Ce fils, qui a épousé une fille du marquis de los Balbasès, en a un qui, par son mariage avec une Moncade, fille unique du marquis d'Ayétone, a ajouté grandesse sur grandesse et succession sur succession. Il est déjà grand par la mort de son beau-père, et après celle de son père il aura quinze grandesses sur sa tête, qui néanmoins ne lui donneront pas plus de rang qu'une seule. Priego est grandesse du roi Ferdinand le Catholique de 1501 pour Pierre Fernandez de Cordoue, dont la fille la porta, commme on vient de voir, dans Figueroa.

1706. *Le marquis de Santa-Cruz.*

(Page 164.)

17 décembre 1714. — .... Il[2] [le marquis de Santa-Cruz] est de la maison de Benavidès, et tire sa grandesse de la maison de Bazan, de ce marquis de Sainte-Croix, comme l'appellent les Mémoires de ce temps, qui étoit capitaine général de la mer. Catherine de Médicis, qui se voulut illustrer d'un prétendu droit sur le Portugal après la mort du cardinal-roi, aida, pour affoiblir l'Espagne, le prieur de Crato, bâtard, et agit pour elle-même. Elle obligea son cousin Strozzi de quitter la charge de colonel général de l'infanterie, et de commander à son très grand regret une petite flotte, sur laquelle, à l'envi, la fleur de la cour et de la noblesse s'embarqua pour plaire à Catherine. Cette flotte fut battue par Sainte-Croix, en 1582, près l'île Saint-Michel, vers les Canaries, et coulée à fond. Sainte-Croix fit égorger Strozzi et toute cette noblesse de sang-froid, qui s'étoit sauvée dans cette île et rendue prisonnière, dont il fut fait grand d'Espagne de seconde classe par Phi-

1. Le passage qui suit a été placé dans notre tome XX, en regard de la page 299.

2. Le commencement et la fin de cette Addition ont trouvé place dans notre tome XXV, p. 158, n° 1170.

lippe II, qui n'en fit jamais aucun de la première. Cet Alvare Bazan est célèbre par cette barbarie, et on prétendit qu'elle plut autant à son maître que sa victoire. Il eut un fils, qui en eut un autre, mais qui n'eut qu'une fille, et de filles en filles cette grandesse passa par les maisons de Mendoze et de Pimentel, puis tomba dans celle de Benavidès. Le marquis de Santa-Cruz, dont il s'agit ici, est fils du fils de celui qui recueillit cette grandesse par son mariage, qui passera aux enfants de sa sœur et du comte de Parcente, parce qu'il n'a point d'enfants de la fille du comte de Lences, qui est Alava. Il eut deux procès presqu'en même temps, tous deux parfaitement contradictoires, et qu'il perdit pourtant tous les deux : il fut démarié pour impuissance, et condamné à nourrir un enfant qu'une fille prétendit avoir eu de lui. C'est un grand homme parfaitement bien fait, l'air noble et les manières aussi, débauché et qui en a bien la mine à son air mâle, noir et fourni, des yeux malins et qui, sans être ni louches ni en rien désagréables, regardent de travers, et volontiers moqueurs ; aussi l'étoit-il et avec causticité, avec beaucoup d'esprit, mais sans bouffonnerie. Il est fort glorieux, et a l'extérieur grave et fort décent. Il n'aime pas les François, et, à l'échange des princesses, c'est-à-dire de l'Infante et de la reine d'Espagne, veuve du roi don Louis, dont il fut chargé à l'île des Faisans, il fut piqué au dernier point, par orgueil, de la modicité du présent et ne le vouloit point prendre. Il se moqua fort du prince de Rohan, chargé par la France du même échange : il voulut prendre de l'Altesse dans l'instrument et donner à Santa-Cruz de l'Excellence. N'en pouvant venir à bout, il essaya de lui persuader de prendre aussi de l'Altesse et y réussit peu. Enfin il se retrancha à ne prendre ni l'un ni l'autre et y échoua. Santa-Cruz voulut prendre de l'Excellence, comme le titre des grands d'Espagne, et voulut de même que le prince de Rohan en prit comme lui, parce qu'il étoit duc et pair et qu'il ne connoissoit rien de plus grand en France excepté les princes du sang. La dispute dura deux jours, et il en fallut passer par là. Santa-Cruz a depuis eu la Toison, et l'ordre du Saint-Esprit en 1724, à la recommandation de la reine d'Espagne. Il n'est pas aisé avec de grands biens. Il vivoit retiré dans ses terres, qui sont dans la Manche, où il a un château magnifique à deux lieues d'une maison très médiocre où il demeuroit, et le rare est qu'il n'a jamais été à ce château. La guerre s'étant portée dans la Manche, il assembla ses vassaux, et de bonne volonté garda un passage qui étoit important, et que les ennemis ne purent emporter après l'avoir attaqué deux fois. Cette action toucha le duc de Berwick, qui commandoit l'armée ; il le manda, lui donna du commandement, en écrivit à la cour et l'y mena après la campagne. Cela le fit connoître à Mme des Ursins. Il continua à servir et à s'avancer avec grande valeur, et au mariage de cette reine [1], sa naissance, ses actions, son esprit et sa dignité persuadèrent Mme des Ursins de lui donner la première charge de la nouvelle maison....

1. De la seconde femme de Philippe V.

1707. *Le marquis de Richebourg.*

(Page 172.)

21 mai 1697. — M. de Richebourg étoit cousin germain paternel de M. d'Espinoy, et de la maison de Melun.

1708. *Le marquis de Villena, duc d'Escalona, et sa famille.*

(Page 174.)

5 août 1712. — Ce duc d'Escalone étoit aussi marquis de Villena, et portoit ce dernier nom de préférence à l'autre, parce que les titres de duc, de marquis et de comte sont indifférents parmi les grands, et que celui de prince, qui est aussi indifférent que les autres, est inconnu aux Espagnols et n'est porté en Espagne que par les étrangers. Villena est, comme ils parlent en Espagne, un « état » d'une grande et noble étendue, bien plus qu'Escalone, et grandesse du temps de Charles V, avec cet usage singulier que les marquis de Villena signent tout court : *El Marquès*. Cet état, qui fut donné à un des ancêtres paternels de celui dont on parle, fut réuni plus d'une fois à la couronne et à la fin y est resté, mais avec le droit aux ducs d'Escalone de cette maison d'en porter le titre et d'en continuer la singulière signature ; c'est pour cela qu'ils en ont tous préféré le titre à celui de duc d'Escalone, que les étrangers leur ont donné plus volontiers en parlant d'eux, parce qu'ils sont plus accoutumés à compter davantage le titre de duc que celui de marquis. Celui-ci étoit le huitième duc d'Escalone, et son nom est Acuña, une des premières maisons d'Espagne et des plus étendues. A ce nom plusieurs ont été ajoutés par des mariages d'héritières en différentes branches, comme le duc d'Ossone qui s'appelle Acuña Pacheco Tellez y Giron, le duc d'Uceda Acuña Pacheco, le marquis de Bedmar Acuña Benavidès y la Cueva, le marquis de Mancera Acuña y Pacheco y Portocarrero[1], le comte de Montijo de même, à présent ambassadeur d'Espagne en Angleterre, enfin Villena ou Escalona, qui est l'aîné de tous, Acuña y Pacheco, tous grands d'Espagne et quelques-uns de plusieurs grandesses. Notre marquis de Villena avoit été volontaire à la levée du siége de Vienne par le fameux Jean Sobieski, roi de Pologne, avec le duc de Bejar, qui y fut tué, dont la Toison fut sur-le-champ donnée au duc de Bejar son fils, qui avoit alors huit ou neuf ans, qui est maintenant majordome-major du prince des Asturies, et qui a marié son fils à la fille du prince de Pons, de la maison de Lorraine. Le marquis de Villena eut aussi la Toison bientôt après, et a été successivement vice-roi et capitaine général de Navarre, d'Aragon, de Catalogne (où M. de Vendôme le battit), de Sicile et de Naples. On a vu sa rare fidélité et sa longue et brave défense dans Gaëte, dont les Impériaux furent si irrités que, violant tout droit des gens et de la guerre, ils lui mirent les fers aux pieds et l'enfermèrent étroitement à Pizzighettone. C'étoit

1. Nous rectifions ici le texte fautif du copiste des Additions.

lui qui reçut Philippe V à Naples tandis qu'il y étoit vice-roi. A la prise de Brihuega, le comte de San-Estevan-de-Gormaz, son fils aîné, s'y jeta à la tête des enfants perdus pour y faire des prisonniers considérables afin d'avoir de quoi échanger son père ; il y prit en effet Stanhope, qui commandoit les troupes auxiliaires angloises en Espagne, contre lequel le marquis de Villena fut enfin échangé. Le roi d'Espagne garda longtemps vacante la charge de majordome-major, la première d'Espagne et d'un prodigieux éclat, pour la lui réserver; on ne la lui voulut pas donner pendant sa prison de peur de rendre son échange plus difficile, et en arrivant en Espagne S. M. Cath. la lui donna. Il eut le reste de sa vie peine à marcher et les jambes cambrées des chaînes qu'il y avoit eues. C'étoit un bel esprit, mais avec cela solide en tout et très savant, chose fort rare en Espagne. Il avoit commerce avec tous les savants de l'Europe ; il s'étoit amassé une curieuse et nombreuse bibliothèque, où il passoit tout le temps qu'il avoit libre, et il avoit établi chez lui une Académie pour la langue castillane. Il n'étoit ni riche, ni trop bien logé, mais considérablement aimé pour sa douceur et son affabilité, et révéré par la dignité de sa personne et l'intégrité de sa vie, sa capacité, sa probité et sa véritable piété. Il étoit né en 1648 ; sa mère étoit Zuniga, fille du duc de Bejar. Sa femme, qu'il perdit en 1692, étoit sœur du comte de San-Estevan-del-Puerto, de la maison de Benavidès, dont le père, homme de beaucoup d'esprit et fort agréable, étoit conseiller d'État, c'est-à-dire ministre, et que Philippe V fit après grand d'Espagne et majordome-major de la reine sa première femme. C'est le fils de celui-là qui fut premier plénipotentiaire à l'inutile congrès de Cambray, pendant la régence de M. le duc d'Orléans, et qui fut président du conseil des ordres, grand écuyer du prince des Asturies, chevalier du Saint-Esprit, et qui est maintenant majordome-major et chef du conseil de l'infant don Carlos, roi de Naples. Le marquis de Villena étoit le patriarche et le roi de sa famille, et de celles encore où ses fils étoient entrés, qui vivoient tous dans une union intime, et dont il étoit l'oracle et le modérateur. Ses fils n'eurent de son vivant que ce qu'il leur donnoit, et on ne sait s'ils l'aimoient ou s'ils le respectoient davantage. L'aîné cependant étoit capitaine général d'armée et l'avoit été de province, et se trouvoit de plus premier capitaine des gardes du corps et grand d'Espagne du chef d'un oncle ; il étoit gendre de la comtesse d'Altamira, qui étoit Cardone, une des plus grandes et des plus révérées dames d'Espagne, et camarera-mayor de la reine à l'expulsion de Mme des Ursins. Son mari étoit Moscoso, et son fils, à l'abdication de Philippe V, fut sommelier et favori du roi Louis, et mourut nommé chevalier du Saint-Esprit avant l'âge. C'étoit peut-être le jeune seigneur d'Espagne le plus sage et de la plus grande espérance. L'autre fils du marquis de Villena s'appeloit le marquis de Moya ; il étoit gendre du marquis de Bedmar, qui a commandé en Flandre en l'absence de l'électeur de Bavière, que le Roi fit chevalier du Saint-Esprit, et qu'il fit faire grand d'Espagne et vice-roi de Sicile. Il fut depuis président du conseil de guerre et un des commissaires d'Espagne pour le mariage du Roi avec l'Infante. Le comte de San-Estevan-de-Gormaz maria, du vivant de son père, son fils fort jeune à une sœur du duc de Medina-Sidonia, et sa fille au dernier comte d'Oropesa, qui mourut bientôt après, le dernier de cette branche de Portugal[1].... Villena vécut en bonne tête et en bonne santé dans la plus grande considération jusqu'en 1727, qu'il mourut dans le sein de sa famille, universellement regretté. Le roi d'Espagne donna à sa mémoire une marque de considération fort rare en Espagne : il fit son fils aîné major-dome-major à la place de son père, et le marquis de Moya, qui étoit le cadet et qui étoit devenu marquis de Bedmar et grand d'Espagne par la mort de son beau-père, passa à la charge de premier capitaine des gardes du corps que quittoit son frère aîné ; tous deux les possèdent encore.

1709. *La maison d'Acuña et les marquis de Villena.*

(Page 175.)

19 décembre 1710. — .... Leur[2] nom est Acuña, qui est commun à plusieurs branches, qui forment une des premières maisons d'Espagne, dont il y a six différents grands : ceux-ci et les ducs d'Uceda s'appellent Acuña y Pacheco ; d'autres Acuña y Pacheco y Giron, comme le duc d'Ossone ; d'autres Acuña y Pacheco y Portocarrero, comme les marquis de Mancera d'aujourd'hui, après le vieux marquis de Mancera-Tolède, et les comtes de Montijo ; d'autres enfin Acuña y Pacheco y la Cueva, comme le marquis de Bedmar, gendre de celui qui reçut l'ordre du Saint-Esprit en France. Le père du comte de San-Estevan-de-Gormaz étoit ce duc d'Escalone qui avoit passé par les premiers emplois de la monarchie, et qui, étant vice-roi de Catalogne, fut battu par M. de Vendôme, tout au commencement que celui-ci commanda les armées. Dans la suite, comme il n'est question que de grandesse en Espagne et que les titres n'y font rien, il aima mieux porter le nom de marquis de Villena, connus grands et de sa maison du temps de Charles V, et c'est sous ce nom qu'il fut vice-roi de Naples, qu'il y reçut superbement Philippe V, qu'il l'y servit très dignement, et si bien que les Impériaux, outrés des découvertes qu'il fit continuellement de leurs trames, et de l'ordre qu'il y sut mettre, et de la vigoureuse défense qu'il fit après contre eux, l'ayant pris dans Gaëte les armes à la main, le traitèrent avec des rigueurs indignes de la guerre et le tinrent depuis à Pizzighettone aux fers, dont il lui resta toute sa vie une cambrure et une foiblesse aux jambes qui l'empêchoient de marcher librement. Il fut donc échangé contre ces officiers généraux pris par son fils, et le roi d'Espagne lui donna en arrivant la première

1. Le passage qui manque ici de cette Addition a été placé dans notre tome XXXII, en regard de la page 270-271, n° 1474.

2. Le commencement de cette Addition a été placé dans notre tome XX, en regard de la page 140, n° 953.

charge de sa cour et la plus grande, qui est celle de grand maître, qu'on appelle majordome-major, qu'il lui gardoit depuis qu'elle vaquoit et qu'il n'avoit pas voulu lui donner plus tôt pour ne pas rendre sa délivrance plus difficile. Il étoit veuf de la sœur du comte de San-Estevan-del-Puerto, majordome-major de la reine, et qui avoit aussi passé par tous les premiers emplois, dont le fils est actuellement grand d'Espagne comme son père, chevalier du Saint-Esprit, président du conseil des ordres, capitaine général et plénipotentiaire en Italie, majordome-major, gouverneur et premier ministre de l'infant don Carlos en Italie. Le comte de San-Estevan-de-Gormaz fut bientôt après premier capitaine des gardes du corps de la compagnie espagnole, quand le comte d'Aguilar la quitta ; il étoit gendre de la comtesse d'Altamire, camarera-mayor de la seconde femme du roi Philippe V, et fut dans la suite beau-père du comte d'Oropesa et du duc de Medina-Sidonia. Son frère, gendre du marquis de Bedmar et qui succéda à sa grandesse, à son nom et à ses biens, eut la charge de son frère, lorsque, à la mort de leur père, ce frère aîné eut la charge de son père, ce qui étoit presque sans exemple en Espagne, et toutes ces maisons si prochainement alliées vivoient dans une union et une intimité respectable, sous ce vieux Villena qui leur tenoit lieu à tous de patriarche.

1710. *Les comtes d'Aguilar.*

(Page 179.)

23 décembre 1711. — Aguilar donné en titre de comté par Jean Ier, roi de Castille, à Jean Ramirez d'Arellano, issu du frère de don Garcias le Restaurateur, roi de Navarre, mort en 1151, fut érigée en grandesse pour la même maison et postérité par les Rois Catholiques en 1475. L'héritière de cette maison en porta les biens et la grandesse, avec la seigneurie de los Cameros que ses pères avoient de temps immémorial, et qu'ils affectoient toujours de signer uniquement, elle les porta, dis-je, en mariage à Emmanuel Manrique de Lara, second comte de Frigiliana, qu'elle épousa en 1670 ; elle mourut cinq ans après, laissant un fils unique, qui est le comte d'Aguilar dont il s'agit ici. Le père devint conseiller d'État, c'est-à-dire ministre, et conserva le rang et les honneurs de la grandesse, qui par la mort de sa femme étoit passée à son fils[1]....

1711. *Fin de la vie du comte d'Aguilar.*

(Page 181.)

23 décembre 1711. — .... L'Altesse[2] de Mme des Ursins et de

1. La suite de cette Addition a été placée dans notre tome XIII, en regard de la page 172, n° 640 ; la fin forme l'Addition suivante, n° 1711.
2. Le commencement de cette Addition forme le numéro précédent 1710, et le milieu est placé au tome XIII, Addition n° 640.

M. de Vendôme l'outra [le comte de Frigiliana-Aguilar], et il fut accusé de lui avoir fait manquer beaucoup d'expéditions militaires; il rompit enfin avec lui, intimement lié au duc de Noailles dans le projet dont on a parlé de supplanter la reine et la princesse des Ursins par une maîtresse, et il en fut perdu. Revenu à la chute de Mme des Ursins, il ne put reprendre. Les grands, les seigneurs, les ministres, les troupes le craignoient et le haïssoient également, et tout s'unit contre lui; il ne fit donc plus que palpiter par des intrigues sourdes, dont il se crut soutenu assez pour oser présenter au roi un mémoire fort insolent, qui le fit exiler de nouveau dans sa commanderie, où il mourut sans enfants mâles peu d'années après, vers 1730 ou 1731.

1712. *Le marquis de Miraval.*

(Page 278.)

16 décembre 1715. — Ce marquis de Miraval étoit un gentilhomme particulier qui avoit ce titre de Castille et qui étoit lié avec tout ce qui avoit été attaché à la maison d'Autriche et à la personne de l'Archiduc. Il s'attacha depuis à ce qui s'appeloit la cabale italienne, que la reine favorisoit, dans la haine qu'elle avoit conçue des Espagnols et qu'elle s'étoit attirée d'eux. Ce fut par cette voie que Miraval se remit en selle et obtint l'ambassade de Hollande, puis la place de gouverneur du conseil de Castille, la première de la monarchie. Il étoit dans cette place à l'abdication du roi, à laquelle lui et ses anciens amis autrichiens contribuèrent de tout leur pouvoir pour écarter la France et revenir à leurs maximes et à leurs étiquettes. La reine, qu'il avoit ainsi cruellement trompée, le fit chasser dès que Philippe V eut repris la couronne après la mort du roi son fils, et Miraval est mort longtemps après, dans l'obscurité et la disgrâce. C'étoit un homme qui n'étoit pas sans esprit et sans politesse, avec de l'insinuation et de l'art, grand travailleur et honnête homme, à son entêtement près, dont il ne put jamais revenir.

1713. *La duchesse d'Albe dame d'atour de Notre-Dame d'Atocha.*

(Page 350.)

28 août 1709. — .... Elle[1] [la duchesse d'Albe] étoit dame d'atour de Notre-Dame d'Atocha, la plus grande dévotion d'Espagne, qui est une image de la Vierge dans l'église des Dominicains, tout à un bout de Madrid et du parc du Buen-Retiro. C'est un honneur brigué par les plus grandes dames de la cour; les plus riches sont préférées, parce qu'elles entretiennent à leurs dépens cette image, qui a des profusions de pierreries et à qui on change à tous moments de robes et de dentelles magnifiques, dont la duchesse d'Albe ne la laissoit pas manquer, et y envoyoit tout ce qu'il y avoit de plus beau à Paris avec une grande dépense.

1. Le commencement de cette Addition a été placé dans le tome XVIII, p. 109, Addition nº 895.

APPENDICE

SECONDE PARTIE

TABLEAU DE LA COUR D'ESPAGNE EN 1722

Saint-Simon nous raconte dans ses Mémoires (ci-dessus, p. 64) qu'il employa le temps de la convalescence de sa petite vérole et de la quarantaine qui le séquestra pendant six semaines, à rédiger un Tableau de la cour d'Espagne telle qu'elle existait au moment de son ambassade. Pendant ce court espace, il ne put évidemment que dresser une ébauche de ce travail; car il ne lui avait pas été loisible d'en réunir tous les éléments pendant les quinze ou vingt jours qu'il avait passés à Madrid avant le début de sa maladie, et la séquestration temporaire qui la suivit ne lui permit pas de recueillir les renseignements oraux qui lui étaient nécessaires pour peindre la vie de la cour et les caractères des personnages. Son travail dut se borner alors à dresser ces généalogies des grands d'Espagne qu'il inséra plus tard dans ses Mémoires, et à écrire cette histoire de la grandesse qui forme une partie de son « Tableau ». Il pouvait le faire au moyen des traités d'Imhof que nous avons indiqués, p. 49, note 3, et qu'il avait emportés en Espagne, et aussi avec d'autres ouvrages espagnols qui lui furent communiqués. Revenu à la vie normale et au commerce des hommes, les conversations du duc de Liria et de son beau-frère, le duc de Veragua, d'autres aussi, lui permirent de compléter ces premiers éléments, et surtout lui fournirent tout ce qui lui manquait sur les gens et les usages de la cour.

Il est certain que sa rédaction n'était pas faite lorsqu'il quitta l'Espagne; le temps et le loisir lui auraient manqué, et l'expression « depuis mon départ » qu'il emploie à diverses reprises, montre que ce fut seulement après son retour, et dans le courant de 1722, qu'il put donner à son travail la forme et l'étendue qu'il avait projetées. La version définitive qui nous est parvenue, écrite entièrement de sa main, est conservée aujourd'hui au Dépôt des affaires étrangères, dans le volume *Espagne* (Mémoires et documents) 92, où elle occupe les folios 156 à 194. C'est la mise au net, soit de notes très développées, soit plutôt d'un brouillon primitif, auquel elle est certainement de très peu postérieure. Malheureusement, nous ne possédons plus ni les notes prises en Espagne, ni le brouillon primitif; car cette mise au net est incomplète; elle s'arrête brusquement aux trois-quarts du recto d'un feuillet dont le verso est resté blanc, et au milieu des portraits des dames du palais de la reine d'Espagne. Nous perdons ainsi les portraits des dernières d'entre elles, telles que la princesse de Pettorano, une française, et la comtesse de Taboada, ceux des señoras d'honor, dont plusieurs sans doute n'auraient pas manqué de piquant, celui de l'azafata, ancienne nourrice de la reine, et celui de son confesseur; peut-être aussi avons-nous à regretter ceux des seigneurs et dames qui composaient la maison du prince et de la princesse des Asturies. En outre, il est certain que le Tableau comprenait d'autres parties : ainsi, avant de parler des « Charges et emplois de la cour », l'auteur annonce qu'il traitera « de celles du gouvernement et des gouverneurs de provinces », et dans l'article de l' « estampille » il renvoie à ce qu'il dira des conseils; ailleurs, il annonce les audiences des ambassadeurs, les *besamanos*. Or, dans la rédaction que nous possédons, il n'est question de rien de tout cela. Il est donc évident, d'une part, que la rédaction actuelle est incomplète, d'autre part, que, malgré son étendue déjà considérable, elle devait l'être encore bien davantage. On ne peut que regretter la disparition de cette fin du « Tableau », où nous aurions sûrement trouvé des portraits et des récits intéressants.

Le grand travail de Saint-Simon sur l'Espagne à l'époque de son ambassade devait donc se composer de cinq parties assez bien tranchées, quoique non spécifiées matériellement : 1° le portrait des personnes royales et le tableau de la vie de la cour; 2° les portraits des grands d'Espagne existant en 1721-22; 3° un historique de la grandesse; 4° l'exposé des charges de la cour avec le portrait de leurs titulaires; 5° enfin le tableau du gouvernement et des conseils avec les portraits des ministres et des principaux fonctionnaires. Comme on vient de le dire, nous ne possédons ni la fin de la quatrième partie, ni la cinquième.

On a montré ci-dessus que c'est sans doute dans les derniers mois de 1722 que le « Tableau » fut mis au net, incomplètement, dans la version qui nous en est restée. Pourquoi Saint-Simon ne l'acheva-t-il pas? Peut-être ce travail le conduisit-il jusqu'en 1723, et fut-il alors interrompu par les graves événements de cette année : mort du cardinal Dubois et mort du Régent. Mais, si Saint-Simon le laissa alors de côté, il le reprit dans le courant de 1728. Nous en avons la preuve en ce qu'il ajouta alors (l'écriture assez différente de celle du texte de 1722 indique par elle-même des additions postérieures), à la suite des portraits des grands d'Espagne et de divers tableaux qui les complètent, sur une page blanche qui restait avant la dissertation sur la grandesse, il ajouta, disons-nous, les « Changements arrivés depuis 1722, que j'étois parti d'Espagne, *jusqu'en janvier 1728*, parmi les grands ». Il écrivit en même temps, sur les marges des portraits des grands d'Espagne, quelques notes complémentaires, que nous reproduisons, destinées à indiquer les modifications survenues depuis la rédaction première. Saint-Simon d'ailleurs, depuis son retour, ne négligeait pas de compléter son travail : nous avons des lettres de lui des 3 juin 1726 et 4 janvier 1728, adressées aux ducs de Liria et de Veragua (vol. *Espagne* 343, fol. 360, et 352, fol. 100), dans lesquelles il demande des renseignements et remercie de ceux qu'on lui a envoyés. Ce qu'on comprend difficilement c'est que Saint-Simon, en complétant son travail en 1728, n'ait pas terminé alors sa mise au net restée inachevée.

Lorsque, vers 1739, il se mit à la rédaction de ses Mémoires et que, arrivé aux événements des années 1700-1701, il eut à raconter l'avènement de Philippe V au trône d'Espagne, il reprit d'abord ce « Portrait au naturel de la cour d'Espagne comme elle est en 1701 », que nous avons reproduit à l'appendice XII de notre tome VIII et qu'il avait écrit dès 1701 sur les récits et les données de Louville ; il s'en servit pour tracer les portraits et caractères des principaux seigneurs espagnols de ce temps, qu'il inséra dans ses Mémoires. Puis, s'avisant au même moment d'écrire la longue « Disgression sur la dignité de grand d'Espagne » qui commence à la page 111 de notre tome IX, il en prit les principaux éléments dans la partie du Tableau de 1722 qui est relative à la grandesse. Enfin, lorsque, parvenu au récit de son ambassade de 1721, il voulut mettre dans ses Mémoires les portraits des souverains espagnols et des seigneurs avec lesquels il s'était trouvé en relation, il utilisa le « Tableau » qui va suivre, mais sans s'astreindre à le reproduire servilement, ni dans sa disposition, ni dans son ensemble. Il est même à remarquer que Saint-Simon, qui s'était attaché dans le Tableau aux portraits des titulaires des grandesses en 1722, les a beaucoup négligés ou raccourcis dans les *Mémoires* ; il a rédigé à la place une sorte d'historique, assez ardu, de chaque titre de grandesse depuis sa création, historique qui ne figurait pas dans le Tableau. Il y a donc des différences sensibles entre le Tableau et les Mémoires, quoique beaucoup de morceaux du premier se retrouvent dans les seconds.

L'étendue de ce « Tableau de la cour d'Espagne », quoique incomplet, est considérable ; il forme, en manuscrit, soixante-dix-neuf pages grand in-folio de la petite écriture très serrée de notre auteur. Édouard Drumont, dans ses *Papiers inédits du duc de Saint-Simon ; lettres et dépêches de l'ambassade d'Espagne* (1880), n'en a donné que les douze premières pages, mais sans avoir la précaution de le dire, de sorte qu'on a cru longtemps que sa publication était complète et qu'on s'est aperçu seulement par la comparaison avec le manuscrit qu'il n'en avait mis au jour qu'une première et minime partie. Il semble donc indispensable d'en faire maintenant la publication intégrale. Mais les dimensions de l'œuvre, quoique privée de sa fin, sont telles, qu'il était impossible, même en la coupant en plusieurs morceaux, de la faire entrer toute entière dans les appendices des *Mémoires*. Il a donc fallu y faire des coupures. Après un mûr examen, il a paru que la liste toute sèche des grands créés par Philippe V depuis 1722, le tableau fort aride des grandesses classées par maisons, et surtout l'historique de la dignité de grand d'Espagne, dont Saint-Simon avait inséré les parties essentielles dans la rédaction de l'année 1701, pouvaient être supprimés sans grave inconvénient. C'est donc toute la partie médiane du « Tableau » que nous avons ainsi laissée de côté, et c'est aussi de beaucoup la moins intéressante.

En terminant, exprimons un souhait : c'est que quelque érudit espagnol, ou quelque société savante de ce pays, entreprenne de ce « Tableau » une publication intégrale dans un volume spécial, même en le traduisant dans la langue du pays. Ce serait mettre dans le relief qu'elle mérite une œuvre dont la valeur documentaire, au point de vue espagnol, est incontestable.

TABLEAU DE LA COUR D'ESPAGNE

Le roi d'Espagne a un sens fort droit, beaucoup de religion, une grande peur du diable, un grand éloignement des vices dans lui et dans les autres, et un grand fonds d'équité. La délicatesse de sa conscience ne se borne pas aux scrupules ordinaires, surtout de la vie commune ; mais il s'en pourroit faire quantité sur sa vie publique et sur les devoirs de la royauté, singulièrement pour l'administration des finances et des dettes dont beaucoup sont criantes, et pour leurs causes et pour leurs suites, sans paroître y donner aucune attention. Sa confiance aussi pour son confesseur ne se borne pas à ce qui fait la matière ordinaire des confessions. Ignorant au possible et entièrement conduit sur la religion et la justice comme la plupart des princes timides et peu éclairés qui ne savent pas distinguer le fonds de la simple écorce, il s'attache servilement à celle-là comme étant de perception et de pratique, et de dispense plus aisée. Cette disposition donne au confesseur, quel qu'il soit, étant qu'il l'est, un crédit principal qui balance supérieurement tous les autres, même celui de la reine quelquefois, qui est l'autre seul vrai crédit. Bon père, trop bon mari, très secret, mais peut-être pas toujours sans réserve pour la reine et pour le confesseur, il paroît qu'il n'a pas oublié le sang et le pays d'où il est sorti, sans que cela serve à grand chose. Ordinairement facile et complaisant, quoique naturellement opiniâtre, souvent à l'excès, quelquefois sans ressource aucune. Méfiant de soi et des autres, ce qui le rend silencieux, embarrassé et particulier jusqu'à la messéance, quoiqu'il ne dise jamais rien mal à propos, et qu'il parle même assez souvent avec justesse et dignité. Mais sa contenance, sa peine à se résoudre à dire deux mots, et l'excès de sa timidité et de son embarras, et qui est à un point qui ne se peut comprendre, défigure le plus souvent ce qu'il dit, excepté à des audiences et des cérémonies solennelles où il parle et se tient avec une majesté et une convenance exacte qui surprend autant qu'elle est plus éloignée de l'ordinaire. L'abus qui a été si continuellement fait de son nom et de son autorité en tout genre, que ses qualités ont donné lieu à usurper et qu'il a ensuite reconnu, l'a jeté dans une telle appréhension de retomber dans la même dépendance, qu'il est devenu ombrageux sur tout, et que, voulant tout faire par lui-même, rien ne se fait plus qu'avec des peines et des longueurs qui ne vont à rien moins qu'à la destruction de la monarchie. Dur infiniment pour les autres, sans exception de ce qu'il a paru le mieux aimer, même ses femmes, il craint fort les maladies et surtout la mort, prend un soin excessif de sa santé, dont il est esclave, sans l'être pourtant des avis des médecins qu'il estime le plus, et a fait succéder un repos presque continuel à un exercice et à un travail de corps immodéré. Extrêmement glorieux, aimeroit la pompe et le faste si son goût ne l'emportoit pour le particulier, aidé encore d'une jalousie née en lui pour ses femmes, et qui est infinie. Magnifique sur sa personne et veut que la reine et les infants le soient. C'est, dans les autres, un moyen de lui plaire, mais assez peu recherché par la rareté où il se tient. Bien qu'étrangement éloigné de libéralité, il aime les choses somptueuses, les grandes entreprises, les troupes et la guerre. Incompréhensible dans un courage très naturel et dans son indifférence complète de tout ce qui flatte la valeur à l'armée, jusqu'à laisser la sienne douteuse à qui ne la connoît pour l'avoir vue. Esclave de ses habitudes comme les princes de sa famille, peu touché des services bons et mauvais, de récompenser ni de punir, il n'a pas été difficile, en plusieurs temps, de reculer et d'abattre ceux qui l'ont porté sur le trône, et d'avancer et d'élever ceux qui ont le plus démérité. Nul portrait de Charles II, qui l'a appelé à sa succession, dans pas une de ses maisons, nul homme de ceux qui ont travaillé au fameux testament et qui l'ont bien soutenu depuis, qui soit resté en place. Une éducation de cadet, entre deux frères d'apparence impétueuse, a eu en lui de trop grandes et trop fortes suites. Il ne connoît de plaisir que celui de la chasse et celui du mariage, et si quelque chose peut abréger une très longue vie que son tempérament nerveux, vigoureux, sain et de bonne complexion lui promet, ce sera trop de nourriture et d'exercice conjugal, dans lequel il cherche à s'exciter par quelques secours continuels. Insensible à toutes les injures de l'air, au froid, au plus grand chaud, exige des autres la même force à les supporter inutilement, même de la reine, et lors même qu'elle est incommodée, grosse, nouvellement accouchée. Bien qu'il l'aime beaucoup, il semble que ce soit moins elle que lui-même, et qu'en vieillissant elle aura moins de crédit. La première en a toujours eu infiniment davantage, même dans la fin de sa vie, quoique attaquée d'une maladie dégoûtante et facile à gagner, et qu'il ait paru incontinent après sa mort combien la consolation en fut prompte et facile. Il est infiniment jaloux de n'être surmonté en rien, ce qui l'éloigne si fort des conseils où on opine et si retenu à parler. Il n'est pas moins sensible en ce qui est d'exercice du corps d'adresse et de force, et pour avoir été une seule fois surpassé à la course des têtes par M. le duc d'Orléans en un de ses voyages à Madrid, jamais depuis, à ce que le roi d'Espagne m'a dit lui même, il n'a voulu courir avec personne ni même seul. Il aime assez la danse, et, quoique courbé et désagréablement planté sur ses jambes, il danse en vieux danseur et avec majesté, maître de sa danse et qui a bien dansé autrefois. Le bal est le seul spectacle de cour qui le tire du particulier, mais encore par quelque complaisance pour la reine. Il est grand remarqueur, et particulièrement des défauts et des ridicules, qu'il rendroit et contreferoit volontiers et bien, s'il ne s'en retenoit, ainsi que de la raillerie, à laquelle il seroit naturellement porté et assez propre. Très indifférent avec beaucoup de mémoire, ne s'informe jamais de rien de ce qu'il a connu en France, et, s'il a conservé quelque chose de plus pour qui que ce soit que pour le reste de sa famille et de tout ce qui l'approche, c'est pour Mgr le Dauphin, son frère. On sent son respect et son affection pour sa mémoire et qu'elle a part à lui rendre chez le Roi son neveu. Une grande paresse d'esprit et une plus grande encore de volonté et de sentiment est peut-être ce qui définira mieux ce prince si difficile à l'être.

La reine d'Espagne a tant de grâces dans la taille, dans tout ce qu'elle fait et dit, dans l'esprit et dans toutes ses manières, tant de naturel encore et d'aisance apparente, qu'on oublie en peu de moments les injures que la petite vérole lui a faites, et [cela] augmente les charmes et l'idée de son esprit. Il seroit encore et meilleur et plus étendu, s'il n'avoit été destitué de toute éducation et culture. Sa familiarité, quoique grande, ne blesse en rien la majesté et ne sert qu'à la rendre aimable. Elle a toutes les pratiques de dévotion de son pays et de celui où elle est, sans aucun des scrupules du roi, qui peut avoir grand part à sa dévotion, mais qui ne lui a pu inspirer son goût pour les jésuites, ni cette confiance de nécessité pour un confesseur à qui elle ne dit guère que ses péchés. Haute, emportée, violente même avec le roi, et par humeur, dont elle ne manque pas, et quelquefois par adresse ; mais les succès en ont été divers. Ignorante de toutes choses au dernier point, et hors d'état de pouvoir être instruite de rien ni de s'instruire elle-même par l'arrangement de ses journées ; par cette raison et même par goût, peu capable d'affaires et embarrassée des détails ; néanmoins désireuse d'autorité, et de savoir et d'avoir part aux décisions de tout, sans oser trop le montrer. Unie d'abord avec Alberoni pour gouverner, elle lui servit à rompre les conseils et à renfermer le roi au point où il est, pour ne laisser d'accès à personne ; mais elle s'aperçut trop tard que ce ministre tira tout à lui et ne lui laissa que la pénible part d'amuser le roi toute seule, et la réduisit dans une dépendance qui contribua depuis à la chute du cardinal. Mais l'habitude du particulier, qui va jusqu'au renfermé, n'a pu recevoir d'atteinte, quelque envie qu'elle en ait eu depuis. Comme la cour eut le même sort que les conseils, et que les longues absences de Madrid, pour être plus seuls, ont été l'ouvrage de la reine et du cardinal pour leur intérêt commun, elle en a acquis la haine publique. L'aigreur et le peu de ménagement de ses paroles sur les Espagnols, et en particulier sur les dames, ont achevé de les lui aliéner, et la comparaison de la feue reine et d'elle y a mis le comble. Le roi partage cet éloignement des esprits, qui éclatent quelquefois par des imprécations à haute voix, au lieu d'acclamations, lorsque LL. MM. passent, et surtout lorsqu'elles partent de Madrid. Rarement, aux occasions les plus ordinaires aux Espagnols, sont-ils accueillis de foule et d'acclamations, et les oreilles de la reine sont souvent offensées du cri public de : Vive la Savoyarde ! qui cependant, vers la fin de sa vie, n'étoit pas du tout aimée par la haine du joug insupportable de la princesse des Ursins. Cette aversion, et tout ce que le roi a appris d'Alberoni depuis sa chute, a diminué le crédit de la reine, qui n'est plus de front ; il a besoin d'adresse, de tours, de véhicules, et d'une grande patience, mais tel toutefois qu'il seroit infiniment nuisible d'être mal avec elle et qu'on ne se peut raisonnablement promettre quoi que ce soit, si on ne l'a favorable, à tout le moins point contraire. Mais elle-même ne réussit pas toujours, même en ce qu'elle montre au roi desirer. Elle aime fort son pays et ceux qui en sont, et plus M. et Mme de Parme par bienséance et par grandeur que par tendresse, en sorte même qu'elle n'est esclave ni de leurs vues, ni de leurs intérêts. Leur ministre ne la gouvernera pas toujours, et beaucoup moins Scotti, qui l'est à présent, que nul autre. Elle est occupée de ce qu'elle deviendra si le roi, qui a eu des maladies menaçantes, venoit à manquer, frappée de l'état de la reine douairière et de la dernière reine mère, et cache cette sorte de réflexion et les vues qui en naissent avec beaucoup d'art et de soin. Passionnée pour ses enfants, par tendresse et par raison et prête à tout lorsqu'il s'agira de leur faciliter de grands établissements, elle paroît attachée au roi jusqu'à l'oubli d'elle même, et d'une attention à lui plaire en choses, en discours, en louanges fortes et continuelles que rien ne distrait d'un moment, et d'une complaisance pour lui si entière et qui paroît encore si aisée et si naturelle, qu'on est souvent trompé à croire de son propre goût ce qui en est le moins, bien que continuel, fatigant, hasardeux, ennuyeux. Tel est ce particulier et ce tête-à-tête qui n'eut jamais de semblable, cette assiduité de tous les jours à la chasse, grosse, malade, à peine relevée de couche, exposée au péril infini des voitures, et à toutes les injures de l'air, et mille autres choses qui, sans cesse, se succèdent et se répètent. On jugeroit de même qu'elle a de l'aversion pour ce qu'en effet elle aimeroit le mieux, le jeu, la musique, qu'elle sait en perfection, les fêtes et les amusements d'une grande cour, en un mot, le monde, à quoi elle seroit tout-à-fait propre, et la conversation qu'elle soutient, et à laquelle elle fournit très agréablement et plusieurs même à la fois, tant que les occasions s'en présentent. Naturellement bonne, compatissante et gaie, elle seroit tournée à la raillerie et à saisir les ridicules, qu'elle contrefait en perfection. Ses plaisanteries sont fines et presque toujours obligeantes; mais rien ne manqueroit au piquant, si elle le vouloit permettre ; assez souvent un air de modestie et d'embarras, et grand soin de parler et d'entretenir chacun, lorsque cela est de saison, avec une prévenance qui engage à s'empresser auprès d'elle et qui laisse un vuide très marqué du côté droit, parce qu'elle se tient et marche toujours à la gauche du roi, sans que rien change cet ordre. Elle vit avec les enfants de la feue reine avec une amitié, des soins et des égards très marqués ; mais ceux qu'elle a pour le prince des Asturies sont des ménagements continuels, et qui peuvent se dire aller jusqu'au respect. sans se démentir jamais, et, depuis son mariage, si constamment occupée de gagner l'affection de la princesse qu'il est vrai de dire qu'encore que ce ne soit pas en air qui sente le respect comme avec le prince, elle lui fait plus de cour qu'elle n'en reçoit. Ainsi, présents continuels, liberté entière, au point que l'enfance en abuse si fort que, dans la juste crainte du mal que trop de bien pourroit produire, je me suis cru obligé de l'en avertir. Elle sent et montre la disproportion que la naissance et la couronne ont mis dans son mariage et parle très librement de son visage, de ses défauts, et de tout ce que l'ordinaire des femmes redoute davantage, et sa conduite a été sans aucun juste soupçon. Adroite à tirer en volant à balle seule, bien à cheval et hardie, danse en perfection et avec majesté toutes sortes de danses, est faite au tour, légère, marche et agit de la meilleure grâce du monde. Extrêmement inégale et quelquefois rude, infiniment vive et sent tout très vivement, mais rien d'étourdi. Ennemie de toute affectation et de dissimulation autant qu'il lui est praticable, et au-dessus des ajustements et de la parure auxquelles elle s'accommode par le goût du roi et pour certaines bienséances, et déteste les tracasseries, sur quoi elle tombe volontiers sur les femmes et leur préfère le commerce des hommes. Après le bien de l'État, du roi, de sa famille, son inclination est françoise. Elle a d'abord éloigné, tant qu'elle a pu, tout ce qui tenoit par la feue reine et par Mme des Ursins ; mais, au-dessus de crainte, cette conduite n'a pas duré, jusque là qu'elle est devenue favorable à plusieurs. Aucune de ses dames ne peut passer pour favorite ; à quelques humeurs près, elle les traite bien. Si pour des voyages elle a de la préférence, ce n'est que par convenance et par commodité. Sa nourrice a seule la vraie préférence et sa confiance, qui va jusqu'à lui faire essuyer ses humeurs, et vouloir, sur son exemple, que les autres les supportent. Ce que la reine a de femme, c'est d'aimer, d'avoir et de s'amuser de toutes sortes de bêtes et d'oiseaux, qui ne lui sont peut-être pas inutiles dans l'extrême retraite où elle vit. Elle a mille façons de la reine d'Angleterre, veuve de Jacques II, mais pas si grande à beaucoup près, ni d'un si grand air.

LE PRINCE DES ASTURIES est fait a peindre. Allongé, maigre, fluet, délicat, mais sain ; il est blond, a de beaux cheveux, le visage laid, et ressemblera, avec l'âge, au roi de Sardaigne, son grand-père maternel. Il est adroit à tout, vif, bien à cheval ; il ne lui manque que de la force. Tire bien, aime la chasse et les exercices, et danse à merveille toutes sortes de danses, qu'il apprend en un moment. Si la reine et lui étoient de condition à danser sur un théâtre, il renchériroit les jours qu'ils y devroient paroître. Le roi l'aime beaucoup, mais sans démonstration, qu'une seule, qui est de ne regarder que lui lorsqu'il danse, même avec la reine, quoiqu'elle danse mieux, parce qu'il est très mince et aussi très foible. Il a beaucoup promis, et eut été capable de profiter d'une bonne éducation, si les entraves de la cour et le naturel de ses gouverneurs l'eussent permis. Il aime et craint le roi et a plus de bienséance pour la reine et pour ses enfants que de véritable affection, et ne répond pas toujours à ses avances. Il est élevé dans une impolitesse qui surprend, jusqu'à ne se pas incliner ou découvrir, lorsqu'il est rencontré et salué par les plus grandes dames, dont le roi et la reine ne lui donnent pas l'exemple, et le reste, en ce genre, se suit. Familier toutefois, mais peu instruit à dire et à répondre, il est tenu fort particulier devant et depuis son mariage, bien qu'en différentes mains, et renfermé avec des fils de valets qui sont sa compagnie, et auxquels il s'est accoutumé, parce qu'il y est fort libre, et trop souvent seul avec eux. Il lui est échappé des traits singuliers d'épargne qui peuvent autant venir de ce commerce ou du peu qu'on lui donne, que de son inclination. Elle est françoise, quoiqu'élevé par des mains ennemies de la France. Il a été transporté de joie d'être marié, peut-être par enfance, et il a été très blessé de ne l'être pour quelque temps qu'en apparence. Il paroit aimer et rechercher fort la princesse. Il semble aussi qu'il aimera les femmes, qu'il sera dévot, que son attention à sa santé, quoique bonne, est surprenante, et qu'il ressemblera au roi en beaucoup de choses. Il est déjà fort secret, ce qui a été éprouvé dans l'affaire de son mariage. Il est la passion la plus dominante des Espagnols, qui ne peuvent se lasser de le voir et de le poursuivre de foule et d'acclamation. Il les aime réciproquement. Il hait et méprise son gouverneur et le lui a bien témoigné ; il n'aime pas mieux son sous-gouverneur. Alberoni lui étoit insupportable, peut-être par l'attachement qu'il avoit pour le cardinal del Giudice, qui étoit son gouverneur. On ne distingue point encore de préférence de sa part bien marquée pour personne ; il est encore très enfant.

L'INFANT DON FERNAND est aussi fils de la feue reine, et, néanmoins, il ressemble fort à l'Infante, mais il est bien plus beau, et promet beaucoup, en toutes manières, par l'esprit, la vivacité, les réparties ; mais, néanmoins, rien de prodigieux comme l'Infante, quoique sans comparaison plus âgé. Il est très bien fait et a l'air robuste et vigoureux. Il est élevé avec le prince et mangent ensemble, quoique avec un gouverneur différent. L'union et la tendresse réciproque de ces deux frères est inexprimable, avec une déférence du cadet, qui sent néanmoins très bien tout ce qu'il est, et une prévenance en tout de l'aîné, qui ne se démentent jamais. Il porte l'ordre du Saint-Esprit et celui de la Toison d'Or, avec la croix de Malte, parce qu'il est grand commandeur de Castille, ce qui lui vaut près de cent mille écus de rente. Son union avec le prince des Asturies m'a engagé à les joindre. Son âge ne permet pas d'en dire davantage, ni rien des deux autres Infants fils de la reine, sinon qu'ils sont parfaitement beaux et robustes. Le dernier porte la croix de Saint-Jacques, dont je lui vis recevoir l'ordre en cette enfance, parce qu'il en a la grande commanderie, qui lui vaut aussi près de cent mille écus de rente. Comme fils d'Espagne, ils portent tous la Toison en naissant, mais, pour le Saint-Esprit, ce fut une grâce du feu Roi, qui les voulut en cela traiter de fils de France.

La princesse des Asturies, depuis qu'elle a passé les Pyrénées, a paru beaucoup d'esprit et d'envie de plaire, et manquer, pourtant, de l'éducation la plus commune. Aisée à accoutumer aux façons espagnoles, et sentir parfaitement la grandeur inespérée où elle est, sans regret aucun à quoi que ce soit, elle a fort plu par sa libéralité et par ses aumônes. Haute, pleine de volonté, peu de bienséance pour ses dames et abusant fort de la bonté et de la complaisance vraiment sans mesure qu'elle trouve dans le roi et dans la reine, pourtant fort soumise à sa camarera-mayor, et c'est grand dommage qu'elle n'en ait une plus capable; elle témoigne du goût pour le prince, de la complaisance pour les Infants, nulle attention à personne, peu de souvenir de la France et de ses parents, beaucoup d'enfance et d'attachement à toutes ses fantaisies.

VIE JOURNALIÈRE DU PALAIS

Plus d'étiquettes et grande confusion.

Il n'est pas hors de propos de mettre courtement devant les yeux la vie journalière de la cour d'Espagne pour s'en former une idée, connoissance qui en donne beaucoup d'autres, et souvent regrettée quand il n'en est plus temps.

Les fameuses étiquettes d'Espagne, qui y étoient des règles irréfragables de la mécanique de toutes choses, ont souffert diverses altérations par degrés, et ont été enfin ensevelies dans la faveur d'Alberoni, à qui elles étoient incommodes, et dont la disgrâce n'a pu les ressusciter, parce que le roi n'a pu changer d'habitude ni se résoudre à rompre en rien l'exacte clôture où ce ministre l'a réduit, et qui n'est pas contraire à son goût. Il faut donc perdre de vue ces différentes pièces des appartements du Palais où chacun étoit admis sans huissier et pourtant sans mélange, suivant son rang ou le privilège de ses entrées; ne considérer plus les diverses clefs que comme nos justaucorps à brevet, et la plupart de toutes les charges que comme de vains noms et de médiocres appointements, déchues de toutes fonctions et de tous privilèges; comprendre même que le peu de celles qui n'ont pas tout perdu, ne sont plus que des fantômes de ce qu'elles étoient naguère; que les plus distingués seigneurs en tous genres : grands, vice-rois, charges principales, ministres du premier ordre, premiers prélats, ambassadeurs, gens du commun, dernier étage, pages et officiers de chacun, tout est en mêmes lieux, pêle-mêle, sans ordre, sans distinction et dans une confusion plus grande qu'elle n'est encore parvenue en France. Je parle du journalier et non de ce qui s'appelle en Espagne fonctions et cérémonies.

Le roi et la reine n'ont jamais pour eux deux qu'un appartement, que les mêmes pièces pour le même usage, que la même table pour tout ce qu'ils veulent faire, et ils font toujours ensemble les mêmes choses ; ils ne se séparent jamais que pour des fonctions courtes, rares, indispensables ; leurs audiences sont presque toujours ensemble, et, s'il faut le dire, leurs chaises percées dans le même endroit. Ils ne sortent point l'un sans l'autre, vont aux mêmes lieux, et, voyage ou promenades, c'est tête-à-tête dans un très grand carrosse. Le retour de Lerma fit peut-être la première exception à cette règle ; le prince et la princesse revinrent avec eux. Ils mangent aussi soir et matin tête-à-tête. Le prince a dîné avec eux cinq ou six fois en sa vie, par des hasards de voyage, et nul autre n'y a été admis.

Lit commun.

Ils couchent dans le même lit, et il leur est arrivé d'y avoir tous deux la fièvre en même temps, sans avoir pû être persuadés de découcher d'ensemble, même en faisant apporter un autre lit auprès du leur. C'est celui où je les ai vus. Il n'a pas quatre pieds de large ; il est à colonnes et très bas. Le roi fut malade à l'extrémité, il y a cinq ans ; il le fut plusieurs mois, et la reine coucha toujours dans son lit ; il y couche de même pendant ses couches, et en quelque temps que ce soit. Il ne découcha d'avec la feue reine que deux jours devant sa mort.

Éveiller, déjeuner, prier, travailler.

A huit heures du matin, Valois, garçon de la chambre qui a suivi le roi en Espagne, et la nourrice de la reine entrent avec des œufs frais. Au bruit du réveil du roi et du déjeuner qu'il fait au même instant, la reine s'éveille. On ouvre tous les rideaux. Le lit et les sièges prochains sont remplis de papiers et de livres. Il y a aussi un ouvrage. Ils prennent chacun un manteau de lit, le roi sur beaucoup d'oreillers, la reine à son séant. Leur occupation est la prière et la lecture commune. Une fois pour toutes la lecture se doit toujours entendre pour eux de livres de dévotion, et jamais d'aucune autre, qu'ils se sont interdite pour toujours. Ensuite le roi se met aux papiers et la reine à sa tapisserie. Sur les dix heures, le marquis de Grimaldo est toujours mandé, et il dépêche à la ruelle du lit ; c'est ce que nous appelons travailler avec le roi.

Lever.

Un peu avant midi, le roi sort du lit, servi par Valois, la nourrice et le duc del Arco, passe dans la pièce voisine où il trouve le marquis de Santa-Cruz, la Roche et Hersent, et deux valets qui l'ont suivi de France, et qui que ce soit autre. Tandis qu'il s'habille, la nourrice, restée seule auprès de la reine, a quelques moments à l'entretenir; puis elle appelle la camarera-mayor et deux femmes de chambre de jour, et la reine se lève. Elle passe aussitôt dans une autre pièce voisine, où est sa toilette. Là se trouvent deux dames du palais et deux señoras d'honneur de jour, avec plusieurs femmes de chambre et pas davantage.

Ordre, toilette.

Dès que le roi est habillé, il donne l'ordre pour la journée au duc del Arco, puis vient entrebailler la porte de la pièce intérieure qui donne dans le salon public, où se trouvent tous les matins ceux qui veulent faire leur cour, et là il donne l'ordre au capitaine des gardes en quartier, aux colonels ou aux officiers des régiments des gardes en semaine. Cependant ceux qui ont habillé le roi peuvent aller à la toilette de la reine; le cardinal Borgia y entre sur la fin; le prince, la princesse et les Infants n'y manquent jamais; mais ils n'y sont suivis que de celle qui leur tient lieu de gouvernante; tout à la fin, quelquefois, le duc de Popoli y entre, et le reste de leur suite demeure dans la galerie intérieure qui communique l'appartement de la princesse, auparavant de l'Infante, à celui de la reine.

Audiences, heure de cour.

Aussitôt que le roi a donné l'ordre en un moment, il rentre et pousse la porte. Bientôt après, le confesseur est appelé, qui cependant est dans les pièces publiques. Il entretient le roi tête-à-tête une bonne demi-heure et souvent davantage. Quand il sort, c'est le temps des audiences que le roi donne aux ministres étrangers ou aux seigneurs de sa cour qui sont appelés. Cela n'est ni rare ni commun et dure très peu et presque jamais plus d'une [heure]. S'il y a audience publique ou du conseil de Castille, c'en est le temps et le moment de voir le roi passer et repasser. On peut lui parler alors sans audience, mais peu commodément par la rapidité, plutôt que la vitesse, dont il marche. Il parle aussi dans ces moments aux uns et autres assez familièrement. Dès qu'il est rentré, il va trouver la reine à sa toilette, et, s'il y a chapelle, il ressort seul pour y aller à travers les appartements, où la cour se fait encore, allant et revenant, comme il vient d'être dit.

S'il n'y a aucune de ces trois causes de sortie, nul ne le voit que ce qui s'est trouvé près de la porte, lorsqu'il l'entrouvre pour donner l'ordre, après quoi chacun s'en va. Comme on sait les jours qu'il ne doit point sortir, moins de gens vont au Palais ces matins-là. Beaucoup en tout n'y sont pas assidus; peu se font une habitude de l'être; mais, en certains jours, la cour est grosse et magnifique et a toute la splendeur de celle d'un grand roi.

Messe.

La toilette finie, ils passent ensemble à la messe sans sortir de leur appartement intérieur, qui communique dans un retranchement de glaces et d'ornements fait au bas bout de la chapelle, vis-à-vis de l'autel. Il y en a un autre[1] dans ce retranchement, qu'on appelle tribune, quoique de plain pied à la chapelle, et ayant deux véritables

1. Un autre autel.

tribunes sur la totalité de ce retranchement. C'est à cet autel intérieur qu'ils entendent la messe, et, quand c'est une grand messe, ils l'entendent au grand autel, à travers les glaces. Tout ce qui peut entrer à la toilette de la reine, entre aussi à la tribune, et, de plus, le capitaine des gardes en quartier. La messe finie, le roi et la reine repassent dans leur appartement, et demeurent tête-à-tête. Lorsqu'il y a chapelle, la reine, les Infants, leurs dames et le marquis de Santa-Cruz y assistent dans cette même tribune. Les jours de communion le sont également pour le roi et la reine ; ils arrivent tous les dimanches et très ordinairement une autre fois dans la semaine. En ces jours, ils se lèvent à huit heures et, dès qu'ils sont habillés, ils vont à la tribune et communient ensemble. Ils déjeûnent ensuite, et le reste de la matinée se passe à l'ordinaire, et la messe accoutumée ne s'en dit pas plus tôt en chapelle ou autrement.

Dîner.

Le dîner se sert peu après la messe. Les caméristes, que nous appelons femmes de chambre, prennent les plats à la porte que la camarera-mayor met sur la table. Deux dames du palais et deux señoras de jour présentent à boire et des assiettes, un genou à terre. Le marquis de Santa-Cruz s'y trouve toujours, parce que tout est de la bouche de la reine et jamais rien de celle du roi. Les deux premiers médecins de LL. MM. n'y manquent jamais. Voilà le nécessaire. Ceux qui en ont l'entrée sont le cardinal Borgia, qui y manque rarement, le marquis de Villena, qui s'y trouve quelquefois, et le duc de Saint Pierre rarement. Ces trois seigneurs sont majordomes-major du roi, de la reine et de la reine douairière. Les premiers chirurgiens et apothicaires de LL. MM. et ces trois valets susdits de l'intérieur y sont quand ils veulent ; qui que ce soit autre, jamais. Au souper, de même. Le roi mange beaucoup, et roule sur une quinzaine de mets, toujours les mêmes, et tous fort simples. Son potage est un chaudeau fait avec plus de vin que d'eau, des jaunes d'œufs, du sucre, de la cannelle, du clou de girofle et de la muscade. Il en mange aussi à souper, et jamais d'autre. Il boit peu et du vin de Bourgogne vieux. Il ne mange maigre que cinq ou six fois l'année, et, les jours de jeûne, lui et la reine ne déjeunent point et prennent du chocolat, c'est-à-dire lorsqu'ils veulent jeûner. C'est une tolérance établie, qui a tellement prévalu en Espagne, qu'ils sont plus qu'étonnés si on leur dit que ce n'est pas jeûner. La reine mange moins que le roi ; mais elle aime la bonne chère, mange de tout, rarement des plats du roi, boit du vin de Champagne, fait souvent maigre. Elle prend beaucoup de tabac et s'y connoît bien ; le roi, jamais ; il a eu peine à s'accoutumer à lui en voir prendre. Elle déplore agréablement de n'avoir pu venir à bout de lui en faire le sacrifice. Le repas est long ; la conversation y est continuelle ; la reine y met l'agrément et la gaîté ; on y parle de beaucoup de choses, et quand, dans ce petit nombre de personnes, il s'y en trouve d'esprit, elles ont lieu d'y placer et d'y apprendre des choses utiles. Cela ne se présente pas tous les jours, mais fort souvent. Le souper est plus court et moins favorable.

Sortie, heure de cour.

Peu après dîner, LL. MM. sortent ensemble par le salon public où elles trouvent les personnes qui les doivent suivre. Une des deux dames du palais de jour, qui a servi le dîner et qui, après, s'est retirée dans la galerie intérieure pour laisser le roi et la reine seuls, est appelée, au moment qu'ils sortent, ou par eux, ou par la nourice, ou par un des trois valets intérieurs. LL. MM. traversent le premier salon public, descendent par un petit degré qui abrège, et montent en carrosse. Dans toute cette traverse, chacun peut leur parler et faire sa cour; mais l'incommodité de l'heure fait qu'il ne s'y trouve guère personne. LL. MM. montent dans un grand carrosse de la reine, et quelquefois du roi, à sept glaces. Le duc del Arco, grand écuyer, leur ouvre la portière, tant pour y monter que pour en descendre. Il monte ensuite dans un carrosse du roi, avec le capitaine des gardes en quartier et le premier écuyer. Suit un carrosse de la reine dans lequel sont le marquis de Santa-Cruz, son majordome-major, et le duc de Giovenazzo, son grand écuyer; enfin, un autre carrosse de la reine, où est la dame du palais toute seule. Le premier chirurgien suit aussi. Les officiers des gardes du corps environnent le carrosse. Il y a grand nombre de gardes et de relais de mules sur les chemins.

Rentrée, heure de cour.

La chasse finie, ils reviennent de même, presque toujours à la nuit. Au pied du petit degré, le duc del Arco prend un flambeau de vermeil, et les éclaire jusqu'à la porte du cabinet. Cette heure en est une de cour, et il s'y trouve quelquefois assez de monde. Après avoir traversé le salon assez vite, le roi s'arrête à la porte du cabinet et y donne l'ordre, comme le matin. La porte se ferme, et personne ne passe au delà que le duc del Arco, le marquis de Santa-Cruz et la dame du palais. D'ordinaire, le prince, quoiqu'il se soit trouvé à la chasse, la princesse et l'infant don Fernand se trouvent à l'entrée de ce cabinet où, dès que le roi arrive, il leur donne sa main à baiser, puis les baise. Ensuite la reine les baise aussi; mais il n'y a que ses enfants qui lui baisent la main. Le duc de Popoli se trouve, quand il veut, alors, à la porte du cabinet, et, quand elle se ferme, il reste au dedans.

Collation.

Aussitôt après, l'autre dame du palais de jour, qui attendoit dans l'intérieur avec la camarera-mayor, sert la collation avec celle qui a suivi. Cela est court, léger, et se passe en petit comme les repas. Le roi ne prend que du pain. Les fils de la reine s'y trouvent avec leurs mies, et tout ce qui est entré ou resté dans le cabinet. La collation achevée, tout se retire, et LL. MM. demeurent tête-à-tête. S'ils rentrent trop tard, ils font collation en carrosse, où il y en a toujours.

L'Atocha en particulier.

S'il est bonne fête, dimanche, ou quelquefois jour de communion, il n'y a point de chasse. A l'heure d'y aller, ils sortent, comme à l'ordinaire, avec cette augmentation de suite : la camarera-mayor seule dans un carrosse de la reine qui suit celui de son grand écuyer, et est suivi de celui de la dame du palais, seule aussi; un autre, moindre, pour une señora d'honneur, seule; enfin celui de la nourrice. Le prince suit ou précède, un moment, avec ses grands officiers dans son carrosse, et les deux Infants après, chacun dans le sien. Je n'y ai point vu la princesse qu'une seule fois, et elle étoit avec le prince dans le carrosse de LL. MM., et sa suite comme celle de la reine, trois carrosses un à un et un autre pour les grands officiers. Cette file sort du Palais fort vite, coule le long de Madrid par dehors, parce que ce n'est pas en cérémonie, entre dans le parc du Buen-Retiro, et arrive par derrière le monastère des Dominicains de Notre-Dame d'Atocha. On met pied à terre à un petit bâtiment intérieur où il se trouve des gardes du corps à pied, outre ceux qui suivent, et quelques personnes fort distinguées ou fort familières, quand de ce petit nombre il y en veut aller. On monte une douzaine de marches, jusqu'à une courte galerie, dont le double est une tribune à deux portes, longue et étroite, dont le bout est plus large et donne, non sur le grand autel, mais sur celui de Notre-Dame d'Atocha. Un chapier et ses ministres sont à genoux au pied, et le chœur chante les litanies de la sainte Vierge, d'un ton triste et court. Elles se terminent par le récit de quelques oraisons et, quelquefois, par la bénédiction du saint sacrement, mais pas toujours. Un bon quart d'heure, et toujours moins de demi-heure suffit pour cette dévotion. On remonte en carrosse, comme on est venu, quelques principaux Révérends présents, qui font baiser leur manche à qui ils peuvent, et surtout à la camarera-mayor. Retournant par le même chemin, on descend au Mail, où le roi joue et la reine le suit. Le prince y fait une partie à part ou va tirer ; les Infants se promènent ailleurs dans le parc ; puis on rentre au Palais à l'ordinaire. Quelquefois le roi va au Mail sans aller à l'Atocha. Alors il est suivi comme à la chasse. Lorsqu'il habite le Retiro, surtout le carême qu'il y passe presque entier, et qui n'est pas un temps de chasse, il va tous les jours au Mail avec la reine à pied et revient de même, et, s'il va à l'Atocha, ses carrosses le laissent au retour lorsqu'il est descendu au Mail. Retournons au Palais.

La collation finie, s'il est jour de confession, c'en est l'heure, et cependant la reine est libre avec sa nourice ou qui elle veut de l'intérieur. Le roi la rejoint, dès qu'il a quitté son confesseur, et ils sont seuls. Il mande le ministre avec qui il veut dépêcher, ou plusieurs, mais toujours l'un après l'autre, et la reine seule en tiers. Ce travail approche l'heure du souper, qui est entre neuf et dix, quelquefois plus tard, entre l'un et l'autre tête-à-tête. Le souper se fait comme le dîner et en présence des mêmes ; puis le roi et la reine demeurent seuls. S'il est jour de confession, c'en est le temps pour la reine, et cependant le roi lit livres ou papiers. Dès que la reine a fini, elle revient trouver le roi. Travail, souper.

Confession ou non, lecture ensemble jusqu'au coucher, qui de minuit à deux heures est incertain, mais bien plus souvent tôt que tard. Le coucher n'admet point d'entrées comme les très courtes du lever ; ce n'est que l'unique service, qui est le duc del Arco, les Coucher.

premiers médecins et chirurgiens, qui ne sont pas au lever, et les trois valets intérieurs, la camarera-mayor, les deux dames du palais et les deux señoras d'honneur, la nourrice et quelques caméristes.

Voyages. Si le roi voyage, le temps du chemin se prend au lieu de la chasse, et ne change rien en ses journées qui, en tout lieu et en tout temps et en toute saison, sont pour lui et pour la reine telles qu'elles viennent d'être représentées, si ce n'est qu'à Balsaïn ils passent souvent le temps de la chasse à voir leurs bâtiments, leurs ateliers, et les jardins qu'ils font faire à la Granja, et que, les dimanches, quelques fêtes et quelques jours de communion, lorsqu'ils sont à Aranjuez, ils passent le temps de la chasse à tirer des corneilles dans les jardins, où ils n'entrent que pour cela, excepté le lendemain de l'arrivée et la veille du départ qu'ils s'y vont promener. Quelquefois aussi, c'est dans les admirables avenues de cette maison.

CHASSES

C'est trop parler de chasse comme de l'occupation la plus continuelle du roi et de la reine d'Espagne sans expliquer ce que c'est. On y connoît peu celle du chien couchant. L'aridité de la terre, ses fréquentes coupures, la fréquence des pierres et des rochers, le manque d'eau dans les campagnes, la quantité et la force des aromates et des herbes odorantes, la chaleur excessive de presque toute l'année, ôtent aux chiens l'usage du nez, les crèvent de soif et leur déchirent les pieds. Ces raisons excluent pareillement les meutes et toutes les chasses à courre. Celle de l'oiseau est fort tombée et n'est point du goût de LL. MM. Voici celle où ils vont avec une assiduité telle que e l'ai représentée.

Ordinaire. On remarque un endroit où la pente et l'ouverture de ce que nous appellerions montagnes, et les trouées de ce que nous appellerions des broussailles, donne lieu aux bêtes du canton de passer le plus ordinairement, et, comme cette chasse est de tous les jours, il faut souvent changer de lieu, le prendre où il se trouve et l'aller chercher, souvent, à trois et quatre lieues d'Espagne, quelquefois jusqu'à six. C'est ce qui oblige à un si grand nombre de relais par jour, à n'aller jamais, et par les plus étranges chemins, qu'à bride réellement abattue, ce qui se peut parce qu'il n'y a jamais de boue, quand on en veut tenter le péril effectif et continuel, et à faire ce qu'on ose nommer une consommation de mules de trait et de chevaux d'officiers et de gardes, qui en diminue notablement l'espèce dans le royaume.

Au lieu choisi, on dresse deux feuillées adossées l'une à l'autre, dont l'une est fermée aux deux bouts, à hauteur d'appui aux côtés, et à deux portes. L'autre est ouverte par devant, et toutes deux petites. Les carrosses du roi et des deux grands écuyers et celui du prince arrivent aux feuillées. Celui de la dame du palais n'en approche pas ; il s'arrête à une grande distance. Elle reste dedans, et, sans approcher ni en sortir, elle se met à la suite des autres, quand ils s'en retournent après la chasse. Cette dame a toute la fatigue du chemin, et, du reste, une entière solitude. Elle n'est là qu'au cas que la Reine eût besoin de quelque service qui ne lui peut être rendu par des hommes, et, comme cela n'arrive presque jamais, la dame du palais part et revient sans avoir rien vu, que par sa portière, quoi que ce soit de la chasse, ni, le plus souvent, parlé à personne. Toutes y portent quelque livre, ou leur ouvrage, si elles l'aiment. En mettant pied à terre, le roi, la reine, le grand écuyer et le capitaine des gardes en quartier entrent dans la feuillée fermée où il y a provisions de fusils chargés, et un homme pour les charger à mesure que l'on tire, et chacun en prend un. Mais le capitaine des gardes attend que le roi le lui dise. Le majordome-major et le grand écuyer de la reine avec le premier écuyer du roi entrent dans l'autre feuillée, où personne d'eux n'a de fusil. Quant le prince va à la chasse, et il y va presque toujours, il entre dans cette feuillée avec sa suite. Lui seul y a des fusils et un homme aussi pour les charger. Le premier quart d'heure, les deux feuillées ont quelque commerce, et puis silence entier jusqu'à éviter le moindre bruit en se remuant. On est assis sur des manteaux et le roi et la reine sur de petites chaises de paille. Deux, trois et jusqu'à quatre cents paysans quelquefois, sont commandés pour faire une enceinte dès la nuit. Ils s'avancent peu à peu, avec bruit et méthode, pour chasser les bêtes vers l'enceinte. Rarement il en passe fort peu et quelquefois beaucoup, mais c'est toujours avec une telle justesse, qu'il n'arrive presque point que ce soit hors de portée de fusil. On les entend venir; le silence, s'il se peut, redouble ; une toux viendroit, alors, fort à contre-temps. On tire, à droit et à gauche, sur tout ce qui passe ; mais on observe de ne tirer qu'après LL. MM., et le prince, qui est dans l'autre feuillée, n'a que ce qui est échappé à ceux qui sont dans celle du roi. Peu à peu les paysans approchent, et viennent enfin aux feuillées avec de grands cris de vivat. C'est alors que la chasse est finie. On va chercher toutes les bêtes tombées aux environs. S'il y a des loups et des renards, ordinairement on les laisse, mais sangliers, cerfs, biches, daims, lièvres, etc. on apporte tout devant la feuillée du roi, dont son carrosse s'approche, et tandis qu'on éventre et qu'on vide les bêtes et qu'on les attache derrière le carrosse du roi, c'est un temps de cour et de conversation pour les assistants, où le roi parle plus qu'ailleurs et que la reine égaie toujours. Dès que la dernière bête est attachée, on remonte en carrosse et on s'en va, souvent aux flambeaux, avec la même rapidité qu'on est venu. C'est la chasse dont je rendrai meilleur compte pour l'avoir vue deux fois, qui est une grâce qui ne s'accorde presque jamais à personne et que je ne demandai pas par cette raison. Le roi, la première fois, me fit, à l'instigation de la reine que j'entendis de sa feuillée, l'honneur de m'apporter lui-même un fusil, dont je tuai un renard, quoiqu'il y eût des années que je n'eusse tiré. L'autre fois, on me donna aussi un fusil ; je payai mon triomphe par l'étourderie de tirer le premier, dont je ne m'aperçus que longtemps après, et dont les excuses fournirent ensuite à la conversation et à la plaisanterie.

Palombes. Outre cette chasse, le roi et la reine en font deux autres, mais rarement. L'une est de tirer aux palombes, c'est-à-dire aux pigeons sauvages. Il s'en trouve quantité, et quelquefois ils volent par troupes. Cela se fait à cheval, comme nous tirons en volant, mais sans chien. Alors on tire aussi sur tous les oiseaux qui se présentent, et la reine tue, à balle seule, les plus roides au vol.

Lazo. Le lazo[1] est une autre sorte de chasse qui se fait aux oiseaux et surtout aux perdrix, par une enceinte de paysans et de quelques gens à cheval, avec un art et une adresse difficiles à comprendre. On y est aussi à cheval ; mais souvent on met pied à terre pour tirer, quand on se doute que quelques volées vont passer, ou qu'on entend quelque bête qui s'est trouvée dans l'enceinte. Personne ne tire à ces chasses, que le roi, la reine et le prince. La dame du palais y est à cheval à la suite de la reine. On rapporte aussi le gibier. La reine, en toutes ces chasses, fait honneur des plus beaux coups au roi, qui tout au plus tire aussi bien qu'elle, mais très bien tous deux, et le prince aussi, qui l'aime fort et n'en comprend pas d'autres, que le roi semble aussi avoir tout à fait oubliées.

LE MAIL

Heure de cour. C'est l'amusement qui remplace la chasse, quand les journées ou la saison des bêtes pleines ne la permet pas. Pour le chaud, le froid, ni les injures de l'air ne l'empêchent jamais, ni même le Mail, parce que, s'il n'est pas bon, on joue à la chicane dans une allée voisine. Celui du Retiro, qui est le seul de Madrid, est tournant au milieu et parfaitement beau, d'une longueur prodigieuse, mais sans ombre, le peu d'arbres plantés au long en donnant peu et venant à grand'peine. C'est le seul endroit où le roi se tienne dont l'accès soit libre et permis à chacun : tout ce qui est connu y entre, et y demeure tant et si peu qu'il veut, suit ou attend à l'un des bouts, et fait tout ce qu'il a envie. Le bas étage ou les inconnus ont la même liberté aux bouts et à côté du Mail. Mais aucune femme ne s'y trouve, pas même celles de la reine, excepté la dame du palais et la señora d'honneur de jour, et cette dernière ne va point à la chasse. Si la reine veut prendre ou quitter sa manteline, c'est son majordome-major qui la lui met sur les épaules, et qui la lui ôte ; si c'est sa coiffe, il la lui présente ou la reçoit d'elle ; mais la dame du palais l'attache. Un porte-manteau les porte à la suite.

Le roi joue toujours avec son grand et son premier écuyer et trois bas domestiques françois. Il fait toujours trois tours complets, et jamais plus, rarement moins, et marche d'une vitesse surprenante. Il y

1. Saint-Simon écrit *lasso*.

a des passes, et le jeu est comme le nôtre. A pied, à cheval, en carrosse, arrêtés ou marchant, la reine est toujours à la gauche du roi, et fait le tour pour s'y mettre, si le hasard l'en déplace, sans que rien dérange jamais cet ordre d'un instant, presque toujours précisément à son côté et joignant. Si un mot de réponse ou d'interrogation, regarder quelque chose ou quelque hasard semblable la met quelques pas derrière, aussitôt elle rattrape en courant, et, si elle n'y prend pas garde assez tôt, le roi se tourne et quelquefois s'arrête; c'est ce que j'ai vu arriver plusieurs fois, et remarqué quelques-unes que la reine lui en disoit un mot légèrement, en manière d'excuse. C'est un des lieux où le roi parle le moins et jamais que sur le jeu. Il joue bien, mais point également. On voit qu'il est aise ou peiné selon les coups qu'il fait, et la reine d'une attention sans égale à louer les uns et à trouver des raisons aux autres. Elle y plaisante toujours le premier écuyer, qui joue très mal, et le désole souvent avec grâce et de façon à être désolé, mais à ne pouvoir pas n'en être pas bien aise. Elle badine fort aussi avec le grand écuyer, qui joue foiblement, avec grâce et justesse, mais froidement, et, quand elle s'échappe à quelque mot sur son âge, c'est un plaisir d'en voir l'escarmouche; car il se rebecque très bien. Les principaux de la cour s'en mêlent, mais tout cela avec grâce, familiarité et majesté d'une part, liberté et respect d'autre, mesure partout. C'est là où elle entretient la compagnie avec un art, une gaieté, une liberté charmantes et qui attirent la cour au Mail. Elle y parle de tout, elle y raille, elle s'informe des nouvelles des familles, en un mot, rien de plus agréable et de plus favorable que ce Mail, où tout se presse à la gauche, et laisse la droite fort libre. Elle cherche à faire parler le roi; elle l'agace avec un agrément non pareil; elle le plaisante quelquefois, mais avec un air de respect et de choses gracieuses; elle parvient à lui faire dire quelque mot aux uns et aux autres; elle trouve moyen d'amuser tout le monde, et, sans bavarderie, que la conversation ne tombe point; elle en soutient, dans des moments, plus d'une à la fois; elle entre dans celles qui se tiennent entre les autres à sa portée; chacun en a sa part, mais avec distinction, et cela se soutient de la sorte, non seulement au Mail, mais dans toute la promenade à pied, qui est très longue pour y venir du Retiro, quand ils l'habitent, et pour y retourner. Le prince fait, en même temps, sa partie avec des valets, et rarement quelqu'un de ses grands officiers. La princesse le suit, de même, avec plusieurs de ses dames. Les Infants s'y trouvent fort souvent, et, lorsque les parties se rencontrent, se sont des caresses de la reine non pareilles à ces princes et à la princesse, du meilleur air et le plus aisé du monde, sans jamais se laisser échapper aucune préférence pour son fils. Malgré tout cela, il est vrai de dire qu'encore qu'il se trouve assez de monde au Mail, cela roule entre les mêmes, la plupart en charges ou en emplois, et que la plupart des seigneurs n'y vont jamais; peu au Palais et quelques-uns point du tout, même aux fonctions.

AUDIENCES

Elles sont de plusieurs sortes. Les publiques et les particulières des ministres étrangers, les particulières des sujets, le *besamanos*[1] des conseils, des dames, des grands, de tout le monde; l'audience du conseil de Castille, celle du président de ce conseil, celle qui se donne au public, et les couvertures des grands. Cette dernière et l'audience publique des ministres étrangers seront mieux en leur place parmi les cérémonies, ainsi que les *besamanos*. J'ai déjà dit que l'heure des audiences de toutes sortes la plus ordinaire et presque la seule est le matin, après que le confesseur est sorti du cabinet du roi. Ceux qui desirent audience particulière, ministres étrangers ou sujets, s'adressent au sieur de la Roche pour la faire demander, et sont mal au fait s'ils n'ajoutent avec la reine. Personne, néanmoins, n'y est contraint; mais, si on l'a suspecte, on ne gagne rien à son absence, et on peut y perdre en l'indisposant par là, et le roi encore plus. Pour avoir été mal entendu par M. de Grimaldo, le jour de la signature du contrat de mariage de notre Roi avec l'Infante, le roi me fit demander, le soir même, par ce ministre, si et pourquoi je ne desirois pas que la reine fût à l'audience que je demandois, et cette question éclaircit la méprise que je mis encore mieux au net à LL. MM. dans cette audience. Ce fut merveille comment la question fut faite, et un des fruits des bontés et de la familiarité dont je fus honoré d'elles, sans quoi elles eûssent crû que je ne souhaitois pas que la reine fût présente, et cela m'eût fait plus qu'un grand démérite.

Audience particulière de sujets et de ministres étrangers.

La Roche avertit celui qui doit avoir audience du jour et de l'heure. Un des trois valets intérieurs vient l'appeler tout bas, dans le salon public; il entre, et, peu après, la Roche revient à la porte et appelle tout haut celui qui doit entrer. Dès qu'il est dedans, la Roche sort et tire la porte. Ce cabinet est d'une grandeur à donner le bal, carré long, percé et tourné en perfection, très éclairé et magnifique. En entrant, on a le roi et la reine en face. Ils sont tout à l'autre bout, se joignant, et rien auprès ni derrière eux. On leur fait trois révérences très profondes, en les apercevant, au milieu de la distance, et près d'eux. Ils ne remuent pas, et le roi est découvert et ne se couvre point. On a loisir de dire tout ce que l'on veut. Il est rare que le roi s'engage par ses réponses. Souvent il s'informe à vous sur ce que vous lui dites, et y fait entrer la reine; alors on est plus à son aise. Toutes les miennes se tournoient, après, en conversation avec la reine et où le roi entroit. Le commencement en étoit toujours glacial, très grave et encore plus embarrassé, sans qu'il y en eût la moindre cause que le naturel. Le roi change souvent de pied, s'affermit sur tous deux, tousse à demi sans besoin, tourne seulement la tête vers la reine, et, quand il veut congédier, ces mouvements augmentent, et finissent d'ordinaire par la tirer doucement par la jupe. Alors elle termine

1. Saint-Simon écrit *baisa mano*.

l'audience. On se retire avec les mêmes révérences; mais de la première à la seconde, on va à reculons. On ouvre soi-même la porte : on sort et on la ferme, et le roi et la reine sont cependant en la même place. On ne peut exprimer la mesure et la discrétion avec laquelle elle se laisse aller à entrer dans ce qui se dit, puis, insensiblement, à mener la parole comme si elle ne la menoit pas, à égayer les choses sérieuses sans indécence, et sans sortir d'aucunes bornes, d'une justesse à tout qui ne peut être que le fruit d'une grande justesse d'esprit, d'une application continuelle et d'une intime connoissance du roi. Attentive à le louer, à lui tout reporter, à s'anéantir devant lui, pourtant avec dignité, et à le soulager en toutes choses, et aider aussi avec bonté celui qui est à l'audience. Toutes celles que j'ai eues se sont passées sans bouger de la même place, tant qu'il s'agissoit de matières d'audience ; mais, quand la conversation avoit pris le dessus, quelquefois on alloit de côté et d'autre, par occasion de regarder ou de faire voir quelque chose, de le tenir, de le porter et le changer de situation. On est toujours en tiers avec eux. Leurs sujets ou les ministres étrangers, tout s'y passe de même.

Idem de la Reine.

A cette même heure, c'est-à-dire avant la messe, et quelquefois tandis que le roi donne des audiences particulières, la reine donne les siennes. Toute personne un peu marquée, qui a quelque grâce à demander, quelque explication ou quelque remercîment au roi, s'en acquitte aussi envers la reine, et ordinairement commence par elle, quand ce n'est pas remerciement. On s'adresse à la camarera-mayor, qui fait avertir; on entre par l'appartement de la reine; on l'approche comme il vient d'être dit du roi; on lui parle bas; elle répond de même, et, quoique les audiences du roi soient courtes, celles de la reine le sont encore plus. Elle est appuyée contre une table, dans la galerie intérieure dont j'ai déjà parlé, et auprès de la porte de son appartement intérieur. Dans cette galerie sont aussi celles de ses dames qui sont de jour, et ceux de ses grands officiers et des bas domestiques que le hasard y fait trouver; mais tout est à distance d'être vu et non entendu. Toutes les audiences publiques de la reine se donnent à cette même heure. Alors les grands s'y trouvent au hasard et s'y convient; ils sont d'un côté, le long de la muraille, et alors les dames de la reine en plus grand nombre vis-à-vis, et du même côté qu'elle. Des étrangers de marque, des seigneurs distingués revenant de loin, des généraux d'ordres ou supérieurs distingués, des ministres étrangers du second ordre ont de ces sortes d'audiences. Celles du roi et de la reine qui sont de cérémonie, comme de cardinaux arrivant et partant, d'ambassadeurs, et la couverture des grands se donnent aussi à cette même heure, ainsi que les deux autres dont je vais parler.

Audience du conseil de Castille.

Tous les lundis, le roi traverse tout le grand appartement et va dans une pièce qui sert de double à la première, et qui n'est jamais fréquentée. A la porte tout le courtisan s'arrête. Le majordome de semaine qui a été, au haut du grand degré, recevoir le conseil de Castille et qui l'a conduit là, se trouve à cette porte. Les trois charges, si elles s'y trouvent, et le capitaine des gardes en quartier, entrent après le roi, précédé du majordome, et sortent un instant après. A côté de cette porte est une petite estrade, un tapis, un fauteuil et un dais. Des bancs nus en carré, autour et devant. Le roi entrant se couvre. Dès qu'il est aperçu, le président et tout le conseil mettent un genou en terre, et le roi, sans se découvrir, et qui n'a que quatre pas à faire pour aller à sa place, s'y assied, et leur dit aussitôt : « Levez-vous, asseoyez-vous et couvrez-vous. » Assis et couverts, le président dit un mot, puis le conseiller de semaine, assis près de lui, rapporte en peu de paroles les sentences rendues dans la semaine, qu'il a portées avec lui, que le roi infirme, change, casse ou confirme comme il lui plait, mais qui ne deviennent arrêts que par cette confirmation, qui ne manque quasi jamais. Tout est fait en un bon quart d'heure. Dès que le roi se lève, et toujours sans se découvrir, tous remettent un genou en terre. Le roi traverse une pièce et s'arrête dans une seconde, longue et obscure, par où il est venu. Tous les courtisans qui l'attendoient à la porte de l'audience, le précèdent et le suivent. Il se met dans un fauteuil sans dais, près d'une table, et tous les courtisans achèvent de passer, et attendent dans la pièce d'après. Le majordome conduit le président du conseil de Castille devant le roi, qui est assis et couvert. Le président met un genou en terre ; le roi lui dit de se lever, de se couvrir, et il se met sur un petit banc de bois nu et bas, près et vis-à-vis du roi. Cette audience dure une grande demi-heure. Le roi vient seul dans la pièce suivante, où on l'attend, et rentre tout de suite, tandis que le président sort par où il étoit entré, et trouve le majordome à la porte en dehors, qui le conduit au grand degré.

du président du conseil de Castille.

Audience publique des sujets.

Les mercredis et samedis, le roi traverse son appartement, suivi, précédé, environné des courtisans, jusqu'à la porte de la chambre d'audience. A la porte, tout ce qui n'est pas grand s'arrête. Tout près de la porte est une table, un fauteuil auprès, un tapis dessous, pour le roi, qui se couvre et s'assied. Le capitaine des gardes en quartier s'appuie contre la muraille derrière le roi ; les grands laissent quelque espace vide et se rangent le long des murailles, se joignant et tous à côté les uns des autres ; ils ont tout un côté et deux demi-côtés, qui est beaucoup plus qu'ils n'en tiennent. Ils se couvrent, dès que le roi est assis. Si des grands l'ont suivi, ils lui font une profonde révérence, et, sans que le roi remue, ils passent à la muraille, et les autres grands les saluent. Il en arrive rarement l'audience commencée. Les quatre majordomes sont découverts devant la cheminée, vis-à-vis du roi. Près la porte opposée à celle par où le roi est entré, se tient, en dedans, le sieur de la Roche, avec une liste à la main, et personne autre dans la chambre, et les portes ouvertes. Cette fonction est, avec plus de cérémonie, ce que sont ici les placets à l'ordinaire et n'a pas plus de succès. Tous ceux qui veulent être admis à l'audience ont eu soin d'être inscrits dans la liste de la Roche, et il les appelle fort haut, chacun à son tour, suivant sa liste. Ils attendent dans la pièce joignante à laquelle celle qui sert de double est le lieu de l'audience du roi au conseil de Castille. Celui qui s'entend appeler, entre et fait ses trois révérences, la plupart à l'espagnole, et à la dernière ils mettent un genou en terre, et en cette posture parlent au roi, quelquefois assez de temps, lui présentent leur mémoire, que le roi prend, tourne sa main nue qu'il baise, et se retire a reculons faisant encore trois révérences. Au moment que celui-là sort la porte, un autre est appelé, et ainsi jusqu'au bout. Quelquefois le roi abrège le discours en prenant le mémoire et donnant sa main à baiser; mais jamais il n'en renvoie, ni ne répond mot à aucun. Des gens d'emploi et de condition ne trouvent point au-dessous d'eux de prendre cette audience, et, depuis ceux de cette sorte que j'y ai vus jusqu'à la lie du peuple et aux simples soldats, tout est admis. Les prêtres et les religieux parlent debout; j'en ai vu qui demeuroient à genoux, que le roi faisoit relever de la main; mais ils mettent le genou à terre en arrivant au roi et en se retirant. Lorsqu'il vient des gens de qualité ou des prêtres et des religieux de distinction, ils saluent quelquefois les grands en passant, après la première révérence au roi, et en se retirant, et les grands se découvrent un moment. J'ai vu quelquefois des grands ne se couvrir point ou ne l'être pas toujours, par commodité de l'appui à la muraille. La plupart restent couverts. Dans cette audience, il y en a de secrètes; ceux qui la desirent ainsi, quels qu'ils soient, le disent en la demandant à la Roche, sans expliquer pourquoi. Cela ne se refuse point, et il est rare qu'il ne s'en trouve toujours quelqu'une en ces audiences. Alors, ceux-là sont appelés à leur tour comme les autres; mais la Roche ajoute aussitôt et aussi haut : « C'est une audience secrète. » Dès qu'on l'entend, les grands quittent leurs places, passent en foule devant le roi, en lui faisant la révérence, les majordomes aussi, et même le capitaine des gardes. Tous se retirent dans la pièce joignante par où on est entré, et le capitaine des gardes se tient dans la porte, à demi en vue, mais hors de portée d'entendre. Cet usage est excellent et fait trembler ceux qui peuvent ôter l'accès et avoir intérêt qu'on ne puisse approcher du roi, qui peut ainsi ou soupçonner ou démêler même bien des choses, quand il veut en faire usage. Néanmoins on ne s'aperçoit pas d'un grand fruit. Lorsque celui qui a eu cette audience se lève, la Roche dit tout haut qu'on peut rentrer, et chacun rentre comme on étoit sorti, et se replace où il se trouve, c'est-à-dire les grands. La liste épuisée, et le dernier relevé de devant le roi, la Roche vient à S. M., qui se lève, lui remet un faisceau de mémoriaux, et s'en va comme il étoit venu. Il faut observer que la Roche dit tout en françois. J'ai très souvent assisté à ces audiences, sur ce que, en ayant vu une, par curiosité, de la porte parmi les courtisans, les grands me firent signe d'entrer, que je n'entendis pas. Plusieurs d'eux m'en parlèrent et me témoignèrent que je leur ferois plaisir de me mêler parmi eux, suivant le droit réciproquement accordé en France et en Espagne aux ducs et aux grands, de manière que, pour répondre à leur politesse, je me trouvois toujours parmi eux aux fonctions où, comme à celle-là, les ambassadeurs n'assistent point, et où je pouvois me séparer de ce caractère. Comme la cour n'est pas la moitié de l'année à Madrid, et que ces audiences ne se donnent point ailleurs, elles sont souvent nombreuses et longues. J'ai ouï dire au roi d'Espagne qu'il y en avoit eu beaucoup de soixante et de quatre-vingts personnes ; mais je n'en ai jamais vu qui allassent au plus qu'à vingt et vingt-cinq, et très souvent beaucoup moins. On commence à les connoître comme ici nos placets à l'ordinaire, desquels au commencement j'ai reçu à mon tour plus de mille, et, trois ans après, mon tour étoit à peine de deux cents. Il n'y vient jamais de femmes.

Journées du prince des Asturies,

Après avoir décrit avec le plus de détails la vie journalière du roi et de la reine d'Espagne, il faut le finir par un mot de celle du prince et de la princesse des Asturies ; les autres infants sont trop jeunes pour en faire mention. Le prince se lève à huit heures du matin, servi par son gouverneur, son sous-gouverneur, et depuis quelque temps par quatre des gentilshommes de la chambre, choisis pour cela, et qui sont devenus ses grands officiers lorsqu'à l'occasion de son mariage on a fait sa maison. Personne ne le voit à son lever ni à des heures pareilles naturellement publiques. Il étudie ensuite, entend après la messe dans une chapelle, dans l'intérieur de son appartement, et il y en a une semblable dans tous les palais qu'il habite. Maintenant, au lieu d'étude, qui est devenue légère et à sa volonté, il fait ce qui lui plaît avec ses grands officiers, mais plus souvent avec deux jeunes valets, qui ont été de tout temps sa compagnie, avec qui il n'est point enfermé, si ce n'est pour tout ce qui n'est pas de cet intérieur. Il monte un moment chez la princesse, qu'il trouve à la fin de sa toilette, ou aucun de ses grands officiers n'entre, sinon celui qui a été son gouverneur et maintenant son majordome-major ; les autres attendent dans la galerie dont j'ai souvent parlé. Il passe ensuite avec elle à la toilette de la reine, où ils voient le roi, et se retirent pour dîner chacun dans son appartement, lorsque le roi va à la messe ou lors des audiences. S'il y a chapelle, le prince y suit le roi, et la princesse va avec la reine. Ses dames, en petit nombre, et son grand écuyer quelquefois, parce que son majordome-major est absent, sont aussi dans la tribune. Le prince dîne avec l'infant don Fernand toujours en particulier, puis s'amuse avec lui jusqu'à l'heure de sortir. S'il va à la chasse du roi, comme il fait presque toujours, ou au Mail, il part un peu devant ; s'il va en son particulier tirer ou se promener en quelque maison de plaisance, ce qui est rare, il sort à sa volonté. Le duc de Popoli, qui a été son gouverneur, le suivoit toujours, mais maintenant plus du tout, depuis qu'il en a quitté le titre. Le comte d'Altamire, son sommelier de corps, un gentilhomme de sa chambre et son premier écuyer, qui l'est aussi après avoir été son sous-gouverneur, l'accompagnent assez souvent, quelquefois un seulement, ou deux ou tous les trois. Il paroît encore peu démêlé et fort enfant; il semble cependant s'accommoder mieux du comte d'Altamire et du marquis de los Balbasès que d'aucun autre. Il se trouve au retour du roi, qu'il quitte bientôt après, avec la princesse, est ensuite chez elle un quart d'heure, puis descend chez lui, s'amuse dans son intérieur, et avec son frère quand il a quitté l'étude, soupe avec lui, et se séparent quelque temps après pour se coucher. Il y est servi par ses grands officiers en tour, ainsi qu'à ses repas. Il est rare qu'il s'aille promener avec la princesse. Il semble pourtant le desirer, et a quelquefois été la joindre où elle étoit, et achever la promenade et revenir ensemble. Il la rencontra une fois dans Madrid, ayant par hasard le duc de Popoli dans son carrosse. Ils arrêtèrent. Le prince voulut descendre avec empressement; le duc le retint; mais le prince lui parla durement, descendit, et monta avec la princesse qu'il ne quitta plus jusqu'au retour. Elle répond fort à ces manières du prince; mais on évite doucement, dans cette première jeunesse, de les exposer à se lasser l'un de l'autre par se trop voir.

Elle aime à se lever fort matin et à se coucher de très bonne heure, ce qui est tout le contraire du goût du roi et de la reine, c'est à dire de celui que la reine a fait prendre au roi. Il en est de même du bal que LL. MM. aiment et que la princesse hait, tant la danse, dont elle s'acquitte mal au-delà de ce qu'on peut croire, que l'heure du bal qui retarde son coucher, que le spectacle, choses fort extraordinaires à son âge, ce qui a fait uniquement qu'il n'y a point eu de bal public à Madrid depuis son arrivée, quoiqu'on en dût donner après son rétablissement, et que la reine en eût grande envie, jusqu'à l'avoir fait préparer. La princesse est toujours avec ses dames, qui se relèvent pour la suivre et lui tenir compagnie. Celles de la reine entrent aussi dans sa chambre, mais personne autre. Elle ne va point à la chasse, déclare qu'elle ne l'aime point, s'amuse à toutes sortes d'enfances, même chez la reine, où elle a liberté de passer à toute heure, même au dîner; va tous les jours à la promenade ou dans des monastères de filles. Pendant la maladie qu'elle eut en arrivant, le roi et la reine y alloient plusieurs fois par jour. La reine elle même lui donnoit ses bouillons et la traitoit avec une tendresse extraordinaire. Elle n'osoit trop insister sur ce qu'elle lui croyoit nécessaire comme la diète. Elle m'avoit ordonné, en présence du roi, de voir la princesse, et, sur ce qu'après m'en être défendu je n'en avois rien fait, ils me l'avoient si précisément ordonné, que je n'osai désobéir. La reine desira donc que je lui parlasse; mais il m'eût été difficile de le faire, ne m'ayant jamais dit un mot que forcé et de nécessité, lorsqu'elle arriva et lorsque je pris congé d'elle, bien que pendant sa maladie je la visse tous les jours, à la vérité un moment. L'esprit raccommodera, sans doute, bien des choses.

et de la princesse.

VOYAGES

Absences de Madrid et suite.

Ce ne seroit pas rendre un compte entier de la vie journalière du roi et de la reine d'Espagne, si leurs voyages étoient oubliés, eux qui tiennent la plus grande part de l'année. Vers les premiers jours du carême, ils passent du Palais à celui du Buen-Retiro, et ce n'est que changer de quartier à Madrid. La semaine de Pâques les mène à Aranjuez, et la fête du saint-sacrement les ramène au palais de Madrid. Huit jours après, ils vont passer six semaines à l'Escurial, puis revenoient au Pardo, mais c'est maintenant à Balsaïn, depuis que la Granja est en faveur. De là, ils retournent à l'Escurial, puis encore à Balsaïn, d'où ils s'arrêtent quelques jours à l'Escurial, puis au Pardo, et rentrent à Madrid au commencement de décembre, où depuis Pâques ils ne sont que huit jours. On ne peut fixer les dates de Balsaïn parce qu'elles changent, et que les séjours s'y multiplient, à mesure que les ouvrages y augmentent. On en peut dire, comme de Versailles le vieux Beringhen au feu Roi, que c'est un favori sans mérite, et que, quand l'espagnol feroit une fortune aussi prodigieuse que le françois, il n'en seroit pas moins un exemple très surprenant de ce que peut la dépravation du goût. C'en est assez pour ne m'écarter pas trop de mon sujet. Comme ce lieu n'existoit guère ou point avant cette reine, on n'en trouve rien dans les voyages d'Espagne ; c'est ce qui m'engagera peut-être, dans la suite, à en donner une idée, ou plutôt de la Granja, à une lieue de là, où se font les bâtiments, et rien à Balsaïn. On peut se souvenir que les lieux n'apportent aucun changement, en quoi que ce soit, à la vie journalière du roi et de la reine, pas même les voyages. Comme une pièce ou deux leur suffit pour tous deux, et que leur chambre et leur bouche les suit, rien ne les incommode. Et ils s'inquiètent peu de leur suite, toujours la plus petite qu'il se peut. Elle n'est guère plus étendue que celle de la chasse. Le ministre de France, le marquis de Grimaldo et ses commis, le cardinal Borgia et sa chapelle, quelques caméristes, les premiers médecins, chirurgiens et apothicaires, quelques bas officiers, c'est à quoi tout se réduit, avec le plus petit nécessaire pour le prince et les Infants, et depuis pour la princesse. Les personnes qui ont de vraies affaires à la cour peuvent l'aller trouver à Aranjuez et à l'Escurial, et plus librement en ce dernier lieu qu'en l'autre. On y voit LL. MM. et le ministre comme à Madrid. Le Pardo, c'est comme Madrid même par la proximité ; mais à Balsaïn, cela est étroit comme les premiers temps de Marly. Tout ce qui de la suite du voyage, toute petite qu'elle est, peut être laissé à l'Escurial, y reste. Nul de ceux-là n'ose aller à Balsaïn sans permission expresse, ni qui que ce soit d'ailleurs sans la même grâce, qui ne se demande presque jamais, parce qu'elle déplait toujours, qui se refuse quelquefois, et qui est limitée à un ou deux jours de séjour, encore faut-il aller chercher son gîte ailleurs, et le chemin d'ailleurs long, très pénible et périlleux en toute saison, sert encore à écarter les plus empressés. Dès que la cour est hors de la ville, il n'y a plus de ce qui s'appelle *fonction*, c'est-à-dire nulle sorte de cérémonie, ni d'audience publique, ni de plaisirs autres que chasse et promenade, et tout cela ensemble fait haïr les voyages au dernier point. Il n'y a pas jusqu'aux chapelles qu'on y supprime presque toutes ; il ne s'en tient quelquefois qu'une ou deux et souvent point du tout ; aussi l'assistance y seroit-elle bien courte. Les chapelles sont si fréquentes à Madrid, que ce ne seroit pas achever la description de la vie journalière du roi et de la reine d'Espagne, si, tout de suite, je n'expliquois cette fonction[1].

LA CHAPELLE[2]

Le roi tient chapelle certains dimanches particuliers, toutes les grandes fêtes, plusieurs fêtes particulières, toutes les fêtes de la Vierge, le jour des Cendres, tous les dimanches, les lundis, les mercredis et les vendredis de carême, c'est à dire qu'il va ces jours-là en public à la grand messe à sa chapelle, qui est chantée par sa musique, accompagné de ceux des grands qui veulent s'y trouver, et qui, à chaque fois qu'elle se tient, en sont tous avertis chez eux. Quoique celui que nous appellerions le premier aumônier, pour parler exactement, n'officie pas, il y a pourtant des fonctions si marquées qu'il faut commencer par expliquer cette charge.

Patriarche des Indes.

Les rois d'Espagne ont un grand aumônier né, qui est l'archevêque de Saint-Jacques de Compostelle, en Galice ; mais, comme tous les évêques d'Espagne résident, sans que rien les en dispense, sinon des cas fort rares, fort singuliers et pour des temps très courts, cet archevêque n'en est pas plus exempt que les autres. Il est donc suppléé pour les fonctions de cette charge par un évêque *in partibus*, toujours de faveur et de grande naissance, qui porte le nom de Patriarche des Indes, titre vain pour la juridiction, inutile pour le rang, qui n'est que d'évêque, mais qui lui procure souvent le chapeau.

Marche.

Le roi, sortant pour la chapelle, traverse tout son appartement et un côté des corridors du Palais, qui sont des galeries couvertes et ouvertes d'un côté sur les cours, ayant un double comme un cloître, et un premier étage. Il est précédé des grands, suivi immédiatement du prince, qui a le cardinal Borgia à sa gauche moins avancé que lui, le capitaine des gardes en quartier ensuite, puis les ambassadeurs de chapelle, ceux des couronnes catholiques qui ont fait leur entrée. De mon temps, il n'y avoit de chapelle que le nonce et moi et M. de Maulévrier. A la porte de la salle des audiences, le roi se couvre et en même temps le prince, le cardinal, les ambassadeurs et les grands. Les

1. Ici finit ce qui a été publié par Drumont.

2. A la suite des premières lignes de ce paragraphe se trouve dans le manuscrit un plan de la chapelle du roi analogue à celui qui a été reproduit dans notre tome IX, p. 207 ; il est intitulé : « Assiette et séance, etc. du roi d'Espagne, lorsqu'il tient chapelle. » Il occupe tout le recto d'un folio du manuscrit.

plus près du roi lui parlent ou lui à eux d'ordinaire, et ils ne sont ni toujours couverts, ni toujours découverts, indifféremment en lui parlant, et, quand il leur parle, plusieurs de ceux qui précèdent ne sont pas toujours couverts, et quelquefois il y en a qui ne se couvrent point. Ils se découvrent en passant aux personnes de qualité un moment.

Entrée à la chapelle.

Entrant à la chapelle, les grands se tournent à la reine, qui est dans la tribune, et lui font une profonde révérence; elle est debout et la rend peu ou point; puis se retournent à l'autel, en font une autre et se rangent le long de leur banc. Le roi salue la reine d'une façon très marquée, puis se retourne, ploie les genoux à l'autel et va à sa place. Le prince en use de même. Ce qui suit fait une profonde révérence à la reine; le cardinal et le nonce lui ôtent leur calotte, puis à l'autel, aux grands, au prince, enfin au roi, et chacun va à sa place. Le plan ci-joint dispensera de beaucoup de minuties à expliquer[1]. Je l'ai fait à Madrid, dans l'usage continuel des chapelles, et très exactement pour les positions, ce qui sera remarqué et par là expliqué une fois pour toutes, et ce qui est joignant de front vis à vis est marqué avec précision, comme il s'exécute.

Sièges et étoffes.

Il faut seulement faire quelques remarques générales pour n'y plus revenir. Les fauteuils du roi et du prince, leurs prie-Dieu, et leurs draps de pied sont égaux, ceux du roi plus au milieu du dais, ceux du prince plus sur le bord, également tournés en angle vers l'autel. Les étoffes seulement en sont différentes et se changent, souvent très riches, celles du roi toujours plus que celles du prince, leurs carreaux égaux aussi, avec la même différence d'étoffe. Le roi seul a un carreau sur l'appui de son prie-Dieu, et il n'y a que le prince et cardinal qui en aient pour se mettre à genoux. Le fauteuil du cardinal est toujours de velours, ou rouge, ou violet, à gros clous dorés, les bras et les pieds sont de bois noir. Lui et les ambassadeurs seulement ont un petit banc devant eux, étroit et aussi bas que le siège à s'asseoir qui est derrière, et sans tapis dessous. Il est couvert pour le cardinal de velours sans or, rouge ou violet, et tombe à terre sans traîner du tout. Son carreau est du même velours avec de l'or, ainsi que son fauteuil. Le banc des ambassadeurs et le petit de devant eux, le banc des grands, celui du capitaine des gardes et celui des évêques sont couverts d'une même sorte d'assez vilaine tapisserie qui va jusqu'à terre sans y traîner du tout. Le ployant du majordome major est d'une étoffe belle, mais point brillante; je dis ployant, car ce n'est pas un tabouret. Qu'il vienne ou non, son ployant y est toujours, qui demeure vide quand il ne le remplit pas.

Les confesseurs du roi, de la reine, du prince et de la princesse sont à la tête du premier banc des ecclésiastiques, puis des aumôniers, le maître des cérémonies en surplis, et des moines de toutes sortes qui

1. Voyez ce qui a été dit ci-dessus, p. 403, note 2.

ont le titre de prédicateurs ou de chapelains du roi. Les premiers le sont en effet, car il n'y a guère de chapelle sans sermon, et jamais le même n'en fait deux de suite ni sans intervalle de plusieurs. Les autres sont des titres d'honneur pour des religieux de distinction, dont on n'est pas avare.

A la chapelle, le roi ne se couvre jamais, pas même au sermon. Le prédicateur l'est à l'ordinaire. Le cardinal ne met son bonnet qu'à l'autel pour la bénédiction à la fin de la messe et l'ôte en l'achevant. Si le saint-sacrement est exposé, il la donne sans bonnet et sans calotte. Ni lui, ni aucun ecclésiastique n'en portent alors de toute la chapelle, ni le prédicateur même, car on ne voile pas le saint-sacrement. Il lui adresse la parole à genoux. S'il n'est point exposé, il l'adresse au roi. Exposé ou non, il commence par une courte prière à l'Immaculée Conception ; il la fait à genoux ; on l'entend de même ; on se rassied, puis il adresse la parole, et on se remet à genoux, si c'est au saint-sacrement ; si c'est au roi, on demeure assis ; puis on se lève et on s'incline au roi profondément et on se rassied. Le prince seul demeure assis. Le saint-sacrement exposé ou non, on est également assis, debout ou à genoux. S'il l'est, quatre grands chandeliers d'argent brûlent nuit et jour au pied de l'autel et six pages du roi y tiennent des flambeaux, au lieu de deux ou de quatre. On ne donne point la bénédiction du saint-sacrement pendant la chapelle. Comme il y est assez rarement exposé et qu'il n'y a pas toujours sermon, j'ai mis ensemble toutes les cérémonies qui y appartiennent.

Saint-sacrement exposé et non.

Sermons.

Le maître des cérémonies va avertir le cardinal pour tout ce qu'il doit faire, le sous-diacre pour l'épitre, le diacre pour l'évangile et pour les bénédictions de l'encens, et les accompagne aussi. Il va chercher le prédicateur au derrière de l'autel et l'accompagne de même. La bénédiction du diacre et du sous-diacre pour l'épitre et l'évangile, celles de l'encens, celle du prédicateur se reçoivent à genoux du cardinal à sa droite, et, si le saint-sacrement n'est pas exposé, il met son bonnet pour l'instant qu'il la donne, et après celle du prédicateur il lui fait une révérence[1]. Le maître des cérémonies, le diacre et le sous-diacre et le prédicateur saluent d'une inclination, en s'arrêtant, plus ou moins profonde le roi, la reine, le prince, le cardinal, les ambassadeurs ensemble, les grands ensemble, et le capitaine des gardes et le majordome major avec eux du même salut, l'aumônier du roi qu'ils appellent sommelier de courtine, les majordomes ensemble, les bancs des ecclésiastiques ensemble, non dans cet ordre, mais à mesure qu'ils passent devant ou plus près de ceux qu'ils saluent, sans distinction même du roi, et cela toutes les fois qu'ils passent et repassent. Le cardinal et les majordomes font les mêmes saluts à chaque fois aussi, mais point à l'aumônier ni aux ecclésiastiques, et à tous le cardinal est sans calotte. Les ambassadeurs et les grands ne se lèvent que pour les saluts du cardinal et des majordomes. Assis ou debout, ils s'inclinent un peu à tous.

Saluts.

1. Mot douteux, en partie enlevé par une déchirure.

Le cardinal étant en sa place ne reçoit aucun salut que du maître des cérémonies et des ministres de l'autel. Il [n']a près de lui qu'un seul de ses aumôniers en surplis qui l'accompagne. Il est derrière lui, sur sa droite, et les quatre majordomes à son côté gauche le joignant. Entre lui et les ambassadeurs, il n'y a d'espace que pour les majordomes. Ils sont de front, en rang d'ancienneté, toujours debout ou à genoux et n'ont rien devant ni derrière eux. Ils accompagnent toujours le cardinal, excepté à l'autel et à la tribune de la reine. Leurs révérences sont à l'espagnole, en fléchissant les genoux. Le célébrant et ses ministres ne sont salués qu'avec l'autel, et ce salut à l'autel est la génuflexion pour le cardinal et pour tous les ecclésiastiques.

On voit sur le plan le petit banc du capitaine des gardes en quartier. C'est ce *banquillo* fameux qui a fait tant de bruit et dont il sera parlé dans l'article des capitaines des gardes.

Eau bénite. Tout le monde en place, et cela se fait en un instant, le célébrant, le diacre, le sous-diacre et plusieurs ecclésiastiques en surplis, quelquefois suivant la solennité un prêtre assistant en chappe, sortent de derrière l'autel par le côté de l'épitre et font tous les saluts, puis viennent à l'autel. On se met à genoux, et l'eau bénite commence. Comme elle finit, le cardinal, qui étoit debout, va au roi, où il trouve l'eau bénite apportée en même temps de l'autel, et lui présente le goupillon ainsi qu'au prince, puis les encense séparément et leur fait à chacun une inclination très profonde devant et après. Ils sont debout, et soit dit une fois pour toutes qu'assis ou debout, on ne s'aperçoit point qu'ils rendent jamais aucun salut au cardinal, et moins, s'il se peut, le prince que le roi même. Le cardinal va porter l'eau bénite à la reine, tandis que la musique continue la fin de l'eau bénite et qu'on est assis. Il revient à sa place, et aussitôt le maître des cérémonies qui l'a suivi va présenter de l'eau bénite au clergé ensemble, commençant par le nonce, revient aux ambassadeurs, va au majordome major, puis au capitaine des gardes parce qu'il est tout près, ensuite tout le long du banc des grands, enfin aux majordomes. Cela se fait en présentant le goupillon à chacun. Le célébrant l'a donnée à ses ministres avant de l'envoyer au roi, où, en arrivant, le cardinal la reçoit de celui qui la porte.

Cérémonies particulières à l'Introïbo, La musique commence l'introït dès que l'eau bénite est distribuée. Le célébrant commence la messe et en même temps on se met à genoux, et le cardinal va se mettre entre le majordome-major et le prie-Dieu du prince, le joignant un peu en avant, entre le maître des cérémonies et son aumônier, qui prend sa calotte et son bonnet, les majordomes autour en demi-cercle. Il récite l'*Introïbo* tout bas, comme le prêtre fait au bas de l'autel, puis revient en sa place. On s'assied jusqu'au *Gloria,* qu'on entend debout, et on se lève à tous les *Dominus vobiscum.* On est assis à l'épitre et au graduel, et on se lève pour

au Credo, l'évangile. S'il y a sermon, on se met à genoux un moment à la fin et on s'assied au *Credo.* Dès qu'il commence, le cardinal le va réciter tout bas comme l'*Introïbo*. On se met à genoux lorsqu'il les fléchit au *Verbum caro factum est*. Le cardinal revient à sa place, et on se met encore à genoux pendant que la musique chante le *Verbum caro factum est*; puis on se rassied jusqu'au *Sanctus*. Il faut observer qu'à l'évangile et au *Sanctus*, il vient selon la solennité deux, quatre ou six pages du roi, deux à deux, portant horizontalement chacun un gros et long flambeau de cire blanche. Ils s'arrêtent entre le tapis du roi et les ambassadeurs, saluent l'autel, le roi, puis se tournent à la reine, retournent vers l'autel, dressent leurs flambeaux. Leurs saluts tous à l'espagnole. Ces mouvements se font tous ensemble, si compassés et si justes que l'exercice ne l'est pas davantage. Ils sont debout à l'évangile, et, toutes les fois que le nom de Jésus-Christ y est prononcé, ils baissent leurs flambeaux, fléchissent les genoux, et relèvent leurs flambeaux. Après l'évangile, le cardinal va au roi, où il trouve le diacre, dont il prend le livre, qu'il donne à baiser au roi seulement. Les deux premiers pages se vont mettre en même temps derrière les majordomes tournant tous le dos au banc du célébrant. Après cette cérémonie les deux pages reviennent à leur place, ayant fait, allant et venant, leur exercice à l'autel et au roi, les deux ou quatre autres, s'il y en a, étant demeurés en leur place, et au bout d'un moment s'en retournent comme ils étoient venus, tandis que le cardinal revient en sa place. Au *Sanctus*, les pages reviennent toujours avec ce même exercice et sont à genoux. Lorsque le cardinal porte la paix au roi, tout se passe comme au livre des Évangiles. Après la communion du prêtre, les pages s'en retournent comme la première fois. On s'assied jusqu'à la bénédiction, que le cardinal donne à la manière de nos évêques ; le célébrant retiré à coté et le nonce la reçoivent debout.

et des pages.

Lui et le cardinal ne sont à genoux que depuis le *Sanctus* jusqu'à l'élévation incluse. Le célébrant ayant dit tout bas le dernier évangile, le roi et toute l'assistance se retirent de la même façon qu'ils étoient venus. Le roi ne baise point le corporal. Le maître des cérémonies porte la paix comme l'eau bénite.

Cérémonie de la Chandeleur.

Les jours de procession, les ambassadeurs n'assistent point à la chapelle, et alors leur banc n'est point mis. Je m'y trouvai le jour de la Purification sur le banc des grands. Tout s'y passa à l'ordinaire, excepté que le cardinal en aube et l'étole, la chape par dessus, fit la bénédiction des cierges, puis s'assit dans un fauteuil, au bas de l'autel. Le roi y fut prendre le cierge sur un carreau, qui servit au prince et qui fut présenté par le majordome-major et ôté par un majordome. Le roi et le prince baisèrent la main du cardinal et tous les grands ensuite, en prenant le cierge l'un après l'autre, puis marchèrent deux à deux après le clergé et le cardinal, le roi après eux avec le prince, ayant leurs grands officiers près d'eux. Sortant de la chapelle, la reine se trouva à la porte de la tribune, qui suivit à la gauche du roi. Ses grands officiers et ses dames complètes alloient après le prince et la princesse dont les dames fermoient la procession, qui se fit dans les corridors du Palais. Le roi, le prince et les grands y étoient couverts. En rentrant à la chapelle, la reine passa dans la tribune avec tout ce qui l'avoit suivie. Lorsqu'il y a procession et qu'elle y va, les ambassadeurs de chapelle ne sont point mandés, parce qu'ils doivent suivre le roi et le prince et que les dames de la reine ne peuvent laisser personne qui les en sépare. A l'évangile et avant l'élévation, le maître des cérémonies apporta les cierges allumés au cardinal, qui n'étoit plus revêtu, mais en sa place accoutumée, au clergé, aux grands, qui les donnèrent au sortir de la chapelle à des religieux et à qui ils voulurent.

Distinctions des cardinaux et des prélats à la chapelle sans officier.

Lorsque le patriarche des Indes n'est pas cardinal, il seoit sur le banc des évêques, d'où il fait les mêmes fonctions. S'il y a un cardinal à la chapelle, il les lui ôte toutes et prend la place et l'appareil qui vient d'être décrit. S'il n'y a point de cardinal et que le patriarche ne s'y trouve pas, le nonce en fait toutes les fonctions et seoit en sa séance ordinaire des ambassadeurs. Ces prélats, cardinaux ou évêques, n'ont pas besoin de changer d'habits. Devant le roi, la reine et les infants ils sont toujours en rochet, camail et mantelet avec leur bonnet à la main ; au Palais, à la chapelle, au bal, à la comédie également, et en toute visite de cérémonie. Les plus réguliers ne quittent point ces habits, les autres en prennent un long. Tous et en tout temps portent la croix pectorale attachée à une longue chaîne d'or passée au col. La croix est ordinairement de pierres de couleur et grande, flotte et pend fort bas, les chaînes menues et vilaines. Les cardinaux la portent toujours et tous de même.

Distinctions des cardinaux et des prélats à la chapelle en y officiant.

Lorsque la fête est de solennité qu'un prélat doive officier à la chapelle, c'est le patriarche ou à son défaut un autre archevêque ou évêque. Il sort revêtu et rentre revêtu à la sacristie. Si c'est un cardinal ou que le patriarche le soit, il vient à l'ordinaire avec le roi, se revêt en sa présence, se dévêt après en sa présence, et le roi l'attend en sa place pour en être accompagné en retournant. Les cardinaux ont un fauteuil en officiant et le seul archevêque de Tolède. Tous les autres archevêques et évêques, et le patriarche lorsqu'il n'est pas cardinal, officiant, ils seoient sur un siège à l'antique qui est ployant, sans bras ni dossier, mais qui a aux quatre coins un long bois recourbé jusque vers les épaules. Leurs gentilshommes ou aumôniers leur donnent à laver ; les seuls cardinaux reçoivent le bassin, l'eau et la serviette des mains des majordomes.

Droits de l'archevêque de Tolède.

L'archevêque de Tolède, officiant ou se trouvant à la chapelle, y a sa croix. Il n'y va guère à cause du patriarche et de leurs prétentions respectives et se contente d'exercer rarement ce droit. Il a le même et en use dans toutes les églises des Espagnes sans exception. S'il voyage, en quelque lieu que ce soit des Espagnes, il est précédé de sa croix.

Avant de finir la chapelle, il faut observer que, partout où elle se tient, la séance et l'assiette est pareille pour l'essentiel, le plus conforme au reste que la situation des lieux le peut permettre, et les fonctions et les cérémonies semblables ; en quelque endroit qu'y soit la reine, comme au Retiro dans une tribune fort haute et à côté, elle est également saluée ; mais l'eau bénite, l'encens, la paix et les cendres, si c'en est le jour, ne lui sont point portés.

Cérémonie des cendres.

Pour la cérémonie des cendres, j'y ai assisté. Elle se passe comme celle des cierges de la Chandeleur, si ce n'est que les ambassadeurs s'y trouvent et vont recevoir les cendres après le prince et avant le majordome-major. Le nonce les donne au cardinal, puis les reçoit de lui, le célébrant ensuite et tout le clergé avant le roi. A la fin, le cardinal les va porter à la tribune de la reine, puis quitte l'étole et se met à sa place accoutumée.

PALAIS

Nuls sièges.

Finissons la vie journalière du roi et de la reine d'Espagne par un mot du Palais. Les restes des étiquettes y font sentir une étrange incommodité : c'est qu'il n'y a aucun siège dans tous les appartements extérieurs du roi et de la reine, excepté deux ployants dans la dernière pièce de chacun pour les dames de garde et pour le gentilhomme de la chambre de garde, du temps qu'ils exerçoient leurs charges, et pour le majordome-major. Cela est encore si exact après l'extinction entière de tout le reste, qu'il n'y en a point jusqu'ici dans les antichambres les plus éloignées. Cela fait une nudité difforme et une fatigue qui n'est pas médiocre, parce que, quoi qu'on fasse, on attend toujours très longtemps.

Logements.

Étiquette ou autrement, personne ne loge au Palais que LL. MM. et leurs enfants, les deux camarera-mayor de la reine et de la princesse, les gouverneurs et sous-gouverneurs du prince et de don Fernand, qui y ont conservé leurs appartements, le capitaine et quelques officiers des gardes en quartier, les camaristes de la reine et de la princesse, les dames et les femmes des Infants, et un grand nombre de femelles de toute espèce du temps des autres reines et qui n'ont point de maris. Les anciennes jalousies, célèbres par les amours, y sont encore pour la plupart ; mais les amours sont partis, et, quoique le langage des doigts et des yeux soit encore en usage, ce n'est presque plus qu'une langue étrangère qui ne se parle plus que pour ne la pas perdre par l'oubli.

Parler des doigts.

Ce seroit bien ici la place de parler du gouvernement, des cérémonies et des fêtes de la cour ; mais pour les bien comprendre il est nécessaire de connoître les personnes qui les composent ou qui les peuvent et pourront composer dans la suite. Je ne présume pas d'y avoir acquis assez de lumières pour me pouvoir assurer de n'être tombé en aucune erreur sur une matière aussi difficile que la connoissance des hommes et que le débrouillement de généalogies dont l'obscurité est universellement reconnue. Tout ce que je me propose est de donner ici à moi-même le fruit sincère de mon application et de mes recherches, qui ont été poussées au plus exact que j'ai pu, et avec le plus de choix pour les informations que je n'ai pu tirer par moi-même.

Quelques bontés singulières que j'aie éprouvées en Espagne et universellement de tous à l'envi, quelle qu'en soit ma sensible reconnoissance, j'ai tâché de ne chercher que la vérité, et nulle passion à cet égard, dans un voyage de six mois, ne m'a sans doute pu empêcher de la démêler, autant que d'ailleurs il m'a été possible. J'ai eu un commerce plus étroit avec les principaux personnages, plus de liaison avec quelques-uns; mais les grâces de l'emploi dont j'étois honoré en ont procuré de si universelles à ma personne et de si extraordinaires en Espagne sur l'exemple des bontés et des distinctions infinies du roi et de la reine, et j'ai tâché d'y répondre avec tant de soin, d'exactitude, d'attention, de prévenance et de politesse, et je me suis fait une loi si scrupuleuse du devoir des visites, et des mélanges et des conversations dans les lieux publics, que je puis dire avoir eu commerce avec tout le monde tant soit peu distingué du dernier commun, de naissance, d'emploi ou de mérite, et avoir acquis par ces voies dans une étude continuelle plus de vraies connoissances qu'on n'en peut ordinairement remporter d'un voyage si court et si chargé d'extérieur.

GRANDS D'ESPAGNE

Je les range en ordre alphabétique. On en verra la raison quand il sera traité de leur dignité. Je ne leur joins d'autres titres de terres que celles de leurs grandesses, et j'ajoute au bout de chacune le nom du roi qui les a érigées [1], autant que je l'ai pu recouvrer. Plusieurs n'ont point d'érection, dont on verra la cause.

Le duc d'Abrantès, duc de Linarès. Jean-Emmanuel d'Alencastro, évêque de Cuenca [2], qui vaut près de cent mille mille livres de rente. Il est issu de mâle en mâle de Georges, fils naturel de Jean II, roi de Portugal. Ce bâtard prit le nom d'Alencastro en mémoire de Philippe, fille du duc de Lancastre d'Angleterre, femme de Jean Ier, bisaïeul de Jean II son père, roi de Portugal. Le père de cet évêque avoit tout l'esprit qu'on peut avoir, salé, plaisant, agréable, mais très dangereux par sa liberté et ses bons mots, qui sont célèbres et qui faisoient trembler les ministres et les favoris. Il faisoit volontiers semblant d'être un peu fou pour se permettre plus de licence; mais ses caprices étoient tous amenés et avoient leur but de satire. Sa haine pour le roi de Portugal, son parent, et son zèle pour la supériorité de Castille l'avoient fait aimer de Charles II. Il n'a pas été moins attaché à Philippe V, ni moins aimé de lui, et s'en faisoit défrayer de meubles, d'équipages et de toutes choses, plaisamment et sans bassesse. Il avoit épousé Jeanne de Noronha, fille de Michel, duc de Linarès, grand écuyer de la reine douairière, et de Lucrèce de Silva et Ladron. La postérité s'en

1. Nous supprimons cette indication des rois créateurs, qui est portée sur la marge du manuscrit; on la retrouvera dans la liste donnée dans le corps des *Mémoires*, ci-dessus, p. 216 et suivantes.

2. Note en marge: « Un neveu bâtard de ce prélat est devenu duc de Linarès par sa donation autorisée du roi. »

est éteinte dans son fils, mort vice-roi du Mexique; et celle du duc d'Abrantès s'est réduite à notre don Jean-Emmannel, déjà prêtre, qui a recueilli les deux grandesses. Il a été fait depuis évêque, et cependant, il n'est point appelé autrement que duc d'Abrantès. Il n'a point encore fait la cérémonie de sa couverture, parce qu'il la prétend faire avec son bonnet, et que les grands, qui craignent l'empiètement ecclésiastique, veulent qu'il se couvre avec un chapeau. C'est ce qui le retient à Madrid. Il a fait toutes les fonctions de patriarche des Indes en l'absence du cardinal Borgia, qui a été au dernier conclave, et, depuis son retour, il l'a suppléé aux obsèques anniversaires de la feue reine, où j'assistai parmi les grands, aux religieuses dominicaines de l'Incarnation, et où il n'eut qu'une chaise à l'antique, bien que le roi et les infants n'y fussent pas. Il y eut plus de grands qu'en aucune cérémonie que j'aie vue au Palais. Il a peu d'esprit, une grande piété, a néanmoins commerce avec tout le monde et ne laisse pas de songer à remplir la place de patriarche des Indes, si elle vient à vaquer, et vise encore plus au cardinalat. Il ne se mêle de rien et est très honnête homme et bon homme.

Le comte d'Aguilar, marquis d'Hinojosa. Don Inigo Manrique de Lara, capitaine général. On prétend que son véritable nom est la Cruz auquel il a joint celui d'Arellano, de sa mère, et de Mendoza de la mère de sa mère, parce que de cette dernière vient la grandesse d'Hinojosa et de sa mère celle d'Aguilar. Il ajoute aussi celui d'Alvaredo. La grandesse ancienne d'Aguilar étoit tombée en désuétude et fut rétablie par Philippe IV pour le grand-père de celui-ci. Son père étoit le marquis de Frigiliana, conseiller d'État, qui avoit infiniment d'esprit et de capacité, également méchant et infidèle, plein d'agréments et de bons mots. Il étoit extraordinairement laid et disoit que son fils portoit en dedans ce que lui montroit au dehors, et le fils répondoit que, si son père n'y étoit pas, il seroit le plus méchant homme du monde, et tous deux disoient vrai l'un de l'autre et n'en étoient pas moins bien ensemble. Le père est mort depuis fort peu. Le fils a peut-être plus d'esprit, de capacité, de vues, d'agréments et de talents qu'aucun homme qui soit en Espagne, le plus faux aussi, le plus infidèle, le plus fin, le plus adroit, le plus insinuant, le plus dangereux et le plus démesurément ambitieux. Infiniment hardi et haut, craint et haï de ses égaux, qu'il mettroit bientôt sous ses pieds et qui le verroient dans les emplois avec plus de jalousie que personne. Il est infiniment propre à tous les détails, et, s'il n'y avoit point de coups de mousquet à craindre à la guerre, personne n'en entendroit mieux toutes les différentes parties qui font les généraux. Il a fort servi en Italie et en Espagne. Il tient beaucoup de choses de M. d'Antin et beaucoup aussi du duc de Noailles, avec lequel il a été très intimement uni, et ourdi bien des trames. Leur amitié et leur commerce de lettres subsiste. Ce fut lui qui découvrit les manèges de Flotte et de Regnault et qui ensuite les fit arrêter. Il a eu la plus principale part et presque la seule à la confiance du roi et à toutes affaires dans les temps les plus calamiteux de son règne. Il gouvernoit spécialement celles de la guerre, se mêloit supérieurement des finances et avoit part à tout le reste, plutôt en unique ministre qu'en ministre au-dessus des autres, et on ne peut s'en être mieux acquitté. Sa hauteur le faisoit haïr; il poussoit son autorité au plus loin, et toute sa vie s'est fait grand nombre d'ennemis, dont le marquis de Grimaldo est un des principaux, et le marquis de Castelar devroit l'être après les trahisons qu'il lui a faites, vivant intimement avec lui. La pensée qu'il conçut qu'on ne se pouvoit passer de lui et les conseils du duc de Noailles le poussèrent à mettre au roi le pied sur la gorge, qui à la fin le congédia, et chacun en fut ravi, parce qu'il avoit rendu sa domination insupportable. Il a été successivement capitaine des gardes et colonel du régiment des gardes espagnoles, et, comme il est peu riche et fort intéressé, il a vendu le collier de la Toison d'or pour une commanderie de Saint-Jacques de dix mille écus de rente avec titre de chancelier de cet ordre. Le gros de la nation le desireroit en place par l'opinion qu'elle en a conçue; peu de particuliers l'y verroient volontiers; les troupes qui l'avoient aimé l'ont enfin détesté. Il tient un peu de cabale au président de Castille et par lui au P. Daubenton et au duc de Popoli, qui tous s'en cachent. Il est assez bien avec le duc de Bejar et le marquis de Bedmar; il est ennemi du duc del Arco, quoiqu'un des neveux de ce duc ait épousé sa fille unique qu'il aime et qu'il loge. Il a été deux fois exilé à sa commanderie. Je l'ai vu à Madrid fort retiré, n'allant ou point ou presque jamais au Palais, infiniment poli et néanmoins plaint de personne. Il est savant en toutes choses, lit beaucoup, très appliqué à ses affaires, quoique jeune devient goutteux ou le fait plus qu'il ne l'est, grand ennemi de tous les étrangers; tout à tous cependant, se donne pour ne se vouloir jamais mêler de rien et enrage de ne pas tout gouverner. Il parle françois et italien comme les naturels. On l'a vu à notre cour, où il vint persuader le siège de Barcelone, dont le triste succès pensa coûter la couronne au roi d'Espagne. Ce siège fut un projet du duc de Noailles et de lui pour éloigner le roi de la reine et se rendre les maîtres de tout. Fort peu après mon départ, il fut exilé encore à sa commanderie pour avoir manqué de respect au roi dans une audience qu'il en eut, ce qui fut mis dans le décret d'exil, ce qui n'est pas ordinaire. Lui, prétendant avoir bien parlé, écrivit ce qu'il avoit dit et le fit courir par Madrid. Ce discours fut trouvé très insolent et indigna tout le monde. Il irrita tellement le roi par cette conduite qu'il fut sur le point de l'envoyer dans une tour en Galice; mais il en a été quitte pour son exil où il est. Sa femme est singulièrement laide et se tient presque toujours à la campagne.

Le duc d'Albe, duc d'Huescar, comte de Lerin, comte-duc d'Olivarès, marquis del Carpio et d'Heliche, comte de Monterey, connétable héréditaire de Navarre. Don François Alvarez de Tolède, issu de mâle en mâle du célèbre duc d'Albe des Pays-Bas et de la conquête du Portugal, oncle paternel du duc d'Albe mort à Paris premier ambassadeur de Philippe V, qui confirma la grandesse contestée et en non-usage du titre de connétable héréditaire de Navarre à son fils unique, mort enfant avant lui à Paris. Les grandesses d'Olivarès, del Carpio, d'Héliche et de Monterey lui viennent par sa femme, fille du marquis del Carpio, ambassadeur à Rome, mort vice-roi de Naples, fils du célèbre don Louis de Haro, qui fit la paix des Pyrénées avec le cardinal Mazarin, et de doña Henriquez de Cabrera, sœur de l'Amirante de Castille mort fugitif en Portugal, venant d'être nommé à l'ambassade de France à l'arrivée de Philippe V à Madrid, après son avènement à la couronne. Le duc d'Albe est bon homme, sans esprit, ambition, ni crédit. Sa femme, qui en a pour tous les deux, l'a laissé être tranquille, s'est mêlée de tout ce qu'elle a pu, en suivant sa passion pour la maison d'Autriche, et s'est retirée à Vienne avec sa fille unique, qui y a épousé don Marie-José de Silva, comte de Galve, qui a suivi les mêmes intérêts et la même retraite et est frère du duc del Infantado, de la duchesse de Medina-Sidonia douairière, qui est morte pendant que j'étois à Madrid, et de la comtesse de Lemos. Le duc d'Albe est à Madrid.

Le duc d'Alburquerque. Don François Fernandez de la Cueva, chevalier de la Toison d'or, a été vice-roi du Mexique. Il descend par mâle, et tous les la Cueva d'aujourd'hui, d'Hugues Bertrand, françois de nation, qui épousa au quinzième siècle Marie de la Cueva, dont la maison défaillit et dont il prit le nom et les armes. Le duc d'Alburquerque a épousé la sœur du dernier la Cerda, duc de Medina-Celi, dont il a entre autres enfants la marquise de los Balbasès. C'est un très bon homme, très poli, de fort peu d'esprit, qui pourtant va à ses fins, très riche, très avare, d'une figure très hétéroclite sans rien de contrefait, de vêtements qui ne le sont pas moins. Il ne mange jamais que du potage, quelques confitures, boit de l'eau et n'est point vieux. Il est oncle du duc de Veragua et de la duchesse de Liria. Il est assidu au Palais et aux fonctions, quoique sans ambition, et regrette fort les étiquettes. Il a près du Palais, vis à vis l'Incarnation, une des belles maisons de Madrid, qu'il habite, de beaux tableaux et de beaux meubles.

Le comte d'Altamira, marquis de Leganès, d'Astorga, de Velada, duc de San-Lucar. Don Antoine Ossorio y Moscoso[1], sommelier du corps du prince, gouverneur du Buen-Retiro. Altamira a été érigée pour un Ossorio, en est sortie, puis y est rentrée. San-Lucar et Leganès ui sont venues par sa mère, dont il sera parlé en son lieu comme étant camarera-mayor de la reine. Astorga et Velada étoient prétendues par lui et par sa femme, dont le mariage a terminé les contestations. Elle est fille du marquis d'Astorga.

Le comte d'Altamira est neveu de la duchesse douairière d'Ossone et beau-frère du comte de San-Estevan-de-Gormaz, intimement uni avec

1. Note en marge : « Il fut nommé à l'ordre du Saint-Esprit, 1724, avant l'âge et mourut tôt après sans l'avoir porté, laissant fils et filles. »

lui et avec toute sa famille ; il est très lié avec sa mère, très bien avec sa femme. Il est riche et a une des plus magnifiques maisons de Madrid et la mieux meublée. Il paroît bien auprès du prince. Sa femme a été la beauté d'Espagne et, quoique très défigurée de la petite vérole et avec beaucoup d'esprit et mordant, elle a peine à y renoncer. On n'a pas laissé de parler d'elle. Elle est confidemment avec son mari, sa belle-mère et sa belle-sœur. Ce seroit de ces femmes avec qui on auroit à compter dans une cour. Le comte d'Altamira a de l'esprit et de la lecture, et c'est un dommage infini qu'il n'ait jamais servi ni voyagé ; c'eut été un vrai sujet. Noble, doux, mesuré, sensé, timide et courtisan, de tout temps d'une piété sincère, solide, suivie, qui, faute d'avoir vu, le raccourcit. Le total fait souvenir de M. de Beauvillier. Scrupuleux, exact, dévoué aux jésuites, gai, poli, attentif, aimable dans le commerce. Il est fort jeune et fort considéré.

Le comte d'Aranda, comte d'Albaterra. Don Guillaume Rocafull et Rocaberti. Sa grandesse d'Albaterra vient de sa femme qui est aussi sa nièce, Antoinette-Françoise d'Heredia et Urrea. Il vit fort retiré.

Le duc del Arco. Don Alonzo Manriquez[1], grand écuyer, grand veneur, gouverneur du Pardo, de la Torre-de-Parada, de la Zarzuela, de Balsaïn, de la Granja, toutes maisons du roi, et seul en exercice de gentilhomme de sa chambre. Il a été majordome de Charles II et du roi, et depuis son premier écuyer et son favori, digne de l'être et ayant et méritant la voix publique. Son esprit est médiocre, point tourné aux affaires, doux, modeste, prévenant, agréable, poli. Ne se mêle ni ne se voudroit mêler de rien, et son ambition est de posséder les bonnes grâces du roi sans envie, qui n'a marqué de goût constant pour aucun autre. Toutes ses manières sont nobles et aisées. Sa figure est infiniment prévenante et jusqu'à son visage. Des François sujets à n'estimer qu'eux diroient en le voyant qu'il est françois. Il a été un des grands toréadors d'Espagne et qui regrette encore le plus les fêtes de taureaux, qui a le plus fait d'actions de valeur, du temps que tout sembloit permis en Espagne sous Charles II, et qui a le plus marqué d'envie de faire dans les guerres d'Espagne de ce règne sans avoir jamais été officier. Très galant, très bien traité des dames, très discret, heureux et très honnête homme en tout ; très distingué par son attachement, sa fidélité et son inimitable assiduité auprès du roi. Ce qui acheva sa fortune fut le hasard d'un gros et furieux sanglier qui vint à la charge sur le roi qui l'avoit blessé. Alonzo Manriquez se jeta entre eux deux, tua le sanglier à coups d'épée, sauva le roi et fut dangereusement blessé. Il est seul admis à l'intérieur du palais aux heures les plus secrètes, et son ami le marquis de Santa-Cruz, mais bien moins privément que lui. Il a eu le bonheur d'être aussi bien avec toutes les deux reines qu'avec le roi et le courage de résister en tout à la toute

1. Note en marge : « Eut la Toison peu après mon départ et le Saint-Esprit en 1724. »

puissance d'Alberoni, qu'il a constamment bravée, sans qu'il lui en ait mal pris; aussi est-il ami intime du marquis de Grimaldo. Il a une miniature du portrait du roi au revers de son Saint-Jacques, dont il a une commanderie de rien, sans en avoir voulu d'autre. On peut dire de lui que c'est un favori sans envie, sans ambition, sans intérêt, très estimé, fort aimé et fort aimable, doux, facile, accessible à tout le monde, et qui a toutes les façons d'un grand seigneur. On ne convient pas tout à fait qu'il soit des véritables Manriquez, ni que sa femme, qui, pour le dire en un mot, vaut autant que lui en sa manière, soit des véritables Henriquez. C'est une très riche héritière; ils vivent ensemble dans la plus tendre union et le suit aux voyages de la cour, où il tient une magnifique table. Ils n'ont point d'enfants; il aime la musique et en a une à lui excellente. Il élève un neveu, qui sera son héritier, quoique peu content de son frère aîné, père du jeune homme, qui se tient à la campagne plein de caprices. Sa mère a été mariée inégalement deux fois. Il a donc un frère qui est de robe. Au lieu d'en être peiné, il l'a fait venir loger chez lui depuis son élévation et lui procure toute la considération et l'avancement qu'il peut. Cela seul caractérise. Ce frère est homme de mérite. Le duc del Arco est autour de cinquante ans passés. Souvent il paroît beaucoup moins, quelquefois davantage. Grand, droit, fait à peindre et, chose rare dans un Espagnol, blond sans fadeur et de très belles dents. Il est excellent homme de cheval. Le roi et la reine l'appellent d'ordinaire don Alonzo, par familiarité; ses amis de même. Le marquis de Santa-Cruz, qui est excellent avec lui, lui reproche que c'est le nom de tous les muletiers d'Espagne. Il est d'inclination françoise, quoique fils du fils du célèbre comte de Fuensaldaña, gouverneur général des Pays-Bas.

Le duc d'Arcos, d'Aveiro, de Torres-nuevas, de Ciudad-Real, de Villahermosa, de Maqueda. Don Joachim Ponce de Léon, capitaine général sans avoir servi et sans connoissance de la guerre. Il a été conseiller d'État. Il est frère du duc de Baños, de la duchesse d'Albe, ambassadrice de France, morte duchesse de Solferino sans enfant pendant que j'étois en Espagne, et a épousé une sœur du marquis de los Balbasès, des duchesses de Medina-Celi et de la Mirandole et de la princesse Pio, et vivent tous très unis. Arcos a été érigé pour sa maison et n'en est point sorti. Les autres grandesses lui viennent par sa mère, qui est morte il y a peu d'années et qui tenoit l'hôtel de Rambouillet de Madrid, et qui s'étoit établie sur le pied d'exercer toute autorité sur la cour et la ville. Elle s'appeloit Marie-de-Guadalupe d'Alencastro, héritière de la branche aînée de ce dernier nom. On a vu à Paris et à la cour au commencement du règne du roi d'Espagne, où il les dépaysa quelque temps, ce duc d'Arcos et son frère, pour lui avoir présenté un mémoire pour s'opposer à la convention qui venoit d'être faite de la parité et réciprocité de rang des ducs et des grands en France et en Espagne. C'est un des hommes d'Espagne qui a le plus d'esprit et de savoir, nonobstant les fautes et les méprises en ce dernier genre de son mémoire. A ce propos je dirai que l'entrée des cardinaux au conseil de régence et la sortie des ducs et des maréchaux de France qui en étoient, fit grand bruit en Espagne et que le duc d'Arcos en parut le plus piqué de tous, jusqu'à me dire, quelque réserve que je gardasse, qu'il me conjuroit et en même temps se promettoit bien de moi qu'à mon retour, qui étoit prochain, je ne rentrerois pas au Conseil. Il est très riche, très curieux en chevaux et a une écurie superbe dans sa magnifique maison de Madrid, où il demeure toujours ; vit sagement ; mais il n'a pu goûter aucun des genres de gouvernement qui se sont succédés de ce règne, et il affecte de ne se trouver à aucune fonction et de n'aller jamais au Palais. Il étoit entré dans une intrigue pour faire chasser Alberoni, qui fut découverte et où il fit paroître une grande mollesse, après avoir poussé et promis plus de fermeté. Il ne laissa pas d'être mis en prison et d'y rester près de six mois. Il a néanmoins toujours été fidèle en tout temps et a montré de l'affection. Il est ennemi des étrangers et est accusé d'être faux et fourbe. Entre tous les seigneurs, il n'y en a point dont j'aie reçu plus de marques d'amitié, jusqu'à m'envoyer pour mon fils aîné fort malade un remède précieux qui lui est particulier, et à y marquer un intérêt sensible. D'autres jurent sa probité.

Le comte de Los Arcos. Don Vincent de Guzman, second fils du marquis de Montalègre, sommelier du corps. Il est très obscur et moins que rien. Cette grandesse lui vient par une femme de soixante ans qu'il a épousée qui s'appelle Jeanne Laso de la Vega ou plutôt Figueroa.

Le duc d'Arenberg et d'Arschot. De Ligne, flamand. La grandesse d'Arschot lui est venue de la maison de Croÿ. Il est chevalier de la Toison, attaché au service de l'Empereur, lieutenant-général, gouverneur de Mons et grand bailli de Hainaut, prince de l'Empire par concession. Il est ami intime du prince Eugène, qui l'a fort avancé. Il fait ses galeries du chemin de Vienne à Paris, où il n'est pas moins connu que ceux qui y demeurent. Il a épousé la sœur du comte d'Egmont d'aujourd'hui.

Le marquis d'Arizza. De Palafox. Il est scrupuleux, fort dévot et très riche, avare, sans ambition et peu compté. Il avait épousé la marquise d'Hermunia.

Le duc d'Atri. Don Domingo Acquaviva [1], brigadier et colonel de cavalerie, neveu du cardinal Acquaviva, chargé des affaires d'Espagne. On le dit de fort peu d'esprit, de beaucoup d'orgueil, d'une grande ambition et très entêté de soi-même. Il a la Toison d'or. Il servoit dans les provinces ; je ne l'ai point vu.

Le duc d'Atrisco. Don Bonaventure Folch de Cordoue et Cardone,

1. En note : « Il eut la compagnie des gardes du corps italiennes à la mort du duc de Popoli, puis, 1727, la vice-royauté du Mexique après le sieur d'Armendariz. »

frère cadet du duc de Sessa. Il est grand par sa femme, dont il est veuf sans enfants, et dont les titres et les biens ont passé à la comtesse de Fuensalida, sa sœur.

LE MARQUIS D'AYTONA, duc de Caminha, comte de Medellin. Don Guillem-Ramon de Moncade [1], capitaine général, colonel du régiment des gardes espagnoles, grand sénéchal d'Aragon, frère du comte de Baños, a été un des hommes du monde le mieux fait de corps et de visage, dont il ne reste plus rien, quoique entre deux âges. Très goutteux, très sujet à *l'entripado* [2], dont il est tout estropié et réduit à une vie très sobre et très attentive à sa santé. Ce grand nom a possédé longtemps le Béarn en toute souveraineté, dont il laissa enfin échapper la pureté de l'indépendance : une héritière de cette branche porta cette province dans la maison de Foix, non par un pur héritage. Ils portent les armes et les livrées de Bavière et se prétendent de cette maison. Ce qui est connu de leur nom est si illustre en tout genre et remonte si haut dans cette grandeur, que, quelque splendeur qu'ils s'approprient de se croire issus de la maison de Bavière, je doute que le soupçon d'emprunt vaille mieux que ce qui est si nettement leur. Il est veuf de la sœur du comte de San-Estevan-del-Puerto. La grandesse d'Aytona a été érigée pour sa maison. Il tient les autres de sa mère Louise Noronha de Ménésès Portocarrero, fille du dernier duc de Caminha. Il est plein d'esprit et d'érudition jusqu'à composer des ouvrages qui sont estimés. Son union avec son frère, qui est réciproque, est telle qu'on ne peut parler de l'un sans l'autre. Il a aussi de l'esprit et de l'étude, et sont tous deux d'une piété solide. Ils travaillent ensemble et possèdent si bien les langues qu'ils ont fait une excellente traduction espagnole des livres de piété du P. Neveu ; aussi sont-ils fort adonnés aux jésuites. Tous deux estimés à la guerre. La valeur innée de l'aîné l'a fait chérir des troupes, et néanmoins il est vrai qu'il n'est pas aimé dans le régiment des gardes et qu'on en accuse des injustices qu'il y a faites. Ils n'ont aucun crédit, quoique d'une fidélité sans soupçon et assidus au Palais. On n'en laisse pas même à l'aîné dans le régiment des gardes, où il ne dispose de rien et où on en donne davantage au sieur d'Armendariz, qui en est lieutenant-colonel, qui est aussi lieutenant-général et qui néanmoins, comme j'allois partir, me vint dire adieu pour aller commander en Biscaye. Le marquis d'Aytona a les manières infiniment nobles et polies, aisées, mais qui sentent aussi l'homme de guerre. Son frère en tient fort avec moins

1. En note : « Ces grandesses et les biens du marquis d'Aytona sont à sa mort passés à sa fille unique, mariée au marquis de Cogolludo, fils aîné du duc de Medina-Celi, qui, après son père et sa mère, aura quinze grandesses. Ce marquis d'Aytona fut fait président du conseil de guerre à la mort du marquis de Bedmar et s'en alla en Valence et Catalogne sans en avoir voulu entrer en possession, et y est mort. »

2. C'est le nom vulgaire de la colique ou des affections intestinales ; Saint-Simon, qui ne sait pas l'espagnol, écrit *intripao*.

d'agrément. Il est aussi fort brave et tous deux ont toujours servi et avec beaucoup d'application et de distinction. L'aîné entend le cérémonial à merveille, et j'étois ravi, quand je me trouvois à quelque fonction parmi les grands, que le hasard me mît auprès de lui. Sans crédit, ils ont beaucoup d'estime et de considération.

LE COMTE DE BAÑOS[1], frère du marquis d'Aytona duquel je viens de parler. Il est lieutenant général et a eu le malheur de perdre une jambe par l'accident d'une tumeur. Sa grandesse lui vient de sa femme Thérèse de Leyva et la Cerda. Il est gentilhomme de la chambre.

LE DUC DE BAÑOS. Don Gabriel Ponce de Léon, frère cadet du duc d'Arcos. Ils ont de grands biens en Portugal, dont ils n'ont jamais voulu jouir par haine pour la maison de Bragance, ne lui en vouloir rendre nul devoir, et surtout n'habiter point en Portugal, qui est une des conditions. De père en fils, ils faisoient jurer cette opiniâtreté à leurs enfants. Le feu duc d'Arcos n'y a pas manqué ; cependant ce second fils, qui a moins d'esprit que d'ambition, et qu'on dit aussi honnête homme, est enfin allé depuis deux ans recueillir ces biens, où on croit qu'il s'établira.

LE MARQUIS DE LOS BALBASÈS, duc del Sesto, duc de Saint-Séverin. Don Ambroise Spinola, gentilhomme de la chambre du prince et assez bien avec lui[2]. Il est gendre du duc d'Alburquerque et neveu de la première femme du duc de Saint-Pierre, dont est la postérité[3], et frère des duchesses de Medina-Celi, d'Arcos, de la Mirandole et de la princesse Pio, et vivent tous en grande union. Sa maison à Madrid et ses meubles sont des plus magnifiques. Il est fils du marquis de los Balbasès qui accompagna la feue reine en France et d'une fille du duc de Medina-Celi la Cerda. Il a aussi des sœurs mariées en Italie. Los Balbasès a été érigé pour le célèbre Ambrosio Spinola, dont celui-ci descend de père en fils. Il est fort jeune, promet peu, on ne peut moins d'esprit, a néanmoins envie de plaire, et ne songe qu'à se pousser dans les charges de la cour. Extrêmement riche et avare.

LE MARQUIS DE BEDMAR. Don [Isidore[4]] de la Cueva et Benavidès[5], capitaine général, président du conseil de guerre et du conseil des ordres, conseiller d'État et chevalier du Saint-Esprit. Il a servi toute

1. En note : « Mort. »

2. En note : « Il fut depuis ambassadeur extraordinaire en Portugal pour le double mariage. »

3. C'est-à-dire que le duc de Saint-Pierre n'a de postérité que de cette première femme : voyez plus loin son article, p. 437.

4. Saint-Simon a parfois laissé en blanc les prénoms des grands, lorsqu'il les ignorait ; nous les avons indiqués entre crochets quand il nous a été possible de les connaître.

5. En note : « Par sa mort, sa fille unique a hérité de sa grandesse et de ses biens. Elle est mariée au marquis de Moya, second fils du marquis de Villena. »

sa vie en Flandre, où il est devenu mestre-de-camp général, général des armées et commandant général pendant l'absence de l'électeur de Bavière. Il se comporta si fort au gré de Louis XIV qu'il demanda pour lui la grandesse au roi son petit-fils et la vice-royauté de Sicile, où il fut au retour de l'électeur dans les Pays-Bas, et reçut en passant à Paris l'ordre du Saint-Esprit et une riche croix de diamants. Il s'est toujours souvenu et exprimé en toute occasion l'attachement à la mémoire du feu Roi et à la France, où on ne lui avoit pas rendu justice sur ses sentiments, que j'ai essayé d'y bien faire connoître. Il fut commissaire du roi d'Espagne avec le marquis de Grimaldo pour signer avec moi et M. de Maulévrier les articles du contrat de mariage du Roi et de l'Infante. Il a un esprit borné, doux, facile, une droiture et une probité exacte, fort désintéressé et fort mou; noble cependant, et médiocrement bien avec le P. Daubenton. Tout ce qu'il a vu au-dehors lui donne une conversation très agréable et une politesse véritable et aisée. Il a un extérieur de représentation de grand seigneur que je n'ai vu en nul autre en Espagne et peu en France, si ce n'est au feu maréchal d'Humières, duquel il fait extrêmement souvenir et en a mille façons, et même dans la figure. Il n'a aucun crédit et seulement l'apparence des emplois et l'amusement de celui des ordres; mais il est très considéré et fort aimé; aussi est-il fait pour l'être et s'étoit-il acquis l'amour des officiers et des troupes françoises et d'Espagne. Il est lent et un peu paresseux. Il devient sur l'âge, mais si excessivement goutteux que cela le casse et le vieillit fort. Néanmoins assidu à ses emplois et assez au Palais, mais point aux fonctions, parce qu'il ne peut marcher sans être soutenu ni se tenir debout. C'est le seul à qui on apporte un ployant au Palais, quand les deux seuls qui y sont sont remplis, mais desquels il se sert d'ordinaire. Il a une belle maison vis-à-vis un grand et amusant paysage. C'est celui peut-être avec qui j'aimois le mieux être et qui a plus cordialement rendu à l'emploi dont j'étois honoré le plus de devoirs, et à moi et aux miens le plus de politesse. Sa grandesse tombe à sa fille unique, avec ses biens qui ne sont pas grands. Elle a épousé le marquis de Moya, second fils du marquis de Villena, majordome major, et frère du comte de San-Estevan-de-Gormaz. Il est lieutenant général, d'une fidélité et d'une valeur très distinguée, très honnête homme, fort aimé et a toujours servi. Il reçut une blessure à travers la poitrine en défendant le palais de Madrid contre l'Archiduc avec une poignée de monde et sortit des derniers de la ville. Sa femme est dame du palais de la princesse et loge avec lui chez le marquis de Bedmar, qui en est tout proche et joignant presque par derrière l'hôtel du marquis de Villena. Leur union à tous est inexprimable; aussi se peut-il dire que ce sont des plus honnêtes gens d'Espagne, et qu'on puisse trouver ailleurs. Le marquis de Bedmar a beaucoup de talent pour le ministère de la guerre, et c'est dommage qu'il n'ait point de crédit, et de plus très bon homme et de beaucoup de valeur.

Le duc de Bejar. Don Jean de Sotomayor et Zuñiga[1], gentilhomme de la chambre, grand justicier de Castille et doyen des chevaliers de la Toison, quoique point vieux. Depuis Charles V, ils l'ont eue de père en fils. Son père fut tué au siège de Vienne par les Turcs, où il étoit allé servir l'Empereur, volontaire, avec le marquis de Villena. Le fils n'avait que treize ou quatorze ans et eut la Toison de son père à cet âge. Il est d'une grande piété, d'une fidélité éprouvée, ami des jésuites, très honnête homme, sans crédit et sans ambition, très retiré, presque jamais aux fonctions ni au Palais. Le seul bien de l'État et une vraie affection pour le roi, marquée en occasions ruineuses, lui font supporter impatiemment les divers gouvernements qu'il a vus, et surtout le présent. Son extérieur est pesant et ne promet rien ; mais il cache un grand sens, beaucoup de vues et de la fermeté. Si je me connoissois mieux en gens, je l'assurerois par expérience. Quoique très détaché de tout et souvent à la campagne, il a des amis ; le comte de Priego l'est intime. Il a eu trois femmes, est riche et fort brave. Il a beaucoup donné au roi dans les orages de son règne et n'en a pas été bien traité.

Le comte de Benavente. Don [Antonio] Pimentel. Il n'a pas le sens commun. Enterré plutôt que retiré dans sa maison à Valladolid, sous la domination des jésuites, fort dévot, encore plus obscur. Sa femme est Horn et flamande; il a un fils de sa première femme, sœur du duc de Gandie; l'un et l'autre enterrés avec lui et gémissant de leur sépulture. Son père étoit fort borné aussi; mais il avoit du mérite et un attachement tendre pour le roi. Il était sommelier du corps de Charles II, fut nommé par son testament un des seigneurs de la régence en qualité de grand, demeura sommelier du corps de Philippe V, est mort dans cette charge, qu'il faisoit avec une grande assiduité, et fut chevalier du Saint-Esprit. C'étoit un très bon et honnête homme, fort aimé du roi, aimé et honoré de tout le monde et qui étoit au désespoir sur son fils.

Le duc de Berwick. Voyez au duc de Liria.

Le prince de Berghes.

Le prince de Bisignano. Don Joseph de Saint-Severin, resté à Naples sous la domination de l'Empereur.

Le prince de Butera et de Petrapercia. Don N. Branciforte, resté en Sicile sous la domination de l'Empereur.

Le duc de Bournonville, connu longtemps sous le nom de baron de Câpres[2], qui est le nom de sa maison. Il est le cinquième frère de

1. En note : « Après la mort du roi Louis et du comte d'Altamira, il fut fait sommelier du corps du prince des Asturies, par le crédit du marquis de Valero, son oncle paternel, très bien avec le roi, qui arriva de sa vice-royauté du Mexique peu après mon retour d'Espagne; il fut fait majordome-major de la jeune reine, duc d'Arion, grand, etc. »

2. En note : « Depuis ambassadeur à Vienne et premier plénipotentiaire au deuxième congrès de Cambray. »

sa famille et le seul qui ait fait fortune, pour laquelle rien ne lui a coûté. Chevalier de la Toison, capitaine des gardes du corps, lieutenant général, il a assez servi et y a acquis peu d'estime. Esclave de la faveur et de tout intérêt, faux et fourbe, fort bas, peu d'esprit, mais tout tourné à l'intrigue, où il est entreprenant et hardi; livré à la princesse des Ursins jusqu'à se charger d'être son agent au congrès d'Utrecht, où il fut pour ménager cette souveraineté qu'elle voulut se faire donner, tâchant de faire accroire que, outre cette commission, il avoit toute la confiance pour éclairer la conduite et raccommoder ensemble les plénipotentiaires d'Espagne, très brouillés ; à l'entendre, il a tout fait; rien de grand, ni d'important ne s'est passé sans lui et n'a réussi que par lui ou manqué que faute de lui. Au fond, nul sens, pas les premiers principes de rien, mais beaucoup de monde, de politesse et d'aisance, avec des manières prévenantes, qui néanmoins mettent toutes seules en garde. Sa fortune faite, sa passion seroit d'en jouir en France sans que ce fût à ses dépens, pour y mener une vie agréable, et, si l'intrigue y donnoit, y transporter ses tabernacles. Pour cela, il n'a rien omis pour y être ambassadeur, où malgré l'appui des Noailles, dont il est très proche, le feu Roi n'en a jamais voulu. Depuis, il a repris cette espérance, et j'eus ordre de m'y opposer nettement. Je n'en eus pas le temps, n'ayant été que [quinze] jours à Madrid, en arrivant, accablé d'affaires et de cérémonial et n'étant pas question d'ambassadeur, le duc d'Ossone et le chevalier Laulès étant à Paris avec ce caractère. Pendant le voyage de la cour de Madrid à Lerma, le duc de Bournonville sut si bien faire qu'il fut nommé. La petite vérole qui me prit le jour que j'arrivai par une autre route auprès de Lerma, m'empêcha de le savoir et d'y pourvoir. M. de Maulévrier eut ordre par un courrier pendant ma maladie de faire en sorte que cette nomination, quoique publique, fût révoquée, et l'obtint, en sorte que le duc de Bournonville, dont les équipages étoient déjà faits parce qu'il ne menoit presque rien et avoit tout commandé à Paris, reçut l'affront tout entier, dont la honte l'empêcha de venir à Lerma au mariage. On prétend que sa familiarité avec le roi et la reine et l'importunité dont il leur est pendant son quartier avoit plus contribué que toute autre chose à ce choix pour s'en défaire. Cela fit grand bruit. Il ne fut plaint de personne. J'essayai par ma conduite et au retour à Madrid de lui en adoucir l'amertume. Il m'en parla plusieurs fois et me pria à mon départ de beaucoup de choses dont en sa place je n'aurois pu avoir la pensée, ni m'y résoudre; mais ce desir il l'aura toujours, et tout lui sera bon et facile, quoi que ce soit, qui lui en applanisse les voies. Je n'aurois point été d'avis d'un tel éclat. Le duc de Bournonville n'est point dangereux à qui le connoît, et il est très connu et aisé à connoître. J'en ai reçu toutes sortes d'honnêtetés. Il m'envoya à dix heures du soir la veille que je partis un cheval d'Espagne que j'avois eu envie d'acheter, dont il n'y a jamais eu moyen de lui faire rien recevoir du prix, qui à la vérité étoit médiocre. C'étoit un petit cheval pour

M. de Lauzun, qui m'en avoit instamment demandé. Il eut une clef de gentilhomme de la chambre du roi, en manière de dédommagement de son ambassade avortée.

Le prince de Santo-Buono. Don [Carmen-Nicolas] Caraccioli[1]. Il a été ambassadeur à Venise et vice-roi du Pérou, d'où il ne faisoit que revenir infiniment riche ; il est pourtant, dit-on, fort honnête homme. Il a beaucoup de politesse et de monde et on ne peut plus d'esprit. Il a aussi du savoir et la conversation tout à fait agréable. Il n'est plus jeune et rongé de la goutte, ce qui le rend plus retiré. Il en étoit bien pris avant son voyage. Il croît une herbe à soixante lieues de Cuzco dans les montagnes, dont l'application guérit. On l'amortit sur une pelle chaude ; mais il faut qu'elle soit fraîche, et il n'a pu s'en servir qu'une fois par la distance et la difficulté des chemins qui la fanoient en route. Il a voulu aller sur le lieu sans en avoir pu prendre le loisir. Il ne marchoit point auparavant et avoit presque toujours la goutte. Cela lui a redressé les pieds, lui a ôté la goutte près de trois ans, et depuis il l'a eue rarement et peu forte ; mais l'ancienne impression et la foiblesse lui sont demeurées. Il marche avec un bâton et se tient assez debout. J'ai trouvé ce fait qu'il m'a conté assez singulier pour être mis ici. Cette herbe ressemble à l'oseille, mais bien plus grande. Il a perdu sa femme en allant. Il ne pense qu'à se retirer en Italie, à y prendre le petit collet et à se faire cardinal.

Le comte de Buzançois. C'est la grandesse de feu M. le duc de Beauvillier, qui, par sa fille unique dont le duc de Mortemart est veuf, tombe à son fils.

Le marquis de Camaraça. Don [Balthazar] de los Cobos. C'est un Villeroy d'Espagne, issu par mâles d'un secrétaire d'État de Charles V. C'est un jeune homme qui paroît du mérite, souvent dans ses terres et qu'on ne connoît pas encore beaucoup. Son père avoit la Toison, a été général des galères de Naples, puis de celles d'Espagne, enfin vice-roi d'Aragon.

Le prince de Cariati. Don Antoine Spinelli. Il est beau-frère du cardinal Borgia et a été vice-roi de Valence. Il est resté à Naples sous la domination de l'Empereur.

Le marquis de Castel-dos-Rios. Don [Antoine] Semmenat. Son père n'avoit jamais été à Madrid et fut néanmoins destiné à l'ambassade de Portugal ; mais, celle de France ayant bientôt après à être remplie et n'étant de nulle considération auprès des ministres, ils donnèrent celle de Portugal à leur gré, dont ils dédommagèrent le nommé par celle de France, qui n'osa s'en plaindre. C'étoit un Catalan d'ancienne noblesse, sans distinction, mais bon et honnête homme, avec de l'esprit. Pendant son ambassade, Charles II mourut, et ce fut à lui à donner part du testament et à reconnoître le premier le duc d'Anjou roi d'Espagne. Il s'en acquitta au gré public, et cette conjonc-

1. En note : « Mort à Madrid et son fils établi en Italie. »

ture unique fit aussi sa fortune. Le feu Roi le fit faire par son petit-fils grand de première classe à l'heure même, lui envoya de l'argent, car il étoit fort pauvre, et, au sortir de cette heureuse ambassade, le fit envoyer vice-roi au Pérou, où il est mort et où son fils est resté.

Le marquis de Castel-Rodrigo[1], assez communément appelé le marquis d'Almonacid. Don Charles Homodeï, frère du feu cardinal de ce nom. Sa grandesse, qui est Castel-Rodrigo, lui vient de sa première femme Léonor de Moura y Cortereal. Il est conseiller d'État, fut ambassadeur à Turin pour le premier mariage du roi et a été grand écuyer de la feue reine. Il a eu beaucoup d'esprit; mais il n'y a plus personne au logis, et on ne le laisse plus voir à personne. Le chagrin d'avoir perdu ses enfants y a plus contribué que l'âge. Il est remarié à la comtesse de Casapalma.

Le marquis de Castromonte. Don Jean-Alphonse de Baesa. C'est le Gesvres d'Espagne. Il est issu par mâles de régidors ou échevins de Valladolid. C'est un jeune homme de peu d'esprit et d'espérance, sans ambition.

Le prince de Chalais. Don Jean-Charles de Talleyrand, françois, fils du frère du premier mari de la princesse des Ursins, dont le duel célèbre les fit sortir du royaume et fut le premier degré de toute la surprenante fortune qu'elle a faite depuis. Devenue la suprême administratrice d'Espagne et toujours attachée au nom et à la mémoire de son premier mari, elle attira M. de Chalais en Espagne, qui a été fidèlement à elle dans tous les temps bons et mauvais et son confident le plus intime. Ce seigneur est en tout une énigme; il a même accompli en beaucoup de parties le sort singulier du nom qu'il porte. Avec toute cette faveur, il n'a acquis ni biens, ni emplois et se trouve brigadier et lieutenant des gardes du corps après un continuel service militaire avec valeur, et une privance intime qui l'a mêlé dans les choses les plus secrètes et les plus fâcheuses, telles que la conduite célèbre de ce fameux cordelier qu'il eut ordre d'aller arrêter lui-même et de ne le perdre point de vue jusqu'à Paris, de n'en rendre compte qu'au feu Roi tête à tête, puis après que ce moine eut été quelques mois à la Bastille livré à M. d'Argenson, M. de Chalais eut ordre de le remmener lui-même en Espagne, où il fut mis pour le reste de ses jours au château de Ségovie avec défense de jamais voir personne. On sait l'éclat de cette affaire et combien M. le duc d'Orléans en fut touché. M. de Chalais, ayant ici Mme de Maintenon pour lui et passé du gré du feu Roi au service d'Espagne, l'éprouva toutefois si contraire à sa grandesse qu'il n'y consentit qu'à regret et avec déclaration expresse qu'il n'en pourroit prétendre le rang en France. Il est tombé en Espagne de la chute de Mme des Ursins, et la reine, qui d'abord ne lui a pas paru favorable, est devenue plus indifférente. Le roi lui marque toujours une stérile bonté. Il est estimé et considéré et passe

1 En note : « Mort. »

pour un homme de bien, de conduite sage, d'inclination perpétuellement françoise, et pour un fort honnête homme. Je ne l'avois jamais vu qu'à Madrid, où il se comporta en tout avec moi en François et avec une politesse infinie. Je l'ai extrêmement vu, et je n'en ai rien connu qui ne méritât sa réputation. Sans oser entrer en matière sur le cordelier, il m'a juré que M. le duc d'Orléans n'y étoit pour rien, qu'il en avoit assuré le feu Roi, et que ce qui s'étoit répandu étoit une noire calomnie de gens intéressés, et que lui et le cordelier l'avoient ainsi attesté à M. d'Argenson, qui avoit trouvé meilleur de se faire un grand mérite auprès de M. le duc d'Orléans, qui lui a bien rendu depuis. M. de Chalais a depuis essuyé des défenses de sortir de sa province et de retourner en Espagne, à Paris de voir M. le duc d'Orléans, en Espagne de revenir en France. Son âge qui ne lui fait pas envisager de fortune dans sa situation en Espagne, lui fait desirer la liberté de son rang en France pour s'y pouvoir établir. C'est ce que je me proposois de tenter après en avoir préparé les voies, et ce fut ce que je trouvai fait en arrivant par M. de la Fare.

Le prince de Chimay. [Charles-Antoine] d'Alsace, comte de Bossu, Hénin-Liétard, flamand, chevalier de la Toison d'or à dix-huit ans, après son père, de Charles II, grand maître de l'artillerie de Flandres, frère du cardinal archevêque de Malines et du marquis de la Vère. Ils sont tous deux lieutenants-généraux et de la valeur la plus distinguée. Il ne me siéeroit pas d'en rien dire de plus, ayant épousé ma fille, étant veuf sans enfants d'une sœur du duc de Nevers.

Le marquis de Clarafuente. Grillo. Il est de bonne maison de Gênes et n'en sort point. Cependant, il a acheté la grandesse.

Le connétable Colonna. Chef de sa maison assez connue, prince du *soglio,* connétable héréditaire du royaume de Naples. Il est dans le parti de l'Empereur à Rome.

Le marquis de Santa-Cruz[1]. Don Alvaro Benavidès et Bazan, majordome-major de la reine, gentilhomme de la chambre du roi, seul suppléant au service en absence du duc del Arco son ami, bien et privément avec le roi et plus encore avec la reine, et en grande considération. De mon temps il eut deux fonctions très distinguées, l'une d'être chargé de l'échange de l'Infante et de la future princesse, de la part d'Espagne, avec le prince de Rohan de la part de la France, auquel il fit non seulement rayer l'Altesse dans les instruments de l'échange, mais le força de s'y conformer à lui et d'y prendre le titre d'Excellence. J'en ai les copies authentiques et collationnées que me donna pour moi personnellement le marquis de Grimaldo et que je garde. Il y fut très mécontent de son présent et des autres, et ne s'en est pas expliqué, en grand seigneur qui, quoique peu accommodé, est noble et magnifique. Il est vrai qu'il ne hait pas à trouver mauvais[2] et qu'il n'a pas

1. En note : « Eut la Toison peu après mon départ et l'ordre du Saint-Esprit en 1724. »

2. C'est-à-dire, qu'il est disposé à critiquer.

le cœur françois. L'autre fonction fut d'être parrain du dernier infant pour l'ordre de Saint-Jacques. Il a médiocrement d'esprit et un esprit difficile, tracassier et pointilleux, exigeant tous les petits soins, s'offensant de tout et ne se refusant jamais un bon mot, à quoi ce qu'il a d'esprit est tourné, et ne rend service à personne. Il est fort brave. Un pont qu'il défendit sur ses terres, où il demeuroit dans la Manche, le fit connoître au duc de Berwick, qui commandoit l'armée. Il le mit dans le service, qu'il a continué. Mme des Ursins le goûta et lui fit donner sa charge. Il a perdu deux procès contradictoires très singuliers, un contre sa femme d'impuissance, laquelle se maria de nouveau et est morte duchesse d'Abrantès, un contre une fille dont il fut condamné à nourrir l'enfant, comme en étant le père. Sa physionomie extrêmement mâle fait aisément croire ce dernier arrêt le plus juste. Il n'est point marié et a des façons à table, même publiques avec ses voisins, qui surprennent étrangement et qui ne lui feroient pas croire du goût pour le mariage. Il ne passe néanmoins pas pour italien et a sa maison pleine de femmes de ses gens, avec qui il aime à être sans qu'on en dise de mal non plus. On dit de lui qu'il seroit bon à être duègne au palais. Il est très glorieux, très poli, très jaloux de sa charge. Il a très longtemps demeuré dans une de ses terres et dans un vilain logement et un vilain lieu. A six lieues de là, il a un château magnifique dans une belle situation tout prêt à loger; je le sais de gens qui ont vu l'un et l'autre; il n'y a jamais mis le pied. Son génie est bizarre et pourtant de bonne compagnie. Sa grandesse lui vient d'Alvare Bazan, général de Philippe II sur l'Océan, qui la lui donna en récompense de la victoire qu'il remporta le 26 juillet 1582 sur une flotte de Catherine de Médicis, qui en son nom, outre celui du prieur de Crato, Antoine, bâtard de Portugal, disputoit cette couronne après la mort du roi cardinal Henri, près l'île Saint-Michel, et de la barbarie dont il usa de sa victoire en faisant mettre pied à terre dans cette île et y ayant fait massacrer de sang-froid tous les prisonniers, officiers et soldats, et Strozzi même, parent de Catherine, qui commandoit les troupes, et grand nombre de gens de qualité qui s'étoient embarqués pour plaire à la reine.

LE PRINCE DE CASTIGLIONE, que j'ai mis le dernier[1], ignorant quel il est. Le dernier est mort peu avant que je fusse en Espagne. Il étoit vice-roi de Navarre, fort vieux et de la maison d'Aquin en Italie.

LE DUC DORIA, à Gênes.

LE PRINCE DORIA, aussi à Gênes.

LE COMTE D'EGMONT. Pignatelli, de même maison que le pape Innocent XII qui, consulté par le feu roi d'Espagne, lui conseilla en mourant son testament tel qu'il le fit. Le comte d'Egmont l'est par sa mère, sœur du dernier de cette maison. Il est fort jeune, marié à une fille du feu duc de Duras et est établi en France.

1. Il veut dire le dernier de ceux de la lettre C.

Le comte de San-Estevan-de-Gormaz, marquis d'Aguilar. Don Jean Fernandez d'Acuña et Pacheco[1]. Lieutenant général et premier capitaine des gardes du corps, fils aîné du marquis de Villena majordome major, et beau-frère du comte d'Altamira. A été fait grand pour pouvoir être capitaine des gardes et a depuis hérité celle d'Aguilar, de sa mère Josèphe Benavidès y Silva, sœur du feu comte de San-Estevan-del-Puerto père de celui-ci. Gens qui prétendent le connoître le disent extrêmement double, d'une bassesse infinie, quand il y va de son intérêt, homme enfin de peu d'esprit et à qui on ne peut se fier. J'avoue que je ne peux me résoudre à en croire ce portrait, parce qu'à ce que j'ai vu il m'a paru tout le contraire. Un extérieur épais et grossier, du tour, de l'érudition, du sens beaucoup, et de l'esprit dans la conversation véritablement, une politesse générale et qui se peut dire excessive. Distingué par sa fidélité et par ses services, illustre à jamais par l'action qu'il fit au siège de Brihuega étant vice-roi de Galice : il se mit à la tête des grenadiers pour l'assaut et n'en put jamais être dissuadé, alléguant qu'il y avoit dedans des officiers assez considérables pour être échangés avec son père, qui languissoit dans les fers effectifs de l'Empereur, et qu'il avoit résolu de faire prisonniers ou de mourir à la peine. Il l'exécuta en effet avec la dernière valeur et délivra ainsi son père. Il loge avec lui et y vit, lui et son frère, dans un respect, une tendresse, une dépendance inimitable. Sa femme en use de même, a infiniment d'esprit et gouverne toute la famille et la sienne, et jusqu'à celle de sa belle-sœur la marquise de Moya, et du marquis de Bedmar. Son père et son mari se reposent sur elle de tout le détail de leurs charges. Elle sait et lit beaucoup, est fort honorée. Leur fille depuis mon départ vient d'épouser le jeune duc de Medina-Sidonia, et ils m'en ont donné part. Ils vivent noblement et ne sont pas riches. Le comte de San-Estevan aura encore les deux grandesses de son père. Il n'a aucun ordre et se réserve pour une Toison, et un cordon bleu, s'il peut. Sa femme se feroit fort compter dans une cour.

Le comte de San-Estevan-del-Puerto[2]. Don Louis Benavidès, connu sous le nom de marquis de Solera du vivant de son père. On le dit très honnête homme, de peu d'esprit, extrêmement et sincèrement dévot, tout aux jésuites, et cependant avec de l'ambition. Il étoit de mon temps, et il est encore, plénipotentiaire d'Espagne au congrès de

1. En note : « Est devenu majordome major à la mort de son père qui l'étoit, chose comme sans exemple. Il eut la Toison peu après mon départ. » Saint-Simon se trompe pour les prénoms : il s'appelait Mercure Lopez.

2. En note : « Eut en 1724 l'ordre du Saint-Esprit et à son retour en Espagne la présidence du conseil des ordres, dès la mort du marquis de Bedmar. Fut aussi nommé du conseil à l'abdication de Philippe V; mais il ne revint en Espagne qu'après la mort du roi Louis. Il fut fait grand écuyer du prince des Asturies d'aujourd'hui, comme il l'étoit de l'autre. »

Cambray et a été fait grand écuyer du prince. C'étoit lui qu'on vouloit en France, au lieu du duc d'Ossone, comme tout prêt et tout proche pour accélérer. Il a épousé la sœur du feu marquis de Malagon, dont elle a tout hérité. Il est riche; son père, qui avoit passé par tous les plus grands emplois de la monarchie, avoit infiniment d'esprit, et, par ce que j'ai ouï dire de lui et de M. de Vivonne, il en avoit beaucoup [1] ; la gourmandise extrême entre autres, chose bien rare en un Espagnol. Il est mort majordome-major de la feue reine, et sur la fin il alloit quelquefois de si bonne heure chez elle qu'elle lui en demandoit la raison. Il répondoit naturellement que c'est qu'il n'avoit su que faire chez lui.

Le maréchal-duc d'Estrées. On le connoît suffisamment. Sans autre mystère, M. de Louville, qui gouvernoit alors, lui fit donner la grandesse pour avoir passé le roi d'Espagne de Barcelone en Italie, la mer étant entièrement libre.

Le duc de Frias, comte de Haro. Don Joseph Fernandez de Velasco, connétable héréditaire de Castille, titre qui a été supprimé de ce règne avec celui d'Amirante.

Le comte de Fuensalida. Don Félix Velasco et d'Ayala et de Cordoue. N'a ni esprit ni ambition. Va peu à la cour. Sa femme est Bernardine Sarmiento, dont il aura la grandesse d'Atrisco.

Le duc de Gandie. Don Louis Llançol dit Borgia, sorti de mâle en mâle du bâtard d'Alexandre VI, fils d'une sœur de Calixte III, qui étoit Borgia, dont les Llançol prirent le nom et les armes. Le duc de Gandie est neveu du cardinal Borgia et gentilhomme de la chambre du prince ; il est fort bête, et c'est tout, avec une figure singulièrement vilaine et basse. Il est jeune et est fils de la sœur du comte de San-Estevan-del-Puerto [2]. Il a épousé.....

Le duc de Giovenazzo. [Nicolas] del Giudice, neveu du cardinal de ce nom, célèbre et si connu ici sous le nom de prince de Cellamare et par la fin de son ambassade. Il a changé de nom depuis la mort de son père, qui étoit un vieux conseiller d'État très capable et de beaucoup d'esprit. Le fils étoit du cabinet quand il vint ambassadeur en France. Il étoit grand écuyer de la feue reine et l'est encore de celle-ci. Il est capitaine général et ne faisoit que revenir de commander en Castille lorsque j'arrivai en Espagne. Alberoni le tint éloigné à son retour, de peur qu'il ne parlât. Je n'ai reçu de personne des politesses si marquées, si empressées, si continues, ni n'ai ouï faire des éloges si grands de la France et de M. le duc d'Orléans. Il se louoit sans

1. Saint-Simon veut dire probablement qu'il avait beaucoup de points de ressemblance avec M. de Vivonne.

2. Saint-Simon fait erreur : la mère de Louis Borgia, duc de Gandia, était Jeanne Fernandez de Cordoue, fille du duc de Feria ; c'est sa femme qui s'appelait Rose de Benavidés, sœur du comte de San-Estevan-del-Puerto. C'est à cause de cette confusion qu'il n'a pu indiquer le nom de son épouse.

cesse des bons traitements qu'il avoit reçus en France et, de peur d'équivoque, il ajoutait aussitôt : et de M. le duc d'Orléans. Il me chargea tout en arrivant de lettres pour lui, pour M. le cardinal Dubois, dont il disoit aussi merveilles, pour le Roi et pour M. le maréchal de Villeroy, et une autre fois encore. J'avoue que je demeurai interdit la première fois et que je ne m'y accoutumai pas sans peine. Il ne me parla pas à la vérité de l'Arsenal, ni de Sceaux, ni d'aucun des consorts, et, quoique nous vécussions très librement ensemble, je ne crus pas me devoir aviser de lui rien dire d'approchant. Il est très médiocrement à la cour, est l'âme de la cabale italienne, a plus d'esprit et de vues qu'aucun en Espagne et, de leur aveu, en ce genre passe pour leur maître à tous. Il est veuf de la mère du duc de la Mirandole, avec qui il vit en grande amitié. Il est très riche, et sa fille unique sera le plus grand parti de Rome, où elle est élevée dans un couvent sous les yeux du cardinal del Giudice. Elle a aussi le sort des héritières, qui est d'être laide en perfection. La courte naissance et le personnage, on les connoît trop pour m'y étendre.

Le duc de Gravina. Chef de la maison des Ursins. Prince du *soglio* à Rome.

Le duc d'Havré. De Ligne, flamand. Succéda à son frère tué à la bataille de Saragosse, à la grandesse et au régiment des gardes wallonnes, dont la disgrâce auprès d'Alberoni entraîna la sienne. Il est retiré dans ses terres en Flandre, où il s'accommode d'une vie paresseuse et sans ambition à raccommoder ses affaires. Son frère avoit la Toison. La duchesse d'Havré est Lanti, fille d'une sœur de la princesse des Ursins, et étoit dame du palais.

Le duc d'Hijar. Don Isidore de Silva. Est jeune, retiré et dévot ; se trouve néanmoins aux fonctions. Il est honnête homme. Il est veuf de la fille du marquis d'Aytona et remarié à la sœur du comte de Montijo dont il a des enfants, mais point du premier lit.

Le duc del Infantado, de Lerma, de Pastrana, de Francavilla, d'Estremera. Don Jean-de-Dieu de Silva y Mendoza y Sandoval, frère de la duchesse de Medina-Sidonia, morte pendant que j'étais à Madrid, de la comtesse de Lemos et du comte de Galve, retiré à Vienne où il a épousé la fille unique du duc d'Albe, dont la fille y est aussi retirée. L'Infantade n'est le nom d'aucun lieu, mais du total ou du composé de plusieurs états, comme ils parlent en Espagne, si souvent donnés en apanage à divers infants que ce nom en est demeuré. La fidélité de ce duc a été plus d'une fois soupçonnée. Il n'a pas laissé de donner de grands secours de grains à l'armée de Philippe V dans les temps les plus fâcheux ; mais les contretemps de sa conduite et ceux de la cour à son égard laissent assez en doute s'il a eu toujours tort. C'est sans contredit le plus grand seigneur d'Espagne, dont la noblesse ne cède à aucun, dont les biens surpassent tous les autres. Ses terres valent douze ou treize cent mille livres de rente sans aucune dette, qu'il gouverne avec application sans avarice et avec un arrangement infini. Il n'a que deux filles, jeunes, de la sœur du comte Fernan-Nuñez, et il achève aux Cordeliers de Guadalajara, où il a un beau palais, un panthéon superbe à l'imitation de celui de l'Escurial, que ses pères ont commencé et dans lequel il ne veut pas être enterré, par humilité. C'est dans ce palais de Guadalajara que fut célébré le mariage de la reine d'aujourd'hui. Il ne paroît presque jamais à la cour, qu'il méprise, et il est souvent dans ses terres. Il ne vint point dans son château de Lerma lorsque la cour y vint attendre la princesse des Asturies, ni à son mariage qui y fut célébré, quoique le roi y désirât beaucoup de suite et de grands seigneurs ; il n'y fit pas faire aucune réparation, quoique ce lieu de délices et de grandeur du fameux premier ministre de ce nom, dont il l'a hérité, fût sans portes ni fenêtres et dans le dernier délabrement, parfaitement beau au reste pour sa structure, son étendue et sa situation. Le roi y trouva à peine le couvert et tout encore plein des ouvriers qu'il avoit été obligé d'y envoyer, sans que le duc s'en mît en peine, ni en ait fait la moindre excuse, ce qui fut extrêmement remarqué. Il fait de grandes aumônes, a beaucoup de piété, peu de commerce, du sens, de la lecture et de l'esprit, est celui à qui la nation se rallieroit le plus volontiers, plus encore par opinion de sa générosité, de sa probité et de son sens, que par sa naissance et ses biens. Ce tout ensemble le marque le premier seigneur d'Espagne et un des plus considérés, quoiqu'il fasse tout ce qu'il faut pour ne le point être et qu'il ne soit pas bien à la cour. Sa famille et lui sont unis. Il n'est point vieux et se porte bien.

LE MARQUIS DE LACONI[1]. Il est de la première maison de Sardaigne, honnête homme, de peu d'esprit et d'ambition. Il est à Madrid. Sa compagnie des hallebardiers, dont on eut envie, facilita sa grandesse, qui est de Philippe V.

LE COMTE DE LAMONCLOVA. [N.] Boccanegra dit Portocarrero. Est demeuré au Mexique, où son père est mort vice-roi. C'est la même maison du célèbre cardinal Portocarrero.

LE MARQUIS DE LÈDE[2]. [Jean-François] Bette. flamand. Chevalier de la Toison d'or, commandant général d'Andalousie, capitaine général, célèbre par la défense de la Sicile et par l'expédition d'Afrique, qui l'élevèrent à la grandesse à son retour en Espagne. Honnête homme, juste, aimé des troupes, fort estimé, très considéré même du roi, auquel il parle franchement sur les choses de la guerre, ce qui lui fait des envieux et des ennemis. Très uni au marquis de Castelar. A beaucoup de parties de grand capitaine sous un extérieur poli, simple et peu agréable.

LE COMTE DE LEMOS[3]. Ginès Fernandez de Portugal. Le roi de

1. En note : « Mort avec postérité. »
2. En note : « Mort depuis s'être marié en Flandre, dont il a laissé un fils. »
3. En note : « Sa femme est morte depuis le retour de Mlle de Beaujolois. »

Portugal et lui sont de mâle en mâle issus des deux frères sans bâtardise. Il a été vice-roi de Sicile et a épousé une sœur du duc del Infantado. Il fut pris avec sa femme et un Guzman, patriarche des Indes, en 1706, allant trouver l'Archiduc, et conduit au duc de Berwick, général de l'armée de Philippe V. Il fut en prison quelque temps et n'a jamais été bien à la cour, où il va quelquefois et est toujours à Madrid. C'est un homme tout à fait singulier, très dévot, tout aux jésuites, sans talents et qui paroît sans esprit, quoiqu'il y ait des gens qui craignent ses plaisanteries. Il est chevalier de la Toison. Sa femme a beaucoup d'esprit et de sens, est la maîtresse, est capable d'affaires et de conduite, aime le monde, la France et les manières françoises. Quoiqu'elle ne soit plus jeune, on voit qu'elle a été belle, et, quoique espagnole, elle a des dents, de l'embonpoint, et un teint qui seroit beau en Angleterre. Elle parle un peu françois. Elle étoit amie intime de M. et de Mme la duchesse de Saint-Aignan, est restée en commerce avec eux. C'est une de celles qui m'a le plus attiré chez elle. Elle est amie intime de M. et de Mme Grimaldo. Elle est très polie, et je lui croyois de la dignité; j'ai été également surpris de son choix et de son acceptation pour la place de camarera-mayor de Mlle de Beaujolois, dont elle est infiniment capable.

Le duc de Licera. Se prononce presque toujours Lessera. Don Antoine d'Aragon, issu de mâle en mâle des rois d'Aragon, on prétend sans bâtardise. Je ne sais si le *Tison d'Espagne* en convient. Il est jeune, bien fait, a peu d'esprit, nulle considération et vise à la folie. Souvent à la cour.

Le prince de Ligne. Flamand. Resté chez lui sous la domination de l'Empereur.

Le duc de Liria et de Querica[1]. Jacques Fitz-James, fils aîné du duc de Berwick, maréchal de France, bâtard du duc d'York mort roi d'Angleterre en France, et de la sœur du célèbre duc de Marlborough. Ces deux titres ne sont qu'une même grandesse, terres de la couronne de Valence et l'apanage des infants, valant environ vingt-cinq mille livres de rente, données en présent et en grandesse pour récompense de la bataille d'Almanza. L'espérance d'un rétablissement en Angleterre et d'y établir son aîné engagea le duc de Berwick de faire appeler son second fils dans ses lettres de duc et pair de France, et le malheur des affaires d'Angleterre d'en dédommager l'aîné par l'établissement d'Espagne. Il y a un régiment, est brigadier et a épousé la sœur unique du duc de Veragua, qui est très riche et n'est point marié. Il est chevalier de la Toison d'or, quoique son père le soit, qui est une distinction qui a peu d'exemples. Il est fort aimé et fort estimé en Espagne, où il a su se conduire parfaitement bien et sans en rien perdre dans les temps les plus difficiles pour lui, pendant que son père commandoit l'armée du Roi contre le roi d'Espagne. Il fut choisi pour

1. En note : « Depuis ambassadeur en Russie en 1727 »

porter à la princesse des Asturies les joyaux ou les présents à Saint-Jean-de-Luz, et la duchesse sa femme, qui a de l'esprit et du mérite, pour sa première dame du palais. Ils sont très unis ensemble avec le duc de Veragua. S'ils étoient moins connus ici, je m'étendrois sur lui. Il n'y a services que je n'aie reçus de lui en Espagne, où il m'a été d'un secours infini dans les choses les plus sérieuses et dans les bagatelles les plus journalières. Il s'ennuie et se déplait à l'excès en Espagne.

LE COMTE DE MACEDA [1]. [Joseph-Benoît] Lanzos, d'une naissance très distinguée en Galice. Pauvre, d'une figure étrange, et n'a pas le sens commun. Sa femme, du même pays, a de l'esprit et du mérite et s'y est acquis un si grand crédit qu'elle y a procuré de grands secours au roi dans les temps les plus calamiteux de son règne. Lorsqu'ils furent passés, toute la Galice demanda que ces services fussent reconnus de la grandesse et l'obtint. C'est ce qui les a attirés à Madrid, où ils n'étoient jamais venus et où ils ont peine à vivre. La cour continue à les bien traiter. Son fils aîné fut fait gentilhomme de la chambre du roi pendant que j'étois à Madrid, et sa belle-fille, qui est Silva, est dame du palais de la reine. Je parlerai d'eux en leur lieu.

LE MARQUIS DE MANCERA. [Jean] Acuña et Pacheco, frère cadet du duc d'Uceda. Sa grandesse lui vient de la maison de Tolède par sa femme, petite-fille du marquis de Mancera, célèbre par sa fidélité, son mérite, son âge séculaire et tous les plus grands emplois du dehors et du dedans de la monarchie, oncle du duc d'Albe d'aujourd'hui, mais éloigné. Il est sans ambition, honnête homme et ne va point à la cour, qui n'a pas lieu de considérer cette famille ou branche particulière, comme on verra sur son frère aîné.

LE PRINCE DE MASSERANO [2]. [Victor-Amé-Louis] Ferreiro-Fiesque. Chevalier de la Toison d'or et lieutenant général. Sa grand mère paternelle étoit bâtarde de Savoie. C'est ce qui l'attira en Espagne au premier mariage du roi. Il portoit lors le nom de marquis de Crèvecœur, étoit fort jeune, fort bien fait, beaucoup d'esprit et d'ambition, avec tous les talents nécessaires pour la pousser loin. Il plut à la princesse des Ursins, qui s'en servit à plus d'un usage. Il ne déplut pas à la reine, fut dans la plus grande familiarité du roi, non seulement du vivant de la reine, mais jusqu'à l'expulsion de Mme des Ursins et au second mariage du roi. Comme il a été favori dans toutes les règles, c'est-à-dire dangereux, fourbe, faux, capable de trahir son meilleur ami, ne se refusant rien, présomptueux, fort insolent, très habile pour ses intérêts, il a eu peu d'amis et est fort tombé. Sa politesse, son agrément, un grand air de monde, une grande aisance de commerce, le mérite et la place de sa femme, fille du prince de Santo-Buono, quoique fort jeune, qui mourut en couche première dame du palais de la reine, tandis que nous étions à Lerma, et avec laquelle il vivoit fort

1. En note : « Mort. Le comte de Taboada, son fils, lui a succédé. »

2. En note : « Eut la compagnie des hallebardiers à la mort du marquis de Montalegre. »

bien, tout cela l'a un peu soutenu et l'a un peu remis à portée d'usurper familiarité de discours, qui ne va pas plus loin. Il n'est pas riche, quoiqu'il n'y ait rien négligé. Il a beaucoup d'enfants. Il partit avec eux un peu avant moi pour aller passer un an en Italie, où son père étoit mort il y a déjà longtemps. Sa société seroit des plus agréables si elle étoit plus sûre. Il est devenu un peu dévot, ami des jésuites, et mieux encore avec les ducs de Popoli, de Bournonville et toute cette cabale.

Le duc de Medina-Celi, de Ségorbe, de Cardona, d'Alcala, de Zéa, de Feria, marquis de Priego, de Cogolludo, de Denia, de Comarès, comte de Parès, de Santa-Gadea. Don Emmanuel Fernandez Figueroa[1], gouverneur de la Casa-del-Campo de Madrid. Il a peu d'esprit, point de crédit, est toujours à Madrid, va à la cour. Ce qu'il a de considération ne lui vient que de l'habitude ancienne de respecter ce nom de Medina-Celi, porté par la malheureuse race des infants de la Cerda, à qui la couronne appartenoit, passé par leur héritière à un bâtard de la maison de Foix-Grailly, enfin par l'héritière de cette dernière race au marquis de Priego, qui l'épousa et qui en a eu le duc de Medina-Celi d'aujourd'hui, qui, après la mort de son père et de sa mère a recueilli la succession du duc de Medina-Celi, son oncle, mort sans enfants. Il étoit par lui-même grand par le titre de Priego et l'étoit encore par celui de Feria, qui est entré dans sa maison par une héritière de ce duc de Feria, célèbre en France du temps de la Ligue. Il a épousé une sœur du marquis de los Balbasès et des duchesses d'Arcos et de la Mirandole, et de la princesse Pio. Lui et le duc d'Arcos, son beau-frère, aiment curieusement les chevaux et ont les plus belles écuries de Madrid. Son palais y est vaste et superbe. Le roi s'y retira longtemps à la mort de la reine sa première femme, et l'a augmenté et embelli. Il a des meubles précieux, des biens immenses, des dettes à l'avenant, beaucoup de désordre et donne neuf cents rations par jour sans être plus accompagné, ni qu'il paroisse chez lui plus de domestiques qu'ailleurs. Sa femme est aimable, jeune, bien faite, quoique le marquis de Cogolludo, leur fils aîné, qui est aussi assez bien fait, ait dix-sept ou dix-huit ans ; il a épousé peu après mon départ la fille du marquis d'Aytona.

Le duc de Medina-Sidonia[2]. Don Dominique de Guzman. Très jeune et très mal dans ses affaires, ne paroissoit point de mon temps, pendant lequel il perdit sa mère, sœur du duc del Infantado et de la comtesse de Lemos. Peu après mon départ, il a épousé la fille du comte de San-Estevan-de-Gormaz, premier capitaine des gardes. Son père étoit mort assez peu avant que je sois allé en Espagne. Il ne voyoit personne, passoit son temps chez des bouchers à tuer des bêtes et ne

1. En note : « Eut la Toison peu après mon départ et ensuite une clef de gentilhomme de la chambre pour le marquis de Cogolludo, son fils aîné, gendre et héritier du marquis d'Aytona. »

2. En note : « Eut la Toison peu après mon départ. »

s'étoit jamais voulu couvrir, ni trouver à aucune fonction, parce qu'il est défendu de paroître à la cour en golille, qu'il n'avoit jamais voulu quitter. Il a suivi le roi en ses plus fâcheuses campagnes, logeant à part, ne le voyant jamais et sans aucun emploi, affectionné néanmoins et se présentant à tout avec courage. Il n'étoit pas sans esprit, sans lecture, ni même sans quelques amis. Il a été la douleur de son père, un des plus aimables et magnifiques seigneurs d'Espagne, très bien avec le roi, dont il étoit grand écuyer, et avoit l'ordre du Saint-Esprit. C'est la sœur de son grand-père qui épousa le duc de Bragance et le força à se remettre la couronne de Portugal sur la tête, que leur postérité porte encore aujourd'hui. La duchesse de Medina-Sidonia, veuve du grand écuyer grand-père du duc d'aujourd'hui, a d'elle-même la grandesse qui suit.

Le duc de Medina-de-Las-Torrès. Doña Mariana de Guzman, fille et héritière du dernier duc et de Catherine Velez de Guevara. Elle n'a point d'enfants du duc de Medina-Sidonia, mort avec postérité grand écuyer et chevalier du Saint-Esprit. Cette grandesse tombera en litige entre la comtesse douairière d'Altamira et la duchesse douairière d'Ossone, sœurs utérines héritières de la duchesse douairière de Medina-Sidonia, qui est très vieille et retirée.

Le duc de Medina-de-Rioseco, marquis d'Alcanizas, amirante héréditaire de Castille. Don Pascal Henriquez y Cabrera et Almanza. Il est marquis d'Alcanizas par sa mère. Les deux autres grandesses lui viennent de son père, par le frère aîné de sondit père si connu sous le nom de comte de Melgar, puis d'Amirante de Castille, qui a été gouverneur de Milan, conseiller d'État, grand écuyer de Charles II, un des plus riches et des plus spirituels seigneurs d'Espagne, qui fut nommé à l'ambassade de France par Philippe V arrivant la première fois à Madrid, et qui, après l'avoir acceptée, s'enfuit en Portugal avec le comte de Cifuentès et le jésuite Cienfuegos, qui ne le quittoit point et qui est maintenant cardinal de la nomination de l'Empereur. L'Amirante mourut 1705 subitement à Estremos. Ce titre et celui de connétable de Castille ont été depuis supprimés. Le duc de Rioseco n'a point manqué de fidélité au roi, est d'ordinaire à Madrid, mais ne va jamais à la cour. Peu d'esprit. Il a épousé la sœur du duc d'Uceda d'aujourd'hui.

Le prince de Melphe. Don Jean-André Doria, resté à Naples, sous la domination de l'Empereur.

Le duc de Saint-Michel. [N.] de Gravina, d'une des premières maisons de Sicile, pauvre et encore plus pauvre espèce d'homme. Vient néanmoins d'être fait grand en récompense de l'abandon de ses biens et de son attachement distingué à la dernière défense de la Sicile. Il étoit à Madrid de mon temps et n'avoit pas encore fait la cérémonie de sa couverture par la difficulté de la grâce de la médiannate[1].

1. En note : « Il l'a faite depuis. »

LE COMTE DE MIRANDA, duc de Peñaranda. Don Joachim Chaves y Chacon y Zuniga. Très peu d'esprit, nul crédit, point d'ambition. A Madrid, va à la cour. Oncle maternel par sa femme du duc de Veragua et de la duchesse de Liria.

LE DUC DE LA MIRANDOLE [1]. [François-Marie] Pico, souverain de droit de l'État de la Mirandole en Italie. Il a été accordé quelque temps avec la reine d'aujourd'hui et a été grand écuyer après la mort du duc de Medina-Sidonia. Il est savant et honnête homme, l'extérieur lourd, une sorte de considération, mais sans crédit et sans ambition. Il céda de bonne grâce à la faveur de don Alonzo Manrique la démission de sa charge, dont les appointements et les honneurs lui furent conservés et ainsi doublés. Il est à Madrid, et souvent à la cour. Sa mère avoit épousé en secondes noces le prince de Cellamare, dont l'article est ci-dessus, avec lequel il vit fort uni. Il a épousé une sœur du marquis de los Balbasès, des duchesses d'Arcos et de Medina-Celi et de la princesse Pio. Son palais et ses meubles sont beaux. La duchesse de la Mirandole fut marraine de l'infant don Philippe.

LE MARQUIS DE MONDEJAR. Don François-Marie Ibañez de Ségovie et Mendoza.

LE MARQUIS DE MONTALÈGRE [2]. Don Martin-Dominique de Guzman, sommelier du corps à la mort du duc d'Albe, ambassadeur de Philippe V, arrivée à Paris, qui succéda au comte de Benavente en cette charge. Le marquis de Montalègre étoit alors l'ancien des gentilshommes de la chambre et capitaine des hallebardiers de la garde. Il avoit été nourri près de Charles II et toujours parfaitement bien avec lui. Il avoit épousé la sœur du feu marquis de los Balbasès père de celui-ci, dont postérité, qu'il aimoit fort. Très bon et honnête homme, peu d'esprit, point de crédit, assez retiré, et dégoûté de ne point faire sa charge, mais sage et pieux, très poli et noble. Il mourut subitement d'apoplexie presque aussitôt que je fus de retour ici. C'est un de ceux dont j'ai le plus reçu d'attentions et de politesses et même de marques d'amitié. Ses charges sont encore vacantes. Son fils aîné a succédé à son titre; il est obscur et moins que rien; il étoit déjà gentilhomme de la chambre. Le marquis de Montalègre a été connu longtemps sous le nom de marquis de Quintana.

LE DUC DE MONTALTE, de Ferrandina et Vibonne, marquis de los Velez et de Villafranca. Don François de Tolède y Ossorio et Pimentel. Ne sort point de chez lui parce qu'il est un peu fol. Montalte et Los Velez lui viennent par sa femme Catherine de Moncade.

LE DUC DE MONTELLANO. Don Joseph de Solis. C'est un fort homme de bien, fort jeune, point marié, beaucoup d'esprit et d'étude; sans

1. En note : « Eut la Toison peu après mon départ et perdit sa femme noyée dans son appartement à Madrid, d'une crue d'eau subite en plein jour, dont il se sauva à toute peine et où beaucoup périrent. »
2. En note : « Mort presque aussitôt après mon départ. »

ambition, très retiré, grand chasseur, toujours à la campagne. Son père, dont la naissance n'est pas distinguée, vint à la fortune par le gouvernement du conseil de Castille, et sa mère, sœur du père du prince d'Isenghien qui est ici, fut placée *custodi nos* camarera-mayor de la feue reine par la princesse des Ursins, quand elle fut chassée par MM. d'Estrées, et lui rendit cette place à son retour triomphant. Elle est camarera-mayor de la princesse des Asturies, bonne femme, très polie, très dévote et parfaitement incapable.

Le duc de Monteleone et de Terranova. [Nicolas] Pignatelli.

Le comte de Montijo. Don Christobal d'Acuña y Pacheco et Portocarrero, chevalier de la Toison d'or. Il a beaucoup d'esprit et de mérite, a été galant et ambitieux, souvent frivole, quelquefois dévot. Il a voyagé et acquis l'air du monde. Son père étoit plus que suspect, et c'est dans ces temps fâcheux que le fils a couru le monde. Quoique fort jeune, il s'est tellement dégoûté du monde sous le ministère du cardinal Alberoni, qu'il s'est retiré en une de ses terres entre Burgos et Valladolid, où il raccommode ses affaires sans en sortir, avec sa femme, fille du comte de [*en blanc*], oncle du duc de Medina-Celi. Il est bien fait et vint plusieurs fois faire sa cour à Lerma, qui n'est pas loin de chez lui, où je le vis fort accueilli de tout ce qu'il y avoit et de plus considérable.

Le duc de Nevers, par sa femme qui est Spinola. Lui et le suivant sont du pays et assez connus pour n'avoir rien à en dire.

Le duc de Noailles.

Le duc de Najera. [N.] de Sotomayor et Zuniga; enfant[1]; par sa mère Anne Velez de Guevara. Son mari, frère du duc de Bejar, fort connu ici et fort aimé, car il étoit très aimable de corps et d'esprit, sous le nom de don Pedro de Zuniga, avoit servi en France et en Espagne et étoit lieutenant-général, lorsque la persécution du cardinal Alberoni ruina ses biens, sa fortune et sa santé et le tint relégué à Peniscola sans cause ni prétexte, où le chagrin et le mauvais air le tua bientôt, ainsi que Son Eminence se l'étoit bien proposé.

Le comte d'Oñate. Don [Diego-Gaspard] Velez Ladron de Guevara. Ni esprit, ni crédit, ni ambition. Est à Madrid. Va peu à la cour; a épousé une sœur du feu duc de Medina-Celi.

Le duc d'Osuna[2]. Don Joseph d'Acuña y Pacheco et Tellez Giron,

1. En note : « Cet enfant étant mort, la duchesse, par qui vient la grandesse, se vient de remarier au frère cadet du comte d'Altamira, qui devient ainsi duc de Najera et grand d'Espagne, peu après mon retour. »

2. En note : « Eut la première compagnie espagnole des gardes du corps du comte de San-Estevan-de-Gormaz, lorsque celui-ci fut fait majordome-major du roi à la mort de son père. Le duc d'Osuna a quitté cette charge pour celle de colonel du régiment des gardes espagnoles vacante depuis près d'un an par la mort du marquis d'Aytona, et la compagnie des gardes du corps espagnole a été donnée à.... »

lieutenant-général, gentilhomme de la chambre, a épousé une sœur du duc de Medina-Sidonia d'aujourd'hui. Il a peu d'esprit, beaucoup d'avarice et néanmoins d'ostentation en ce qui paroît, une grande valeur, du goût, de l'application et de la capacité à la guerre. Connu sous le nom de comte de Pinto du vivant de son frère, qui ne vouloit pas répondre de sa fidélité et qui mourut à Paris au retour du congrès d'Utrecht, où il avoit été plénipotentiaire d'Espagne. Le duc d'Osuna fut choisi pour venir faire ici la demande de Mlle de Montpensier pour le prince des Asturies en qualité d'ambassadeur extraordinaire, et en signer les articles et le contrat de mariage, avec le chevalier Laulès, envoyé d'Espagne à Paris et qui eut pour cela qualité d'ambassadeur ordinaire. Le duc d'Osuna eut le cordon bleu, en attendant une promotion où il pût recevoir le collier du Saint-Esprit, et fut demandé et accordé à rester ambassadeur pour empêcher l'effet de la nomination du duc de Bournonville à cet emploi. Retourné en Espagne pour peu de jours en même temps que je revenois, il y est resté, et M. Laulès ici, qui a eu caractère d'ambassadeur extraordinaire pour la demande et la signature des articles et du contrat de futur mariage de Mlle de Beaujolois et de l'infant don Carlos, au-devant de laquelle le duc d'Osuna vint à la frontière avec la comtesse de Lemos, tante de sa femme. Il a été très fâché de ne revenir point ambassadeur en France. Il a peu de crédit, une considération médiocre et beaucoup d'ambition. Il est extrêmement riche, a des meubles magnifiques et infinis et loue le plus beau palais de Madrid. Sa belle-sœur, la duchesse douairière d'Osuna, est fille du dernier connétable de Castille Velasco, femme de beaucoup d'esprit, de monde, de dignité, de conversation, et qui a été belle. Elle tenoit la plus grande et la plus agréable maison de Madrid et presque une cour, où M. le duc d'Orléans étoit souvent. Elle est très attachée au roi et à la France. Je l'ai fort vue; mais, depuis qu'elle est veuve, ce n'est plus tenir maison. Elle est toujours fort considérée. Elle est sœur cadette de mère de la comtesse douairière d'Altamira, camarera-mayor de la reine, fort unie avec elle. Elle est très bien traitée de la cour et fort distinguée. Elle a deux filles, pour lesquelles elle a perdu un grand procès contre le duc d'Osuna d'aujourd'hui, pour cette grandesse et la plupart des biens de cette maison.

Le comte d'Oropesa. Don Pierre-Vincent de Portugal et Tolède. Le roi de Portugal et lui sont sortis de deux frères de mâle en mâle, sans bâtardise. Par un décret du conseil de Portugal, il y est traité d'Altesse comme les infants; mais ces comtes ont toujours fait gloire d'être ennemis de la maison de Bragance et attachés à celle d'Autriche. Le feu comte d'Oropesa a été longtemps ministre de Charles II et a été le dernier président du conseil de Castille. Depuis lui, il n'y a plus eu que des gouverneurs. Il étoit exilé depuis quelques années à la mort de Charles II, après laquelle il embrassa dès qu'il le put le parti de l'Archiduc, et est mort à Vienne, où son fils est demeuré.

Le prince d'Ottaiano. [Joseph] de Médicis, en Italie.

Le comte de Palma. Don Louis-Antoine-Thomas Boccanegra y Portocarrero, fils du frère du célèbre cardinal Portocarrero, archevêque de Tolède, grand inquisiteur, principal ministre d'état, deux fois régent d'Espagne, qui a eu la plus grande part au fameux testament de Charles II et à son exécution, d'un attachement incroyable à Philippe V, commandeur de l'ordre du Saint-Esprit, d'une piété éminente, universellement aimé et révéré, mort pourtant comme en disgrâce par la jalousie et l'autorité de la princesse des Ursins, qui persécuta tous ceux qui avoient mis le roi sur le trône pour régner, elle, sans contredit. Le comte de Palma en eut sa grande part; sa femme, sœur du feu comte d'Altamira père de celui-ci, encore plus, parce que c'est une dame fière, pleine d'esprit, d'érudition, de vues, qui tenoit comme une cour chez elle de tout ce qu'il y avoit à Madrid de plus grand et de plus choisi, fort propre au monde, infiniment considérée, ce qui forma une haine et une jalousie personnelle entre elle et Mme des Ursins, qui rompit enfin tout ménagement et toute mesure et qui jeta le comte et la comtesse dans le parti de l'Archiduc avec tout ce qu'ils y purent entraîner de parents, d'amis et de mécontents, et toute la Catalogne, dont le comte étoit vice-roi et qu'il livra. Ils furent pris dans Barcelone et tous leurs biens sont demeurés confisqués. Lorsque j'étois en Espagne, le comte étoit exilé par grâce à Tolède, et sa femme y étoit enfermée dans un couvent, et eux et leur famille seroient mille fois péris de misère sans un de leurs fils qui a un canonicat et un archidiaconé de l'église de Tolède de quatre-vingt mille livres de rente, qui leur a toujours donné presque tout ce qu'il a eu, et qui, après avoir vécu en débauché, donne maintenant depuis plusieurs années un des plus grands exemples de solide pénitence. Le comte de Palma a beaucoup d'esprit. L'archidiacre n'en manque pas. Il vient quelquefois à Madrid. La cour ne le maltraite pas.

Le prince de Palagonia. N. Gravina, en Sicile.

Le comte de Parcen. Don Joseph Sarcenio. Peu d'esprit, ni ambition, ni considération. Est à Madrid et gendre du marquis de Montalègre. Sa grandesse lui fut donnée pour de l'argent dans les temps calamiteux de ce règne.

Le comte de Paredès, marquis de Laguna. Don Joseph Folch de la Cerda y Manrique et Gonzague, retiré à Vienne.

Le marquis de Pescaire et del Vasto. [César-Michel-Ange] d'Avalos, à Vienne.

Le duc de Saint-Pierre[1]. Don François Spinola. Capitaine général, vice-roi de Valence, où il est adoré pour sa justice, sa fermeté, son désintéressement, quoique naturellement avare. Tout ce royaume a député pour qu'il y fût laissé. Il est majordome-major de la reine

1. En note : « Peu après mon départ, il fut fait gouverneur de l'infant don Carlos et chevalier du Saint-Esprit en 1724 ; mort en 1727. »

douairière, qu'il a servie quelque temps à Bayonne et dont il conserve les entrées au palais de Madrid, où il passe du temps et où il est considéré surtout pour ce qui regarde son gouvernement. Sa femme, sœur de M. de Torcy, l'est fort aussi, et tous deux beaucoup d'esprit et d'honneur. Elle est dame du palais de la reine et y sert la France autant qu'elle peut. Est bien avec le roi et la reine et encore belle. Sa conduite a forcé son mari à n'être plus jaloux : elle voit du monde presque à la françoise. Ils n'ont point d'enfants, mais chacun d'un premier lit. Le duc de Saint-Pierre a eu sa grandesse pour de l'argent. Il est fort vieux, sans qu'il y paroisse en rien, pas même à table. D'excellente compagnie, fort instruit et fort fait au monde parce qu'il a beaucoup servi, beaucoup voyagé, et que son principal séjour a été Gênes, sa patrie. Il avoit épousé en premières noces une sœur du père du marquis de los Balbasès, de sa même maison, dont il a des enfants, et un fils aîné qui s'est infiniment distingué à la défense de la Sicile : il est lieutenant-général, près d'être capitaine général, et il commande[1]. Le duc de Saint-Pierre a de grands intérêts avec l'Empereur, qui l'opprime dans la principauté de Sabionette, qu'il a achetée et payée et dont néanmoins il ne peut jouir. Il a été fait gouverneur de l'infant don Carlos et en est infiniment capable.

Le comte de Peñaranda, marquis del Fresno. Don Augustin Velasco et Bracamonte, le plus ancien gentilhomme de la chambre. Il en a été fait gouverneur pendant la vacance de la charge de sommelier du corps, titre sans fonction à l'heure qu'il est. C'est un très honnête homme, de peu d'esprit, retiré, allant pourtant à la cour, sans crédit ni ambition. Sa femme est sœur du comte de Benavente.

Le prince Pio et Savoie[2], marquis de Castel-Rodrigo. Don François-Pio de Saboya, chevalier de la Toison d'or, capitaine général. A été général d'armée, est commandant général en Catalogne et grand écuyer de la princesse des Asturies. Sa femme, qui est fort louche et voudroit être belle, est sœur du marquis de los Balbasès et des duchesses de Medina-Celi, d'Arcos et de la Mirandole, et sont tous très unis. Il étoit très bien avec le cardinal Alberoni et des lettres surprises par M. de Caylus, qu'il lui écrivit après sa disgrâce, le mirent si mal à la cour qu'il ne s'en est relevé qu'en apparence et il y reçoit beaucoup de dégoûts. Il est italien, de grande naissance, de beaucoup de valeur, d'application, de desir d'apprendre et de faire, et de capacité à la guerre. Personne n'est plus glorieux ni plus poli en même temps, infiniment d'esprit et d'ambition et néanmoins honnête homme. Assez jeune, bien fait quoique goutteux, danse encore bien et très galant. Craint et aimé en Catalogne, quoique austère dans le service et diffi-

1. Ainsi dans le manuscrit; cela veut dire probablement qu'il exerce un commandement.

2. En note : « Noyé chez la duchesse de la Mirandole par l'accident usdit. Il étoit son beau-frère. »

cile dans le commandement, mais juste et désintéressé. Entreprenant des choses insoutenables par gloire et qu'il a fallu changer, quelques-unes même par ordre, comme celui qu'il eut de remettre des sièges dans sa maison à Barcelone, dont il les avoit otés parce qu'il n'y en a point dans les palais du roi. Il avoit introduit aussi des différences d'entrées de chambres suivant l'étiquette du Palais qui ne s'observe plus, et il ne se montroit pas plus que les rois d'Espagne. Lorsque les cardinaux passèrent à Barcelone pour le conclave, il les reçut au lit et ne les vit point autrement. Il fut très mortifié de n'être pas chargé de l'échange, et il essaya de se dispenser du voyage de la frontière en demandant la gratification usitée anciennement. Tout lui fut refusé. Sa raison pour faire l'échange étoit que, en l'absence du majordome-major de la princesse, qui est encore aux Indes, il s'en trouvoit le premier grand officier, et cette raison, qui choqua le marquis de Santa-Cruz, majordome-major de la reine, nommé pour faire l'échange et non moins glorieux en certaines choses que lui, lui en attira toutes les mortifications qu'il put lui donner pendant le voyage. Le Pio est intime du duc de Giovenazzo et tous deux des plus avant dans la cabale italienne et très ennemis de la France. Il n'y a guère de seigneurs dont j'aie reçu plus de politesses, d'avances et de soins.

LE DUC DE POPOLI[1]. Don Rostaing Cantelmi, frère du feu cardinal Cantelmi, archevêque de Naples, et napolitain de bonne maison. Il est capitaine général et a commandé les armées, grand-maître de l'artillerie capitaine des gardes du corps de la compagnie italienne, chevalier du Saint-Esprit et de la Toison d'Or, majordome-major du prince des Asturies, dont il a été gouverneur; est l'unique seigneur logé au Palais et se l'est conservé, et s'est établi un siège derrière le prince et se l'est conservé aux fêtes où le roi et la reine se trouvent et où personne n'est assis que le majordome-major du roi à côté de lui et le capitaine des gardes en quartier derrière. Il est très vieux, très goutteux, singulièrement de grande mine et bien fait, d'une politesse extrême, également glorieux et bas, beaucoup d'esprit, plus encore de jargon et de manières de cour et du monde, extrêmement poltron, sordidement avare, infiniment capricieux, dangereux, soupçonneux, fourbe au dernier point, volontiers scélérat. Il est public qu'il a empoisonné sa femme, belle, jeune, fille de son frère, douce, sage, complaisante, qu'il a rendue horriblement malheureuse toute sa vie, qui étoit très bien avec la feue reine, dont elle étoit dame du palais, et qui avoit beaucoup d'esprit et tout contribué à sa fortune. Il ne peut garder un secret, beaucoup moins se résoudre à obliger personne. Sujet avec tout cela à être pris pour dupe. Il a de la considération et du crédit, quoique la reine ne l'aime guère. Il hait la France à l'excès et s'en pique. Très avant dans la cabale italienne et si lié avec le président du conseil de Castille, qu'il viole l'étiquette de sa charge pour

1. En note : « Mort peu après mon départ. »

lui et que, sous prétexte que le duc loge au palais, le président, qui sans exception ne visite qui que ce soit, va continuellement chez le duc et y est souvent longtemps enfermé avec lui. Par ce président il tient fort au confesseur et à plusieurs autres. Le roi pourtant ne l'estime point, et le prince le déteste et ne s'en cache point. C'est le seul seigneur qui se soit dispensé de me rendre la première visite et avec qui j'aie été obligé de marcher mesuré. A la fin, il en fut si embarrassé qu'il vint me dire adieu, après quoi je ne balançai plus d'en user de même, mais dans un temps à ne le pas trouver et sans sortir du Mail, où ce fut la plaisanterie avec la reine et la princesse de Pettorano, belle-fille du duc, qui étoit de jour dame du palais de la reine. Elle est fille de la maréchale de Boufflers.

Le marquis de Richebourg. [Guillaume] de Melun. Il est flamand, chevalier de la Toison d'or, colonel du régiment des gardes wallonnes, capitaine général, commandant général en Galice, d'où peu après mon départ il a été rappelé et le marquis de Caylus envoyé en sa place. Il a de l'esprit, du mérite, estimé, craint et toutefois desiré dans son commandement. Il y est fort absolu, s'y plaît et y fait bien ses affaires, c'est à dire quand il y étoit. Bien à la cour et la mène haut la main.

Le prince de Robecq. [Anne-Auguste] de Montmorency, d'une branche flamande et très pauvre. Il est lieutenant général et maintenant établi en France, où il est trop bien connu pour avoir rien à en dire. Il tient sa grandesse et l'ordre de la Toison d'or après son frère aîné, qui ne l'égaloit en rien et qui, hors d'espérance en ce pays-ci, fut chercher fortune en Espagne, où il la fit par la protection de Mme des Ursins, qui se faisoit des créatures de tous les étrangers. Il y est mort lieutenant-général et colonel du régiment des gardes wallonnes, sans enfants de la fille du comte de Solre, dame du palais de la reine.

Le marquis de Ruffec et le duc de Saint-Simon. Dans l'instant que la cérémonie du mariage du prince des Asturies fut achevée, le jour même de l'arrivée de la princesse, le roi parla bas à la reine en me regardant, puis s'approcha de moi et me fit l'honneur de me dire qu'il en étoit si content que, pour me marquer son estime et son amitié, il me donnoit la grandesse de la première classe, avec la liberté de la faire dès à présent passer sur la tête de celui de mes deux fils que je voudrois, et qu'il donnoit la Toison d'or à l'aîné. J'acceptai ces grandes grâces, suivant la permission que j'en avois, avec tout le respect et la reconnoissance possibles; j'allai à la reine faire mes très humbles remerciements. Je leur présentai aussitôt après mes enfants et dans l'instant je fus complimenté de tout ce qui étoit dans la chapelle et de toute la cour après, avec une politesse et un air de satisfaction que je ne puis assez reconnoître. Dès qu'on fut de retour à Madrid, je fis avec mes enfants toutes les visites et achever leurs cérémonies, qui seront décrites ci-après. Je préférai pour la grandesse le cadet à l'aîné qui, devant être duc et pair, n'en avoit pas besoin et en faveur duquel je me démis de cette dignité le jour même que j'arrivai d'Espagne à Paris, dont je demandai la permission au Roi dès que je l'eus salué.

Le comte de Salvatierra. Don Joseph Sarmiento. Peu d'esprit, ni ambition, ni crédit; a épousé sa cousine-germaine.

Le duc de Sessa, de Somma, de Baena, comte de Cabra. Don François-Xavier de Cardona et de Cordoue. Peu d'esprit, sans crédit, fort méprisé par le débordement de sa vie. A épousé la sœur de son père. Sessa est le titre qui fut donné par le roi Ferdinand au Grand Capitaine, Gonzalve de Cordoue, qui n'eut point d'enfants mâles et dont la dignité est venue par une de ses filles à ce duc, qui se prononce assez souvent Sessar.

Le comte de Priego. Le nom de Cordoue me fait souvenir de l'oubli de celui-ci. Assez d'esprit et honnête homme, assidu au palais, ne manque pas de quelque considération. Il passoit pour fort riche et beaucoup plus qu'il n'est. Mme des Ursins crut faire la fortune de son neveu Lanti par le mariage de sa fille unique. Le comte, qui étoit majordome du roi, tint ferme jusqu'à ce qu'il eut eu la grandesse.

Le duc de Solferino. Don François de Gonzague, d'une branche cadette opprimée par l'Empereur. Fait bien voir ce que c'est que fortune et diversité de pays. Il a longtemps traîné à Paris et dans les galeries de Versailles en petit collet, sans pouvoir obtenir de bénéfice ni être recueilli de personne, et mourant de faim dans un lieu si libéral aux étrangers et surtout de cette naissance. Il fit connoissance avec la duchesse d'Albe pendant que son mari fut ambassadeur ici, après la mort duquel il la conduisit en Espagne, où peu après il l'épousa, au moyen de quoi il fut fait grand. Elle mourut pendant que nous étions à Lerma, d'une longue maladie pendant laquelle il lui rendit toutes sortes de soins. Presque aussitôt après mon départ d'Espagne, il a épousé une fille du prince de Santo-Buono, belle, non seulement à Madrid, mais qui la seroit en France. Ce duc de Solferino a de l'esprit, de l'érudition, de la considération, de l'ambition, est fort honnête homme, mais sans crédit.

Le prince de Sermonetta. Gaëtano.

Le prince de Sulmone. Borghèse.

Le prince de Surmia. Odescalchi.

Le maréchal de Tessé[1], le comte de Tessé. Le père s'est démis à son fils en conservant le rang, sans permission d'Espagne, où le fils ne seroit pas traité de grand durant la vie du père. Cela est sans exemple. Le mien n'en est pas un, parce que, outre l'unicité du cas du futur mariage du Roi, la grandesse m'a été donnée avec cette permission même, et, comme les ducs ont en Espagne le rang entier de grands, cela n'a rien fait au mien en France ni en Espagne, où j'ai fait faire à mon fils la cérémonie de sa couverture, au lieu que M. le maréchal de Tessé, qui n'est point duc, l'a faite et que son rang n'a d'existence en

1. En note : « Mort. »

Espagne ni en France que comme grand d'Espagne. Comme ces Messieurs sont françois et ici, il n'y a rien à en apprendre.

Le marquis de Torrecuso. Sans crédit et très méprisé par le débordement de sa vie. Il a épousé Laura Cantelmi, fille du marquis de Villatoscas, qui est dame du palais de la princesse. Il est Caraccioli.

Le duc de Tursi. [Jean-André] Doria.

Le duc d'Uceda. Emmanuel-Gaspard d'Acuña y Pacheco Giron Mendoza et Tolède. Fort honnête homme, de peu d'esprit, sans ambition, encore moins de crédit ni de considération, vit très retiré à Madrid, rarement à la cour, a presque tous ses biens confisqués. Il est gendre du comte d'Oropesa, et fils du duc d'Uceda qui se trouva à Rome ambassadeur de Charles II à sa mort, qui le fut continué par Philippe V, qui lui donna la présidence du conseil des ordres sans le rappeler, et lui procura l'ordre du Saint-Esprit. Lors de la révolution des affaires d'Italie, étant toujours ambassadeur de Philippe V à Rome, il se donna à l'Empereur, quitta l'ordre du Saint-Esprit et prit de Vienne celui de la Toison d'or. Il a rôdé quelque temps en Italie et est mort à Vienne dans le mépris qui suit la trahison.

Le duc de Veragua[1]. Pierre de Portugal et Colomb, conseiller d'État. Le roi de Portugal et lui sont sortis des deux frères de mâle en mâle sans bâtardise. Sa grandesse, établie par Charles V pour le fils du fameux Christophe Colomb, lui est venue par une de ses filles. C'est d'où lui est aussi venu le nom de la Vega et la prétention de la Jamaïque, dont les Anglois se sont emparés et de laquelle il portoit le nom du vivant de son père, aussi conseiller d'État. Lui l'a été fort jeune, a une bonne tête, beaucoup d'esprit, d'érudition et de vues, beaucoup d'ambition et point de crédit. Il est sujet à gâter les choses à force de les subtiliser et par incertitude; beau et gros joueur, tranquille et froid à surprendre en tout évènement. Il a mille choses de feu M. le duc de Chevreuse. Très doux, très poli, très bon homme; une figure très singulièrement vilaine d'un ours sale et mal léché; de très bonne compagnie; n'est point marié, est encore assez jeune. Il est fort riche et ne sait pas trop ce qu'il a. Sa sœur a épousé le duc de Liria, avec qui il est très bien. Timide et politique, surtout depuis un an de prison de la façon du cardinal Alberoni, dont le gouvernement lui déplaisoit. Il fut arrêté se promenant au Cours, dont il ne voulut sortir qu'au pas, disant que ce n'étoit pas sa coutume d'y trotter. Il ne fut pas seulement ému. Il fut conduit au château d'Alicante et, quoique très serré, il ne tint qu'à lui de se sauver par mer et en toute sûreté, et ne le voulut pas; il ne voulut pas plus parler, toujours gai, tranquille et lisant. Il ne fut délivré que lorsque Alberoni fut chassé d'Espagne, et resta deux jours dans sa même chambre, sans vouloir

1. En note : « Fait président du conseil de guerre sous le nouveau nom de doyen à la mort du marquis d'Aytona, mais devenu très solitaire et sauvage à force de vapeurs. »

aller dans une maison de la ville qu'on lui avoit préparée disant que ce n'étoit pas la peine, disposa tranquillement son voyage, puis partit pour Madrid, où il demeura. Il est souvent à la cour et est considéré et aimé. Il est infiniment paresseux.

LE MARQUIS DE VILLADA. Pimentel y Toledo. Bête, espèce de fou, très retiré, gendre du marquis de Villafranca ou duc de Montalte.

LE MARQUIS DE VILLENA[1], duc d'Escalona. Jean-Emmanuel Fernandez d'Acuña y Pacheco, chevalier de la Toison d'or et majordome-major. Successivement vice-roi et capitaine général de Navarre, d'Aragon, de Catalogne, de Sicile et de Naples, où il reçut magnifiquement Philippe V, et où il fut fait prisonnier après s'y être défendu pied à pied jusqu'à la dernière extrémité et leur avoir donné tant de peine, que de rage il fut promené par toute la ville sur un âne, jeté dans une horrible prison, transféré au Milanois à Pizzighettone, mis aux fers, dont il est presque estropié, délivré enfin par la pieuse magnanimité du comte de San-Estevan-de-Gormaz, son fils aîné, comme il est remarqué dans son article, revenu en Espagne et récompensé enfin de la première charge de la couronne, que le roi lui réservoit depuis longtemps qu'elle vaquoit par la mort du marquis de Villafranca. Le marquis de Villena est le plus marqué, le plus distingué et le plus révéré seigneur d'Espagne par sa valeur, qu'il montra en Hongrie dès sa jeunesse, sa piété exacte et solide, son érudition singulière en tout genre, sa fidélité, la dignité de sa vie, le nombre et l'éclat de ses grands emplois, son désintéressement et sa capacité partout. Ce n'est pas néanmoins un esprit sublime, mais ce qu'il en a est sage, juste, appliqué. Sa belle bibliothèque, sa famille et ses fonctions l'occupent dans une vie assez retirée. Uue bonne santé à soixante-quinze ans et l'amusement d'une académie qu'il a établie pour la langue espagnole sur l'idée de l'Académie françoise, et d'un commerce de littérature qu'il entretient dans les pays étrangers. Il est doux et très poli, fort estimé du roi et en grande considération. Tant de titres et de qualités respectables ne le garantirent pas des insultes du cardinal Alberoni, qui, dans la grande maladie du roi, il y a cinq ans, vouloit en être seul maître et ne le laisser voir à personne qu'aux trois valets intérieurs, et par nécessité au marquis de Santa-Cruz, à cause de sa charge chez la reine. Il fit insinuer au marquis de Villena de ne point entrer chez le roi, qui, étant son majordome-major, le devoit voir à toute heure à plus forte raison que le marquis de Santa Cruz, et ne prit ni aux avis, ni à l'exemple du marquis de Montalègre, sommelier du corps, qui avec le même privilège avoit encore celui de commander dans la chambre, dont la porte lui fut interdite. Le cardinal, à bout de manège, eut recours à la force et trouvant le marquis de Villena dans le grand salon intérieur où on avait mis le roi, il lui dit d'en sortir. Le marquis répondit vivement et avec insulte ; sur quoi le cardinal le prit

1. En note : « Mort. »

par les épaules pour le faire sortir et le poussa sur un tabouret sur lequel il tomba assis. Alors le marquis, perdant toute mesure, leva sa canne et l'en frappa tant qu'il put à coups redoublés, et lui dit une sorte d'injure qui ne se pardonne point. Le peu qui étoit dans cette vaste pièce autour du lit du roi accourut, sans que la reine, qui avoit tout vu, bougeât de son siège. Enfin le marquis sortit et deux heures après reçut l'ordre d'aller à trente lieues de Madrid. Le comte de San-Estevan-de-Gormaz voulut remettre sa charge et y auroit peut-être eu regret. Il suivit son père et fut rappelé quelque temps après ; mais le marquis n'est revenu que lorsque le cardinal fut chassé, sans que le roi ait rien su de sa prise avec Alberoni, ni de son exil que lors de son retour. J'ai su cette histoire, qui fit du bruit ici, dans le temps qu'elle arriva ; je m'en suis informé en Espagne et le marquis lui-même me l'a bien voulu raconter. Il ne le fit qu'après que je lui en eus parlé le premier et que je l'en eus prié. Son récit fut modeste, mais encore animé de l'insolence du premier ministre et de satisfaction d'avoir châtié Son Éminence des plus fortes paroles et du bâton, dans la chambre où étoit le roi et sous les yeux de la reine. Ce seigneur est veuf depuis longues années, point remarié et le patriarche de sa famille, qui vit dans un respect, une tendresse et une soumission en tout pour lui qui a peu d'exemples et qui s'étend par une grande union dans les maisons où ses enfants sont entrés. Il n'a que le titre de la grandesse de Villena, qui a été donnée et reprise à diverses fois par la couronne et qui y est depuis longtemps réunie. Son antiquité et sa prétention assez accordée que c'est le premier marquis le lui fait préférer au titre d'Escalona et lui fait usurper de signer tout court *El Marquès*, ce qui est toléré en Espagne. Il y ajoute son nom quand il écrit à des étrangers, à qui la singularité de la souscription déroberoit la connoissance de qui elle est. Quelque rigoureux que soit le carême à Madrid par le défaut entier de tout ce qui le rend possible, il cessa pour la première fois de sa vie de l'observer pendant que j'étois en Espagne, par une complaisance pour toute sa famille qui lui coûta beaucoup. Il n'est pas riche.

Le marquis Visconti.

Le comte Visconti.

Le maréchal-duc de Villars.

(*Sera continué dans le prochain volume.*)

ADDITIONS ET CORRECTIONS

Page 34, note 1. M. Amelot écrivait le 17 novembre au cardinal Gualterio (British Museum, ms. Addit. 20366, fol. 158, communication de M. Gaucheron) : « Il y eut avant-hier une fête magnifique au Palais-Royal. Le Roi alla rendre visite à Mlle de Montpensier, future princesse des Asturies, dont le contrat de mariage fut signé le même jour. S. M., pour la première fois, alla ensuite à l'Opéra, et sur les neuf heures et demie du soir elle alla au bal, qui fut d'une magnificence surprenante. Toute la cour étoit parée à proportion et les habits d'une richesse à faire croire que l'argent n'a jamais été si commun. S. M. dansa de la meilleure grâce du monde ; elle se retira à minuit, après quoi on laissa entrer les masques, et la fête dura jusqu'à sept heures du matin. »

Page 34, note 2. Lettre de la duchesse de Ventadour au cardinal Dubois, fin octobre ou début de novembre 1721 (vente Étienne Charavay du 20 décembre 1882, nº 211) : « Ce jeudi matin. — Vous avez tant d'affaires, Monseigneur, qu'il ne seroit pas étonnant que vous en oubliiez quelqu'une. Ne portera-t-on pas à l'Infante quelque chose à lui présenter au lieu où on la recevra ? quelque bijou d'or ou quelque pierrerie ? C'est à Monsieur le Régent à voir ce qu'il convient de faire ; pour moi, ce n'est que d'en faire ressouvenir. C'est avec peine que je vous parle pour moi, Monseigneur ; mais, si vous êtes pressé de nous faire partir, je vous assure que mes affaires particulières ne s'avancent en façon quelconque, à moins que vous n'ayiez la bonté de me faire toucher de l'argent, chose qui me coûte infiniment à demander, mais nécessaire par le temps et mon impossibilité. Personne, Monseigneur, ne vous honore si parfaitement que votre très humble et très obéissante servante, La duchesse de Ventadour. »

Page 55, note 2. En apprenant la nomination de la duchesse de Montellano, le Régent lui adressa la lettre suivante le 7 novembre : « J'apprends avec un plaisir sensible que le roi Catholique vous a nommée camarera-mayor de Mme la princesse des Asturies. S. M. ne pouvoit faire un meilleur choix, et c'est plutôt à Mme la princesse des Asturies qu'il faut en faire compliment qu'à vous-même. J'espère que vous trouverez en elle toutes les dispositions favorables pour avoir quelque part à votre amitié, et je le desire d'autant plus que je suis, avec tous les sentiments d'estime que vous méritez, etc. » De son côté,

Mlle de Montpensier lui écrivit : « Madame ma cousine, je suis charmée d'apprendre par vous-même le bon choix que le roi Catholique vient de faire en vous nommant ma camarera-mayor. J'espère d'être bientôt en état de vous marquer avec plus de connoissance ma joie et ma satisfaction, et je puis vous assurer en attendant de tous les sentiments d'estime et d'amitié avec lesquelles je suis, Madame ma cousine, votre très affectionnée cousine. » (Dépôt des affaires étrangères, vol. *France* 1247, fol. 198).

Page 98, note 2. Le manuscrit de cette Relation de Moscovie est mentionné dans l'inventaire après décès de Saint-Simon sous le nº 11 ; voyez Armand Baschet, *Le duc de Saint-Simon, son cabinet,* p. 122.

Page 265, note 3. Il y a diverses pièces sur Valouse dans le manuscrit 4126 de la Bibliothèque d'Avignon, fol. 39 et suivants, notamment au folio 54 son testament, du 3 août 1736.

Page 276, note 4. On trouve dans les volumes de la Correspondance d'Espagne aux Affaires étrangères les minutes ou copies de diverses lettres de courtoisie ou de félicitations que Saint-Simon écrivit, depuis son retour, à don Domingo Guerra. Elles seront publiées parmi la correspondance de notre duc, si jamais celle-ci voit le jour.

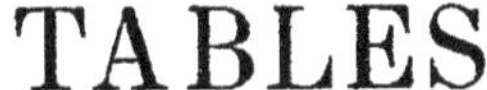

TABLES

I

TABLE DES SOMMAIRES

QUI SONT EN MARGE DU MANUSCRIT AUTOGRAPHE

Suite de 1721.

II

TABLE ALPHABÉTIQUE

DES NOMS PROPRES

ET DES MOTS OU LOCUTIONS ANNOTÉS DANS LES *MÉMOIRES*.

N. B. Nous donnons en italique l'orthographe de Saint-Simon, lorsqu'elle diffère de celle que nous avons adoptée.

Le chiffre de la page où se trouve la note principale relative à chaque mot est marqué d'un astérisque.

L'indication (Add.) renvoie aux Additions et Corrections.

A

B

D

F

G

H

I

J

L

M

O

P

T

W

Z

III

TABLE DE L'APPENDICE

PREMIÈRE PARTIE

ADDITIONS DE SAINT-SIMON AU *JOURNAL DE DANGEAU.*

(Les chiffres placés entre parenthèses renvoient au passage des *Mémoires* qui correspond à l'Addition.)

SECONDE PARTIE

TABLE DES MATIÈRES

CONTENUES DANS LE TRENTE-NEUVIÈME VOLUME.

FIN DU TOME TRENTE-NEUVIÈME.

CHARTRES. — IMPRIMERIE DURAND, RUE FULBERT (5-1927).

www.ingramcontent.com/pod-product-compliance
Ingram Content Group UK Ltd.
Pitfield, Milton Keynes, MK11 3LW, UK
UKHW012144240726
13966UKWH00001B/138

9 782011 938091